詐病と精神鑑定

西山 詮
Nishiyama Akira

東京大学出版会

Malingering and Judicial Psychiatric Evidence
Akira NISHIYAMA
University of Tokyo Press, 2012
ISBN 978-4-13-066408-0

詐病と精神鑑定——目　次

はしがき　1

第1編
詐病学の歴史と司法精神医学

| I | 詐病学の歴史 ……………………………………………………… 5
　　I-1　ドイツにおける詐病学の歴史 ……………………………… 5
　　I-2　日本における詐病学の歴史 ………………………………… 55
　　I-3　アメリカにおける詐病学の歴史 …………………………… 77

| II | 詐病と疾病概念 …………………………………………………… 97
　　II-1　変質論の主張と影響 ………………………………………… 97
　　II-2　原始反応と詐病 …………………………………………… 101
　　II-3　精神分析学の影響 ………………………………………… 105

| III | 臨床家の詐病に対する態度 …………………………………… 109
　　III-1　詐病診断回避の傾向 ……………………………………… 109
　　III-2　詐病診断の重要性 ………………………………………… 112

| IV | 詐病の定義 ……………………………………………………… 117
　　IV-1　代表的な定義 ……………………………………………… 117
　　IV-2　用語の説明 ………………………………………………… 119

| V | 詐病の発生頻度 ………………………………………………… 123
　　V-1　わが国における詐病の頻度 ………………………………… 123
　　V-2　外国における詐病の頻度 …………………………………… 129

| VI | 専門家の証言（鑑定）は信用できるか ……………………… 131
　　VI-1　Rosenhanの偽患者による研究 …………………………… 131
　　IV-2　専門家証人の必要性に対する疑問 ……………………… 137

| VII | 詐病の評価（鑑定）の仕方 …………………………………… 143
　　VII-1　初期インタビューとこれに関する基礎知識 …………… 143
　　VII-2　付随情報の収集 …………………………………………… 148

- Ⅶ-3　中期インタビュー …………………………………………………… 151
- Ⅶ-4　最終インタビュー …………………………………………………… 164

Ⅷ　民事裁判の原告の鑑定 ………………………………………………… 181
- Ⅷ-1　過失・因果関係・損害 ……………………………………………… 181
- Ⅷ-2　あるがまま判決 ……………………………………………………… 183
- Ⅷ-3　寄与度に応じた割合的認定 ………………………………………… 187
- Ⅷ-4　PTSD の詐病 ………………………………………………………… 196

Ⅸ　医師の両極性構造――詐病の精神鑑定のための倫理 ……… 221
- Ⅸ-1　医師の役割の二重性（三者関係） ………………………………… 221
- Ⅸ-2　鑑定人，被告人，裁判官の関係 …………………………………… 226
- Ⅸ-3　医師の両極性，司法精神科医の役割 ……………………………… 230
- Ⅸ-4　伝統的医学倫理 ……………………………………………………… 243
- Ⅸ-5　死刑および受刑能力の評価と治療 ………………………………… 248
- Ⅸ-6　死刑囚の評価（鑑定）と治療に関するアメリカの議論 ………… 256
- Ⅸ-7　死刑囚の評価（鑑定）と治療に関する日本の議論 ……………… 264

第 1 編文献 ………………………………………………………………………… 271

第 2 編
詐病の事例または詐病が強く疑われる事例

1　「拘禁精神病」の詐病――あるいは反応性空想虚言症という詐病 …… 289
- Ⅰ　家族歴 …………………………………………………………………… 293
- Ⅱ　本人歴 …………………………………………………………………… 294
  - Ⅱ-1　幼少年期（出産から中学まで） …………………………………… 294
  - Ⅱ-2　青少年期（中卒より家を出るまで） ……………………………… 296
  - Ⅱ-3　独立期（家を出てから犯行まで） ………………………………… 298
  - Ⅱ-4　犯行及びその前後（起訴まで） …………………………………… 302
  - Ⅱ-5　一審判決まで（保崎鑑定を中心に） ……………………………… 306
  - Ⅱ-6　原審判決まで（小田鑑定を中心に） ……………………………… 308
  - Ⅱ-7　原審判決後上告取り下げまで（福島第一鑑定を中心に） ……… 314
  - Ⅱ-8　八王子医療刑務所において ………………………………………… 324

- II-9 その後の被告人の病状 …………………………………… 327
- II-10 性格 …………………………………………………… 338
- III 現在症
  - III-1 身体的現在症 ……………………………………… 340
  - III-2 精神的現在症 ……………………………………… 342
- IV 説明と考察 ……………………………………………… 369
  - IV-1 精神医学的診断 …………………………………… 369
  - IV-2 訴訟能力等 ………………………………………… 384
- V 鑑定主文 ………………………………………………… 387
- 文献 ………………………………………………………… 402

|2| 「特異な妄想形成」（中田・小木）とみなされた詐病 …… 403

- I 事例の概要 ……………………………………………… 403
  - I-1 本人歴 ……………………………………………… 403
  - I-2 臨床経過 …………………………………………… 404
- II 総括と考察の概要及び若干の批判的指摘 …………… 410
  - II-1 病像経過の時期とその特徴 ……………………… 410
  - II-2 詐病と拘禁反応との関係 ………………………… 410
  - II-3 妄想形成 …………………………………………… 411
  - II-4 欺瞞者の空想虚言 ………………………………… 414
  - II-5 麻酔分析と電撃療法の効果 ……………………… 414
- III 批判的検討 ……………………………………………… 415
  - III-1 全体の印象と治療者の役割 ……………………… 415
  - III-2 空想虚言と拘禁反応 ……………………………… 416
  - III-3 麻酔分析と病像 …………………………………… 418
  - III-4 電撃療法と病像 …………………………………… 419
  - III-5 空想虚言の一貫性 ………………………………… 421
- 文献 ………………………………………………………… 427

|3| 犯罪被害者においてPTSDの詐病が除外できない例
── 詐病に対して無防備な鑑定例 …………………………… 429

- 解説1 ……………………………………………………… 429
- 東京地方裁判所U＋5年2月17日判決 ………………… 432
- 鑑定書（山上皓） ………………………………………… 456
- 意見書（西山詮） ………………………………………… 512
- 東京高等裁判所U＋8年3月6日判決 …………………… 554

解説2 …………………………………………………………… 569
　　文献 ……………………………………………………………… 582

| 4 | 認知的欠陥の詐病——Resnick. P. J. の意見書（要約）………… 585

　　解説1 …………………………………………………………… 585
　　意見書 …………………………………………………………… 586
　　解説2 …………………………………………………………… 601
　　文献 ……………………………………………………………… 604

あとがき　　605

人名索引　　609
事項索引　　613

はしがき

　この書では精神疾患の詐病について論ずるが，それは動機との関連でどの国でも刑事裁判（訴訟または刑罰の忌避），民事裁判（賠償金または定期金等の獲得），軍隊（兵役または戦闘の忌避，捕虜の脱走）等でしばしば問題になってきた。

　アメリカ合衆国において精神分析の影響が最高潮に達した頃（20世紀なかば）はとりわけ，詐病を一種の精神障害に分類しようとする学者が多かった（Menninger, K., 1935年[106]）が有名）。例えば Eissler, K. R.（1951年[38]）もその一人で，詐病は，早い時期における発達停止に関わるものであるから，神経症性障害よりも重症であることが多い疾患の一徴候であると主張した（Resnick, P. J., 1999年[168]）による）。19世紀後期から20世紀初期にかけてのドイツでは変質論が生きていた。通常人の詐病はきわめて稀であるが，変質者（精神病質者）の詐病は症状が自動化されるので，一見詐病のように見えても詐病精神病であるという Birnbaum, K.（1908年[15]，1909年[16]）の主張が広く受け入れられ，日本の精神科医も明治以来今日に至るまでその影響を深く蒙った。

　今日では ICD-10[242] や DSM-IV[4] にみられるように，精神疾患の詐病は要するに詐欺であるから，当然のことながら精神疾患ではないとみなされている。詐病の鑑別診断とは，ある病像が精神障害の中のどの類型またはどの疾患に該当して他の疾患とはどこが異なるかを問題にするのではなくて，ある疾患もどきの病像が精神障害に属するか否かの判断を示すのを眼目にしている。精神科医にとってはある種の状態を精神障害であると診断し，診断に基づいてその治療をすることが通常の重要な仕事であり，そのような機会が圧倒的に多いのであるが，ある場合にはそれが精神障害に所属しない（詐病＝詐欺）ことを明らかにすることもできなければならない。とりわけ司法精神科医にとってこのことは重要である。

　周知のとおり擬態は自然界に広くみられ，人間界でもカムフラージュは広く取り入れられている。詐病は人類史の神話時代から知られている。トロイ戦争では，戦闘を回避するためにオデュッセウスが狂気の真似をしたことがあるし，

イスラエルのダビデは王（King Achish of Gath）の怒りを恐れて狂気のふうを装った。更には古代ローマのブルータス，シェイクスピアのハムレットやエドガー（リヤ王）は，19世紀の文献において「精神病の偽装」("feigned insanity")を証明するものとして好んで引用された（Geller, J. L. ら，1990年[49]）。兵役を逃れる方法として病気の振りをすることや，自身を損傷すること（self-mutilation）は，すでに古代ギリシャ人によって知られており，このような詐病者は死刑に処せられた（Mendelson, D. [105]）。古代ローマの名医 Galen of Pergammon には『見せ掛けの病気とその探知について』という著書がある。12世紀には，エルサレム王国のために Godfrey of Bouillon（十字軍騎士）が制定した法律条項に，法廷に召喚されて病気を申し立てる者に対しては，医学的検査をするとの規定があった。中世以来，詐病探知の方法に関する臨床的研究は膨大な医学文献を生み出したという（Mendelson, D. [105]）。中国でも殷の紂王の話を陳舜臣（小説十八史略（一），45頁，講談社文庫，1992年）が紹介している。紂の叔父に当る比干が，妲己に溺れる紂に最後の諫めにやってきたとき，「比干は殺されて，解剖されたのである。もう一人の叔父箕子は恐れて，気ちがいをよそおったが，紂はこれをとらえて投獄した」という。もう一例を挙げると，北周の武帝である。「武帝は待つべきであると思えば，いつまでも待つ人物であった。西魏から禅譲を受けて，宇文家が北周王朝をはじめた。[中略] 宇文覚が初代皇帝だが，実権はすべて宇文護［著者注：伯父］が握っていた。少年皇帝は不服で奪権しようとしたが，かえって殺された。その兄の宇文毓が二代目皇帝——明帝となったが，あまりにも有能なので，黒幕の宇文護はまた毒殺してしまった。つぎに立てられたのが武帝——宇文邕である。覚や毓の弟だが，自分の立場をよく知っていた。聡明さを外にあらわせば，真の実力者宇文護に殺される。武帝は痴呆の真似をした。12年間，彼は政治のことに一切口出しをせず，すべてを宇文護にまかせた。12年間待ち，従兄［著者注：伯父の誤り］の宇文護がすっかり油断しているのに乗じて，電光石火，皇帝クーデターをおこし，実権派を粛清したのである」（上掲書（四），485頁）。精神障害の詐病は古くからどこの国にもあったと思われる。

第 1 編

詐病学の歴史と司法精神医学

I
詐病学の歴史

I-1 ドイツにおける詐病学の歴史

　古代，中世を別として近・現代に限るとすれば，詐病学の研究はアメリカに早く始まって，アメリカにおいて今日いよいよ盛んである。不思議なことに，従来これがわが国には知られていなかった。今でもほとんど知られていない。従って，本来ならば叙述はアメリカにおける詐病学から始めるべきであろうが，わが国の精神科医も法律家の多くもドイツ一辺倒で今日に至っているから，アメリカの詐病学はいかにも縁遠いと感じられるであろう。そこで詐病学の歴史をドイツから始め，わが国に至り，翻って最後にアメリカの状況を紹介することにした。

　Nedopil, N.[131]の浩瀚な司法精神医学の教科書（第2版1996年，近年第3版2007年が上梓されている）は，第3部「精神医学的疾病学および司法判断に対する意義」が第10章から第15章に分けられ，第12章の第7節に「神経症，心身症，ストレス反応」が当てられ，更にそれが4小節に分けられている（1臨床，2犯罪，3鑑定，4付論）。その「鑑定」（12.7.3）の中でNedopilは，「問題はそれ以上に，一方で器質疾患の症状学と他方で意識的または意識的に近い（bewusstseinsnah）詐病との識別に生ずる」という。そして「付論」（12.7.4）が「詐病と誇張」を扱っている。それによれば，「精神医学の教科書も司法精神医学または鑑定技術に関する最近のドイツ語の教科書も，この問題のある区別に対して援助の態度を示していない。[中略]イギリスの専門書（例えば，Bluglass & Bowden, 1990年またはGunn & Taylor, 1993年）では，この問題が極めて詳細に説明されている」というのである。Nedopilは詐病を疑う場合のガイドラインとして，Yudorfsky, S. C.[248]の14項目を挙げているが，これはアメリカの教科書（Kaplan, H. I. & Sadock, B. J., 1985年）から引用したも

のである。このような事情から見ても，ドイツにおける今日の詐病学の貧しさが推定できるであろう。

I-1-a 拘禁性精神障害および詐病の記述の始まり

しばしば指摘されるように，ドイツの拘禁反応学はようやく19世紀の半ばに開始する。この頃は拘禁性精神障害の記述がなされる時期で，Nitsche, P. & Wilmanns, K.（1911年[141]）の総説にいう第I期である。

1853年，Delbrück, A. は刑務所で観察した精神障害者に関する論文を発表した。これにはあらゆる種類の精神障害が含まれるが，習慣性財産犯と熱情犯を比較して，犯罪と精神障害との関係をドイツで初めて詳細に述べたものである。囚人は拘禁下に深刻な情緒的動揺をきたし，それによって精神障害に陥ったと考えられた。この情緒的動揺が収まる頃，妄想形成の過程が始まる。Delbrück はこれを2例の詳細な記述によって示し，犯罪者精神病（Verbrecherwahnsinn）と呼んで，拘禁に特有の疾患とみなした。慢性進行性の，認知症に至る精神病である。

1862年に Gutsch, A. が急性精神病を観察し，Delbrück と同様に発病の原因を拘禁環境の要因と囚人の個人的要因に分け，特に前者（独房拘禁）を重視した。独房拘禁は個人的要因を凌駕する深刻な影響（感情の震撼，深い人格変化）を及ぼし，独房精神障害を引き起こす。囚人は身体的に衰弱し，感受性の異常な亢進，気分変調や突然の幻覚などの多彩な症状が出現する。しかし，独房から解放されると，そのほとんどが急速に回復する。特殊な拘禁反応の発見である。

これらの研究を基に，Sommer, R. は重罪犯刑務所における精神障害の詳細な研究を行い，1884年に刑務所精神病（Gefängniswahnsinn）の概念を提唱した。彼によれば，Delbrück の犯罪者精神病も Gutsch の独房精神病も刑務所精神病のエピソードに過ぎない。患者の多くはもとから精神疾患の素質を持ち，それが拘禁の影響の下に発病に至る。それは人格変化期，困惑期，妄想期を経て錯乱または認知症期に至る。拘禁はこの疾患の原因ではなく，病像に特有な形態と内容を与えるに過ぎない。真の原因は素質にあると考えられた。

Kirn（1881年，1889年）は軽罪犯を主に観察した。拘禁だけが精神障害発病の契機と考えられるのは40例中6例に過ぎないから，個人的要因の方が重要であるとした。個人的要因とは結局精神変質（Degeneration）または精神病質的素質のことである。

　その他にも Knecht, Kuhn, Naecke などの，多数の研究があるが，省略する。Kirn を別とすれば，Delbrück, Gutsch その他は重罪・長期囚について調査をし，Sommer や Naecke その他は主として慢性精神病による入院者を観察した。未決勾留者に初めて取り組んだのは Reich（1871年）であったが，彼の仕事は長らく忘れられていた。1888年になってようやく Moeli, C. が精神障害犯罪者に関する単行書において，ある症候群に注目した。Nitsche & Wilmanns によれば，それは「既に何度も記述されてはいたが，それまで正しい解釈が与えられていなかった」[141]のである。

　Moeli は一連の患者について報告している。すなわち彼らにおいては，来歴について明らかな嘘をつくことのほか，全くもって熟知のこと，自分の年齢，九九算を忘れたように見え，硬貨なども知らないといったことがしばしば観察されるのである。そこで際立っているのは，応答はなるほど間違ってはいるが，その意味は質問に沿っており，正しい表象の範囲に入っているということである。極めて単純な思考および記憶活動のこうした脱落にもかかわらず，その他の点では態度が整っているのであるから，詐病の疑いを招くのも当然のことである。Moeli はこの脱落を未決囚には稀でない症状であると指摘した。今日ではこれを「的外し応答」（『精神神経学用語集』[133]）と呼んでいる。

I-1-b　Snell の詐病学

　以上がドイツの刑務所および関連病院における精神障害の研究の始まりであるが，ドイツにおける詐病学は Snell, L.（1856年[202]，1881年[203]，1881年[204]）に始まるといってよい。拘禁精神病学とほとんど時を同じにして詐病学が始まったのである。詐病学に対する Snell の画期的な貢献については，従来ドイツでもわが国でも指摘されていないことなので，詳しく説明する。

　Snell の症例1は某囚人で，質問に対し返事をしないか，決定的に間違った

答えをした。1週は何日かと問われて10日と答える等で，今日いうところの「的外し応答」が見られる。このことからSnellは「この場合は詐病があることが極めて明らか」とし，「仮面をはがされた欺瞞者は彼の役割をなお2,3日続けて演じようとしたが，その後は失敗した試みを断念した」といっている。このいわゆる的外し応答から詐病であることが明白と考え，「仮面をはがされた」というのであるから，恐らく対決（confrontation）をして，詐病の試みを断念させたのである。重要なことは，Snellは第一に，的外し応答を的確に捉えてこれを具体的に記述したことであり，第二に，それ自体を詐病の表徴と考えたということであり，第三に，単に詐病と考えた（評価者の主観）だけでなく，これを相手に指摘して詐病を断念させる手続（客観的証明）を踏んだということである。

　症例2（P.U., 27歳，男性，偽証罪）は，刑務所に収監されて2ヵ月後，突然様子が変わった。質問に答えないか，またはとても馬鹿げた答えをした。彼に話しかけるとすぐには答えず，まず質問者を固い目つきでまじまじと見た。それはまるで質問が正しく理解できなかったとでもいうようであり，また自分は難聴であることをほのめかすようでもあったが，答えをたっぷり熟慮すること（本書I-3-bでいう「応答前思案」；premeditation）を可能にする意図が見え透いていた。実験（後ろから小声で呼ぶ）や以前の聴力に関する照会（付随情報）によって，この詐欺は容易に見破られた。姓名，出身地，年齢を間違え，2×3は7，2×6は14というふうであった。Snellはこのような特殊な応答から詐病を確信し，「私は詐病者にその欺瞞を自白するよう決心させようと試みた」，つまり対決である。しかしこれは成功せず，P.U.は固い顔をして，びくともしなかった。そこで彼を刑事裁判に戻し，鑑定書において「完全に証明された詐病」と叙述する外はなかった。陪審裁判で2年の自由刑を言渡され，その同じ日に彼は詐病を断念した。ここにも，的外し応答から詐病を確信→対決→（判決後）断念という経過が見られる。詐病の診断は確実で，証明も完全である。

　症例3（K.R., 未亡人，偽証罪）は家屋を購入したが，これを後悔するようになった。購入を無効にするため子供たちが，精神病であれば購入が無効になると母（K.R.）に説明した。12の証人調書，二つの医証があって，K.R.は精

神病と判定されていたが，Snell を含む 3 人の鑑定人が診察したところ，的外し応答が認められた。これによって Snell と 2 人の同僚は詐病と判定し，鑑定書を提出した。同じ日に，証人たちが買収されているという申立がなされ，証人たちは偽証罪，K. R. は詐欺罪等により自由刑に処せられた。Snell は刑期の間たびたび K. R. に面会したが，彼女は詐病を止めていた。これは鑑定書の提出と証人買収の申立が対決の代替をしたと考えられる（以上 Snell, 1856 年[202]）。

症例 4（C. F., 29 歳，職工，強制わいせつ）では，病院に入院する 14 日前から突然目立った言動が始まった。でたらめの回答，際立った姿勢のため別人になった。的外し応答が明白で，C. F. はこのため他の患者たちに嘲笑され，（そのようなことをしても）誰も信じないぞと教えられて，欺瞞をやめた。裁判所に戻され，その後も正常に振舞った。これも的外し応答→（他患者による）対決→詐病中止の構造を持っている。「患者が経験ある観察者に与える印象」（Ganser, 1898 年[47]）とか「経験ある人の認定」（三宅，1921 年[112]）というような曖昧なものでなく，上記の客観的で可視的な証明には誰もが納得せざるを得ないであろう。

症例 5（August, K. I., 57 歳，理髪師，偽証）は，刑事施設に入って 5 ヵ月目に目立った行動が始まった。すなわち，夜間不穏，昼は服を脱ぎ，これを破る。犬のように吠え，窓ガラスを割った。入院させて診察すると，的外し応答が著明であった。詐欺の意図が一目瞭然であるから詐病が証明されたと考え，欺瞞をやめて有用な作業をするよう厳重な警告をした。August はこの警告に従い，4 週後には完全に理性的な人間に戻った。警告がすなわち対決であることはいうまでもない（以上 Snell, 1881 年[203]）。

症例 6（H. M., 29 歳，下僕，詐欺）は，拘置所で痙攣を病み，精神障害があると訴えた。あらゆる質問に「はい」または「いいえ」で答え，呆けて前方を凝視していた。入院当初から，態度全般から詐病であることが明白であった。新聞紙上の "Deutschland"（「ドイツ国」）を "Hund"（「犬」）と読み，2×2 はある時は 9，ある時は 7 であった。手紙に 2882 年と記していた。そこで，H. M. に対し，質問に意図的に間違った答えをしているではないか，と問いつめた。彼は欺瞞を中止し，何週間も痙攣がないので裁判所に戻された。ここにも明白な対決とそれによる欺瞞の中止がある。

症例7（C. H., 57歳，偽証，横領等の嫌疑）は全身麻痺と記憶障害の詐病で，的外し応答はない。お喋りの人で，忘れたと主張した事柄まで話さないではいられなかった。また，診察の時は手や腕のぎこちなさと力弱さを示したが，服の着脱は力強く，的確な運動であった。観察されていないと考えた時は，歩行およびその他の運動が確実であった（以上 Snell, 1888年[204]）。

症例1から症例6までに見られるのが，今日「的外し応答」と呼ばれているものである。

的外し応答というからには，的を射て，または的を射るふりをして，僅かに的を外すというのが本質的な含意でなければならない。その意味では，Snell は今日なら「的外し応答」と呼ぶ一問一答の豊富な実例を提示しているが，彼はこれらをまだ単に「決定的に間違った答え」(eine entschieden unrichtige Antwort) や「でたらめ応答」(verkehrte Antworten)，あるいはせいぜい「系統的に間違った答えをする努力」(das Bestreben, systematisch unrichtige Antworten zu geben)（1856年）と要約しているだけであるから，Snell には「意図的にする間違った応答」の概念はあったが，まだ「的外し応答」の概念が十分に確立していなかったと見ざるを得ない。彼はしかしこの独特な回答を詐病の確実な表現と見ている。「どの症例も最も単純な個人的事情と関係を完全に忘れたと見せかけようとする。子供の頃から使い慣れた数概念が突然消失したように見えるが，人の自己意識にしっかり結びついた他の一連の概念も同様である」（1881年）とさえいっている。そして Snell は，このいわゆる的外し応答などの現象に，「精神病者はまったくでたらめのことをいわなければならないという世人の見方（先入観）がはっきりと見て取れる」と繰り返し述べている（1856年[202]，1881年[203]，1888年[204]）。本書 I-3-b に示す「障害があるとすればどんなふりをすればよいかに関する公衆の理解」等に通じる考え方である。

中田（1963年[122]）はかつて「Vorbeireden はモエリによって初めて記載された（1888年）」と述べた。確かに Moeli は，「応答はなるほど誤っているが，意味の点で質問と関係をもち，そして，正しい表象の範囲にふれていることを示している」と述べているという（Nitsche & Wilmanns[141]）のであるから，的外し応答を記載して初めてこれに十全な意味を付したのはやはり Moeli であ

るといわねばなるまい。しかし，この現象を初めて明確に記載し，それこそが詐病の表徴であると喝破し，これを対決による詐病の客観的な証明として実践的に役立てて見せたのは，やはりSnellが（恐らく世界で）最初である。

Snellの画期的な点は，彼が的外し応答を初めて記載したに止まらず，詐病の証拠（的外し応答）を明らかにし（ここまでは鑑定人の主観），これを基に被告人に対決をし，鑑定人の証拠の正しさを被告人も認めざるを得ないことを示して，詐病の診断過程を可視的・客観的にし，診断を確実にするという卓抜な発想を持ち，これを実行していたというところにある。ある前提（的外し応答は詐病の表徴である）から出発して，対決により正しい結論（的外し応答をする者は詐病者である）を繰り返し得たとしても，論理的にはそれによってその前提の正しさが完全に証明されたとは必ずしもいえないが，この場合は単なる論理学の問題ではなく，対決による解明という実践を経ているので，結論はいうまでもなく，その前提もかなりの程度に正しいと考えられるであろう。換言すれば，的外し応答の全てとはいわないまでも，かなりの部分（恐らく大部分）が詐病（正確にいえば仮装；feigning，本書IV-2, VII-4-aを参照）の徴候であると見てよいのである。念のためにいえば，的外し応答をする者は時としてヒステリー者であるかもしれないが，それは既にヒステリー者が詐病を試みている場合である可能性がある。

著者はSnellの業績をこよなく評価するが，Snellは回答を的から外すという面のみを指摘して，的から遠く外さないというもう一つの重要な面を指摘することができなかった。的外し応答を十全な意味で捉えた名誉はやはりMoeliに帰すべきであろう。なお中田（1973年[123]）はその後，「的外れ応答」を最初に記載したのはSnellであると訂正している。しかし，Snellは応答が的から外れることのみを重視している。「的外れ応答」は，応答の矢が的（正答）を外してはいるが，それだけでなく応答が正鵠の同心円の一定の範囲内を射ていることを意味する。的を射たいという意思と的を外したいという意思との矛盾的平衡がなければならない。これは中田自身（1963年[122]）が明らかにしたことである。後で説明するように，古くはAnderson, E. W.ら（1959年[7]）が的外しと現実の引き戻し（the pull of reality）との関係を指摘している。最近ではGoldstein, N.（1989年[50]）が同じ心理作用を正常反応への引き戻し（a pull toward the normal）と述べている．これらを総合すると「的外れ応答」は「でたらめ応答」よりは優れているが，やはり現象の意思的面を十分に捉えていないという短所を持っている．記述的な用語としては Birnbaum, K. (1908年[15])が繰り返し用いていた Danebenantworten（その近くに答える）の方が実情をよく反映しているように思われる．いずれにしても上記のような心理学を正確に反映する適切な用語はないようである．なお，従来は的外し応答を「当意即答」とか「でまかせ応答」と呼んでいたのを，詳細な考察（1963年）から，「的をねらっていてしかもはずれているという意味で」これを「的外れ応答」と呼ぶことを提唱したのは中田[122]である．中田の趣旨をもう一歩進めると，対抗しかつ均衡する二つの意思が重要であるから，的をねらっていてしかも外しているという意味でこれはやはり「的外し応答」と呼ぶべきではないかと思われる．このような呼び方の変更は「的外し応答」自体が仮装 (feigning) であることを示唆する．外的動機の存在と精神障害の除外を確実にすれば，この仮装が詐病（malingering）診断の確実な基礎になる．これら用語については本書 IV-2 および VII-4-a を参照されたい．Snell は無自覚にではあるがこのことを行っていたのではないかと思われる．なお，『精神神経学用語集改訂6版』（2008年[133]）が Vorbeireden または approximate answer を「的外し応答」と訳したのは見事であるが，どの人の如何なる思考過程を経たかは明らかにされていない．

　以上の通り，19世紀の中頃に詐病の特徴的所見を的確に記述し，詐病検出の客観的で確実な手順の一つを確立したという点において，Snell はドイツ詐病学の中で，否世界の詐病学の中でいきなり屹立し，今日まで一人聳え立っている，稀有な研究者である．

　なお，彼は詐病者の中では，受動的な振舞いと頑固な沈黙に終始する場合の方が，そうでない場合より判定困難であるといい（Snell, 1856年[202]），詐病者を，積極的で，精通してもいない精神障害の真似をしようとする積極型と，できるだけ消極的に振舞い，全く沈黙するか，単調な訴えを述べるだけの消極型とに二分している．後者については，まがい物を本物から識別するのは，最も練達した観察者にも極めて難しいか，不可能であると述べている（Snell, 1881年[203]）．同様のことは Fürstner（1888年[46]）も指摘しているところで，詐病

の仮面を剝がすことの「困難が最高になるのは，詐病者が言語的におよそ全く反応しない時である」といっている。これらの指摘は現代の Rogers, R. の認識を先取りしている。Rogers（1990 年[173]）もその適応モデルが神経心理欠陥型（Snell の消極型）の検出には向かないことに注意を促している。著者も同様に産出型と欠落型とを分けている。

　Ganser, S. は 1898 年[47]に 3 症例を提示し，的外し応答，意識障害，妄覚，健忘などが共通して見られることを示し，これを「独特のヒステリー性朦朧状態」と呼んだ。的外し応答が広く関心を持たれるようになったのは，どういうわけか Ganser 以来のことである。Ganser は意識障害を意識混濁と考えており，的外し応答の原因を理解障害に帰した。今日では DSM-IV に見られるように，Ganser 症候群と呼ばれて，的外し応答を中心症状とする解離性障害と考えられている。的外し応答については，Snell 以来の詐病説，脅威的現実を回避していると見る心的防衛説，知りたくないという意思（NWW：Nicht-Wissen-Wollen）から知らないという状態（NW：Nicht-Wissen）が生ずるという意思説がある（中田，1963 年[122]）。因みに，中田は的外し応答の分析の結果から，その心理機制は知りたくない（NWW）と知りたい（WW：Wissen-Wollen）という二つの相反する意思の均衡にあり，層理論的に見ると NWW は WW より高次の層にあるとした。これも意思説であるが，この均衡は二つの意思の選択という意思行為も介入し得る（従って詐病が好んで生じる）可能性を残した複雑な構成である。既述のように，その中心的症状である的外し応答の詐病説は Snell の画期的な貢献によって極めて強力であり，Ganser の「意識障害」の捉え方は間違っていることが今日明らかである。これらに同期するというヒステリー徴候も，後述する Henneberg, R.（1904 年[70]）によれば的外し応答に対する単なる合併症の一つであり，Reichardt, M.（1933 年[165]）はヒステリー症状の多くは検査者の暗示の産物に過ぎないと考えている。今日 Ganser 症候群はもっぱら批判的に検討すべき対象であって，安心して使える臨床的症候群とはいえない。

　19 世紀も末に近い頃，Fürstner（1888 年[46]）は次のようにいっている。「多数の詐病者を見たという年配の精神科医や裁判所医師とは逆に，最近数十年は大部分の精神科医は詐病の試み（Simulationsversuch）を極めて稀なこととい

うかあるいは全く否定している」というのである。既決囚に詐病が少ないことはよく知られている。詐病の頻度が極めて高いのは未決勾留者であるが，施設によってこの未決囚の数が大いに異なる。大都市にあるかまたは大都市の近くにある施設には多数の抜け目のない犯罪者が収容されるが，そうした人々は地方の人々より事情通で，ずるいことが多い。主として新鮮な患者が頻発する施設には大量の未決囚が流れ込んでいる。これを実際で見ると，IdelerとSanderは，Berlinの広範な看護施設（Pflegeanstalt；著者注：当然既決囚が多い）において詐病者を全然見ていないのに，Binswangerは2年以内に慈善病院（Charité）に収容された73人の未決囚の中に21人の詐病者を確認した。更にごく最近［著者注：19世紀末］Pelman, Siemens, Snellがそれぞれの施設から多くの詐病例について報告し，Snellは未決囚の中に詐病がそれほど稀でないと主張している。Heidelberg大学病院にはこの当時9年間に31例が精神鑑定のために紹介された。そのうち25人が未決囚であったが，Fürstnerは詳細な調査をもとに12人を詐病と診断した。以上からFürstnerは，精神障害の詐病の試みは，現代（19世紀末）においてはむしろ増加しており，これに鑑み，過大な楽天主義は見当違いと思われるといっている。ある種の病像発生の施設による頻度の差については，後にWilmanns, K.（1924年[240]，1927年[241]）がもっと広範な調査に基づいて報告することになる。

以上のように施設による詐病の頻度の差は明らかであったが，どういうわけか19世紀末から20世紀初にかけて詐病は一般に稀有で，それらの多くはヒステリー性の精神障害だとする研究者の声が高くなった。Ganser, Raecke, J. そしてBirnbaumがその代表である。

Ⅰ-1-c　Ganser症候群（ヒステリー性朦朧状態）の詐病性　その1

本小節と次小節についてはすでにあらましを総説（西山，2011年[139]）の形で発表した。そのため以下の叙述は上記総説と重複するところもあるが，ここでは資料性を増やし，Ganser症候群についていくらか詳しく説明する。

まずGanser症候群の現代の定義を見ておきたい。ICD-10[242]では「F44解離性（転換性）障害」の一項「F44.8他の解離性（転換性）障害」の筆頭に置

かれている。これによれば「『的外れ応答』によって特徴づけられ，通常いくつかの他の解離性症状をともない，しばしば心因の存在を示唆する環境において認められる」とある。DSM-IV[4]もこの症候群を解離性障害の中に入れ，「300.15　特定不能の解離性障害」の第6項に置き，「質問に対して大雑把な応答［著者注：approximate answers］をすること（例：「2たす2は，5」）で，解離性健忘または解離性遁走に伴ったものではない」と説明している。いずれもいまだにGanserを信じており，的外し応答と解離性症状との結合を格別特徴的なことと考えている。詐病との関係には全く触れていない。Ganserはこの症候群の共通特徴として意識混濁を頑固に主張したが，さすがにこれは認められていない。ともかく広範な研究が新たにできなくなって，今日世界のガイドラインもこの症候群を扱いかねているのである。

　さて，Wilmanns（1924年[240]，1927年[241]）はマクロの見地（時代精神の影響，地域的分布の偏り）から分析を行って，特有のヒステリー性例外状態（Ganser症候群，Raeckeの心因性昏迷，Birnbaumの妄想様空想がその代表）の大部分が実は詐病であると説いたが，我々はミクロの観点から，すなわち当時の症例報告を具体的に検討することによって，これら例外状態の詐病性を明らかにしようと試みる。

　Ganserは1898年[47)124)]に，独特な種類のヒステリー性朦朧状態の4例中3例を提示した。1904年[48]には，代表的な1事例を挙げて，この症候群を纏めている。最も目立った現象は的外し応答である。その他全例に共通して生ずる症状として意識障害と皮膚の感覚障害がある。意識障害はさまざまな批判的意見を退けてあくまで意識混濁であると主張した。にもかかわらず，Ganserの最初の論文の3例のうち1例は昏蒙（Benommenheit），1例は抑制（Depression），もう1例は完全に意識清明と記されている。この矛盾についてGanserは一切説明をしていない。そもそも意識混濁がGanser症候群の必須の症状であるとすると，症候性疾患や脳器質疾患において的はずし応答が頻繁に観察されるはずであろう。しかし，そのような事実は昔から存在しない。皮膚症状は広がりこそさまざまであるが，痛覚の喪失またはかなりの低下である。その他の状態像は多様であるが，幻覚に左右されることもあった。何日かすると完全に清明な状態に回復し，非清明期の健忘を残した。

Ganserは最初の論文で，Neisserが上記と全く同じ現象を示す1事例を詐病と見なしたことを告げている。また，Dietz[34)]が本質的な特徴を共有する1事例を挙げてこれを詐病としているが，Dietzの精密な描写と分析にもかかわらず，この詐病という診断が疑問として残る，あるいは詐病ではなくヒステリーであるといっている。そこで，Ganser症候群の詐病性を検討する前に，まずGanserの詐病に対する鑑識眼を試すために，Dietzの事例を検討してみよう。

　窃盗および詐欺犯Schreiner, L. L.は四肢麻痺があるというのに，上肢についていかなる運動障害も見出されなかった。なるほど被告人は，両上肢を受動的に引揚げられると，完全に麻痺しているようにだらりと落下させた。ところが，自分が観察されていないと思うと，腕，手および指を全く支障なく，否それどころか非常に巧みに動かしさえした。また，下肢の方を持ち上げられると，その下肢をしばらく空中の一定の位置に保ち，それからゆっくり下に降ろした。あるとき一匹の蝿が手の上を歩いた時，彼は素早くその方を見て蝿を追い払った。睡眠中，寝返りを打つ際，両脚を好きなように引き寄せたり，伸ばしたりしていた。精神障害は説明の仕様がないほど突然始まった。さしあたり「無欲性痴呆」（「急性痴呆」）または昏迷が考えられた。しかしSchreinerは観察されていないと思うと，両眼を開け，密かではあるが関心を持って，下心ある冴えた眼差しで周りを見回し，観察されていると見るや瞼を閉じた。問診では，das ist ein Schiff !→"iff"，hier ist ein Stuhl !→"uhl"のような部分的なエコーが認められた。無関心なようでいて，周囲のあらゆる過程を正確に観察していたし，その後も観察していた。結局，Schreinerの身体「疾患」（麻痺と感覚脱失）も精神「疾患」（「幼児性痴呆」）も詐病に基づくものである。いうところの病的現象は，あるいはその仮面を剥ぎ，あるいはそれに伴う矛盾をもとにそれが不可能であることをはっきりと指摘することにDietzは徹底的に成功した。これこそいうまでもなく対決である。Schreinerは「退院時，いわゆる『痴呆』と下肢の麻痺に固執していた。その後すぐに行われた陪審裁判の審理においても，彼はその役割を頑固に続けた。上記内容の鑑定に従った裁判所により，尋問を受ける能力はある（vernehmungsfähig）が，尋問を受ける意思（vernehmungswillig）がないに過ぎないと判定され，何年かの懲役刑に処せられた。刑務所に入ってようやく，しかしかなり早期に彼は『痴呆』を完全に中

止した」(Dietz) というのである。症状の多くが仮装（feigning［著者注：この用語については本書 IV-2 および VII-4-a 参照］）であることが証明され，鑑定人および裁判所による対決の結果「痴呆」を中止したのであるから，この事例が詐病であることに疑問の余地はない。この肝心な点が Ganser には理解できないのである。Ganser の方法は極めて直感的で，「経験ある観察者に与える印象」を重視するというのみで，詐病とするには証明が必要であるという観念を彼は全く持ち合わせていない。しかも Dietz の症例においてはその必要がこの上もなく明白に満たされているのに，Ganser にはそれを認識することができないのである。

Ganser が自分の症例が詐病でなく真の疾患（ヒステリー）であるという最も有力な証拠は，症候群がヒステリー徴候と共に出没するということにある。結局 Ganser は，「彼らが示す全く確かな患者との合致を別としても，病像が経験ある観察者に与えた直接に明瞭な印象が重要である；どの点から見ても私の患者たちは，作為であるとの疑い，わざとらしいとの疑いを引き起こし得ない」といい，「経験ある観察者［著者注：つまり Ganser］に与えた直接に明瞭な印象」によって，ヒステリーか詐病かの決定ができると考えたのである。このような方法が今日通用しないことはいうまでもない。

Ganser[47)48)] の症例記述は精細でない上，前記のような問題（例えば，意識障害に関する矛盾）があるので，Ganser を支持してヒステリー性朦朧状態の5例を提示している Raecke, J. (1901年[163)]) の各症例を検討してみよう。

第1例は非刑事例で，旅館（料理屋）の主の妻（38歳）である。2ヵ月前妊娠に気付いて以来精神に変調をきたし，それまで健康であった人が当てもなくさまよい，人定質問にも答えられなかったので，精神科に入院となった。錯乱状態を呈し，毒を盛られるのを恐れた。激しい興奮も見られ，窓から飛び降りて大怪我をした。感情の変化も激しい。矛盾した態度・行動は意識狭窄のせいであり，この例では意識変化が第一次的なものであるという。痛覚脱失と的外し応答が見られる。家庭の葛藤は病気によるもので，病気の原因ではないという。結局，反応性疾患とすべき証拠（出来事，葛藤）がなく，以上の外に症状も変わった行動もないから詐病かどうかの検討もできない。何か他の疾患（例えば症候性疾患）の可能性がある。

第2例は29歳の男性（ボイラーマン）で，結婚するつもりで付き合っていた女性に拒否されて興奮状態になった。仕事をやめて旅に出た。自殺を思いつき拳銃を入手し，彼女の雇われ先の周りをうろうろした。二人がばったり遭遇したとき，彼は拳銃で彼女を脅したが，写真を返しただけで終わった。街中で服を脱ぎ，質問に混乱した答をしたので逮捕され，精神科に収容された。鈍く，無関心で，陳述は矛盾し，的外し応答も認められた。持続的に昏迷状であった（昏蒙患者に混じって置かれていた）が，病床不足のため彼を活発な病棟に移したところ，彼の態度はすぐに変わり，入院5日目には完全に清明で，きちんとした態度になった。Raeckeは，この例につき，逮捕時から全期間にわたり完全な健忘があるから，この健忘だけでも朦朧状態と呼ぶのを正当化するといい，「なぜならばこの症例において意識が無傷であったとはとても考えられないからである」と論証するが，これは論理の欠如を示すだけである。転棟による病状の顕著な変化は詐病を強く疑わせる。健忘もその詐病性を検討する必要がある。

　第3例は重要である。これは28歳の男性（機械工）で，修理のため預かっていた自転車を質に入れ，自転車の持ち主から次々に告訴を受け，1月23日逮捕された。2回の公判までは精神的に活発であった。自殺未遂により2月6日入院した時は意気消沈し，問いに答えない状態であった。同月10日に患者のいるところで，「言葉がすぐに出てこないのであれば，苦しませることになろうが，感応電流を掛けねばなるまい」とわざといった。これまで全く返事をしなかった患者が，それからおずおずして，どもりながら語りはじめた。的外し応答が生じた。同月26日不穏な監視病棟に移らざるを得なかった。彼の態度は直ちに影響された。軽い患者のもとに返してくれ，作業に出たいと願い出た。「きちんとした話もできない鈍い者は重症患者と見なされ，作業にも出せない」と答えておいた。爾来患者は活発になり，新しい関係に急速に順応し，直ちに回答して的を外すことがなくなった。4月4日，院長が前日注意をしておいた（「あなたの病気は勾留後に初めて生じたものである。だから病気が長引くと裁判を引き伸ばすだけで，決してあなたの利益にならない」）ところ，本日彼は初めて打ち明けた話をした。翌日は明白な抑うつ状態（Depression）を呈し，自分は運のない人間だ，状況は悪い，怒りのためものがいえないと嘆

いた。この例における "Depression" とはうつ病の意味ではなく，わが身の不幸または不運を認めざるを得なくなった窮状を意味する正常な反応である。

感応電流を使用するとの示唆に対する反応といい，監視病棟転棟の効果といい，院長の説明に対する反応から見て，このケースは明らかに詐病である。感応電流の使用を示唆されておずおずと語り始めたまさにその時に，的外し応答が生じたというのも意味深長である。

中田（1963年[122]）は，的外し応答のメカニズムとして知りたくない意思 Nichtwissenwollwn（NWW）と知りたい意思 Wissenwollen（WW）との対立的均衡を見たが，「ヒステリー性もうろう状態」そのものにも，NWW と WW との危うい均衡（両面的構えまたは迷い——有利な取引に敏感）があると考えるべきである。この場合，NWW とは現実を知りたくない，つまり犯行否認の意思に繋がるものであり，病状悪化の根源である。WW とは現実を知りたい意思であり，犯行肯認に繋がり，症状正常化の基である。

第4例は売春婦のヒモで，状況が不利になると，高笑い，滅裂，的外し応答を示し，病院から脱走して再逮捕されると錯乱または「ヒステリー性朦朧状態」を発症する青年で，困難に当面するたびに病状を発している。対決も解明も行われていないので，診断を決することができない。ヒステリーかもしれないが，詐病も疑われる。

第5例（H. F.：23歳，男性，指物師，精神遅滞）も重要である。父親が依頼した鑑定人の報告では，九九の計算ができず，クリスマスが何月かを知らず，自分の生れた月日がいえなかった。ところが同じ頃書いた父親への手紙には，面会の曜日と時間が正しく書いてあった。要するに専門家の所見（著しい無知）と付随情報（正確な見当識）との間に矛盾が存在するのである。Raecke は「元来痴愚の個人において，拘禁の影響の下に精神遅滞の亢進が生じ，その状態がほとんど急性痴呆を思わせるほどになる有様が見事に証明される」などといっているが，これは納得できない説明である。9月23日にはH. F. は，まだ辛うじて正書法を用いた，比較的長文の，関連性のある陳情書を検察官宛に書いた。その後すぐに行われた専門家の調査の際には，驚くべき無知（Nichtwissen）を表した。ここでも上記と同じ矛盾が現われている。それから彼は怒り狂った興奮状態に陥った。10月21日精神科病院に入った時は完全に鈍感

で，失見当のように見え，犯行を全く忘れたと主張し，被害妄想を述べていた。にもかかわらず彼は父宛にかなりよくできた手紙を書き，その中で自分の滞在地のみならず，面会時間を正しく告げていた。つまりここでも専門家の問診・観察所見と付随情報との矛盾がある。Raeckeによれば，「恐らくは周囲の影響および繰り返された検査の暗示的効果の下に意識混濁が段々深くなった。H. F. はもはや正しく読めず，書字はますます下手になり，吸取り紙や定規のような単純な対象を名指すことができず，自分の人定事項や前歴についても誤った陳述をした」というのである。ところがH. F. は作業をさせると，徐々に自由になり，顔貌は活発になり，ヒステリー性スティグマも消えた。病状はめきめきとよくなり，H. F. はかなりよく計算をし，やすやすと多くのことを書き，医師や看護師の名を知り，人定事項に正しく答え，犯行も率直に告白した。要するに，「周囲の影響および繰り返された検査の暗示的効果の下に［中略］段々深くなった」のは，意識混濁の程度ではなく詐病の程度だったのである。Raeckeは説明する。「検査をする医師のさまざまな質問が，多数の暗示と同様ヒステリー者に影響を及ぼす。というのは，例えば，彼がまだ10まで数えられるかどうかを大真面目に問われるとすると，病み，疲れ，考えるのも面倒だと感じている患者に深い印象を与えるに違いない。専門家がこの単純極まりない知識が彼にないと信じるとすれば，まさに病気と見えているに違いないという熟慮から答えを事実知らないという確信までは，ただ一歩あるのみである。つまり，そのような質問は，場合によっては，催眠術にかかった人に，もはや10まで数えることはできないと申し渡したのと同じような働きをし得る。後になると，このような暗示は，既述の通り，病気と見られたいという意識に昇ることの少ない願望によって維持され，強化される；外傷を受けた人が災害年金を期待することによって，治癒を阻まれるのと同様であるが，だからといって詐病とはいえない」という。しかし，Raeckeにあるのは印象のみで，詐病といえないという証拠は何もない。H. F. の場合は，上に指摘した3つの矛盾によって，詐病が明白に証明できる例である。

　以上のように，RaeckeがGanserに倣ってヒステリー性朦朧状態として示す5例のうち，1例は心因性とする根拠がなく，症状精神病が疑われるほどで，診断は不明である。残る4例のうち2例はヒステリーかもしれないが詐病が疑

われる。他の2例は詐病であることが確実である。要するに，Ganser症候群は，Raeckeの症例によって明らかなように，極めて詐病性が高いということができよう。なお，Raeckeの論文はNitsche & Wilmanns[141]も高く評価しているものであり，著者の都合で選んだものではない。

Ganserのヒステリー性朦朧状態について，Braun, E.（1928年[23]）は，「症状の発生はHeyが示唆したように単一ではない。しかし大部分の例において，精神遅滞と見せようという願望，すなわち"Nichtwissenwollen"（Hey, 1904年）が反応を呼び起こし，形成していることについては疑いの余地はあり得ない。その際まずは質問者の暗示がこうした願望を成立させ，精神遅滞演出の企画を決定するというのは恐らく正しい」といい，「疾病願望は，生命，自由および直接に身体の安全を守るかまたは再獲得することにかかっているところで激しい形で成立する。［中略］従って，最も際立った形の仮性認知症が受刑者または被告人に見られるのも驚くに当らない」といっている。

Reichardt[165]もこの的外し応答（ヒステリー性仮性認知症）こそ，「精神疾患の症候に関する（特に未開・素朴な）医学の素人の表象にふさわしい病像をもたらす」ものだと指摘している。さらにこれを敷衍して，「いわゆる仮性認知症において，要素的知識のWissen（注：例えば2＋2＝4の知）は抑圧される。患者は，精神疾患は精神遅滞と同じであると考え，これを演出しようと努力するが，その際，付添なしに大学病院にやってくるなどのその他の整然とした行動が，彼の明示したがるような極小の悟性機能とは全く相容れないということを見逃している。的外し応答（意図的という刻印をはっきりと持ち合わせた間違った回答をすること）は個別領域（計算等）に限られることもあり得る。的外し応答がその目的を満たそうとすることが多ければ多いほど，仮性認知症における態度全体が詐欺的であればあるほど，それだけ多くの理性的で精神的な作業がそこで行われているのである」（Reichardt）ともいっている。Reichardtにとって，的外し応答自体が詐病［著者注：正確には仮装 feigning］の徴表なのである。

Reichardtは，「心因性の感覚脱失は既述の通り医師の検査そのものによって成立することが最も多い」といっている。感覚脱失が詐病の検出に役に立たないことは，アメリカにおいてSpitzka, E. C.（本書 p.84）がすでに指摘して

いた。更に Reichardt によると，「心因性の同心円性の視野狭窄が検査に際して現われるかどうかは，大部分検査する医師次第である」という。「生じた意識変化自体は，朦朧状態と捉えるよりは，一定の特別な感情強調のある内容に対する内的態度および集中という意味に解するのがよい」のである。そして「記憶機能，思考，気分は暗示や感情の影響に最高度に依存する。従ってヒステリー性の健忘に疾病価値を与えないのが普通である」という。

I-1-d Ganser 症候群（ヒステリー性朦朧状態）の詐病性　その2

　Ganser 症候群または的外し応答の詐病性に関しては念を入れるため，ここでドイツ語圏以外の論考も参照しておこう。イギリスの代表的な教科書の一つ（Faulk, M., 1994年[41]）によると，ごく普通に受容されているイギリス人の見方は，この症候群はうつ状態（a state of depression）から生ずるヒステリー性の反応だというものである。

　イギリスのもう一つの教科書（Bluglass, R. & Bowden, P., 1990年）で，該当部分を担当した Enoch, D.（1990年[39]）も，Ganser 症候群は詐病ではなくヒステリー疾患であるとしている。しかし，この点が実は明瞭ではないのである。掲げられた症例4（38歳，女性，謀殺）を見ると，出廷に当り奇妙な錯乱，行動不穏が見られた。法廷では連行される度に錯乱して裁判官を罵倒し，着物を脱いだ。彼女は一度ならず再拘束センターに戻され，結局は Ganser 症候群に罹患し，的外し応答，解離性健忘，仮性幻覚があった。これを基礎に訴訟能力の審理が始まったが，陪審は3日後には彼女に訴訟能力を認め，彼女はその日のうちに有罪とされた。これにつき Enoch は次のようにいっている。「この症候群は，無意識的に動機づけられたものであっても，利益のある目標に奉仕する。このことは，核心問題にアプローチしようと努力すると，抑うつ（depression）が深まり，現実からの逃避が更にはっきりしたものになるという事実に現われている」という。あまり納得できない説明であるが，見方によってはかなり詐病に近い判断のように見える。それにしても利益目標に奉仕する言動が「無意識的に動機付けられていた」と言葉でいうのは簡単であるが，一体それはどのようにして証明されたのであろうか。Enoch 自身が「人の行動の

どれだけが無意識かをいうのは不可能である」と述べている。確かに，「人の行動」のすべてが完全に意識的であるとはいえず，ここに無意識が含まれることは誰でも認めるであろう。しかしこの無意識は，たいていは法的能力を喪失させたり減弱させたりする種類のものではない。法的能力に重大な影響を与える程度の無意識（逆にいえば意識の程度）を大略測定できないようでは，裁判そのものが不可能である。

これに続く Prison psychosis の項の説明も明快でない。Enoch は Ray, I.（早くも1838年に詐病（simulated insanity）を叙述している）の2例が Ganser 症候群に似ているとしてそれらを提示している。Ray は見たところ明白な精神病的症状が揃っていたにもかかわらず，これらが意識的で偽装されたものであると確信した。第1例（J. G., 謀殺）は，逮捕後すでに「ものをいうのを全く止め，愚鈍に見えた」。彼は無動になり，食事に介助を要した。鑑定医は言語および聴覚神経の麻痺によるのであれば「足底に焼鏝を当てるのが適切」と結論した。これに効果がなかったので，同形式の処置を頸部に適用することが示唆された。J. G. はこの示唆にいくらか嫌悪の印を示した。多少の督促もなされ，結局彼はものをいい，起訴された犯罪に自分は潔白だと宣言した。これにより J. G. が詐病を「露呈した」と Ray は結論している。「ものをいわない」のは器質性ではないから，仮装（feigning）であるのは確実である。するとそれは，上記の露呈によりヒステリー反応は除外されるから詐病と判定されるであろう。詐病かどうかを決めるのは総合判断（外的動機の有無，仮装の有無，精神障害の有無）である。Ray はこれによって，ヒステリーが焼鏝の威嚇で治ったのではなく，詐病が暴露されたと考えたのであろう。第2例（J.-P., 偽造，詐欺，放火）は，逮捕直後は適切な応答をした。1ヵ月後には滅裂な話をし，後には攻撃的，暴力的になった。彼は精神科病院に移送され，詐欺で起訴された。心神喪失を偽装している同じような囚人と一緒になり，病院の火事の際二人は逃亡した。J.-P. を逮捕前から知っていた証人は全て，彼が狂気の徴候を示したことはないと証言した。反対尋問のときの彼の応答は，不確定で，曖昧な答えを含み，しばしば「知りません」にさえぎられ，Ganser 症候群を呈する患者が与える応答に似ていた。これらは真の精神病でなく，詐病者に期待される応答とみなされた。Ganser 症候群は詐病ではなくヒステリーであるという Enoch

が，わざわざこのような症例を提示するのは，Ganser 症候群に付きまとう詐病の疑いが払拭できないからではなかろうか。

少し古いが Anderson, E. W. ら（1959 年[7]）の研究によると，Ganser 症候群の中心症状である的外し応答の検討のため，18 人の通常人（心理学科学生）に概要を説明して精神疾患を詐病させた。大ていの模擬詐病者はうつ病または妄想性障害の仮装を選んだ。彼らがどんなに努力しても輪郭のはっきりした精神障害に似ることはなかった。模擬詐病者には正常グループ（病院職員ボランティア 50 人），器質認知症グループ（中等度・重度 25 人），仮性認知症グループ（10 人）が比較された。模擬詐病者たちは質問に対して的外し応答をした者がかなり多かった。正しい答えをすべきでないと感じたからである。彼らは偽りの印象を避けるため，実際に認知症のある患者とは対照的に，正答に近い答えをした。器質認知症患者には真の的外し応答は稀で，著しい作話的応答等が見られる。これらは的外れには違いないが，作話，無意味な応答，おどけた応答として別に分類されなければならない。これは正常者には見られなかったが，仮性認知症患者と器質認知症患者とで差がなかった。この実験によって保続（perseveration）が器質患者の著しい特徴であることが確かめられた。単純な的外しまたは「ニアミス」（"near miss"）応答は，どのグループでも時に認められたが，模擬詐病者，正常者，器質認知症者よりも仮性認知症の人に多く見られたという事実が，Ganser 症候群は一種の詐病であるという理論を支持するのである（Resnick, 1994 年[167]，Resnick & Knoll, 2008 年[171]）。Andersonら（1959 年[7]）の纏めによると，模擬詐病者に関する限り，検査を長時間かつ徹底的に実行することが，詐病検出に重要な因子である。被検者が疲れると，現実の引き戻し（the pull of reality）が力を増し，応答をますます正常に近づける傾向が現れる。仮性認知症にも同じ過程が働いているであろうが，この場合の応答は患者が非協力性を増やすことに現れる。

公表されていない博士論文であるが，Resnick & Knoll[171] が紹介するところによると，Powell, K. E.（1991 年）は，40 人の模擬詐病者と 40 人の統合失調症者を比較したところ，模擬詐病者は MMSE（Mini-Mental Status Examination）で 1 つ以上の的外し応答をする可能性が統合失調症者より多かったと述べている。

Goldstein, N.（1989年[50]）によると，Ganser症候群については諸説紛々であるが，Goldsteinの「私見によれば，それは詐病の特殊な型で，恐らくは無意識的に構成されたものであろう。［中略］詐病研究の示すところによると，的外し応答（Goldsteinの経験ではごくありふれている）は，異常に見えることを欲するが，余りにも誇張することを恐れ，究極にまでは行けない人による正常または適切な反応の方向への引き戻し（a pull toward the normal）である。この症候群の他の症状は多くの想像力を要しないし，偽装しやすく，被告人が自分は見張られていないと考える時でさえ，維持しやすい。内的決定因は，もっと明白な利得と並行して活動しているのであろう」というのである。「異常に見えることを欲する」をNichtwissenwollen（NWW,〈現実を〉知りたくない意思），「正常または適切な反応の方向への引き戻し」をWissenwollen（WW,〈現実を〉知りたい意思）と解すれば，結局GoldsteinもAndersonらや中田と同様，的外し応答の成立機転としてNWWとWWとの均衡を説いているのである。

　先ほどのEnoch（1990年[39]）は，ヒステリーと詐病は連続体の両端であって区別が難しいが，この難しさは恐らく両者の差が種類の差よりも程度の差であるという事実から生じていると考えている。掲げられたPodola case（ヒステリー性健忘が認められず，訴訟能力が肯定され，謀殺により死刑になった）の要約の中で，ヒステリーと詐病の臨床的区別が難しいことを述べ，「人の行動のどれだけが無意識的であるかをいうことは不可能であることが多い。［中略］患者が明らかに意識的に環境を操作している時に，初めて詐病と診断されるべきである」と述べている。Enochの考えは，Ganser症候群は基本的には神経症状態であって，自分の動機に気付いていないというもののようである。しかし，事例4はGanser症候群を呈したが，3日後には陪審によって訴答適格と認められ，謀殺により有罪となった。その説明（鑑別診断）の中で既述のように，「この症候群は，動機付けは無意識であっても，利益ある目標に奉仕する」と述べている。動機付けは無意識であっても「明らかに意識的に環境を操作している」と見なされたのであろうか。なんとも苦しい説明であるが，結局詐病またはそれに近いものと見なされたと考えるほかはない。

　中田（1963年[122]）は的外し応答（Vorbeireden）の成立に関し，意識，知

覚,感覚,思考等の障害によって説明する立場を取らず,むしろ「意思の面の重要性を認め,Nichtwissenwollen とそれに対立する Wissenwollen との力関係の結果として Vorbeisymptom がおこる」としている。対立する二つの意思の均衡から生ずるこの的外し応答という現象は,期待や願望に基づく反応などという単純な現象とは異なって,それ自体複雑な芸当であり,それだけ詐病に近いといわねばならない。Snell は的外し応答の十全な概念をまだ完全な形では持っていなかったことは既に述べたが,彼が詐病の症状として記述したのは今日では的外し応答と呼ばれているものである。しかも Snell はこの症状が詐病の症状であることを記述しただけでなく,これによって詐病を見事に証明したことも詳述しておいた。朴・山上(1988年[20])も「実際の事例では,Ganser 症候群は詐病との距離が短く,おしなべて解離ヒステリーとすることはできない」と指摘している。小田ら(1994年[147])も「Ganser's syndrome は[中略]知的衰退を呈することで攻撃を免れようとする企図の一環であり,それが意図的であれば詐病,それからさらに虚偽性障害,解離性障害という布置をもっている」といい,1事例を提示して,結局「的外れ応答と偽痴呆を主徴とする症候群は,[中略]解離性障害—虚偽性障害—詐病の帯域のどれかに位置するかは事例ごとに詳細な検討がなされるべきである」と述べた。それぞれ Ganser 症候群の詐病との近縁性あるいはその一部の詐病性を指摘したものである。

　以上,いろいろ述べてきたが,Ganser 症候群というものの存在を特別に認める必要は乏しくなった。意味があるのは的はずし応答だけではないかと思われる。これが詐病者に現われることは過去の研究により,くり返し証明されている(Snell, Dietz, Anderson ら)。的外し応答自体の意義については後に述べる。

I-1-e　Raecke, J. の心因性昏迷の詐病性

　1901年には Raecke, J.[164]が,拘禁下に生じた昏迷の5例を挙げて,その特徴を分析している。彼によれば,意識状態は深い昏蒙から正常な意識まで種々の移行がある。無欲,無動または緘黙が認められるが,これらは表面的で,変

化しやすい．このような状態でも患者は周囲の出来事をよく観察しており，突然素早い的確な行動に移ることもある．Raecke はこの病像が Ganser のヒステリー性朦朧状態と近縁な関係にあることを認め，治療，予後，司法的判断が共通するのであるから，むしろこれをヒステリー性朦朧状態という上位群に含めるのがよいといっている．例によってミクロの見地から，詐病性につき個別例を丁寧に検討してみよう．

第1例は31歳の女性で，1900年4月26日放浪により30日の拘留に処せられ，その後9ヵ月の予定で強制労働所に移送された．健康で労働能力があると判定された．脱走を2回試み，8月10日労働所に戻され，懲戒拘禁3日に処せられた．これより無愛想，反抗的，拒食状態となり，10月10日に発病し，同月13日 Tübingen 大学病院に入院した．入院時「完全な昏迷」状態であったが，四肢は弛緩していた．職員が彼女を一人にしたところ，彼女は突然飛び起き，病室のドアに閂をかけた．痛覚低下があり，激しい口論をして検査者に掴みかかったり，しくしく泣いたりした．突然大声を挙げたり，風変わりな姿勢で立っていたりし，ものをいわなくなった．同月14日には完全な昏迷となったが，同月17日には的外し応答が見られた．同月19日には「全くきちんとしている」とある．Raecke の解説によると，労働所の過酷な処遇から昏迷をきたしたが，この昏迷の特徴は易変性であり，それは外界の過程に影響されることに現われている．彼女はこうした周囲の過程を常々把握しているというのである．

第2例は18歳の女性（窃盗罪）である．1899年2月4日，警察署で「絶叫痙攣」を起して，市立病院に入院となった．病院では無欲・昏迷状であったが，同月6日に憤怒発作を起して精神科病院に移送された．ここでは昏迷状態であった．同月13日には全く自由になり，「自分は精神病ではない．馬鹿どもと一緒にはなれない」といい，信じ難い身の上話をした．市立病院に戻したところ，怒り，暴力的となり，すぐに精神科病院に返送された．完全な錯乱，医師に色情的，等とあり，3月5日にはある時は高揚，ある時は憤怒の状態にありながら，「周囲のあらゆる過程に注意し，病院のあらゆる噂話に通じている」というのである．受動的な知覚ではなく，情報活動は積極的である．同月16日には軽躁，暴力的であったが，「全てを鋭く観察している」と記述されている．

第3例は重要である。22歳の大工で，1899年8月7日市立病院より精神科病院に入院した。入院時「完全な昏蒙」で，針で刺しても話しかけても何の反応もなかった。しかし，強い感応電流を掛けると，大声を挙げ，話しかけに応ずるようになった。これは Nicolson の「電流が当人を探すと，舌はすぐに見つかった」（本書 I-3-c 参照）という謳い文句を想起させる。

　第4例も重要である。48歳の商人（詐欺罪）で，刑務所に入っていたが，1898年7月27日から仕事をしなくなった。質問に答えない。翌年8月14日当地の精神科病院に入院した。目を閉じ質問に反応がない。仮面様顔貌を呈する。テーブルの上に立つ。9月は固い姿勢で寝ていた。興奮が繰り返し見られる。11月4日拒絶症（命令に反対のことをする）。1900年2月14日いくらか自由になり，妻と低い声で話をする。看護師を罵る。3月14日，前日弱い感応電流を流しておいたところ，流暢に話し始める。4月8日には完全に清明，きちんとした態度となった。

　第5例は21歳の錠前師で，1899年12月26日強制労働所退所後間もなく侵入盗により逮捕された。1900年1月5日には返事をせず，横たわった状態で入院。拒絶症のため身体的検査が十分にできない。同月8日に的外し応答。3月まで昏迷を思わせる嗜眠と無欲状が続いた。同月末には見当識あり。歩行も可。5月26日，裁判長が彼に質問を向けるや，完全な失見当となり，6月12日の第3回期日に突然失語症が生じて何日も続いた。Raecke は，この例でも非常にはっきりしているのは，精神病の経過に対する外界の影響であると指摘している。

　Raecke の総括的な考察によると，心因性昏迷は勾留後すぐに感情的興奮の結果，または身体的および精神的辛苦の結果，現れることが多い。昏迷自体の第一の特徴は，それが外界のあらゆる過程によって高度の影響を受けることである。一般に，見たところ深い昏蒙から正常な行動および力強い行動への移行は，いつでも全く突如かつ直接に起こり得る。昏迷の消失と同時に，ヒステリー性特徴およびスティグマータが一層はっきりと現われる（Ganser は彼の朦朧状態とヒステリー徴候との交替ではなく，両者の合併が本質的であるといっている）。時折昏迷は，的外し応答を呈し得る明らかな朦朧状態によって遮られるかこれに取って代わられる。以上の観察により，また昏迷後にも Ganser

症候群後にも深い健忘が残るという事情により，この二つの疾病形態の内的関連が証明されるのであるから，更にまた，昏迷は予後，治療および司法的意義においてもヒステリー性朦朧状態と一致するのであるからますます，ヒステリー性昏迷をヒステリー性朦朧状態の大集団に含めることを Raecke は推奨している。にもかかわらず Raecke は，犯行時に対する健忘の真実性には疑問があるといい，ともかく誇張の可能性を無視することはできないし，的外し応答にも容易に騙される可能性があることを付け加えないではいられなかった。Raecke 自身が心因性昏迷の真実性に疑問を持っていたのである。

　Raecke は詐病の可能性について考察をしていない（従ってそのための観察を十分にしていない）が，第 1 例の「完全な昏迷」にもかかわらず保たれた状況認知と素早い確実な行動，第 2 例の著しい精神症状にもかかわらず保持された広い情報活動（「病院のあらゆる噂話に通じている」）と鋭い観察，第 3 例の完全な昏迷の感応電流による氷解，第 4 例の感応電流によるもっと明らかな効果，第 5 例の外界の影響による症状の変化はいずれも詐病を強く疑わせる所見である。第 3 例と第 4 例は詐病の蓋然性がきわめて高いと診断すべきである。

　要するに Raecke が提示する心因性昏迷は，詐病であるかまたは詐病が強く疑われるものばかりである。

　Löwenstein, O. (Reichardt, 1933 年[165])による) は彼の実験的研究から次のような結果を引き出している。ヒステリー性昏迷では注意運動の病的な狭窄は成立していない。ヒステリー性の昏迷状態にある者が，その周囲に対して示す無関心は単なる見せ掛けである。現実には昏迷者は自分の周囲のあらゆる過程を把握している。障害はもっぱら意図的反応の抑制によって成立している。ヒステリー性の感情鈍麻は見せ掛けに過ぎない。感情興奮性のヒステリー性亢進およびヒステリー発作は，Löwenstein の記述したいわゆる二次反応から発展する。仮性認知症の場合のヒステリー性の領識障害は，知覚内容の領識や思考的および感情の加工を妨げない。昏迷の際の意識障害を安易に認めること，特に意識混濁の系列と認めることには慎重でなければならないというのである。

　なお，小木（1965 年[92]）が解説する「レッケの昏迷」には誤りがいくつかある。「外界の刺激にはほとんど反応せず」というのがまず問題である。昏迷というくらいであるから，当然無反応の瞬間もあるには違いないが，経過全体

を見るとRaecke自身が強調しているように,「外界のあらゆる過程によって高度の影響を受ける」のがこの昏迷の特徴であり,「見たところ深い昏蒙から正常な行動および力強い行動への移行は, いつでも全く突如かつ直接に起こり得る」というのである。上記に次いで小木は「拒食, 大小便失禁の状態となる」と述べているが, これも誤りである。Raeckeによれば「最後に旺盛な食欲も強調しておきたい。これは患者の他の行動と際立った対照をなしていた。また患者たちは多くの症例において, 全面的な無感情(Apathie)にもかかわらず, 清潔を維持していたことも強調しておきたい」というのである。実際, 事例を見ても, 第1例では「食事が拒否されたのは初期だけで, 後には食欲はまさしく良好であった」とあり, 第2例は「食事のみ自発的に取った」とある。その他の例も自力でよく食べている。清潔については, 第2例に一度だけ「尿で汚れている」という記載があり, 第5例に放尿, 衣服・床を便と尿で汚す等とあるのみである。つまり5例中4例までが「昏迷」にもかかわらず清潔(sauber)であった。次に小木の解説によれば,「痛覚はむしろ鋭敏である」とあるが, 第1例を見ても「痛覚は強く低下していた」と記されており, 最後の纏めでも「痛覚の多少とも著しい低下が認められたが, これはいくつかの例では非常に高度に達した」というのである。また, 小木は昏迷中の記憶が曖昧であることが多いことから「意識状態の変化が当然予想される」というのであるが, Raeckeはそういうことを認めていない。彼は意識状態については健忘からの推定ではなく, 当然のことであるが基本的に現在症の観察に立脚している。ただその見極めが難しいのである。第1例では「深い昏迷の患者が, 一人にされるや否や飛び起き, ドアを閉鎖する」のであるが, その後は穏やかに横たわり, 見たところ昏迷で, 時折歌を歌い始めることもあった。第3例でも「見たところ昏蒙状態で横たわっている」等と記している。全体の要約でも「見たところ深い昏蒙から正常な行動への移行はいつでも全く突如かつ直接に生じ得る」と述べている［以上強調は著者］。健忘が残されることは, ヒステリー性昏迷にも, ヒステリー性朦朧状態にも共通しているところから, 前者を後者に包摂させようと提唱する理由にはしている。しかし, Raeckeは健忘の真実性に関しては詐病の可能性を含めて強い疑問を感じており, 特に「不釣合いに広汎な健忘」に関しては慎重な考察をしている。

I-1-f 的外し応答の分離独立

さて,ドイツにおける詐病学の歴史に話を戻す。Kraepelin, E. の早発性痴呆 (Dementia praecox) の概念が疾患単位として確立すると,内因性精神病と拘禁精神病との関係が整理される。Nitsche & Wilmanns[141]のいう第Ⅱ期である。

Rüdin, O. (1901年) は,拘禁環境において発病または増悪した94例を観察し,50例 (53%) を早発性痴呆と診断した。これに対してヒステリーは3例であった。このことは,早期に発病した早発性痴呆の患者が,拘禁後に増悪する場合が多いことを示す。結局 Rüdin によれば,Sommer のいう刑務所精神病というような疾患単位は存在せず,拘禁はあらゆる精神障害の出現形態を特有な形で修飾するのである。

同様の修飾は,早発性痴呆等の内因性精神病に対しても起こる。つまりその病像や経過,幻覚や妄想の内容に拘禁環境の色合いを添える。これが拘禁着色 (Haftfärbung) である。

さて,Nitsche & Wilmanns には注目されなかったが,この時期に Henneberg, R. (1904年[70]) が「Ganser 症状について」という画期的な論文を発表した。Ganser 症状 (以下 Ganser を G と略すことがある) とは的外し応答のことである。Henneberg はこの症状が認められた約25例を背景に,13例を提示してこの症状につき詳述している。本書 I-1-c および d では主として G 症候群または G 朦朧状態について論じてきたが,これらから G 症状 (的外し応答) を独立させ,これ自体について論じるというのが Henneberg の独創的で重要な仕事である。以下にこれを紹介する。

G 症状を含む症例はそれぞれが異種類のものであるから,G 症状と G 症候群 (G 朦朧状態) とを厳密に分けなければならない。そもそも Henneberg によると,Ganser が最初の論文で描いた病像のタイプ (急性に始まりあわただしく消褪する幻覚性錯乱状態で,後にその間の健忘を残し,ヒステリー現象を伴うが,的外し応答の症状によって際立っている) に一致する例は稀である。たいていはヒステリー性精神障害の遷延した形態で,その経過中に G 症状が現われるのである。G 朦朧状態について云々することに果たして意味があるかというと,これは疑わしい。朦朧状態の概念は伸縮自在で,境界付けが難しい

が，当時の論者らはそれが意識の高度の変化を意味することについては意見が一致していた。ともかく現在（1904年）通用している理解では，清明な印象を与え，自由にしゃべり，あるいはスカート（トランプ遊び）さえする患者の状態を，単に彼がヒステリー徴候のほかに的外し応答の症状を示すというだけの理由で，朦朧状態と呼ぶのは差支えがある。ところがそのような症例が実際に存在するとして，Hennebergは実例（症例4）を提示している。すなわちG症状の発生に朦朧状態のような意識障害は必要がないのである。こうしてG朦朧状態は除外される。いずれにしても，G症状はヒステリー性精神障害に認められることがあるが，「そのほか緊張病，早発性痴呆，躁病，精神薄弱，痴呆，大量飲酒，詐病，健康人［注：模擬詐病実験］にも認められる。少なくとも微かなものや一過性のものまで含めると，それは頻度の高い現象である」。

　ある種の技巧によって，例えば定型的質問で患者をいわば不意打ちにするか，あるいは迅速かつ非常に強力な問い掛けによって興奮させることによって，当初は存在しなかった症例においてG症状を引き起こし得ることが稀でない。こうして精神障害の経過中にG症状が現われるのであれば，このことはまず何よりもG症状が外的事情に，つまり問い掛けの状況あるいは問い掛けの態様に依存していることを示しているのである。従ってこの症状は特別な精神状態の表現と見ることはできないとHennebergはいう。ここで私見を差し挟めば，G症状の出現が外的事情に依存していることはHennebergのいう通りであるが，だからといってこの症状が特別な精神状態を表示するものではないという主張には同意できない。著者は今のところ詳細な考察はできないが，G症状は個人が外的事情によって追いつめられた精神状態（ある種の窮地）において生ずることが多い独特の症状ではないかと考えている。個人が未決囚として拘禁され，裁判上も窮地に追い込まれるという場合はもちろん，通常人が心理学的実験に応募して精神障害の真似をせよと迫られた場合も，G症状を発生させるに十分な窮地であることもある。

　更にHennebergは次のようにいっている。「詐病を試みる場合に，素人がG症状の意味で応答する傾向がいかに強いかについては，精神障害者の行動について何らの表象も持っていない人に，精神障害の振りをするよう指示してみれば，容易に納得がいく。私はこのような実験を何度もして，そういう人々の応

答が G 症状にいかに完全に一致するかを見て驚いている」。彼は被検者（模擬詐病者）の応答がヒステリー性の未決囚の表現と文字通り一致する場合が稀でないといって，実例を挙げている。「生れたのはいつですか――キリスト生誕の前。貴方には脚が何本ありますか――4。目はいくつ――3。ここは何という都市ですか――アメリカ。アメリカを発見したのは誰ですか――フリードリッヒ大王。馬車を引く動物は――犬。葉巻煙草は食べ物と，鉛筆は木片と，銀貨は金などと呼ばれる」というわけであるが，これこそ詐病実験が作り出した独特の窮地に対する反応であろう。

G 症状が成立する際には，病気と見られたいという願望が大なり小なり作用しているが，だからといってその患者がいつも意識して詐病をしているというつもりはないと Henneberg はいう。つまり，裁判手続などの厄介なことによって疲弊した人が，思考の困難を実感し，この方向で完全に行くところまで行き，あてずっぽうに答えるのである。たいていはヒステリー的な人であるから，症状は自己暗示に乗って容易に強化され，強固なものになるであろう。こうして Henneberg は「完全に意識的な詐病と単純な質問に正しく答えることができないという自己暗示による無能力との間に，あらゆる中間形態が生ずる」と考える。ヒステリーに合併した G 症状と考えられていた G 症候群からせっかく G 症状を取り出したのに，またしてもその G 症状の発生に詐病からヒステリーまで連続した機制を考えないではいられないのである。

要するに，詐病とヒステリーとが連続的に繋がっているとすると，両者を識別することは通常できないという考えに傾く。こうして Henneberg は，「被検者がどの程度まで詐病を意識しているかという判断を基礎づけることができるのは，ひとえに彼が引き起こす全体的印象にかかっている」という［強調は著者］。結局，これでは詐病を証明する手続を提示することはできないであろう。

Raecke と Westphal, A. [237)238)] は G 症状を何よりもまず昏蒙と思考抑制のせいにした。しかしこれでは G 症状を説明することができない。G 症状は昏蒙と思考抑制の状態において，すなわち脳疾患あるいはアメンチア等において，全く見ることがないからである。G 症状発生の条件となるのは第一に問い掛けの態様に含まれた暗示であると Henneberg は考える。そうした患者は自分達が 3 個の目，20 本の指等を持っているなどと自発的に述べるということはま

ず決してない。そのような応答はむしろもっぱら当該質問に対する反応として起こる。しかし，このような質問が，患者において，質問をしている医師は自分達の知能を非常に低く評価しているという表象を呼び起こすのに，極めて適したものであるということは詳述するまでもない。そのような質問を健康人に向けるならば，迅速かつ正しい答が戻ってくるのは極めて稀なことで，たいていの者はさしあたりそうした問い掛けに対して驚きを表す。事情はそうであるから，病的に暗示性の亢進している患者が，正しく答えることができないという表象をもとに，G症状の意味で応答したとしても何の不思議もないとHennebergはいう。ただし，「病的な暗示性の亢進」といっても，模擬詐病者にも生ずる程度の自己暗示であって，その病理性は乏しい。むしろここでは意識的操作の方が強く働いているであろう。模擬詐病者も窮地に立っている。その窮地の現れがG症状なのである。外からの暗示や自己暗示のみからG症状の発生を説明することには無理がある。

　Hennebergは，犯罪のないヒステリー性かつ精神遅滞（軽度のようである）の女性に，G症状を見ることができた。しかもそれは入院直後で，異様な環境に移転させられたことにより，また病棟の興奮患者の行動により，ひどく不穏になった時であった。夫の語るところによると，妻の的外し応答（Verkertreden）は先刻承知のことである。それは妻が興奮する度にいつでも起きていた。そういうわけで，この夫は，患者（妻）には未知の医師に往診してもらうことを余儀なくされる度に，毎度G症状を見ていたのである。入院も往診もこの女性にとっては窮地であったのであろう。

　精神遅滞や認知症の患者の場合は，G症状は不安な興奮がなくても容易に生じ，しかも医師の問い掛けに対する反応として生ずる。Hennebergの見た犯罪性で認知症のあるアルコール患者は，明らかなG症状を示した。この男性は他の患者とは完全に流暢かつ適切に会話をし，また彼の諸関係（家族歴等）に関する質問にも全く良質の報告をした。どうしても次のような印象を持たざるを得ない。すなわち，患者は，医師が馬鹿げた応答（verkehrte Antworten）を期待していると思ったという理由から，さもなければ医師がそうした質問を彼に向けることはないであろうという理由から，馬鹿げた応答をしたというものである。このように，HennebergはG症状の原因を個人の外に見つ

けたがっている。

　G症状は未決囚の場合，検査者がその症状を追求することが強ければ強いほど，ますますその頻度が高まり，顕著にもなるということを経験してからは，HennebergはG症状を引き出しやすい質問を刑事患者にすることをやめ，G症状にできるだけ注目しないように決めたという。G症状に特別な診断上の意義はないと考えたからであろう。しかし，慎重に用いれば，G症状はそれ自体詐病性が高いから，詐病検出の有力な手掛かりになると著者には思われる。G症状自体が仮装（feigning）だからである。既述のようにG症状とは人が何らかの窮地に追いやられたときに起こりやすい反応である。未決囚の窮地はその代表である。模擬詐病実験の被験者が精神障害を演じるよう要求されたときもいくらか窮地に陥る。被験者は表現行動の選択に際し困惑に陥るのである。健康な素人は，一方では精神障害の症状と思われる表現行動に出なければならないと考える（役割を果たすために思い切った行動に出たいという意思）が，他方では余りに大きい逸脱は詐欺を露見させると心配しなければならない（正常に引き戻す意思）であろう。この矛盾する二つの意思の対立的均衡がいわば小さな窮地を作り，時として的外し応答が生み出される。確かに質問の暗示も加勢するであろうが，的外し応答の発生の根源は被験者の精神状態，すなわち窮地（対立する二つの意思の対抗）にあることを強調しておかねばならない。模擬試験で的外し応答を生み出すのに必要なのは，この対立矛盾する二つの意思の均衡であって，理解障害も意識障害も必要でないことが明らかである。

　最後に，この症状の命名についてもHennebergは検討している。馬鹿げた応答の症状（Symptom der unsinnigen Antworten）は当時の論文においてしばしば使われているが，含蓄に乏しいので避けた方がよいといい，Vorbeireden（Paralogie）もSommerやKraeplinによって緊張病患者の不適切応答に対して使用されているので，これにも彼は反対である。結局，G症状というのが一番よいという。

　しかし，著者は的外れ応答をG症状と呼ぼうという提唱には全然賛成できない。G症状はSnellが初めて明確に記述し，Moeliが適切な解釈を提供した，まさにその症状である。Ganserはこれを間違って使用した（的外し応答を必須かつ中心症状とする独特のヒステリー性朦朧状態があるかのように主張し

た）のであるから，この症状に Ganser の名を冠するのは正しくない。Moeli の意味で的外し応答に対応するドイツ語は，Birnbaum[15] が好んで使用していた "Danebenantworten"（そこの近くに応答する）が最適であろう。英語では "approximate answer" が，日本語では「的外し応答」が優れている。この症状は特別な質問に対する応答として現われるのが（必須ではないが）重要な特徴であるから，Reden よりも Antworten（answer，応答）というのが適切なのである。

　Henneberg の業績を紹介するために，論旨が拡散してしまった。重要な点のみ要約すれば，G 症候群は偶然の集合であり，そこに必然的な意味は全くない。G 症候群の特徴であり，主症状であった的外し応答を分離独立させ，G 症候群を解体したのが Henneberg の大いなる功績である。また，模擬詐病実験は的外し応答の発生に理解障害も，意識障害も必要でないことを明らかにした。Henneberg は，G 症状は特別の精神状態の表現ではなく，問い掛けの態様のような外的事情に依存するというのであるが，これは外的事情を強調しすぎたものであろう。これに対し著者は，的外し応答が何らかの窮地（対立する二つの意思の均衡）に立った人が呈する症状であり，それ自体が仮装（feigning）の性格を持っているところから，詐病との近親性が高いことを付け加えた。

I-1-g　変質論と Birnbaum の詐病

　1907 年から数年の間に拘禁精神障害に関する詳細な論文が変質論の影響の下に陸続と現われる。Nische & Wilmanns[142] はこれを拘禁精神障害の歴史の第 III 期とした。諸論文は拘禁精神障害の理論的な基礎を確立する試みであるが，これがわれわれから見ると詐病に関しても意味深長な示唆を与えるのである。その中で Magnan の変質学説（Möbius によってドイツ語に翻訳された）が繰り返し利用されているのが印象的である。

　Nitsche & Wilmanns によると，上記の意味で画期的な試みは，まず Siefert, O.（1907 年）の専ら臨床的に行われた研究である。Sträussler, E.[212] はこれが拘禁性精神病に対する大いなる進歩であり，今日（1930 年）的観点の基本を据えたと評価している。Siefert は拘禁観察施設において見られる精神障害

(87例)を，変質性拘禁精神病（degenerative Haftpsychose；54例）と真正精神病（echte Psychose；33例）の二つにはっきり分けた。真正精神病は，生来の人格や犯罪と精神障害との間に内的関係がなく，環境（拘禁）の影響を受けることもなく内的原因から発病し，進行する。これに対して，変質性精神病は変質性素質に拘禁が作用してできた産物である。生活史上の障害は早期から彼らの病理を亢進させ，20歳代に拘禁の下に突如として精神的破綻をきたし，激烈な精神病様症状を現わす。症状は極めて多様で，間歇的な経過を取り，「真正精神病過程の模倣」が発展する。Siefertはこの変質性精神病を更に分けて，①ヒステリー性変質状態，②単純性変質病型，③空想性変質病型，④妄想性変質病型，⑤詐病症状を伴う拘禁精神病状態，⑥認知症様状態とした。⑤の場合は，拘禁性精神病の病像の中でわざとらしさが目立ち，意識的な欺瞞があると考えざるを得ないという。なお，Siefertは初期の詐病産物が変質性素質の上に拘禁反応性現象として自動化されることを指摘した最初の人と考えられている。しかし，変質概念こそ用いなかったが，「偽装された精神病が十分長い期間にわたって装われると，真の精神病に転化することもある」という考えはアメリカのSpitzka（1883年，1889年）にあったことを想起しておきたい（本書I-3-d参照）。この考え方は現代のResnick & Knoll（2008年[171]）によって論駁されていることは後に述べる。もちろんSchneider, K.（1987年[189]）や彼の疾病概念に馴染んでいる人[63]はSiefertやSpitzkaのような考え方は取らないであろう。

　1908年，Birnbaum, K.[15]は「妄想形成を伴う精神病および変質者における妄想様空想」（Psychosen mit Wahnbildungen und wahnhafte Einbildungen bei Degenerativen）を著した。彼は，慢性・一貫性・強固性を特徴とするKraepelinのParanoiaとは全く異なったものとして，変質者の妄想様観念を取り出し，その特徴を示したのである。変質性観念はすべて著しい表面性（Oberflächlichkeit）によって特徴づけられる。この表面性はある時は現実価値の不足と動揺として現われ，ある時はその内容の易変性と被影響性として，またある時はその変動性（Mobilität），持続性欠如（Unbeständlichkeit）および揮発性（Flüchtigkeit）として現われる。個々の病相期は長期の準備期を示さない。むしろ妄想形成物の急性発現が多く，独特の精神的興奮を伴っている。初期を

際立たせるのは意識障害の発生で，これはヒステリー性格を持った表面的性質のもので，昏迷状態，Ganser 症候群，状況誤認を伴った朦朧状態である（既述のようにこれらの意識障害には疑問がある）。経過はさまざまで，一過性の妄想発作から，何週，何ヵ月にもわたるものもあり，複合的経過形式をとるものでは何十年あるいは一生にもわたる。妄想期の全現象が消失し，完全な病識を伴う完全な回復を見るものが恐らくもっとも多い。経過は外的事情次第でさまざまに形成され，異常な被決定性と被影響性が変質性妄想経過の標識である。外的作用に対する異常な感じやすさが際立って現れる時は，状態像の変化の容易性（Leichtigkeit），突発性（Plötzlichkeit）および迅速性（Schnelligkeit）が見られる。こうした迅速な変化は Ganser の朦朧状態を想起させる。それは妄想期にも平均的な状態にも認められる精神状態で，いわば不安定な平衡状態（labile Gleichgewichtslage）である。つまり病状は持続性がなく，いつでも障害を呈するが，同様に容易に再度平衡に戻るのである。

　Birnbaum はこの変質者の妄想様空想が病的詐欺者，ヒステリー（Ganser 症候群等）と密接な近縁関係にあることを確かめた後，詐病とも比較を行い，「変質性妄想形成のヒステリーに対する密接な関係に相応して，同様のことが詐病に対しても認められる」と述べている。詐病の発症の動機については，「諸々の事情の下であり，彼らにとって精神障害から利益が生ずる時，勾留中，判決後，与えられた懲罰，失敗した逃走などであり，また彼ら自身があからさまに自分の精神障害について話した後であることも多い」といっている。詐病者の症状は，「虚飾と誇張によって，被影響性，動揺によって，通常の根深い精神病的過程と対照をなし，すなわちふつうの『周知の定型的な病像』には収まらず，むしろ一見したところありとあらゆる精神病に由来することが多い。彼らは妄想期において，あふれるような空想産物によって，表象の豊富さおよび精神的変動性を示し，更にまた単純な事柄に対する極めて不良な理解や無知（Nichtwissen）によって，見たところ高度の精神的欠陥を現わす」[15]などと述べている。症状が「ありとあらゆる精神病に由来する」ことや「単純な事柄に対する極めて不良な理解と無知」（少なくともその一部は的外し応答）を示すことは，既に詐病一般について知られたことである。その後は省略するが，結局，「（独特な意味での）詐病と変質者の妄想形成との間にある程度の関係があ

る。その関係は，この人たちに固有の，精神的影響に対する過敏性と亢進した自己影響性によって与えられるものである」といい，合計109例を巧みに提示して，変質性妄想病像の特徴を解説し，これと病的虚言，ヒステリー，詐病，他の妄想様精神障害とを比較し，全てが密接に結合し，関連しているといっている。

　Birnbaumは翌年の論文[16]でこの点をもっとはっきりさせている。彼は正常な衝撃→詐病意図→病的過程という図式を説明して次のようにいう。「**詐病意図から一歩進んだ段階で生じる現象はすべて，疾患過程であり**，もはや正常者の詐病に比べることはできません。というのは，正常心理学的な衝撃がまず存在するであろうし，偽装された外的態度を取ろうという意思衝撃が詐病意図によって生じるであろうが，この衝撃から進んだところでは病的な過程が生じ，その過程そのものはもはや支配することはできないからであります。全過程はそれ以後は自動的に経過し，もはや意識的な意思衝撃に通じなくなり，もはや意思衝撃に従わなくなります。したがって，客観的に観察者に提示されるものは，真正の病態であります」（強調は原文，中田訳）というのである。上の図式で詐病意図までは正常な経過で，そこに変質的素質があると，以後は病的・自動的過程となるのであるから，変質的素質こそが疾患を生むという主張である。一種の病因モデル（Rogers, R.[173]）であるから，変質論の廃れた今日では理解を越えた主張になっている。後にBirnbaum（1931年[17]）は，こうしてできあがった病的状態を心因性詐病精神病（psychogene Simulationspsychose）と呼び，「いわゆる心因性詐病精神病を承認することは，詐病問題に介入する点において，拘禁精神病の研究における実地上もっとも重要で，学問的に最も特色ある成果である」と自賛した。同時に彼は，詐病の科学的な証明はほとんど不可能であると主張している。当時科学的な証明ができる精神障害がどの程度あったか，また詐病のような詐欺行為を科学的に証明するとはどういう意味かについて彼は何もいっていない。

　後年，Wilmanns[240][241]は，Ganserの朦朧状態，Raeckeの心因性昏迷，Birnbaumの変質者における妄想様空想は代表的な詐病であると指摘するに至った。ある種の状態（Ganser症候群，Raeckeの心因性昏迷，Birnbaumの妄想様空想）は精神障害であると主張されたり，典型的な詐病であると一蹴され

たりしたまま，現代医学の検討を十分に受けないで今日に至っている。症例が少ないこと，恐らくは環境（刑事システム）のせいで臨床的観察が十分に行きわたらないことが主な原因であろう。規模の大きい研究はさしあたり誰にも不可能であろうから，まずは従来の研究を詐病学の見地から精細に解析してその真偽を確証する必要がある。

さて，Reichardt（1933年[165]）によると，詐病は第一次大戦時，特に戦時後期には（1917年以来）稀でなく，戦時末にはますます増加した。Gaupp（Reichardtによる）が述べているように，精神科医たちは戦後いくらか羞恥を感じつつ，「自分達がやはり余りにも善意でありすぎ，正義や『客観性』の方向で努力しながら，程度の低い我欲や臆病にいかにしばしば騙されていたか」に気付いたのである。Reichardtもまた「そのような心因性の例外状態においては，反応の初期に願望または目的（意図）が，詐病の場合と同様に存在する。戦場における仮性認知症患者やその他のヒステリー性の反応をした者が後日の自己告白で教えるのは，ヒステリーと捉えた極めて多くの例はやはり詐病であったということである」といっている。ヒステリー性の精神的例外状態は，したがって詐病も，その発現においても頻度においても，環境やその態度およびいわゆる時代精神に高度に左右される。ヒステリー性の拘禁精神病が時代精神に依存するという非常に有意義な分析はWilmanns（1924年[240]）がもたらした。とりわけ彼は，ドイツの犯罪者の中でヒステリー性の拘禁障害（Ganserの朦朧状態，Raeckeの昏迷，Birnbaumの変質者における妄想様空想）の分布がいかに不均等であったかということ，また本質的には大都市の男性習慣犯の一定部分だけがこの種のヒステリー反応を示すことを明示した。そして，たとえ詐病者も遂には自分が任意に始めた態度に対する支配を失い得る（そのことによって一種の精神障害と見なされ得る）としても，上記のヒステリー性の例外状態は詐病に最も近いところに定着するのである。こうして，Ganser, RaeckeおよびBirnbaumの記述した状態像は，たいていは意識的な詐病として，稀にはそこで自己暗示的に固定されて生ずるヒステリー状態として，Wilmannsによって捉えられた。Reichardtもこれに賛成して，「これによって詐病性およびヒステリー性の例外状態のまさにこの形態に対して，より厳格な取扱いが生ずる。Ganserの朦朧状態またはいわゆる仮性認知症状態にあ

る者は訴訟能力がある。その行動から止むを得ないとして必要が認められてきた精神科施設における逗留（刑期に代わる）も請求されるべきではない」といっている。

ついでながらこの間（第一次大戦後），経済領域における困難の増大に相応して，生命保険の領域で詐病の途方もない増加が，ドイツにおいて広範に報告されるようになったが，多くの国でも同様であった。Birnbaumがこのような時代に，詐病が稀であるとか，一見詐病と見えるものも実は真の精神障害であると主張したのは，時代錯誤であったというしかない。

I-1-h　Kretschmerによる拘禁反応および詐病の説明

Birnbaumが既に変質者における妄想様空想はKraepelinのParanoiaや早発痴呆とは全く異質で，移行のありえないものと繰り返し強調していたが，その後は内因性精神病，器質性精神病のような，拘禁環境，災害，戦争以外の場でも見られる精神疾患は心因反応の議論から除外され，拘禁精神障害はその反応性に注目されるようになった。

Kretschmer, E.はその『医学的心理学』（第5版，1939年）において体験に一章（第12章）を当てて説明している。「ひとりでに勝手に意識の中に入り込**む強い感情を伴った精神的なものの集まりを体験という**」（強調は原文．第10版，1950年[96]，西丸・高橋訳）といい，特別な体験としてコンプレックスと支配観念を挙げている。次いで，もっとも容易に神経症と反応性精神障害を起すのはいかなる体験群であるかというと，それは極めて強い体験が常に原素的欲求に働きかけるものであるといい，「戦争神経症と災害神経症と児童神経症を除けば全ての心因性精神障害の大部分は全体として，或は部分的に性的コンプレックスに起因しているということが出来る」と述べている。Kretschmerは病因となる因子として性的なものに格段の重要性を与えているが，鑑定では拘禁，人身事故，災害，戦争，犯罪が病的因子となる場合が圧倒的に多い。

Kretschmerは体験反応を原始反応と人格反応の二つに分けた。詐病が関わるのは主として前者である。原始反応とは発達した全人格が刺激と反応の中間に挟まって働くという中間回路がなく，体験刺激が直接に衝動的な瞬間的行為

として，或いは精神的深層機構（例えば下層意思的あるいは下層知性的なもの）として反応に現われてくるものをいう。なお，Kretschmer は「この場合［著者注：原始反応］も又これから先［著者注：人格反応］にも反応型の記述には正常心理学の材料を用いず，異常心理学の材料を用いよう」（訳II[96]）と断っていることからも分かるように，ただ説明を必要な部分に傾注するために仮に人格反応を異常な場合に限っているだけで，正常な人格反応が存在しないと考えていないことはもちろん，「正常な」原始反応にさえ触れている。

　原始反応については，具体的には爆発反応，短絡反応等を挙げている。爆発反応は刑務所（刑務所狂躁），戦争との関連，アルコール酩酊下（病的酩酊）等に見られるが，一部はヒステリー性運動性痙攣発作と極めて緊密な類縁関係を持っており，互いに移行することもある。双方とも精神内の加重圧力を速やかにそして根本的に発散する安全弁の機構（Ventilmechanismus）である。Kretschmer はこの章で既に偽装と抑圧について述べている。偽装や欺瞞の多くのものには何か本能的なものあるいは半ば本能的なところがあるといい，「強い感情を伴う体験の圧力の下では精神が高度に発達した逞しい人間でも，［中略］この偽装傾向を以って反応することがある」として，戦場の一例を挙げている。「有能な逞しい兵隊でも隣の戦友の死により重い急性の驚愕反応として朦朧状態を少しの間起し，仮性痴呆やガンゼル症状群の形もとり，子供っぽい芝居がかった挙動や当意即答をしたりするが，やがて突然覚醒し，偽装や前線勤務からの逃避をしようとは全然考えなかった以前の逞しい人格にたちまち戻るという事が確かめられた」という。

　これに対して抑圧は自分自身に対する偽装である。そこでは経験的にも内部への抑圧と外部への偽装とが一緒に現われ，密接な機能関連を持っているのを見ることが非常に多く，これは殊にヒステリー性病像の特徴となっている。抑圧とは好ましくない事実や両価的事実を意識の中心から辺縁へと押しやること，つまり自分の精神過程に目をつぶる対策，いやなものを見まいとする状態をいう。抑圧された体験から好んで辺域性コンプレックス，即ちエネルギーの副中枢ができ，ここから下層意思的および下層知性的機制ができ，あるいはまたこの機制に入り込んである目的を達しようとする偽装の成分が生じ，こうして抑圧と偽装とは絶えず互いに助け合っている。一般にヒステリーと呼ばれるもの

は，抑圧や偽装や下層意思的下層知性的機制の組み合わさったものであることが多い。「刑罰から逃れたいと思う変質性拘禁者に特にはっきりとしばしば見られるような偽痴呆，ガンゼル症状群，おどけ症状群，その他これに類似のものの中に，或はこれらの症状群と並んで，独立した心理学的な像としての偽装傾向が見られる。これは狡猾な仮病から，朦朧状態の時さながら自動的に起って来る本能的行為に至る様々な色合いをなしている」のである。

以下にKretschmerの詳細な説明を要約する。大災害，例えば列車転覆の場合，最初は自動的に起った精神身体的過程に対し，こういう目的［著者注：損害賠償］という成分がそれを強め，長引かせるように作用し始めた点から初めてヒステリーと呼ばれるようになる。そのとき初めて新鮮な驚愕反応［著者注：初回発作］がヒステリー化されるのである。賠償願望を弛緩蒼白の麻痺に変えたり，夫に対する反抗をチックに変えたりするような心理的切り替えがどのようにして起こるかにつき，Kretschmerはさしあたり四つの可能性を挙げている。1. 目的のためにする欺瞞，2. ヒステリー性習慣，3. 有意的反射強化，4. 下層意思的・下層知性的分裂である。1についてだけ述べると，「変質者や精神病質者の多くは先天的に異常な反射素質を持っているため，普通の人では意思が直接自由にしえない事を自由にひき起すことができるということである」というのであるから，主張するところはBirnbaumによく似ている。

原始反応はかなり非特異的であり，特定の人格即ち原始的なものに確かによく見られるとはいうものの，反応を起すに足りる強さの体験があればどんな種類の人格にも現われる。これに反し，反応の成立に人格全体が強力に意識的に参与しているとき，これを人格反応というが，これについては詐病との関係が少ないので説明を省略する。

以上を詐病との関係で更に要約すれば，原始反応（驚愕反応）に対し，目的（損害賠償等）という成分がこれを強め，長引かせるように作用してヒステリー化が生ずるが，ここですでに欺瞞傾向が現れる。そしてこれは狡猾な詐病から自動的に起ってくる本能的行為に至るまで，さまざまな色合いをなしているという。ドイツの学者が一般にそうであるように，Kretschmerにも詐病に関する理論はあるものの，詐病を如何に捉える（証明する）かという発想が欠けているから，詐病の"症候学"もなければ，詐病検出のためのガイドラインの

提示も全くない。

I-1-i　Braun による拘禁反応および詐病の説明

　Braun, E.（1928年[23]）も心因反応に関する広汎な総論を展開している。人格の上層（III）を分別精神（Sophropsyche）といい，これには分別精神的装置が属するが，上から知能・意思・加工，エピチミー（Epithymie），抑圧・暗示の3種がある。例えば知能・意思・加工に対応して反応段階で最も上位にあるのが詐病であり，その下にさまざまな分別精神因性反応段階があることになる。人格構成の中層（II）を盲目精神（Typhlopsyche）といい，これには盲目精神的欲動力が属するが，これに情動，欲動，本能の3種がありそれらに対応する生物学的盲目精神因性反応段階がある。人格構成の下層（I）は身体（Soma）で，これには前以て用意された生物学的なメカニズムが属し，表出運動，原始性・血管運動性・植物性メカニズムであり，これに対応するのが身体因性反応段階である。人格領域の頂点に意識の観点があり，底辺に無意識がある。詐病は意識の観点からなされる最も高度の行為である。

　Braun は心因反応を人格反応（Persönlichkeitsreaktion）と環境反応（Milieureaktion）に分けている。人格反応は 1. 抑うつ反応，2. 爆発反応，3. 発作・朦朧状態・昏迷・遁走に分けて説明している（Kretschmer では爆発反応や昏迷は人格反応ではなく原始反応であったことに注意）。例えば爆発反応について Braun は，Kretschmer の説明を援用しながら解説しているが，Kretschmer の推論（種を越えた類推）を字義通りに解することには用心深くなければならないと注意している。この「字義通りに解すること」が当時ドイツにおいて広く深く浸透していたからである。最初の憤怒爆発（初回発作）が成立するのは，多少とも重篤な現実の精神的トラウマのせいである。多くの場合1回の反応に止まる。しかし他の場合は，ますます微弱で，遂にはほとんど感知できない情動衝撃で，繰り返し同じ結果をもたらすに十分になることが多い。「反応」を繰り返すうちに疾病利得が目指される時，つまり願望欲求が感情の力動に入り込み，それによって反応が目的反応になる時（Kretschmer のヒステリー化）こそまさに上記の他の場合である。すなわち，最初の情動爆発

（初回発作）が心因症（Psychogenie）の最下部の生物学的段階に相当するとすれば，繰り返された反応はすでに第二反応段階の領域に入っているのであり，その演出は分別精神の半意識的な意思欲求（エピチミー，抑圧等）によって引き受けられる。さらに爆発症候群は最高の反応段階，すなわち詐病にも親しみやすいのである。

爆発反応は，少なくとも見境のない憤怒爆発という形では，精神病質者の独壇場でないことはもちろんである。この反応は非常に広汎に見られるもので，強力性感情生活の表出症候群は日常生活でも稀ならず一定の目的のために目的意識的に保持されている。例えば家庭の暴君の罵詈雑言爆発がこれに属する。暴君はこのようにしてその日の職業上の憤懣を発散させ，同時にまた，少なくとも我が家では無条件の優越性を維持する。あるいはまた営庭（兵営内の広場）の激怒発作である。これは実際の情動にふさわしいことは稀であり，新兵のより厳しい訓練に向けて完全に意識された目的欲求にもっぱら従っており，つまりはある程度偽装されたものである。ここで想起しておくべきは，極めて重大かつ責任の大きい政治的危機の後に生じたBismarckの啼泣痙攣と憤怒激発であろう。

Braunもいう通り，爆発反応→ヒステリー発作→朦朧状態→昏迷→遁走のような相互移行関係があることが知られている。そこで，次にヒステリー発作を見てみよう。疾病利得に対する欲求という傾向性をまだ持たない，盲目的精神因性段階のヒステリー発作（Anfälle）に属するのは，端的にいえば初回発作である。これらは例えば前線の兵士において時に見られたものである。比較にならないくらい多いのは，もちろん，より高度の分別精神因性段階のヒステリー反応（epithyme Reaktion）で，ここでは疾病利得が半意識的または完全に意識的に追求されている。

朦朧状態を省略して心因性昏迷をみると，これについてはKretschmerがある種の小動物の擬死反射と比較していた。すなわち甲虫または毛虫が，人が触れると無動になりまたは落下するのと同様に，人の場合は，非常に強い情動，例えば刑罰不安が彼の精神生活を支配すると，精神的および運動的反応可能性が突如として失われる。しかし，人間の場合はたいてい，小動物の場合のようにこうした状態が反射のように突然かつ最初から最大の程度で現われることは

ない。最初はむしろ緩徐に増強する不機嫌で，気難しい寡言を伴うのがふつうである。それから徐々に患者は意識変容を伴った無動・無言状態に陥る。無反応状態に陥るのは疾病を必要としている者や詐病者に最も簡単に真似ができることと関連しているであろう。やはり不快事，例えば脅威的尋問から最も確実に身を守るにはこれが一番手っ取り早い。

　Braun は環境反応を 1. 驚愕，不安，期待と 2. 心気症，エピチミー，詐病に分けて説明している。Ganser のヒステリー性の朦朧状態の発生様式は，Hey, J. が示唆したように，単一でない。しかし大部分の例において精神遅滞と見せようという願望，つまり知りたくない意思（Nichtwissenwollen〔NWW, Hey, 1904 年〕）が反応を呼び起こし形成していることについては疑いの余地はない。その際，まずは質問者の暗示がこうした願望を成立させ，精神遅滞演技の企画を決定するというのは恐らく正しいと Braun はいう。同様のことを指摘する学者は多い（例えば Hey のほか，Henneberg, Reichardt など）。

　Braun は心因反応のほとんどあらゆる類型において詐病との関連に言及しているが，ここで詐病について纏めている。彼の定義によれば，詐病とは，一定の目的に向かって意図され，意識の観点において企画された，心身の健康障害の欺瞞である。そして，疾病概念にも関係するが，次のようにいっている。「心因反応のメカニズムを狭い意味で病的（krankhaft）と特徴づけることにすでに疑問を抱いたとすれば，我々はここ［著者注：詐病］で完全に病的なものの外にいることに疑いはない。それは一つの人間の行動様式であって，それらが模倣する異常な症候群に対してよりも，偽装または虚言のような正常心理学的概念に対して非常に近い関係を持っている」のである。さらには「我々は恐らく今もなお身体的メカニズム，それも一般には自律的で，意思によって影響され得ないとされるメカニズムさえ，訓練によって身に付け，意のままに支配する多くの人間の能力を軽視している」[注1]。更に優れた俳優の天賦[注2] をもった人は，詐病するとき特に有利であることはいうまでもない」のであり，「成果の多い詐病は決まって精神病質人格から生ずる」という。

　　［注1］　Braun はときどき「病院遍歴者」（Klinikreisende）を見たことがある。この者は長期にわたる訓練を通じて，心拍を支配するばかりでなく，鳥肌や瞳孔の変

化まで意のままに惹起させる術を身につけていた。
[注2] ここでもまた驚くべき能力が存在する。それは運動性の特性を把握し，模倣する能力に限られるようで，心理学的感情移入能力と関わる必要は少しもない。

詐病の際の意識過程をもう少し見ておこう。「詐病の企画は意識の観点において成立する。しかし，自己暗示が使用されるともう，心理学的メカニズムはより深い意識の，より暗い精神的層に滑り落ちる。詐病者はできるだけ深く，できるだけ意識の光の届かない層に詐病の主導権を委ねることができるように，抑圧という装置を用いる。彼はこの気楽なやり方で，同時にまた自分の倫理的価値の完全さを自他から守ることができれば，それだけ快くこのことを遂行することができる。詐病者は抑圧と自己暗示が特別高度に自己の精神病質的人格の意のままになり，心理過程と内容をより深い精神層に移し変えることが容易に行われるほど，それだけ容易に倫理的価値を守ることができる。熟考し，かつは意識の観点において企画した詐病として始まったものが，それによって半意識的な反応になる。一般に詐病者はその場合，そうするのが（例えば外的理由から）望ましいと見ると，主導権を意識の観点に戻す可能性をいつでも保持している。そこから結局，意識の観点と意識野のさまざまな層との間で，企画された表象が上（意識的層）や下（半意識的層）へと押しやられる事態が持続的に成立する。

稀な場合，および強度の精神病質的偏倚のある人の場合には，詐病者が自分の呼び出した幽霊から逃れることができなくなる，つまり自分の心因的メカニズムに対する支配力が一過性にまたは永遠に失われることも起こりうる（これは既述のようにSpitzkaやSiefertが考えたことである）。こんなふうにしてまずは多くの場合が解釈できる。つまり，詐病として始まったものの，心因性詐病精神病として終わることもある。Birnbaumはこれが一見詐病と見えるもののほとんど全てを占めているといっていたが，これはBraunにとっては稀なことなのである。ReichardtもBraunを支持している。

ドイツにおいて，昔は詐病を仮定する方向に余りにも容易に傾いていたことに疑いはないとBraunはいう。状態像が通常の範型に適合しないとか，被観察者が詐病に好都合な状況にあるのを確かめると，たいていはそれだけで詐病

を仮定することができたのである。Braun の当時（1928 年）は恐らく逆にこの点に余りにも慎重になっていたのである。Sträussler [212] も同様のことを指摘している。特に戦争［著者注：第一次世界大戦］の経験が教えたところによれば，詐病はこれまで精神科医が好んで信じてきたよりも大きな役割を演じているに違いない。見られるとおり，Braun も Reichardt も Sträussler も Birnbaum と意見を異にしている。

　結局，Braun によれば，当時の複雑な心理学的関連を考慮する態度にふさわしいのは，次のような問い方である。つまり，疾病か詐病かではなくて，どの程度器質疾患で，どの程度心因反応で，かつまたどの程度詐病であるかである。この質問はことの性質上まだ正確には答えることができないのはもちろん，恐らくは決してできないであろう（私見によれば，質問自体がナンセンスなのである）。そうなるとむしろ個別例ごとに改めて主観的に考量するということになろう。その際先入見のないことおよび長い経験が最善の補助手段である。要するに，個別例の最終的判断は「主観的に考量する」ほかはないのである。この点については Sträussler も同じ結論に達している。Henneberg の「全体的印象」もこれに近いであろう。Ganser も「病像が経験ある観察者に与えるすぐに納得のゆく印象」を挙げていた。結局ドイツでは，Snell の画期的な実例があるにもかかわらず，詐病は証明する必要があるという観念が育たなかった。頼るべきは「長い経験」や「印象」というような観察者の胸の内にあるものとされ，科学的アプローチの不可能な領域と考えられた。このような時代精神を背景に Birnbaum の恫喝（「詐病の科学的な証明は殆ど不可能である」）が詐病学にマイナスの強いインパクトを与えた。今日でも Birnbaum のこのような影響を脱していない精神科医が少なくない。

　20 世紀後期以降のアメリカ詐病学における格段の進歩は，直感や印象による診断に掣肘を加え，詐病の症候学を精細にし，構造化インタビューや心理検査などの補助手段を改善したことによるところが大きかった。しかし後述する通り（本書 I-3-e），個別例の判断において，解釈を含む総合的考量の重要性が消えることはない。

I-1-j　Reichardt の妥協案——目的反応

　Reichardt, M.（1933年[165]）も心因反応に関する詳細な総説論文を書いている。詐病の定義では「詐欺の意識された意図」を要求し，誇張もこれに含まれるから「意識的かつ意図的な症状の強化」を要求している。詐病者の人格の種類については，①精神的に健康な者，②神経病質または精神病質の素質を持った者，③生来性精神薄弱者，てんかん者，変質性詐病者を挙げ，更に④精神病者も詐病をすることがあることを指摘している。Birnbaum[15] が①をめったに認めようとしなかったことを想起しておきたい。

　昔は詐病の頻度が高いとはみなされなかった。ところが第一次大戦において，特に戦争後期（1917年以来）になると稀でなくなり，戦争が終わるまでますます増えた。Gaupp, R.（1916年，Reichardt による）もいう通り，精神科医は戦後ときどき，「自分たちが明らかに善意に過ぎ，正義および『客観性』を求める努力をしているつもりで，程度の低い我欲または臆病によって如何にしばしば騙されていたか」を，いくらかの羞恥を以って認めたのである。Wilmanns（1924年[240]，1927年[241]）は既に何年も前から，詐病は大都市の犯罪者，習慣性犯罪者には稀でないと述べていた。近年（著者注：1933年[165]）では，「実業界における困難の増大に相応して，保険の領域で詐病の途方もない増加を嘆くのがごく一般的なこととなっている」というのである。他の国でも同様であった。さらに注目すべきことは，民事ケースにおける詐病は，個別例において精神鑑定によって異論なく証明される件数よりも，はるかに頻度が高いことに疑いがないということであった。これは今日でも同じである。

　才能に恵まれた如才ない詐欺者は，本能的または意識的に彼の意のままになる衝動的，自己暗示的および場合によっては植物系のあらゆる補助手段および心因性メカニズムを，詐病のために使うであろう。彼は意図的に強い情動の中に入り込もうと努め，また入ることが可能である。情動においては「物事はひとりでに進行する」。従って厳密にとると，この時期をもはや詐病と見ることはできない。健康な詐病者は俳優的天賦と自己暗示に助けられて，望んだ役割に強く没入する結果，他人に対してのみならず，自分自身に対しても真実の印象を与える。完全に健康な者においても，そういう場合は，いつも意識された

「意思」が決定的とは限らない。むしろ健康者の場合は精神生活の「より深い層」が活動を増加し，決定的になる。「比較的明るい意識の光から比較的くらい光へおよびその逆の方向へと支配表象が上へ下へと滑る」(Braun)のはヒステリー反応に固有であるどころか，場合によっては誰にでも起こる過程である[165]。

　見られるとおり，Reichardtにおいても詐病と心因反応またはヒステリー反応との境界は完全に流動的である。他方ではしかし，心因反応またはヒステリー反応へ滑り込むこと自体はそもそもなんら病的な経過ではなくて，正常な経過である。それは相応の異常な素質によってのみ異常になることがある（催眠それ自体は正常な経過であって，一定の異常な素質がある場合には病的になることがあるのと同じことである）ということもReichardtは力説している。結局，詐病とヒステリー反応との間に根本的な区別はない。そして他方で，心因性反応およびヒステリー反応自体もまだ疾病ではないのであるから，鑑定において，詐病とヒステリー反応の間を区別することに特別大きな価値をおかず，詐病の概念から完全な意識および完全な意図という副次的な意義を取り除くか，あるいは完全な意識的意図という副次的意義を持たない一般的な表現（欺瞞，偽装）を選ぶことが勧められる。擬態にも見られるように，欺瞞的傾向（Vortäuschungsbestreben）は生命を持った自然に深く根ざしている。そして偽装（Verstellung）は要素的な生命的衝動表示と見なされる。詐病とヒステリー反応とは目的反応（Zweckreaktionen）という（もっと中立的な）概念の下に統一される。さらに両者に共通するのは，それらに対する認識が不確かであればあるほど，あるいは判定が寛大であればあるほど，また反応者にとって危険が少なければ少ないほど，それだけ多く繁殖し，増加するということである。個別例において，詐病とヒステリー反応を中止させる方策も原理において同じである。結局，個々の目的反応者においては，どの程度に意思または意図が態度の保持に際して優位を占めているかを確認するだけである。

　こうしてReichardtは，一方では詐病の厳密な定義を緩める（詐病の概念から完全な意識および完全な意図という意義を取り除く）ことにより，他方ではヒステリー反応の疾病性を否定することにより，両者を似たものとして目的反応に括ってしまった。これは詐病の厳格な定義を犠牲にするという点で失うと

ころの多い措置である。

心因反応またはヒステリー反応（解離性障害）はSchneider, K.（1987年[189]）の意味では疾病ではないが，今日精神医学的にも法学的にも精神障害として認められている。他方，ICD-10もDSM-IVも詐病を精神障害に含めないとしている。このような異質な二つのものを一部に類似した点があるからといって，目的反応の概念の下に一括するのは適切でない。ドイツでもアメリカでもわが国でも，裁判所は詐病とヒステリー（または神経症，心因反応）とを今日まで区別している。意識的または意図的行為であることを確認することは，詐病の概念を拡散させないために重要である。

I-1-k　ドイツ語圏の最近の動向

Merten, T.（2002年[107]）の論文によると，ドイツ語圏では，詐病研究はいまだに英語圏に比肩できるような十分な関心を引き起こしていない。1990年代の初めから詐病の診断の研究は驚くべき跳躍を遂げ，その後発表された新しい試みや経験的研究の総体は見わたすのが難しいほどである。しかし，これもドイツ語圏の外でのことである。

Mertenは概念上の困難を11項目に分けて述べている。

1. 身体的または精神的な詐病の概念の意味するところは，症状陳述または症状産出により，目指された意図的な外的目標（二次的疾病利得）に到達すべく努力することである。

2. 上記の意味で詐病は精神障害を特徴づけるものではなく，一定のコンテクストにおいて，判定者の倫理的および歴史的観点次第で，適応的，適合的そして道徳的に価値が高くさえもあり得る行為である［著者注：例えば詐病を用いた捕虜の脱出］。

3. これに対して身体的表現性障害（ヒステリー）および虚偽性障害（自己操作的疾患）という二つのカテゴリーは，疾病価値のある障害であり，診断体系の中で相応の待遇を受ける。

4. 上記三つのカテゴリー（詐病，身体表現性および人為的障害）は，もっぱら愁訴の陳述・産出の意識性および基礎をなす動機の種類と意識性という二

表1

診　　断	症状の愁訴と産出	動　機
詐　病	意識的（意図的）	意識的（反省的）
虚偽性障害	意識的（意図的）	無意識的（非反省的）
身体表現性障害	無意識的（非意図的）	無意識的（非反省的）

つの次元に関して，以下（表1）のように区別される。

5. このようなカテゴリー化は人為的なもので，非器質的な基礎を持つ愁訴や病状の場合，複雑な実例には適合しない。最終的に得られた診断は，本質的には二つの要因に基づいている。すなわち一つは検査者の判断能力であり，他は目的のはっきりした意識的行為を検査者から隠蔽する被検査者の能力である。

6. 詐病またはその他の不誠実なコミュニケーションの認識に関する判断能力は，たいてい過大評価されている。しかし，能力は専門家の自信とは関係がない。

7. 診断基準（例えばDSM-IV）は不十分で，基準項目は上記の3カテゴリーに対して高度に重なり合い，批判的検討に耐えられない。

8. 古くから知られているように「意識基準」の他に，詐病と身体表現性障害とを鑑別するために十分に役立つようなメルクマールもテストもない。

9. 実は詐病しているとか，詐病していたという当事者の自白を，唯一本当に信用できる基準と見なされなければならない。

10. 過去，現在，将来の一定の時点では，事実上存在する身体的または精神的症状，詐病，虚偽性および身体表現性障害が，複雑な交互的条件の構造をなしており，この条件構造が個別例においても認識するのが極めて困難であり，かつまた相互介入的に影響し合っていることが多い。

11. 誇張，他の表示傾向またはいわば「精神的重層のある」障害または障害叙述と比較して，目標を目指し，意識的に操作された純粋な詐病は，多くのコンテクストにおいてむしろ例外であろう。

Mertenは神経心理学的診断に関心があるので，テストに重点を置いている。仮に「詐病診断」の概念を用いるとしても，それはテスト課題に対する応答の歪曲（Antwortverzerrungen；著者注：英語圏でいうfeigning）の一形態を意味するに過ぎないということを強調している。その詐病診断の方法は適合外の応

答行為（suboptimales Antwortverhalten）が存在することを保証するだけであって，被検者によって意識されたおよび外部的動機に基づいたコントロールの程度を保証するものではない。その際，陰性の歪曲応答または適合外の応答行為［著者注：faking bad］が意味するのは，ある人がテストにおいて，その人の事実上可能な機能的前提を下回る結果を出しているということである。これは，機能欠陥を意識的に偽装した場合［著者注：つまり詐病］に当てはまるばかりでなく，他の要因が機能態様に悪い影響を与えた場合にも当てはまる。特に，倦怠と疲弊，疼痛，不安，重い抑うつ気分変調，非協力，あるいは妄想や幻覚に関連して，ネガティブな機能態様を直接または間接に引き起こすような精神状態である（これについては本書 VII-4-a に 1 事例を挙げて詳しく説明しているので参照されたい）。

　テスト自体は詐病か否かの質問に答えることはできないので，正確な道具の正しい適用と尺度の算定のほかに，最小限の臨床的証拠を必要とする。適切な評価が究極的に頼りにするのは，テスト結果をはるかに超えたもの［著者注：データの意味の総合的解釈］である。Merten はここで英米文献では普通に行なわれている feigning（テスト結果の歪曲）と malingering（最終的総合判断）の違いを強調している（本書 VII-4-a 参照）。

　さらに，厄介な問題がある。検査者を騙すことができるということである。しかも，明らかに平均的な事例で大した苦労もせずに検査者を騙し得るということは，いずれにしても経験的な証明状況から一義的に示されている。テストプロフィールが頭部外傷者のそれか詐病者のそれかを当てる神経心理士の評価は，信用できないものであった。調査された若干名の専門家は正答率が50%にまで落ちた。これでは偶然を出ない。さらに注目に値するのは，この研究が心理士としての職業経験と彼らの判断の質との間に納得できる関連を発見することができなかったということである。青少年でも比較的僅かな報酬で，効果的かつ納得できる障害を示すテストプロフィールを偽造し，巧みに専門家を欺くことができる（Faust, D. ら，1988 年[42]参照）。

　一般に，判定の正確さは極めて不十分である。従来は感受性（Sensitivität）と特殊性（Spezifität）に関する限り，全く不十分な目標基準に照準が当てられていた。詐病の出現の蓋然性（base rate）の問題もある。また，偽陰性お

よび偽陽性の決定がもたらす臨床的，道徳的，社会的および個人心理学的結果も大きな問題である。ある研究では，5%の偽陽性判定率があくまで卓抜な成果と見なされている。Merten が紹介する McGuire, B. E. & Shores, E. A.（1998年）によると，Colorado Primary Test は，研究において 25% の偽陽性率を示しているにもかかわらず，詐病性記憶障害のある患者を同定するために必要な道具として掲載されている。誤った決定の結果をないがしろにする明らかな傾向は，今日の研究でも例外ではない。

　神経・認知的機能障害の確実な詐病の決定のためには，例えば故意の症状の偽造または症状の誇張が，その他に納得できる説明はなし得ないという条件の下に，存在するのでなければならない。つまり，次のことが必須である。

　a）　実質的な二次的疾病利得が存在する。
　b）　陰性の歪曲応答が決定的に同定される。
　c）　この歪曲応答は，精神医学的，神経学的または発達に基づく要因によっては完全に説明することができない。

　上記第9項のように，Merten は当事者の自白を重視しているが，対決や解明のアプローチを用いてもつねに詐病の中止や自白が得られるとは限らない。そのような時には Merten のこの手続が今のところ最善の方法と考えられる。なお，「二次的疾病利得」はヒステリー学説から来たものであろう。近年では「外的動機」または「外的理由」などと呼ばれる。何度もくり返すが，歪曲応答は英語圏の仮装（feigning）に当たる。

　質問紙法による診断はドイツ語圏でますますタブーになっている。ドイツ語圏ではこうした下位尺度を使用するための経験データが全くない。たとえ MMPI に関する広汎な英語圏の研究論文に矛盾がないわけではないとしても，恐らくは質問紙法診断学から重要な指標が得られるであろう。MMPI-2 にも注目すべきである。ドイツ語圏では，神経心理学的詐病診断に関する経験的研究は 1990 年代でも稀である。

　以上から，Nedopil（1996年[131]）以降もドイツ語圏で詐病の研究が進んでいないことがわかる。

I-2　日本における詐病学の歴史

　日本の詐病学については簡略な総説（西山，2011年[138]）を発表しておいた。ここではこれをもう少しふくらませて説明する。

　1920年，三宅鑛一[111]はDelbrückからBirnbaumやKraepelinに至るドイツ語圏の研究を紹介しているが，詐病に対しては極めて消極的である。翌年には「佯狂性精神病Simulationspsychoseに就て」[112]［片仮名を平仮名に直した。以下も同じ］を発表し，5例の詳細な報告をし，症候学や診断について述べている。この5例は，著者から見るとすべて詐病が疑われる。三宅は佯狂（詐病）と考えられたが実は「精神性［著者注：心因性］精神病」であったという場合の特徴を9項目挙げているが，これらはいずれも詐病を否定するものではなく，むしろ詐病を疑う端緒とすべき特徴ばかりである。三宅は論文の最後に，「偖て以上述べたる如く現今の精神病学者は以上の如き症状と経過を示すものに対しては単に之を佯狂とせざることを肯ずれども亦假令病と称するも其心的作用中には明に病を伴らむとし又は少なくとも病たらむとする意思の存在をも是認せざるを得ざるものとして之を半佯狂者又は病的佯狂者とも云ひ尚ほ他の学者は假令半佯狂者なりともそは病的人格中にて佯狂せむとするものなれば之を佯狂性精神病とすべしと説く，即ちビルンバウムの如き之なり。余は其数例を記し同氏の説に左袒せむと欲するものなり」といっている。こうした有力な後援を得て，Birnbaumの学説は日本において今日まで実に1世紀近くにわたって信じられてきた。

　1939年には，検察官植松正[221]が1例の詐病の症例報告をした。彼はドイツおよび日本の教科書を参照して，当時，詐病は正常人には稀有の現象であり，一見詐病者のように見える者についても，それを容易に詐病とは断定せず，詐病精神病（Simulationspsychose）に属するものと見るのが精神医学や精神病医の常識となっていたと述べている。このような常識が起こった理由として第一に，詐病の語義を不当に狭く解したこと，第二に，詐病の診断の甚しく困難であることを挙げている。つまりあくまで精神の完全な人の行為であることを前提として扱う傾向があること，また学者の多くは真の精神病との診断ができ

る場合を限界として，詐病の積極的判定を等しく逡巡していたことを指摘している。植松は言葉を継いで，「佯狂の存在をまず否定してかかろうとする常識の生ずるのもまことに当然のことである。しかし，ここに至れば，畢竟診断を行う者の知見と技能との問題であり，おおげさにいえばその者の世界観の問題でもある」［新仮名遣いに改めた。以下も同じ］といった。実際これは，日本における詐病学の画期的な論文で，今日に至るまでわが国で詐病に関してなされた最も優れた論文といっても過言でない。

症例R.O.は19歳の男性で，事件は強姦致傷被疑事件である。検事の問いに余り答えず，「火事だ。燃えちまう」などを割れんばかりの大声で連呼する。犯罪事実に無関係の事項については児戯性を帯びた態度ではあるが回答をするのに，犯罪事実に関しては問いを聞いていないような態度を取る。検事に食ってかかり，巡査に悪罵を浴びせる。懐から鼻紙を摑み出し「これは饅頭だ」といって少量食べた。説明つきで食べ始め「うまいうまい」という。予審判事にはいたずらに高声を発して，取調べが不能であった。勾留を解き鑑定をすると，1回も「躁暴」せず，IQは63であった。この間二つの報告が取り寄せられた。一つは逮捕した警察吏のもので，「厩舎内で取押えた時，R.O.は『火事だ』と叫んだ。3年前『火事だ，火事だ』と叫ぶ，その隙に乗じて逃走したことあり」というものであり，他は刑務所担当看守の報告で，「隣房の者と会話。『気狂や馬鹿は裁判にはならないか』，『いくらか負かんじゃないか』，『一芝居打ってなけりゃ嘘だ』，『なァに自分はしらばっくれてなけりゃ損だから』」というものである。以上から，1）異食症と火事の幻視があるような叫び声──しかし原因疾患はない。2）病像に矛盾がある──詐病の有力な徴表。3）意識清明時に「躁暴」をした（逮捕者の報告）。4）「躁暴」が意識的計算による作為（逮捕者・看守の報告）。5）本事例では詐病者が隣室者に，しかも詐病計画の最中に自白している。R.O.はいったん「芝居を打つ」と隣房者に語ったにもかかわらず，なぜその後態度を改めて常態に復したのかについても植松は考察している。それは「刑の減軽を目的としての佯狂行為であったから，脳病院に送られたことが意想外のことで，翻然態度を改め，不定期間を脳病院に生活するよりも寧ろ受刑したほうが得策だと気付いたのではあるまいかと思われる」というのである。

1）奇異な症状，2）病像の矛盾，3），4）意識的計算，5）自白（これは職員に見られていないと思っている時の行動でもある）と詐病の根拠を明確に提示し，これらから総合的に詐病の診断をしたところが見事である。このうち 1）2）が現在症（専門的所見）で，3）4）5）は全ていわゆる付随情報（collateral information）であり，いかに後者が重要であるかを示している。鑑定においては治療の場合に比し，付随情報がきわめて重要な役割を演ずることが多い。特に，詐病の鑑定においては，被鑑定人の陳述のみに信をおくことができないからである。

なお欲をいえば，このように十分な証拠を手にしたのであるから，これらをもって早期に被告人と対決しておれば，訴訟過程をもっと簡明かつ短期間にすることができたと思われる。

三浦（1938年[110]）は当時の「精神病医の常識」にすっぽりと嵌っており，Birnbaumの伴狂性精神病を信じ，健全な精神の所有者が詐病を遂行するには途方もない努力を要するから，これを長期にわたって続けると「極度の疲労，衰憊を来さざる」を得ない。従ってこの「極度の疲労，衰憊」がないことを理由に，詐病を否定することができると考えていたほどである。

中田・小木（1956年[127]）は「特異な妄想形成を示した拘禁反応の1例——拘禁反応と詐病との関連性について」において，簡単に図式化すると，創作→興奮性実演→妄想様空想の経過を辿る1例を詳述し，主として Birnbaum と Kretschmer を援用しながら，妄想病の一形式を提示した。後（本書第2編，第2章）に検討するが，これは妄想性精神病が成立したという証明に成功していない。そして詐病の可能性がいかにも大きい。「創作」は詐病の始まりであり，いわば台本である。興奮性実演はどんなに真に迫っていても，演技に過ぎないと考えられる。麻酔分析が失敗したからといって，あるいは電撃療法が無効であったからといって，それらはいずれも疾病が成立していたことを証明するものではない。結局，詐病の濃厚な疑いが残るのである。

小木（1965年[92]，みすず書房；1974年，金剛出版）の『拘禁状況の精神病理』が展開する世界は，特に第I章「一般拘禁状況における精神異常」に関する限り，ドイツ語圏一辺倒である。詐病の研究がアメリカにおいて19世紀の第2四半世紀に一つの頂点を迎えたくらいであるから，拘禁精神病の研究もあった

に違いないのに，小木は拘禁性精神病の研究の歴史において，1854 年の「デルブリュックの仕事がこの方面の最初のもの」であるといい，Delbrück から Raecke, J.（1901 年）までが創始期の諸研究であるとして，「そのほとんどがドイツにおける業績であることに注目される」というのである。小木は詐病を拘禁性体験反応（拘禁反応）の中に含め，「ここでは詐病か疾病かという問題はさておき，拘禁反応全体に詐病的色彩が濃厚であるという事実と，純粋な詐病が比較的多いという事実を認めておきたい」というのであるが（そもそも詐病か疾病かという問題をさておいてどうしようというのであろうか），一体それらがどういう詐病であったのか，いかにして検出したのかが一切説明されていない。そこに詐病を説明するために掲示された「症例五」は他の刑務所で見たものであり，小木の 9 例のいずれでもない。しかもその例は自ら自白したのであって，詐病であることを精神科医が検出したものではないから例示する意味がない。いずれにしても拘禁反応・拘禁精神病を扱う論文にしては，詐病に対して余りにも消極かつ粗略に過ぎ，詐病の説明を欠いているのである。

　次に，1960 年代の裁判例[219]を一つ挙げる。これはいわゆる三芸プロ事件として知られているが，会社の総務課長が殺し屋を使って社長を殺害した事件として世間を騒がせたものであるばかりでなく，その主犯である被告人 S が巧みに統合失調症を装って，2 人の精神鑑定人（大学教授松本胖および精神科病院院長竹山恒寿）を騙し，一審で無罪判決を得たという点でも重要である。判決後，精神衛生法により入院させられ，病院でその詐病が発覚し（これも本人 S が詐病であることを自白したものである），危ういところで無罪判決が確定するのを阻止できた事件としても注目された。

　東京高等裁判所[219]は，(1) 主犯被告人 S が警視庁監房内に勾留中，同房の統合失調症者の被疑者 1 名と起居を共にしながら，その言動をつぶさに観察していること，(2) 同被告人が東京拘置所に移監となった後，面会にきた前妻から「精神病の鑑別診断」と題する書籍の差し入れを受けるなどしていたことを明らかにした。同裁判所は原審鑑定人のいずれもが上記 (1) (2) の「特殊事情をも十分了知したうえ，被告人 S の示した精神分裂病者特有の症状ばかりでなく，かかる症状の精神分裂病者には通常あり得ない動作挙措の存するや否やについても観察が行われた形跡は記録上これを認めることができない」とし，

両鑑定の結果を「信頼度の甚だ低いもの」と認定した。同裁判所は，改めて指定した鑑定人（三浦岱栄）による鑑定の結果（顕示性，欺瞞性精神病質に見られる詐病状態）を確認して，無期懲役を言渡した。鑑定人松本も同竹山も被告人自身の陳述と行動を信じる前に，付随情報の収集を怠ったことが致命的だったのである。そもそも最初に詐病を疑って見るという発想に抑制が掛かるというのが常識になっているのであれば，このような情報収集に思い及ばないということにもなるであろう。

　精神科治療施設の居心地がよくなり，収容期間も短くなれば，詐病を試みる被告人が多くなり，自白する人は減少するであろう。病院改革後のアメリカでも心配されたことである。

　森山（1975年[115]）の「心因論批判」は，外傷神経症（賠償神経症），戦争神経症（戦争ヒステリー），拘禁性精神病などのいわゆる心因性疾患の精神医学における成立事情を批判的に解明し，それぞれが「主として司法的な，鑑定の『精神医学』としての反応性精神病論に依拠」（強調は原文）したものであることを明らかにし，これを基に現代精神医学の二元論的体系化を行ったJaspers, K.（1913年）の理論と方法論を批判している。それらは「真の治療的かかわりの場から，病者との真剣な対話をとおして生まれたものでなく，病者を冷たく観察ないし鑑定するまなざしに基づいたものであり，それの完成としての意味をもつ」という。従来の心因論に対する治療精神科医の目から見ての批判として極めて興味深い，稀な業績である。著者の詐病学は，まさに「鑑定するまなざしに基づいたもの」で，森山の批判を免れないかもしれない。しかし，現代精神医学には，治療精神医学の発展が今なお大いに望まれるが，他方で司法精神医学の冷徹な眼差しも維持・発展させなければならないというのが著者の信念である。

　福島（1976年[76]）の拘禁反応に関する総論は，ドイツ語圏の論文をよく纏めている。論文のはしがきで，「反応者をただ変質者・精神病質者とよぶことによってこの反応の構造の解明に寄与することが成功したとはいいがたい」と述べているのは正当であろう。そして，「反応の主体である反応者の側の検討は必ずしも十分とはいえない。Delbrück以来，素質（特に病的・異常な素質）が追求され，Siefert前後から変質・精神病質として概念化されたが，そ

の本質はなお不明のままである」といっている。要するに，その後はこの点で日独において進歩がなかったということである。福島は詐病については触れていない。著者が Braun の Sophropsyche および Typhlopsyche をそれぞれ「分別精神」および「盲目精神」としたのはこの論文に依ったものである。

詐病の症例報告はその後もときどき見られる。広瀬・原田（1985年[72]）の1例は昭和52年の強盗殺人事件で，犯行時28歳の男性である。A医師による先行鑑定の結果は，統合失調症で責任無能力であった。広瀬・原田の鑑定結果は，被告人の主張は刑事責任能力を回避しようという意図的な目的反応に基づいているというものである。記憶喪失，健忘，ガンゼル症状などのヒステリー様症状を呈したのは，目的反応によるものであり，詐病状態と考えられるという。簡単にいえば，ヒステリー様症状＝目的反応＝詐病ということである。広瀬・原田は考察において，詐病を疑わせる事項として次の4項を挙げている。①鑑定の開始後，供述が急に変わり，幻聴，させられ体験を訴え始めた。被告人は拘置所入所後，精神病者は刑事責任無能力であることを知った。②症状を強調，誇示し，詰問されると訴えの内容が変容する。意図的に一過性のヒステリー様状態を呈し，症状の不自然な矛盾が露呈された。③精神障害に関する知識を持っている。④症状を訴える反面，入院の不利を承知しており，都合のよい鑑定書を書いてくれと頼む。罪責を免れようとする意思を示す。広瀬・原田はこれを説明して，「症状が強調的，誇張的，意図的であるのに，全体像から見て不自然で矛盾し，統一性，一貫性に欠けている」，「症状は裁判過程，周囲の状況，鑑定人の態度に関連して動揺・異変し，詰問に対して病態が動揺し，被影響性が亢進するなどの防衛的態度が見られる」などの詐病の特徴が認められると解説している。彼らは前記植松の場合ほど手堅い証拠を提示し得ていないし，考察も印象に頼ることが多く明快でないが，確かにこの例は詐病の蓋然性が高いと考えられる。対決を試みて詐病であることを証明すべき例であった。広瀬・原田は「これら詐病の特徴については1909年すでに Karl Birnbaum によって指摘されているところである」というが，これは誤解であろう。Birnbaum は，これら特徴を詐病ではなく，真の精神障害（後に心因性詐病精神病と名づけた）の症状としたのである。また，目的反応はヒステリーと詐病の区別を問題にしないために Reichardt, M. が持ち出した概念であるが，論文はこ

のことを理解していないように見える。

　論文の合間に創作(小説)を挿むことには疑問の声が上がるかもしれないが，加賀乙彦の『宣告』(新潮社，1979年[81]，新潮社文庫，2003年)は精神医学的にも興味ある作品で，これを無視するのも適切でないと思われる。また加賀は『死刑囚と無期囚の心理』(小木貞孝著，1974年)を新装版[82](題名同じ，2008年)で近年再刊行している。この著書は，著者名は小木貞孝から彼のペンネームである加賀乙彦に変わったが，内容に変更はないようである。加賀は司法精神医学を棄てていない。『宣告』には東京拘置所に勤務する近木生一郎という若い精神科医が登場し，死刑囚に強い関心を持ち，その診療に当っている。近木は死刑囚の中にガンゼル(Ganser)症候群や空想虚言症のような珍しい症例を発見するが，その説明も標準的に施してある。近木の言動は加賀(小木)によって十分に補佐されているとみなしてよかろう。次に挙げるのは大田長助という死刑囚の痙攣発作である(文庫下巻，pp. 320-321，なお，ルビは省略した)。

　「先生」山崎看守部長が，耳の奥の蝸牛殻を毀してしまうような胴間声をだした。「大田が妙ちくりんで……」
　「わかってます」近木は，心配で気の立っている善良な老人を親しげに見た。「あの男の場合，ほっといても大丈夫なんですよ。ま，行ってみましょう」
　大田の病室の手前で近木は忍び足になり，山崎部長にもそうするように促し，廊下のどん詰りの看病夫が走り寄るのを手で制した。こっそり覗くと，大田は床に伸び，白い病衣の袖から手を入れて二の腕をぽりぽり掻いていた。近木は山崎部長に監視をまかせ，自分はもう一度，朴[著者注：他の死刑囚]の病室まで引返し，靴音をわざと響かせて大田の病室へ近付くと，「どうですかな，山崎さん，様子は」と声高に言った。山崎は驚いたように指差した。「あんれ，また始めやがった，とんだ，おとぼけ野郎だ。先生が見てるってわかると始めやがる」
　「でしょう」と近木は老人に言った。「これがヒステリーの特徴なんです。決しておとぼけじゃないですけどね，どこか芝居じみている」
　大田は様子が急変し，全身を水を払い落す犬さながらに震わせ，足先と頭とで背中を弓形に突っ張らせていた。ヒステリー性の痙攣発作だが，あんまり教科書通りで，見ていて目がむず痒くなるくらいだ。ヒステリーという点では大田の症状は一貫性を持つので，最初運動場での失神，医務部での無動発作，入病後のガンゼル症候群，そして今の痙攣発作と，おのおのがヒステリーの症状の一つと看做される。ところでヒ

ステリーとは，危機に遭遇して自分を守りきれなくなった人間が一段と原始的な動物の段階に身を落すことと考えられている。人間としての能力を失い，動物に変身する，動物の状態に逃避する，大田長助は，いま，病気という洞窟の奥深くに隠れてしまっている。

　大田は拘置所の職員が見ていないと思っているときは，自由に「病衣の袖から手を入れて二の腕をぽりぽり掻いて」いるが，職員が自分を見ているとわかると後弓反張の痙攣発作を惹き起すのである。この発作は一見したところ病的症状のように見えるが，実は状況を正確に認知して大田が惹き起した（選択した）表出行為（病気に見せかける行為）にほかならない。後（本書 I-3-a）に述べるように，Cox, J. M. は 1804 年に著した書物の中で，「当該者を部屋に一人で置いて，本人が見られているとは知らない時，彼の表情や行動を観察することができる状況を作る」ことが，詐病検出にとって重要であると指摘しているという (Geller, J. L. ら 1990 年[49])。アメリカでは 19 世紀の第 2 四半世紀においてもこのことの重要性が繰り返し指摘されている（同上）。近木はせっかく詐病検出の正しい方法を実施しながら，その正しい意味を認識することができなかった。第 1 に，重い刑を逃れたいという外的動機があり，第 2 には，上記の痙攣発作，的外し応答のような明らかな仮装（feigning）がある。失神も無動発作も仮装である可能性がある。そして第 3 に，上記の観察によりヒステリーが除外されるが，中毒性，内因性などの他の精神障害の可能性もないであろう。こうしてこの痙攣発作が詐病（外的利得に動機づけられた意識的な偽造）であることが証明されるのである（この証明については本書 VII-4-c および VII-4-d を参照）。一貫しているという大田の一連のヒステリー症状もすべて詐病である可能性が高い。
　（拘置所に赴任して）「来た当初，大学病院にいるつもりでどしどし神経症の診断をつけては治療に励んでいた近木は，たちまち医務部長から注意された。彼が診た患者のほとんどが佯狂者であり，そんな者に一々投薬していては医務部の乏しい医薬品はすぐ底を突くというのだ。段々に用心深くなり，少しは目が肥えてきた近木は何とか相手の詐病を見破ることが出来るようになったが，それでもつい最近一度失敗した」（『宣告』上巻，p. 307）という。この「目が肥

えてきた」というのは，おそらく直観的な能力のようなものを指しているのであろう。ドイツの昔の研究者にはそういうことをいう人が多かった。例えばGanser（1898年[47]）は，ヒステリーと詐病との鑑別で重要なのは「症状が経験ある観察者に与える，直接に確信できる印象」であると指摘していることは先にも述べた。

しかし，眼力や印象では余りに無構造で，無方法的にすぎる。印象に頼る人が迫真的な痙攣発作を目の当たりにすると，これは精神障害（ヒステリー）であって詐病ではないと信じてしまうのである。Ganser（1898年[47]）は「患者が私を騙そうとしているというような印象をもったことはこれまでに1度もない」といいきっている。Ganserほど騙されやすい人はいなかったのではなかろうか。近木も詐病をヒステリーと見なす傾向が非常に強い人である。

中田・山上（1980年[128]）の1例（M.Y., 殺人，死体遺棄，鑑定時31歳）は興味深い。簡単に纏めると，全面的自白→縊首→昏睡→詐病的色彩の強い心因反応→詐病の経過である。

S49/6/8 縊首直後　瞳孔散大。全身痙攣。
4日目　笑ったり，口を動かす。取調べをした警察官を見て恐怖の色。痙攣。
7日目　再び警察官を見て興奮。叫び声。後弓反張。
1ヶ月目　痙攣。左上下肢不動（睡眠中には自然な動作）。無言。
33日目　モンキースパナで看守に殴りかかる（数日前から計画）。発語。
7/30 より2ヵ月病院に留置。精神鑑定。左麻痺，発語・記憶の障害，仮性痴呆，当意即答。
　　先行鑑定結果：ヒステリー精神病のため理非善悪を弁別し得ない。→起訴中止処分。
9/20 O病院で入院治療。全健忘，左麻痺，仮性痴呆，空想性固定観念。
S50/3 医師より犯行について聞かされ顔色を変える。3日後脱走。
　　左麻痺は顕著に回復。読み書き計算：「できない。」→実は可能。
4/11 中田・山上鑑定
　　訴え：読み書き計算不能，全健忘，左麻痺，空想的虚言。
　　所見：WAIS；計算問題↓類推問題↑（テスト所見内の矛盾），他の心理テスト（読書能力ある），空想虚言（小説の引用＝読書能力：陳述と所見の矛盾），健忘（「考えないようにしている。」），左麻痺（→ヒステリー性左麻痺が治癒）。

結論：現在；詐病。先行鑑定時；詐病または詐病的色彩の強い心因反応。

　以上が症例の大要である。論文では明らかにしていないが，4日目および7日目の恐怖，興奮等は既に心因反応が疑われる。先行鑑定のとき，遅くとも33日目には詐病を疑って対決すべきであった。「S50/3」の脱走は，症状のほとんどが詐病であったことを示しているように見える。中田・山上は対決（confrontation）よりも軟らかい方法である説明を求める方法，すなわち解明（clarification）を行っているように見える。なお，山上（2006年[244]）は同じ症例を，四半世紀を経て司法精神医学叢書のために掲げている。このことから見ても，わが国がいかに詐病の鑑定人による検出例に乏しいかがわかるであろう。

　臺・市場（1995年[223]）は11例のB, C級戦犯の拘禁反応を提示した。内訳は既決（長期刑）5名，未決6名であった。最終的診断は躁うつ病に進行麻痺の合併1名，統合失調症1名，拘禁反応9名である。これを状態像で見ると（マルチチェック），幻覚妄想を呈した者7名，抑うつ状態を呈した者4名，仮性認知症・昏迷を呈した者4名であった。臺はしばしば証言台に立っているが，東京裁判のアメリカ式当事者対抗主義においては，主治医が被告側の専門家証人を務めることができたのである。断るまでもなく，主治医は被告人を詐病と診断し，あるいはその可能性を考慮するには最も遠い立場にある。それはともかく，論文の考察の第1に，拘禁反応と詐病の鑑別はどこまで可能かという問いを挙げている。詐病の可能性の少しでもある例は症例1と症例2のようである。しかし，主として仮性認知症を呈した（失声を伴う）症例1は，アミタール面接も電気ショックも無効であった。その事実をもとに臺は脳機能のアノマリー説を展開し，被告側は裁判に勝ち（因みに検察側の主張は詐病であった），GHQの釈放命令を手に入れた。ところが主治医がこれを伝えて「もうしゃべっても大丈夫だ」と念を押しても病状に変化がないまま，間もなく彼は退院した。後日弁護士から聞いたところによると，彼は郷里の駅に着いたら急に話ができるようになったそうである。そして「医者と裁判官を騙してやった」と話したという。当時の日本の郷里は人を癒す力を持っていたのであろう。「臺に

は現在でも彼の当時の状態が詐病であったとは考えられない」というが，病像はもっとも仮装しやすい状態像（失声を伴う仮性認知症＝欠落型）であるし，本人の自白が存在するのであるから，この例こそ詐病の一典型と考えなければならない。しかし，東京裁判のような法廷において，被告人側の証人かつ主治医としては，そのような判定と考察は，人情からはもちろん倫理的にも難しいであろう。臺は主治医であったから，自分の患者の代理人であればよく，国際裁判所の代理人を勤める気持はなかったと思われる。

　なお，通常は，主治医は，二重代理人（double agency）または二重の忠誠（dual loyalty）の矛盾に陥るから，鑑定（証言）を引き受けるべきでないといわれるが，この場合は鑑定人を雇用または裁判所に申請したのは日本の弁護人であり，被告人も日本の元軍人であるから二重性の矛盾は少ない。むしろ鑑定人の党派性が問題になるであろうが，裁判所はこの点をあまり意に介しなかったのではなかろうか。検察側の反対尋問があるので，これによって鑑定人の党派性に対抗できると考えたのかもしれない。検察側も鑑定人（医師団）を持っていたのである。

　これは余談になるが，臺の私信によれば，この裁判の時，裁判長が「アノマリーなどという言葉があったか？」と問うたのに誰も確かな返事をする者がいなかった。そこで裁判長が辞書を取り寄せて調べたところ，もちろんこの言葉は辞書にあったのである。何気ないエピソードであるが，このことも臺の「脳機能のアノマリー説」を一押しする役割を果たした可能性がある。但し，この脳機能のアノマリー説に著者は賛成でない。

　日本の犯罪精神医学の牽引力であった中田は，詐病についても啓蒙に努めた。その啓蒙の代表がGanser（1898年）の翻訳・解説（1974年[124]）であり，Birnbaum（1909年）の翻訳・解説（1978年[125]）である。前者の解説が見当違いであることは総説論文（西山，2011年[139]）で指摘した。問題は後者によって変質論を基礎にしたBirnbaumの学説が，日本においてこの時70年間生きていたことが分かることであり，100年後の今日もまだそれとは気付かれないまま，例えば某専門雑誌の編集委員会の一致した意見として生きていることである。Birnbaumはこの古い論文（もと講演）の中で「鑑定人が詐病の標識と見なしがちな二，三の点」を挙げている。すなわち「呈示された症状は誇張

的で，押しつけがましく，そのために意図的にやっているように見えます。呈示された病像は全体として統一性と一貫性を欠き，粗大に矛盾する特徴を含み，内的にはありそうもないように見えるが，それは詐病者が精神医学的に無知で，精神病について素人的な観念しかもっていないことの結果であると考えられます。外的な振舞いは状況に応じて変化し，それと共に選択された行動には往々にしてある種の目的性がうかがわれ，目的性のあることは計画的な打算を証明することになります。疾病の経過は，それ自体不規則であるが，刑事裁判事件（Strafangelegenheit）のそのときどきの状況とともに変化し，したがって，心理学的に了解可能な動機から容易に理解することができます」（訳 p. 664）というのである。そして，鑑定人にはこのような被観察者の振舞いの全ては最初からさんくさいものに見え，結局，鑑定人は被観察者がある種の症状ないし病像を素人的に考案して演示しようとしているのだと推論するという。確かに我々はそのように推論するであろう。なにしろ症状は仮装（feigning）に満ちており，外的振舞いには目的性ないし計画的な打算が証明されるのであるから，あとはこれらを説明するに足る（たとえば ICD-10 に掲げられた）精神障害があるか否かを確認すればよい。おそらく大部分は詐病であろう。ところが Birnbaum は「この種の，誤って詐病と解釈された事例の二，三の定型的な範例」を挙げている。今日の我々または著者から見ると，それらはいずれも強く詐病を疑わねばならない事例ばかりである。そして遂には次のようなことまでいう。「全てこれらの，変質性拘禁状態にしばしば見られる状態は［中略］精神病の随意的な偽装の表出であると通常見なされているものに，大体一致します。ところで，たとえこれらの全行動が詐病されたものであると仮定しても，そのことは少なくとも，精神的健康の十分な証明にまではならないと思います。というのは，この素朴で，誇張された，際立った態度［脚注略］，この非恒常的で，変転し，矛盾に満ちた振舞いは，これらの事例の大部分を特徴づけるのであるが，不器用で，首尾一貫しない，滅裂な，要するに，非常に不細工で，愚かな詐病であるとしか見なされないものであり，精神の薄弱の存在を否定するよりは肯定する証拠として利用できるようなものであるからであります。それゆえ，ここで問題なのは決して詐病ではなくて，真正の精神病なのであります」というのである。「不細工で，愚かな詐病」までが，その不細工・愚かさ

故に全て「真正の精神病」と見なされるのであるから，詐病が極めて稀なものになり，「心因性詐病精神病」のようなあられもないものが主張されるようになるのも無理はない。変質学説の信奉者にして初めてできることである。1978年の中田はこうしたBirnbaumの学説を信じ，「精神病理学的にはBirnbaumの心因性詐病精神病説を支持し，治療的・処遇的にはWilmannsの詐病説を評価したい」と宣言した。この宣言は奇妙である。心因性詐病精神病説そのものがナンセンスであるのであるが，そのことはひとまずおくとしても，この宣言を実行しようとすれば，ある同一の病像を精神病理学的には精神障害と見なし，治療的・処遇的には詐病と見る必要が生じる。こういうことは通常できないことである。あえてこの矛盾を犯すのは，政策的便宜を考慮してのことかと疑われる。

　症例報告や総説の一部としてではなく，初めて詐病に正面から取り組んだのもやはり中田（1986年[126]）であった。自己の精神鑑定例300例余のうち「異論なく詐病」といえる者を22例取り出した。大部分の場合統合失調症との鑑別が問題になったというが，症状を見ると（マルチチェック），急性エピソード（精神運動興奮を主とするようである）が13例に，幻覚が12例に，妄想が9例に，作話（空想的虚言）が8例に，仮性認知症が7例に認められた。これらは拘禁反応においてもしばしば認められる状態像である。詐病の定義もなく，詐病を検出するための一定のガイドラインもなく，大部分の症例について詐病をどのようにして検出したかが明らかでないのが，この論文（もと講演）の致命的な欠陥である。中田は，異論なく詐病と考えられるという意味のことを3度も繰り返し述べているが，「異論なく」とはどういう意味が中田以外の者には不明であり，検証もできない。現に事例16には佐伯[186]の異論があり，裁判所の判決も中田の結論を採用していない。事例9は鑑定中詐病を断念したというのであるから，この1例だけは詐病であったことが明らかである。中田が詐病と診断する根拠としたらしい事項として，幻聴の特徴としての「願望の表出」，「最初から自発的に幻聴を訴える」，あるいは「供述の拡大・誇張化」，「拒否的，無言，演技的」態度等があるが，これらは詐病を疑う標識として知られているものである。Birnbaumなら「真正の精神病」の根拠としたであろう。クレペリン検査で極端に劣悪な結果（いわゆるfake bad）が得られたの

も詐病の根拠と見ているようで,「作為が働いている」としているが,これは仮装（feigning）の確認ではあっても,それだけでは詐病（malingering）の根拠にはならない。

　佐伯の論文によれば,中田の事例16については前科の場合を含めて5回の鑑定がなされている。前科（強姦,強姦未遂）につき,鑑定人Nは統合失調症（心神喪失）,鑑定人Hは軽度統合失調様状態（心神耗弱）と判断し,本件（強姦,強姦致傷等）については鑑定人Iが統合失調症（心神喪失）,鑑定人H（上記Hと同一人）がうつ病性精神病質（心神耗弱）,鑑定人中田が初め詐病,後にこれを撤回して神経症状態と診断し,完全責任能力と判定した。佐伯の追及は厳しい。「さきのC［著者注：中田］鑑定人の場合にも,まず被告人の警察における供述調書を選びそれに依拠して,首を絞められたときの被害者の目の様相の変化に対する快感が動機で一作を演じたという警察調書の記載までは措信できるが,その後の白衣の若い女性が襲ってきて苦しめるのでそれに対する反撃として行ったのが本件各犯行だという検面調書以降の供述は信用できないと決めていたようで,既に最初の面接の際に被告人に対して『君の訴える症状は疑わしいところがある』と言い渡した――しかし,被告人は一貫して『自分は精神病者ではない』といい続けているのである――と鑑定人自ら述べている[注3]」というのである。佐伯の文章の後半が理解しにくいかもしれないが,佐伯は二つのことを述べているのであろう。一つは,鑑定人が被鑑定人に対し最初から不信の態度で臨むのは,鑑定技術上も作法上も不適切であること,もう一つは,詐病者は自己の病理を強く訴えるものであるのに被告人は精神病性を自ら否定しているということである。もちろん後に述べるように,疾病隠蔽または症状隠蔽（dissimulation）ということもあるから,被告人が精神病またはその症状を否定したからといって,被告人が精神病であることが否定されるわけでは必ずしもない。

　　［注3］（佐伯の注）「中田博士は,自ら鑑定された刑事被告人を再鑑定した他の鑑定人が『私は前の鑑定人のようにはだまされないよ』と告げた旨の記載があったことにつき,『このように一方的な鑑定人の態度はいくら非難されてもやむをえないであろう』と述べられている。」（前掲『精神鑑定の実際』157頁）

佐伯はそのほか鑑定資料の評価に当り，捜査の実情からしても，法律の建前から見ても，「警察調書よりも検面調書のほうが信用性が高いと見るのが常識である」と述べて，後者よりも前者を採用した中田を批判している。中田はこの批判を知りつつ，事例 16 を詐病例として改めて掲げているのであるから，中田の詐病説は証人席ではかなりのダメージを受けたとはいえ，結局彼の信念の中では揺るがなかったのであろう。いずれにしても我々が鑑定人として意見を述べる時は，そのもとになった証拠を提示することができなければならず，証拠の信用性についても検討しておかなければならない。

　田村（1980 年[215]）は訴訟能力に関連して「佯精神病」を扱っている。すなわち「これは精神障害でないので，訴訟無能力ではない。昏迷，緘黙，興奮，錯乱を装う者では，審理不能または困難なことが少なくない。実際の取扱いについては，裁判官の決定することである。審理困難だからこれを中絶すべきだという論は，必ずしも妥当でない。これは黙秘権を用いている被告人の取扱いを考えればわかる」と述べている。これでは詐病学が進歩することができない。例えば「昏迷等を装う」とどうして判断できるのかを明らかにしなければならないのに，それが所与の事実になっているからである。昏迷等の状態を呈する者はある種の精神病かも知れず，拘禁反応の可能性もあれば，詐病かも知れず，あるいは田村のいうように黙秘権を行使している確信犯かも知れない。鑑定人であれば，そのどれであるかを診断し，その根拠（証拠）を示し，診断がどの程度の確かさをもっていえるかについて意見を述べなければならないであろう。「実際の取扱いについては，裁判官の決定することである」のは勿論であるが，専門的技能と専門的意見とにより裁判官の判断を援助するのが，精神科医である鑑定人の役割である。

　田村はナチスの副総統 Hess, R. の挿話を紹介している。「Hess は 1941 年に，なぞの英国逃亡を行っていたが，ニュールンベルクの戦争犯罪者裁判に連行された。そのときの所持品の中には，被毒妄想の時期に包装し密封されていた食物の包みがあった。ニュールンベルク裁判における監獄心理学者 Gilbert, G. M. 大尉の日記によると，ヘスは終日監房で呆然たる状態で，過去の知人に対しても全く感触を示さなかったという。Goering や Franz von Pappen に会っても，これを認識しなかった。Gilbert は，『ヘスが完全健忘にあったことを私

どもは少しも疑わなかった』と述べている。裁判の始まる数日前，米国の精神科医委員団がヘスを診察した。その結果，『ヘスの健忘は，真正以外のなにものかであるという徴候は全くなかった。しかし，彼は法的に心神喪失 insane ではない』と判断した。弁護人は裁判官にヘスは健忘のため自己を防御する能力がないと主張し，検察官は，精神科医は心神喪失でないというのだから自己防御能力があると反論した。かかる論争後約 1 時間半ぐらいして，ヘスは次の発言をして裁判官を驚かせた。『私の記憶は再び戻った。私が記憶喪失を装ったのは，私の計略である。私はこれまで弁護人との会話で記憶喪失を装い続けてきたので，弁護人がそう主張したのも誠実な行為である』」とある。田村は Mayer-Gross, W. ら（1960 年[102]）の教科書に依拠しながら説明しているので，この教科書を見てみよう。次の通りである。「統合失調症を詐病すること（simulation）は非常に稀であるが，そのような試みは刑務所で起こり得るし，特に第一次大戦中は兵士に見られた。例えば，捕虜が昏迷を偽装した場合でもなければ，専門家が騙されるのは稀であった。これに対し，統合失調症者の症状隠蔽（dissimulation）はごく普通のことで，統合失調症者の社会適応能力のかなりの部分はこれによる。症状隠蔽は，患者が自分は症状を偽装してきたと主張するような，興味ある形態（著者注：小泉[94]を参照）を取ることもある。このことは Bleuler が認識もし記述もしている。この種の古典的な事例が Rudolf Hess である。彼はこの病的な策略によって，国際精神科医団が明白な診断に到達するのを妨げていたことは明らかである」という。

次に田村は拘禁反応者の訴訟能力について述べている。これによれば，拘禁反応でも「重い症状，すなわち，仮性痴呆，昏迷，緘黙，興奮，錯乱など審理不能なものの訴訟能力は問題である。かかる病状が真正精神病者に見られるのであれば，当然，訴訟無能力とされる。しかし，拘禁精神病では，詐病との鑑別が困難だったり，罰を逃れたいという願望よりおこるものだけに，簡単に訴訟無能力となしがたい」のである。田村は拘禁反応を「その心理機制より 2 型に分ける。第 1 型は，心的衝撃や恐怖，不安に対する受動的精神反応である。第 2 型はこれに，罰を逃れたいなど自己を有利にしようとする目的反応，積極反応が加わる。この目的反応が意識的に行われ，実存しない症状をあるかのごとく装うのが倖精神病である。［中略］第 2 型では単なる弱い性格でなく，状

況に対応する強い性格面をも有する者に多い。[中略]生物学的に準備された機制が初めは意識的目的意図に触発されたにせよ、漸次これより解放されて自動的となる。しかし、外的状況に全く無関係ではなく、状況に病状が左右される。外部状況は意識下の目的意図に影響を及ぼし、二次的に病状を左右するものと考えられる。訴訟無能力が問題になるのは、通常、第2型である。[中略]かかる病状は、拘禁反応が被告人に有利なときは強まり、不利なときは早晩消失する。拘禁反応者は自己を防御する能力がないのでなく、拘禁反応によって自己を防御しているのである。また、外部状況に無関心なのでなく、これを感受し、これに左右される。[中略]以上のような拘禁反応の心理を考えるならば、かかる者が心神喪失者に該当するとはされないであろう。昏迷、仮性認知症、興奮、錯乱などを呈する拘禁反応者は、実質的な審理不能者である。審理不能と訴訟無能力とは同一でない。黙秘権を使行する被告人を考えれば判る。審理不能の拘禁反応被告人をどのような処置にするか。すなわち、精神病院等に送り、回復後に裁判に付するか、そのまま裁判を続行するかは、裁判官の判断による。精神科医は病状、心理機制、治療に対する反応などにつき、裁判官より意見を求められるであろう」という。田村の拘禁反応の第2型の下図をなしているのが、BirnbaumやKretschmerの学説またはこれに修正を加えたBraunの学説である。Birnbaumはこの第2型を真正の精神病（今日の言葉では精神障害というほどの意味である）と呼んだのである。田村が自説の説明の中で真正精神病と称しているのはいわゆる内因性、器質性精神病などを指している。要するに田村は、彼の第2型を、「自動的」になってはいるが目的反応が維持された、詐病に近いものと捉えているようである。それにしても、この自動的だという病状が果たして真実意識下のものか、どの程度意識下にあるのかを証明してみせなければならない。

　朴・山上（1998年[20]）は拘禁反応について極めて要領よく纏めている。Ganser症候群について、「これはもともとの報告では心因性もうろう状態とされ、DSM-IVでも的外れ応答を中核症状とする特定不能の解離性障害とされる。しかし、実際の事例では、Ganser症候群は詐病との距離が短く、おしなべて解離性ヒステリーとすることはできない。これは常に詐病—虚偽性障害—解離性障害という帯域において検討されるべき病態である」と述べている。こ

れは，小田らの論文（1994年[147]）と近い内容を持っている。Ganser症候群と詐病との間の距離の短いことについては山上（2006年[244]）が再説している。

　実は著者自身も，従来詐病の診断に積極的でなかった。「刑事精神鑑定の実際」（西山，2004年[137]）を刊行した時も，詐病例を挙げることは思いも寄らないことであったし，挙げた事例について，詐病の可能性を検討することさえしていない。この点が非常に不十分であったと反省している。事例としてあげた13例中詐病が疑われるのは，症例4である。

　この例は，その後の刑事責任能力の判定基準を決定的にした最高裁判所第三小法廷決定昭和58年9月13日[187]のもとになった事例である。事件は軽微な窃盗事件であるが，主として覚醒剤中毒による幻聴が人格を支配する力があるかどうか，およびそもそも幻聴が存在したかどうかが問題になった。精神鑑定は二審で初めて行われた。第一鑑定人は精神科病院院長岡本康夫で，彼は「精神分裂病という診断がつけば，心神喪失がよろしいと，一応司法精神医学ではなっております」というのであるから，生粋の不可知論者である。被告人は捜査記録や一審尋問調書等の記録にないことや，記録と矛盾したことを多々いっているのに，鑑定人は被告人が鑑定人に述べたことをひたすら信じて，被告人は他人の家に侵入して現金を窃取したのであるが，これは幻聴の命ずるがままに行ったことであるから心神喪失であると主張した。第二鑑定人は刑務所の医務課長斉藤祐二である。彼も同様の幻聴を認めたが，被告人は侵入盗が悪いことだと知るほどの弁識能力はあるものの，制御能力が減弱しているから心神耗弱であるとした。高等裁判所は，本件犯行当時，真実被告人が上述のような幻聴に襲われ，これに支配されまたはこれに強い影響を受けて本件各犯行に出たとは認め難いとして，いくつかの理由を挙げている。すなわち，「（一）被告人の両鑑定人に対する供述によると，被告人は，犯行直前，幻聴に襲われ，やくざの声で3軒の家を指示され，『これらの家に入るならば27万円返してもらえる』といわれて原判示の3軒の家に入って各窃盗を行ったというのであるが，巡査部長作成の『略』と題する報告書によると，昭和57年4月29日午前8時頃から5月1日午後4時までの間に△△町〇町内の直径300メートルの区域において，合計7件のあき巣狙い窃盗又は窃盗未遂事件が発生していることが明らかであり，そのうちの3件が本件起訴事実であるが，右7件の窃盗又は窃盗

未遂事件がすべて同一又は類似の手口によるものであること，発生日時及び場所がきわめて接近していること，△△町では平素窃盗事件など発生していないこと等に照らすと，右7件の犯行はすべて被告人の行為によるとみるべき蓋然性がきわめて高いといわなければならず，このことに徴すると，被告人が，幻聴によって原判示の3軒の家を指定され，3軒の家に入れば27万円を返してもらえるとの声を聞いたとか，『3』という数は縁起のよい数であるなどと述べているのは，虚言にすぎないように思われる。(二)［中略］しかし，幻聴が被告人を誘導して実際に家人の不在の家を指示するというようなことはあり得るはずはなく，被告人自身が家人の不在の家屋を求めて歩き回り，その間被告人自身の観察力，注意力，判断力等を働かせて家人の不在の家屋を探し当てて，原判示の3軒の家屋に侵入したものに外ならないと考えられるのであり，このことに徴すると，『留守の家を教える』，『あの家とあの家とあの家が留守の家である』などという幻聴を聞いたという被告人の供述も虚言にすぎないように思われる」といい，理由を6項目挙げているが，幻聴に関係する最初の4項目はいずれも後述する付随情報（collateral information）に基づいていることに注意する必要がある。つまり鑑定人は，被告人の陳述を症候学的分類に当てはめることに終始しないで，通常治療者は行わないことであるが，これを他の証拠とつき合わせる必要があるということである。

確かに，被告人には，昭和56［1981］年12月初旬ころ恐るべき幻聴があり，「27万円を出せば助けてやる，あそこの家に入れろ」と聞こえてきて，命ぜられるままに指示された家の郵便受けに27万円を投入したことがある。これはまさに命令幻聴に支配された行為にほかならない。しかし，その事実があるからといって，その後にも幻聴があったとか，その後の幻聴にも同じ威力があったと考えることはできない。被告人の場合はその後の入院治療によって幻聴は消失しているからである。後に説明するように，Resnick, P. J.[167]は，部分詐病（partial malingering）の一つとして「最初は真正であった症状が今なお存在するという不正な申立」を挙げている。被告人の場合がこれに相当すると考えることができよう。

高等裁判所は，犯行時，被告人が中毒性精神病の状態にあったことを疑っており，犯行が幻覚に支配されたかどうかどころか，幻聴そのものの存在を否定

している。上告を受けた最高裁判所が,「その前提となる生物学的［中略］要素についても,［中略］究極的には裁判所の評価に委ねられるべき問題である」としたのは,このことを指していったものである。これは鑑定人の診断に信用できないことがあるのを認め,鑑定人に対する裁判官の形式的優位のみならず実質的優位を示したものと見なければならない。

　これはまた裁判所が二つの精神鑑定の結果を排除して,独自に被告人の診断を決定した場合に相当する。木川（2009年[89]）は裁判所のこのような推論（いわゆる「総合判断」）には問題があると論じているが,これがわが国の現状である。詐病は詐欺であるから,器質疾患等でない場合,詐欺の検出については誰が専門家かという疑問も生じ得るであろうが,精神障害に関する詐欺（詐病）を検出するのはどこの国でも精神科医又は臨床心理士の仕事と考えられている。木川の指摘するところはもっともであるが,鑑定人の実力を向上させなければ,裁判官の「総合判断」が今後も広範に発生することになろう。

　なお,上記著書[137]の症例11も詐病ではないかと疑われるところがあるが,被告人が積極的に詐病的物語を作ったかあるいは存在する症状を大幅に誇張したというよりも,第一鑑定人が被告人の内的葛藤を聴取して,自らヒステリー性朦朧状態や多重人格障害という一連の病像を造形したという面が強いので,詐病とはいえない。

　保崎（2006年[74]）は裁判例の要約をいくつか掲げた合間に,詐病について簡単な説明をしている。Siefertの変質性拘禁性精神病を発展させたのがBirnbaumであるとして,次のようにいっている。「そして詐病傾向から真の疾患状態への移行を論じ,『精神疾患でありたい,あるいはそうみられたいという願望,そのように振舞おうとする試みが,ヒステリー性,およびほかの精神病質的な素質のある場合は心理的自己影響によって,心因性の障害に導かれる,このことは臨床的に確立されている。この詐病的な傾向の影響がこれらの障害に安易に詐病の刻印を押す』と述べているが,これと同じ見解に立つ学者は少ない」というのである。保崎が「これと同じ見解に立つ学者」かどうかは不明である。日本においては三宅[112]が早くからBirnbaumの説に加担し,中田[125]がBirnbaumの説を信奉し,中田ら[127]の比較的早期の論文（1956年）の礎石の一つはBirnbaumの学説にあり,その後もBirnbaumを翻訳してその学説を

絶賛していることは紹介してきた通りである。小木のBirnbaumに対する評価も低くない。中田との共著（1956年[127]）は小木の処女論文[82)93)]との由であるが，この論文を貫く哲学はBirnbaumに由来するといってもいい過ぎではなかろう。「これと同じ見解に立つ学者は少ない」と果していえるであろうか。保崎は上記の文章のすぐ後で，中田の立場を解説しているが，奇妙なことにここではBirnbaumは抹消されており，「中田らは『精神病理学的にはジーフェルト・ブラウンの主流的立場およびブラウン・クレッチマーの包括的立場に賛意を表し，刑事政策的にはウイルマンス説により大きな意味を与えたい』と述べている」という。ところが中田自身は，「精神病理学的にはSiefert-Birnbaumの主流的立場を支持し，云々」といっているのである。

さて，最後になるが，日本の臨床心理士が独立に精神鑑定を実行することは稀のようである。著者はこれまでに臨床心理士が独自に作成した情状鑑定というものを数十年前に1度読んだことがあるだけである。たいていは精神科医が鑑定をする際，その心理検査を分担するという形で鑑定に関与するに過ぎない。ドイツ心理学会はドイツ精神医学会と競って鑑定をし，「病的な心的障害」については精神科医に譲るとしても，「高度の意識障害」，「精神遅滞」，「その他の重い心的変異」では自分達の方こそ専門性が高いと主張しているそうである。会員数の多い（20年前9万人；Fowler, R. D.ら[43)]）アメリカの心理学会（major APA）も精神鑑定に熱心で，独自に鑑定をし，あるいは医師と共同で鑑定をし，論文もまた独立または医師と共著で沢山書いている。イギリスやアメリカには臨床心理士向けの司法（神経）心理学の教科書も発行されている。著者が現在たまたま持ち合わせている教科書だけでも以下のものがある。

　Rogers, R.：*Clinical Assessment of Malingering and Deception.* 3 ed., Guilford, New York, 2008

　Heilbrun, K., Marczyk, G. R., DeMatteo, D.：*Forensic Mental Health Assessment. A Case-book*, Oxford Univ. Press, Oxford, 2002

　Gudjonsson, G. H., Haward, L. R. C.：*Forensic Psychology.* Routledge, London, 1998

　Melton, G. B., Petrila, J., Poythress, N. G., Slobogin, C.：*Psychological Evaluations for the Courts.* 2 ed., Guilford, New York, 1997

Valciukas, J. A.: *Forensic Neuropsychology*. Howrth, 1995（監訳渡辺俊三, 訳目時弘文, 北條敬, 田崎博一, 大山博史：司法神経心理学, 医学書院, 東京, 1998）

少し古いが Curran, W. J., McGarry A. L., Shah S. A.: *Forensic Psychiatry and Psychology*. Davis, Philadelphia, 1986

特に心理学教授 Rogers 編集の詐病の教科書は精神科医と臨床心理士の合作で, 分担執筆者数も両者で相半ばしている。今日実に3版を重ねているが, 詐病の専門的考察を広く展開しており, 内容は斬新で, 詐病に関する著書としては現在もっともよく読まれているのではなかろうか。また心理学教授 Heilbrun ら編集の教科書の分担執筆者は, 臨床心理士が大部分で精神科医の名は散見する程度である。症例中心で, 優れた実例をみせ, 短い要領のよい解説をつけているので読みやすく, 面白い。2例前後からなる章が22ある。因みに, 第22章は Malingering で, 1例に関する Resnick[169] の詳細な鑑定書（生命保険会社宛ての意見書）が教材として掲載されている。

菊池（2006年[90]）が指摘しているように, MMPI が「アメリカでは必須の質問紙法テストで, 詐病検出においては最も高く評価されている」のであるが, 最近では MMPI-2 が更に有力なテストとして用いられている。構造化された面接目録として SIRS（Structured Interview of Reported Symptoms, Rogers, R. ら, 1990年[180]）があることも菊池が紹介している。構造化インタビューとしての SIRS の高い価値を証明する調査があちこちで集積されつつある。SIRS は実施に 30-45 分を要する。これを自記式にし簡易化したスクリーニングテストも作成されている（Norris, M. ら, 1998年[145]）。その他の仮装探知の簡易版も開拓されている。ついでながら, 上記 Resnick の鑑定書（認知的欠陥の詐病が中心テーマ）は, 1日（7.5時間）をかけたインタビューをもとに作成されている。インタビューは午前午後に分けて行われたのであろうが, それが特別なこととも感じられていないようである。そればかりか, Resnick はこのような鑑定ができたことを, 被検者の注意力が良好に保たれている証拠として使用している。鑑定人はいうまでもなく被鑑定人もまたこのようなエネルギーを持っている国民でなければ, 施行に長時間を要する MMPI 等の検査が広く行われるようにはならないであろう。

以上からも分かるように，詐病の検出には精神障害に関するあらゆる知識と技能が必要になるにもかかわらず，今日の日本の（そして恐らくドイツの）詐病学は未開拓のままに敬遠され，忘れられたままに残された領域である。詐病が日本の（そして恐らくドイツの）司法精神医学の盲点という所以である。

I-3　アメリカにおける詐病学の歴史

　Geller, J. L. ら（1990年[49]）は，文献学的方法によりアメリカにおける19世紀の「心神喪失の偽装」（"feigned insanity"）の歴史を明らかにしている。ほとんどドイツ司法精神医学一辺倒でやってきた今日の我々には非常に参考になるので，ここに大幅な省略を加えつつ要約して紹介する。精神病の偽装（feigned insanity）は，今日では精神疾患の詐病（malingered mental illness）と呼ばれるのが普通であるが，Geller らによれば，これに関する学術の水準は19世紀以来あまり変化を遂げていないそうである。ただし，1990年以降のアメリカにおける詐病学の飛躍的進歩を Geller らは知らない。

I-3-a　精神病の偽装――19世紀第1四半世紀（1788-1822年）

　この時期に，医事法学（medical jurisprudence）に関する英語論文が生まれた。Farr, S. の「医事法学の基礎」（Elements of Medical Jurisprudence, 1788年，2版1814年）が，英語による医事法学の最初の総論である。'Inposters'（詐欺師）の章の中で 'feigned melancholy'（メランコリーの偽装）に触れている。
　Cox, J. M. の「精神病観察の実際」（Practical Observation on Insanity, 1804年，2版1806年）は London で発行され，アメリカにおける初版は1811年である。Cox は「診断の正確さは，精神病（insanity）が特別な目的のために偽装された時こそ最も必要とされる」と宣言し，これに続く185年（Geller ら，1990年まで）の先駆をなした。個別的には，例えば以下の工夫を指摘している。①当事者を部屋に一人で置き，自分が見られているとは知らない時，彼の

表情や行動を観察することができる状況を作る。②苦痛な手術,吐剤等を提供すると,偽患者に詐欺を放棄する気にさせることがある。③ある種の作用物の効果(例えば暑さ,寒さ,飢え,渇き,劇薬,疲労,観察)に抵抗する能力が決定的である。Cox は「自分の精神からあらゆる先入見を取り去り,自分のシステムからあらゆる理論を剥ぎ取ることが重要である」と述べた。

　ここに Pinel, P. を入れておこう。彼の「精神病学通論」(A Treatise on Insanity, 1806年)は影響の大きい著作である。Pinel は,刑務所を回避する目的または精神科病院に避難所を求める理由がある時は,真に精神病か偽装かを見分けることが臨床家にとって難しい仕事であることを強調した。長期にわたる密着した観察によって初めて精神病の偽装を見分けることができる。真の精神病をその偽装から識別するのに使用できる特殊なルールは存在しないと明言している。

　Hill, G. N. の「精神病の予防および治療に関する概論。詐病者検出のためのルールに関する意見を付して」(Essay on the Prevention and Cure of Insanity; With Observations on the Rules for the Detection of Pretenders of Madness, 1814年)は,以下のような詐病検出のルールを提示している。①詐病の動機の探索,②自分が一人だと思っている時の行動,③インタビュー,④特別の動物臭,⑤ Antim.Tart(吐剤)の濃い溶液の処方,⑥入院治療経験者の視線の動揺である。難しいケースにおける Hill の検出方法は,当人を暗室に入れ,絶食させ,何も飲ませず,緊縛チョッキを付けさせ,片足を鎖の輪で繋ぎ,5粒の硫酸塩を1粒ずつ飲ませるというもので,こうすると「彼の調子は極めて速やかに変化する」という。

　Blatchford, T. W. の「詐病に関する就任論文」(An Inaugural Dissertation on Feigned Diseases, 1817年)によれば,しばしば偽装されたのはマニア(mania)で,判決を避けるため,または刑罰の重さを軽減するためであった。兵役よりも精神科病院の住人になることを好んだ水兵や兵士の偽装も検出された。Blatchford は「器用な偽装者と本物とを識別することが,医事法学のデリケートでもあれば,困難でもあり,また重要でもある職責である」と述べている。その鑑別には,臨床家は準備要因,発症要因,履歴,現在症に取り組まねばならないといい,現在症のガイドラインとして以下のものを挙げた。①野蛮

な顔貌と独特な臭気，②真の精神病者は精神病ではないかと疑うと甚だしく怒って暴れることが多いのに，模倣者は精神病といわれても傷つくどころか喜んでいるように見える，③偽装者は医師が付き添っていると，通常，発作が悪化するのが観察される，④患者（maniacs）は薬物を拒否するのに，偽装者はこれを飲む，⑤一服の Tart. Ant. は真の患者には効果が薄いであろう，⑥偽装患者が真の患者の特徴をなす程の僅かな睡眠に耐えることはまずない，⑦服を脱がせて人目に晒す——患者は羞恥や寒冷を気にしないから服を着ないが，偽装者は着る，⑧当人に聞こえる所で，態度が変るまで行う予定の苛烈で積極的な治療を指示する，というものである。そして，疑いに十分な根拠があるときは，「あの古い手段，鞭（これは真の患者の管理には一般に用いられなくなっている）を用いると，利益の得られることが多いであろう」という。

以上は詐病を疑って見るための手掛かりというべきものであるが，中には検出のための有力な手段が含まれている。今日に残っているのは，Cox の①，Hill の①，②および③，Blatchford の③であろう。特に Cox の①，Hill の②は，今日でも詐病検出の鍵となることが多い。

後年のドイツの学者が詐病を説明する理論に熱中したのに比べ，アメリカの学者は早くから詐病を検出する実際的方法の発見に勢力を注いだ。その著しい対照が印象的である。

I-3-b　精神病の偽装——19世紀第2四半世紀（1823-1849年）

この時期には Beck, T. R.（1823年），Paris & Fonblanque（1823年），Ryan（1832年），Traill（1841年），Guy（1845年），Taylor（1945年），William, S. W.（1835年）の著作がある。精神病（Insanity）という主題に関する水準の高い学問的な労作が現われ始めた。その中で最も卓越しているのは John Conolly の「精神病の徴候に関する研究」（An Inquiry Concerning the Indication of Insanity, 1830年）であるといわれた。Isaac Ray の「司法精神医学通論」（A Treatise on the Medical Jurisprudence of Insanity）は，初版が1838年に発行され，第2版が1844年に出されたが，これはこの特別な専門領域における英米の医学文献の中で卓絶した第一級品とみなされた。余談になるが，

1838年頃のRayといえばまだ31歳の名もない家庭医（general practicioner）で，正式に法律学の勉強をしたこともなければ，司法精神医学の経験もなかったといわれている（Quen, J. M., 1994年[160]）。今日ではアメリカ司法精神医学の父と仰がれ，比肩する者がない。彼の著書の責任能力に関する意見はイギリスにおけるM'Naghtenの裁判の際，弁護人の一人によって主張されたが，裁判所の注意を引くに至らなかった。成立した当時のM'Naghten ruleにはイギリスやアメリカの精神科医から強い批判の声が挙がった。当時の進歩的な精神科医は，精神病者には刑罰よりも治療の機会をより広く与えるよう要求していたからである。因みに，精神障害者を心神喪失にする可能性の高い刑事責任能力の基準であるNew Hampshire rule（Durham ruleに似ている）は，Rayの構想が基礎になって作成されたものである。閑話休題。上に挙げた人々の文献を用いて，19世紀第2四半世紀における精神病の偽装に関して得られた知識を纏めると，以下の通りである。

偽装の理由

精神病の偽装は審理前には有罪判決を避けるために，有罪判決後は刑罰を避けるために行われる。また，兵役を避けるためになされる。

偽装された障害の現れ方

マニア（mania）が精神病の最も普通の偽装形態であった。メランコリー（melancholy）は稀でなかったが，知的障害（imbecility），部分精神病（partial insanity），認知症（dementia）は稀であった。重度知的障害（idiocy）についてはよくあるという者と稀だという者に分かれた。詐病者が偽装精神病のどの形態を選び取るかは，障害があるとすればどんな振りをすればよいかに関する公衆の理解または理解したと思っているものに一部基づいている。

検出への非介入的アプローチ

過去の精神病歴および家族歴を含むしっかりした履歴を入手することが極めて重要である。患者，被疑者・被告人（いずれもdefendant）あるいは受刑者が，自分が観察されていることを知らない時間を確保する（その重要性はCoxやHillがすでに指摘していた）ために，長期の観察期間が医師に提供されなければならない。

精神障害の症状

発症：詐病は急性発症が特徴である。

演技過剰：詐病者は役割を演技し過ぎる傾向がある。

監視下の症状：詐病者は観察されている時に症状を増やす（すでに Blatchford が指摘していた）。彼らが観察されていないと考える時は症状を示さないことが多い。

症状の表示：詐病者は決して自分の精神病を隠したがらない。これに対して真の患者は，寛解期において病気が治ったと見られるのを望んでいる。Williams（1835年）の簡潔な表現によれば，「真の病人は隠し，詐病者は現す」のである。

食事の禁欲：精神病者は詐病者には耐えられない程度に拒食する。

睡眠：真の精神病者を詐病者から識別する最も信頼できる方法の一つは，真の精神病者が睡眠なしでもやっていけるという性向があるのに，詐病者はどんなに努力してもこれを真似ることが絶対にできないということである。

検査者を見る能力：詐病者は検査者の顔を直視できない。

記憶：詐病者は精神病者には著しい記憶障害があると誤解しており，それによりこの症状を間違って演じる。

感情障害：精神病者は最も親密な人に対する感情を失うが，詐欺師がこの症状の偽装を思いつくのは稀である。

思考の不条理：詐病者は，精神病者というものはあらゆる質問にナンセンスな回答をするものだと思いこんでいる。Ray の説明によれば，詐病者がよく犯す誤りは，何事も正確に記憶してはならず，談話がより多く矛盾し，不条理であればあるほど，詐病の試みはよりよく維持されると想像することである。

無感覚：精神病者は気温の変化，味や臭いに無感覚である。患者は極度に強い光，太陽光に対してさえ眼を据えて，幻惑されない力がある。これら無感覚は詐病者の能力を超えている。

躊躇と応答前思案：詐病においては，質問に応答する際に躊躇があり，また，どんなに滅裂に見えようとも，有利に応答をするための応答前思案（premeditation）が現われる。

症状の変動：詐病者は精神病の満ち欠けする症状を真似ることができない。

Givin もいう通り，患者がいつまでも興奮し続けたり，あらゆる点に関し理性を失い続けたりすると，欺瞞の疑いが起こる。

品位と礼儀に対する無感覚：精神病者は行動の病前水準から退行するが，その様子は容易には偽装できない。

感情の不安定：真の精神病者は感情に突然の変化を示すが，これを真似ることは容易でない。

臭気：独特の臭気で，死体の臭いを連想させる。

偽装を暴く手段

暗示：精神病に特徴的だとされている行動パターン——饒舌，特異な身振りまたは姿勢——を仄めかし，その後その模倣が現れるかどうかを観察する。

反復：検査者が，最近訴えられた障害の幾つかの観念をもう一度いってくれと患者に頼むと，詐病者は全く同じことを繰り返しいうであろう。このようにして，どの'たわ言'も一つとして忘れられていないことが分かる。そのような場合，真の患者は新しい観念を持ち出すものである。

書き物：患者から書き物を預かること。詐病者は口頭では現わさない形で自分自身をさらけ出している。

成功の見込み：詐病者に対し，その目的到達に成功する見込みがないことを印象づけると，これが詐病を中止させる最も効果的な手段となる。

薬物負荷：真の精神病者はある種の薬物に高度の耐性を示すが，詐病者はそうでないであろう。推奨された薬物は吐剤，下剤，アヘン，鼻腔に噴射された牡鹿の枝角（昔アンモニアの原料とした）であった。

身体的処置の脅し：議論の余地はあるが，身体的処置または処罰を提起するという脅しを採用すると，詐病の自白を生み出すことが多い。検査者は職業（医師）から外れた処罰で脅すことさえあろうが，彼は決してこの線（脅かすが実行はしない）を越えてはならないと助言する者もあった。

身体的処置：熱した鉄，熱した針金，焼き鏝，鞭打ち，軽い中毒，顔面に突然冷水を浴びせる，回転椅子。これらは推奨されないことが多かったが，一般には効果があると示唆されていた。

成功の可能性

数人の著者は Paolo Zacchias（1584-1659 年）を引用している。Zacchias は

司法医学 (forensic medicine) の父と広く考えられているが、彼によると、「病気ほど偽装するに易く、暴くに難しいものはない」のである。しかし、19世紀のこの時期までは、精神病はうまく偽装するのが難しく、有能で根気のよい医師なら偽装を暴くのに成功する、というのがコンセンサスのようであった。しかし、これに対する一つの実質的な警告となっていたことがある。すなわち、臨床家は、詐病であるのに真の疾患と誤診する場合［著者注：偽陰性］に比して、真の疾患があるのに詐病と誤診する場合［著者注：偽陽性］の方が多かったという認識であった。

以上のようにこの時期は、詐病に関する知識が質量ともに飛躍的に向上し、集積された時期である。詐病の動機および詐病を検出するアプローチが整理され、詐病の症候学が詳細になり、詐病検出の手段にも工夫が加えられた。理由（外的動機）、過去の履歴（付随情報）、自分が観察されているとは知らない時間（これは前期、すなわち19世紀初期からの継続）、急性発症、過剰演技、監視の有無による症状の変化、症状露出（「病人は隠し、詐病者は現す」）、思考の不条理（ナンセンス応答等）、症状の変動（不自然な持続等）、症状の誘導、詐病を中止させる手段等は今日でも重視されている。また、人が偽装精神病のどの形態を選び取るかは、障害があるとすればどんな振りをすればよいかに関する大衆の理解に基づいていることにも着眼されている。この時期すでに診断上の偽陽性および偽陰性判断の問題性にも注目されていたことは重要である。

いずれにしてもこの頃すでに外的動機の存在、仮装 (feigning) の特徴がかなりの程度に捉えられるようになった。当然精神障害との鑑別診断は行われたであろう。今日用いられる詐病の証明方法の多くが確立していた。なお、当時は拷問に近い身体処置またはその脅しが行われていたことに注意しなければならない。

I-3-c　精神病の偽装——19世紀第3四半世紀（1850-1874年）

この期間、改版され、または新しく出版された書物は何ら実質的な知見を追加することがなかった。

詐病の理由

病院に居心地のよいシェルターを確保するため，刑務所でより安楽な時を過ごすため，刑務所から精神科病院に移るため，契約を取り消すため，不正な賠償金を手に入れるため，連邦の軍隊で積極的な兵役を避けるため，などが追加された。

検出術

詐病探索にもっとも重要な進歩と称されたのは，Nicolson（1870年）によるガルバーニ電池（galvanic battery）の使用であった。Nicolsonは，自ら二つの電極を備えた電池を使用した経験を，「電流が当人を探すと，舌はすぐに見つかった」とか，「電流が彼のナンセンスを止めさせた」というような表現を用いて叙述した。Nicolsonの結論によると，「欺瞞が明らかであるときは，小型電池が驚くべき効果を与え，しかも安全である。それを無差別に適用するのは残酷であろう。それは詐病を発見するためではなく，これを止めさせるために使用すべきである」といっていた。

精神病の偽装の検出およびその証言が，討論の焦点としてますます重要性を帯びることになってきた。19世紀も後半に入ると詐病の動機に経済的理由が加わっている。この頃から民事領域の詐病にも注意が向けられるようになったのである。

I-3-d　精神病の偽装——19世紀第4四半世紀（1875-1899年）

この期間，精神疾患に関する著者たちは精神病の偽装を論じてはいるが，新しい情報を提供していない。唯一の例外が神経学者 Spitzka, E. C.（1883年，1889年）であった。偽装された精神病に関する彼の考察は，それが19世紀末の知識の有様を教えてくれるので，知っておくに値するのである。

詐病の理由

犯罪者が刑罰を免れようとする，個人が法的契約を無効にしようとする，新聞記者が扇情的な物語を取材するために精神科病院に潜入しようと試みる，犯罪者が犯罪を実行する前から抗弁の準備をする，新兵が軍役を逃れようとする，戦争捕虜が脱走を試みる，精神科病院の仲間に入りたがる人たちや通常の社交

を避けようとする人たちがいる，等が挙げられる。Spitzkaによると，医師が精神病の偽装を暴くに当り，より高度の専門家になるにつれ，これら詐病者も詐欺を遂行するに当りまさにそれだけずるくなる。場合によっては，偽装された精神病が十分長い期間にわたって装われると，真の精神病に転化することもあるであろう。また，真の精神病者が目指す利益を手に入れるために，別種の精神病を装うこともあり得る。

正体露見または検出の方法

雑多ではあるが以下の項目が挙げられる。

①犯罪に対する十分な動機がある，②精神病の既往歴がない，③症状を過剰演技する，④あらゆる質問に間違った回答をする，⑤家族や知人を認知できない，⑥発症が速く，唐突に終わる，⑦様々なタイプの精神病の症状を組合せる，⑧長期にわたって密着した観察をする，⑨医師の目を直視できない，⑩応答に遅延がある，⑪観察されていないと思うと，観察されているかどうかを確かめるため辺りを見回す，⑫患者は自分の演技を清明期と思われる期間まで続ける，⑬真の精神病者にはないと思われるようなリズミックな運動をする，⑭偽装の頭痛，⑮患者は真の精神病者なら決して使わない妄想だの幻覚だのという言葉を使用する，⑯犯罪が行われていた丁度そのとき精神病が発症する，⑰医師から盗み聞きした症状を装う，⑱精神病の偽装を非難されると乱暴な反応を起す。真の精神病者はこの非難を無視するだけであろう，⑲病棟から病棟へ移すと，患者はそれぞれの病棟の患者の症状を真似る，⑳精神疾患の家族歴が欠如する。

信用できないとされた検出法

①自分は精神病であるとの要求，②皮膚組織，胃腸障害，脈拍などの身体的徴候，③疼痛に対する無感覚，④エーテルを含む薬物の使用。

Spitzkaは身体的拷問を用いて自白を強制してはならないこと，また実際に精神病の人が精神病を偽装していると決定することは特に困難であることを指摘した。最後に，精神病の偽装はたいてい真の精神病のカリカチュアに過ぎないと述べている。

この時期，エーテルも続けて用いられ，ガルバーニ電池（galvanic battery）も再び注目された。Robinsonのchallenge testというのも現われた。患者に，あなたを救えるのは脳外科しかないと暗示する。すぐに麻酔が行われる。

患者は麻酔から回復した時(手術は行われていない),詳細な質問を受けるというものである。この技法は薬物を用いたインタビューの先駆形態と見なされている。

なお,Spitzkaは精神病の偽装が真の精神病に転化する可能性について述べているが,これは現代のResnick & Knoll[171]によって否定されている。すなわち,それについては別の説明の仕方があるからである。時が経ち実地を踏むにつれ,詐病者らは精神病を偽装する能力を向上させる結果,検出できない域に達するという可能性である。

I-3-e　1990年代以降のアメリカ詐病学の発展

その後の精神病の偽装に関する考察の発展を,20世紀——Flint, A. (1917年),Johns, A. B. & Llewellyn, L. J. (1917年),Ossipov, V. P. (1944年),McDonald, J. M. (1976年),Resnick, P. J. (1984年,1988年)——を通して辿ってみても,19世紀以来この状態に対する対処法において進歩したものは僅かである。こうしてResnick (1988年) が精神病の詐病に関する臨床的ガイドラインの考察において指摘したものは,結局,良質で,信頼できる19世紀の精神医学の要約である。こういったからといって,それはResnickの優れた労作を非難しているのではなくて,むしろ精神医学の現状を明示するものである。

以上が,19世紀アメリカ詐病学史の概略である。すなわちアメリカ詐病学は19世紀第2四半世紀にすでにその最高峰に到達し,その後1990年に至るまで付加すべき本質的進歩はほとんどなかったのである。

Gellerら (1990年[49]) がアメリカ詐病学を総覧した後,すなわち1990年頃から,詐病の診断学の研究は驚くべき躍進を遂げた。その後発表された新しい試みや経験的研究の総体は見渡すことさえ難しいほどである (Merten, 2002年[107])。

既述のように,19世紀後期および20世紀初期には産業の拡大が著しく,労働者の労災補償が導入された。これとともに詐病の社会経済的意味に対する関心が増大した (Thompsonら,2004年[216])。この頃詐病の申立が民事訴訟に関連して大量に提起され始めたのである (Mendelson, 1995年[105])。詐病をテ

ーマにする医学上の出版物は19世紀後半以来急速に増えた。賠償要求等の強い経済的動機を持つ者ほど，精神病理の程度またはそのテスト尺度のスコアが高度である。これらの研究は全て，経済的動機の影響が鑑定の際に考慮に入れられなければならないことを示している（Thompsonら，2004年[216]）。

訴訟能力の判定に関しても，大きな変化があった。

第一世代の訴訟能力尺度は患者の法体系に関する基礎的知識を評価したが，テストの妥当性確保，基準，および法基準との適合性に限界があった。そもそも訴訟能力の定義ないしテストはイギリス普通法の数百年の伝統から結晶したもので，次の3問によく現われている。

1) 被疑者・被告人は自分に対する訴訟手続を知っているか。
2) その訴訟手続に関連して自分の立場が分かっているか。
3) 自分の防衛に当って弁護人と理性的に協力することができるか。

例えばMcGarry, A.L.ら（1965年[103]）は13項目からなる訴訟能力テストを作成した。項目のみ列挙すると，以下の如くである。1) どのような法的防御が使用できるかを評価する能力。2) 法廷において自己の行動を抑制する能力。3) 弁護人と適切な関係を保つ能力。4) 有罪答弁を含む法的戦術を組み立てる能力。5) 弁護人，検察官，裁判官，陪審，被疑者・被告人，証人の役割を評価する能力。6) 法廷における訴訟手続を理解する能力。7) 嫌疑の罪科を理解する能力。8) 受ける可能性のある刑罰・処分の範囲と性質を理解する能力。9) 訴訟の成り行きの見積をする能力。10) 犯行時の行動，時間関係，精神状態など，犯行を取り巻く適切かつ有効な事実を弁護人に開披する資質。11) 検察側の証人に現実的に対処する能力。12) 適切な証言をする能力。13) 自己破壊的動機（法律的意味で）がないか，特に病的な刑罰追求はないか，適切な法的防衛を利用することを注意深く避けてはいないか。

McGarryらは各項目を5点法で点数化して訴訟能力の定量化を試みているが，これは余り成功しているとはいえない。確かに訴訟能力を分節化すると，訴訟能力の各局面が明瞭になり，それだけ客観化される。しかし，このような方法の成果は，各項目の得点をプロフィール化して示せば，訴訟能力の全般的な障害がどの程度か，一部決定的な障害があるかどうかを見やすくする程度のものであろう。

1990年代以降，第二世代の訴訟能力尺度の開発に際しては，過去の多くの欠点に取り組まねばならなかった。第二世代の尺度には「マッカーサー訴訟能力評価ツール・刑事判定」（MacArthur Competence Assessment Tool-Criminal Adjudication：MacCAT-CA）や「訴訟能力評価・改訂版」（Evaluation of Competency to Stand Trial-Revised：ECST-R）が含まれる。いずれもさらなる妥当性の確立が必要であるが，これらは訴訟能力の評価において意義ある進歩を示している。30年間にわたる訴訟能力研究において重大な見落としがあったが，それは他でもなく詐病に関する体系的研究に欠けていたということである。そして臨床家たちが被評価者に偽装という重大な問題があることを認識してから，すでに長い時間が経っていた。その間，大規模調査（Rogersら，1994年[182]，Rogersら，1998年[181]，Skeem, J.L.ら，1998年[196]）は司法評価の7件中約1件（14.3％）が精神障害の偽装である可能性を示唆した。この頃，訴訟能力の評価は，控えめに見積もっても年間50,000件である。訴訟能力評価の場合に焦点を当てても，その評価例の12.7％が臨床的に詐病と評価された（Rogersら，2002年[183]）。臨床心理士たちは特殊化された訴訟能力評価尺度の開発を通して，訴訟能力の評価を標準化した。第一は精神障害の偽装が訴訟能力にどのような影響を与えるか，第二に偽装ケースを同定するに当り，効果的なのはどの尺度かを調査した。訴訟能力の3尺度，すなわちジョージア裁判所訴訟能力テスト（Geogia Court Competency Test：GCCT），MacCAT-CA, ECST-Rは偽装に対して脆弱であることが分かった。それでも，特殊化されたGCCTおよびECST-Rを発展させれば，偽装された精神障害に対する相当に効果的な表示ツールを生み出すことが分かった。

詐病検出モデル

次に，理論と実地の枠組みを提供するモデルを提出することも不可欠の仕事であった。Rogers, R.（1990年[173]）は今日までの詐病検出モデルを次の三つに分けている。

第一は病因モデル（pathogenic model）で，このモデルの仮定によれば，詐病とは精神症状を意識的に作ることによって，精神病的および神経症的過程を制御しようとする無効な試みである。意識的に作られた詐病の症状は，結局は，基礎にある障害の非意図的症状にとって代わられるということである。しかも，

このモデルの顕著な特徴は非意図的症状の破壊的パターンが進行するという予測にある。しかし，その後の研究はこのモデルを支持しない（Rogers, 2008年[175]）。

無意識の疾患と意識的な症状産出との間のこの緊張は，意識的・無意識的次元と意図的・非意図的次元に，はっきりした境界を明確に述べることに内在する困難を例証している。ところが詐病を病因図式の下に分類するには，この境界が不可欠である。病因モデルは少なくとも3つの理由で不評を買っている。理由の第一は，多くの詐病者はこのモデルが仮定した破壊的パターンを示すことがなく，その他の継続する障害は偽造として退けられる。第二は，賠償神経症の場合，経済に基づく動機付けが強力で，これが病因仮説に対抗する。弁護士たちは，見たところ頑固な障害に対して，経済的解決が「治療的パワー」を発揮するのを目の当たりにした。これが前記のような精神的メカニズムの仮定に対抗するのである。第三には，脱施設化が到来し，患者の人権が登場し，精神保健サービスの提供が改善されると共に，かつては州立病院に関する通念であったCatch-22論理（本書VI-1の注5参照）が崩れてきた。州立病院が詐病候補者にとって魅力的になってきたのである。この病因モデルは支持を失って今や数十年になる（Thompson, 2004年[216]）。

第二は犯罪学モデル（criminological model）で，その実例はDSM-III-R[3]，DSM-IV[4]およびDSM-IV-TR[5]である。これらは病因モデルを排除し，詐病の犯罪学的観点に焦点を当てることを選んだ。例えばDSM-IVにおいて，詐病の診断のためのガイドラインの第2項（「その者の主張するストレスまたは能力障害と客観的所見の間の著しい差違」）だけが道徳的・犯罪学的観点に中立的で，他は個人の悪い性格と悪い行動，すなわち悪い環境におかれて（法的困難），悪い行動を示す（非協力）悪い人間（反社会性人格障害）という三局面に照準を合わせており，これがDSM-IV等の暗黙の仮定である。意識するとしないにかかわらず，これを用いる評価者または研究者は，反社会性精神病質と詐病との関係を正当な理由もないのに特別に調査していることになる。犯罪学に焦点を置いているせいで，DSM-IVの標識は臨床所見を強調せず，背景および状況因子を重視している。臨床データに対するこの相対的な無関心から，望ましくない結果が二つ生ずる可能性がある。一つは詐病の有益な臨床的

標識が見過ごされるということであり，もう一つは，今日流の詐病者の検出がたとえ妥当であったとしても，背景的および状況的変数によって必要もないのにそれが撹乱されるということである．

　DSM-IV（DSM-III-R, DSM-IV-TR も同じ）の標識に対する批判を要約すると，以下のようになる．反社会的人格の使用を正当化する経験的証拠は乏しい．評価や治療に対する非協力性という特性については，詐病者よりも州立病院の入院患者に当てはまる．客観的所見との不一致は必要もない曖昧な基準（つまり「不一致」は作話，記憶錯誤，および症状の否認のような非詐病性の現象を含むかもしれない）であって，「客観的」所見が実在するという証明のない仮想に基づいている．客観的ではなくて補強的（corroborative）なデータが，患者の実際の障害の評価において有用であることが分かるであろう．矛盾はどの型の詐病にとっても確実な証拠とはとうてい言い得ない．DSM-III-Rの標識の2つ以上を満たす場合でも，真の陽性1に対し偽陽性が4にも昇るので使用に耐えないのである（Rogers, p. 9, 2008年[175]）．

　第三は適応モデル（adaptational model）（Rogers, 1990年[173]，Rogersら，1998年[181]）である．このモデルは，意思決定理論の延長である．すなわち，危険な状況において期待される有用性と蓋然性を基礎にして行動の選択がなされる．それが仮定するのは，詐病者たちは自分の置かれた状況を当事者対抗主義的（adversarial）でかつまた危険があると認識するということである．これに応じて詐病候補者は成功のチャンスを最大にする最も有利な選択を追求する．詐病は考慮に入れられる多くの選択肢の一つである．その過程は「適応的」（つまり，自分の目的を達するに最も効果的な方法を求める）と見られる．もっとも，終局的結果は必ずしも適応的とは限らない（例えば，蓋然性の計算違いが起こる）．適応モデルを支持する研究データはまだ試験段階である．詐病の頻度増加が観察されてきた．軍隊では，状況がより不利であるほど，特に激烈な戦闘の時期に，また刑事司法では，特に被疑者・被告人が当面している刑罰が極めて重大であるほど，比較的良好な状況にある場合に比べて，精神疾患を偽装することがはるかに多いのである．当事者対抗主義的状況に実験的操作を加えて詐病に与える影響を試した研究がいくつかある．その一つだけ挙げると，高度に施設漬けになった患者の中には何時までも病院にいたいと望んでい

る者がいる。比較的中立的なルーチンの評価では、これらの人々はそのような動機を持たない人々と似た水準の精神症状を報告する。しかし、当事者対抗主義的な状況（つまり、退院決定の評価）に当面すると、施設漬けの高度の患者は、施設漬けの程度の低い患者に比して、実質的により多くの精神症状と障害のより強い物語を作り出すのである。

適応モデルは詐病を理解する概念的枠組みとしてかなり有望であることを示している。重要なことは、このモデルは狂気（病因）モデル対邪悪（犯罪）モデルという二分法を回避することである。適応モデルは、包摂基準としては当事者対抗主義的性格に焦点をあて、更に中心的には臨床的表出に焦点を当てるべきであることを示唆している。研究によれば、詐病の発生率は3〜8%を超えることは稀である（Rogers, 1990年[173]）ことを示している。従って、我々の注意は、いつ（対抗主義的か非対抗主義的か）よりも、個人がいかに現われるか（臨床像および訴える症状）により多く焦点を置かなければならない。

言葉を換えて説明すると、詐病者は臨床家の評価を受ける間、「損失・利得分析」に熱中している。詐病が起こりやすいのは、1) 評価のコンテクストが当事者対抗主義的（adversarial）と認められる時、2) 本人の利害の関心が極めて高い時、3) 他の選択肢はどれも成功しそうにないと見える時、である。このモデルでは、本人は渇望する外的動機をどうすれば獲得するのに成功するかという見込みをもとにして、詐病するのである（Thompsonら、2004年[216]）。すなわち損得分析には、誠実に振舞った場合の成功の見込みと詐病を試みた場合の成功の見込みとの比較考量が含まれている（DeClue, 2002年[29]）。

「確実な真実」を欠いているということが詐病研究の最も苛立たしい問題の一つである。我々の分類の真実性はいつも疑問に開かれている。この問題に対する解決の道を見つけるため、大ていの詐病研究はもっぱら模擬詐病（simulation）デザインに頼っている。しかし、残念ながら、この種の研究は模擬詐病—詐病パラドックス（simulation-malingering paradox）（Rogers & Cruis, 1998[179]）に格別脆弱である。このパラドックスは、「正直にいってくれと頼んだ時に偽装する人（詐病者）を研究するために、偽装の指示に正直に従うよう被検者に頼む時」に起こることである。これに対する一つの解決法は、現実の詐病者と模擬詐病者との研究の間で所見が収斂するものに限って結果を採用す

るというものである。このアプローチは，既知のグループ・デザイン（詐病者を分類する際に不確実性がある）と模擬詐病・デザイン（模擬詐病者から得られた結果を詐病者に一般化することに疑問がある）の双方の短所を補い合う試みである（例えば Rogers ら，1990 年[180]）。

Rogers（1990 年[173]，2008 年[176]）は，応答症状の構造化インタビュー（SIRS：Structured Interview of Reported Symptoms），M test（簡易な統合失調症識別テスト。Smith, G. P.[201]を参照），MMPI の有効性を説明し，その優れた点を紹介している。Rogers は非構造化アプローチと構造化アプローチの両方を組合せて使用することを勧めている。ただし重要なことは，このモデル（具体的には SIRS）の適用は精神症状の甚だしい誇張または偽造に限られており，偽造された精神症状の産出よりも認知機能の減少に強調のある作為性神経心理学的欠陥には使用すべきでないということである。著者はある鑑定書で，拘禁反応を産出性症状が主体となる幻覚妄想型（産出型）と，欠落症状が主体となる仮性認知症型（欠落型）とに，二大別したことがある。適応モデルは後者には無力なのである。これと同型の認識はすでにドイツにおいて Snell[202][203] および Fürstner[46] が示していた。

一般に，非構造化インタビューは今日でも必須であり，その必要度と価値は極めて高いから，この種のインタビュー技術の練磨はますます重要となる。他方ではしかし，個々の臨床家の特異なスタイルを考えて見ると，インタビューを評価する方法が存在しないことがわかるが，これがインタビューの有効性を低下させている。詐病に関する妥当な質問を体系化して，感受性，特殊性，信頼性を高める必要がある。このため構造化インタビューの重要性が強調されてきた。それは調査事項の取り落としを防ぎ，評価者間の比較を可能にするためにも役立つであろう。詐病検出のための代表的な構造化インタビューは，前述の SIRS である。これは 1992 年に試作され，さまざまな試練に耐えてきた。実際，Melton, G. B. ら（1997 年[104]）が報告しているように，「SIRS に関する研究は感受性（sensitivity）および特殊性（specificity）に関する見事な指標を一貫して報告してきた。…かくして SIRS は精神症状の詐病を調査する司法臨床家が真剣に考慮してみるに値する」のである。この意見に DeClue, G.（2002 年[29]）も賛成している。Rogers（2008 年[176]）によると，今や SIRS は

詐病の評価のための標準的方法として広く採用されている。精神障害の仮装尺度の中で，偽陽性率の低さは比肩するものがない。SIRS は概念化，信頼性および妥当性の点で，精神障害の仮装に対する最強の尺度と考えられてしかるべきであるという。既述のように，SIRS（実施に 30-45 分かかる）を簡略化し，自記式にしたスクリーニングテストも作成されている（Norris ら 1998 年[145]）。なお，区分点による決定ルール（cutoff point decision rule）が可能なのは仮装（feigning）に対してであって，詐病（malingering）に対してではない。いかなるテストスコアまたはテストスコアのいかなる組合せも，ある人が詐病しているかどうかを決定することはできない（Mossman, 2003 年[118]）。Rogersら（1992 年[178]）（DeClue による）のいうように，「仮装の確認を第一にすべきで，仮装の動機付けは二の次である」ことを忘れてはならない。なお，仮装と詐病の概念の異同については本書 IV-2 および VII-4-a を参照されたいが，ここで簡単に述べておくと，詐病は症状の意図的な偽造またははなはだしい誇張であり，外的な利得に動機づけられた意識的な選択である。これに対して仮装は，症状の偽造または誇張である点では同じであるが（SIRS や心理テストの結果のように），意図の有無を問わないところが詐病と異なる。

客観的かつ構造化されたインタビューおよび評価手続としては，SIRS のほかに，「ミラー式症状司法評価テスト」（Miller Forensic Assessment of Symptoms Test：M-FAST）や「ロジャース式刑事責任能力評価尺度」（Rogers Criminal Responsibility Assessment Scales：R-CRAS）等があり，精神疾患の詐病の臨床評価を補強し，改善するために利用できる。今後も臨床家の使用しやすい尺度やテストが開発されなければならない（Mossman, 2003 年[118]）。

法的能力尺度

妥当な法的能力尺度も上述の訴訟能力尺度のほかに広く開発されている。例えば「黙秘権放棄能力」（capacity of a defendant to make a knowing and intelligent waiver of Miranda rights）を評価するための尺度として，「ミランダ権利の理解」（Comprehension of Miranda Rights：CMR]），「ミランダ権利の理解・認知」（Comprehension of Miranda Rights-Recognition：CMR-R），「ミランダ権利の理解・語彙」（Comprehension of Miranda Rights-Vocabulary：CMR-V）の測定器具が有効であるとされ，上記能力を正確に計測するために

用いられている。これらには確立された経験的基礎がある（Grisso, T. 1998 年──Heilbrun[65]による）として，Heilbrun ら（2002 年[66]）はこれらを臨床的条件と機能的能力（黙秘権放棄能力）の間の因果関係を評価する際に使用すべき有力な「法則定立的証拠」（"nomothetic evidence"）として用いている。

心理テスト

詐病を検出するために心理テストも重要である。アメリカではさまざまな認知テストや MMPI のほか，とりわけ MMPI-2 が広く推奨されている。そのほか「ミロン多軸診断票-3」（Millon Multiaxial Inventory-3：MCMI-3）や「人格評価診断表」（Personality Assessment Inventory：PAI）等がある。テスト結果と現実の機能との間に非論理的矛盾（食違い）があれば，それは真の障害や欠陥よりも詐病を示唆する。

対決と決定

調査とテストが完了し，本人の報告するストーリー，非構造化インタビューの結果，構造化インタビューの結果，心理テストの結果，付随情報（雇用記録，診療記録，保険記録，軍隊記録，人事記録，捜査官作成の調書，刑務官作成の日誌，家族の証人調書，監視テープ等）の収集と分析を総合的に検討したならば，評価者は詐病の疑いある者との対決（confrontation）をしたいと思うであろう。これは十分な証拠を基にして疑問点を当人に提示することにより，自白あるいはこれと同等の結果（詐病の中止等）を獲得することにより，詐病の診断を確実にすることを目指す行為である。何食わぬ顔をして問診をし，密かに行動を観察し，黙って詐病の診断を下すよりも，この対決を経る方が，倫理的に正道を踏んでいるのであるが，そればかりか，対決は診断を確実にするのである。植松の事例（I-2 参照）で述べたように，対決は訴訟手続の廉直化，確実化のみならず，迅速化にも貢献するであろう。いつどのように対決するかは難しい決断で，慎重に扱わなければならない。詐病者がそのような対決に対し，自分の陳述を正当化しようとして，行動をエスカレートさせることが稀でない。このため危険な被検者または行動化の履歴のある者に直接対決をする時は，十分な精神保健スタッフと保安要員を備える必要があるといわれる（Thompsonら[216]）。Resnick（2003 年[170]）は，つねづね被検者に同情的理解を示し，対決に際しても被検者に恥をかかせないように気をつけた方がよいといっている。

彼は被評価者に対し、「君は私に嘘をついてきた」とはいわないで、「君は真実の全部をまだ話していない」と告げるそうである。

最後に、これは重要なことであるが、詐病の決定は多種方法による総合評価（multimethod evaluation）である（DeClue[29]）。構造化インタビューや心理テストは、どんなに妥当性が高く客観的であっても、それが決定することができるのは仮装（feigning）の程度である。これらを自由なインタビュー（症状の具体的な追究と動機の照合）の所見や付随情報と組合わせて、所見の総体を解釈して初めて詐病（malingering）との意見が形成できるのである。

なお、証拠から意見に至る時に重要なのは、証拠能力の標準（reasonable medical certainty or probability）である。それぞれの国または法域（jurisdiction）のさまざまな場合（刑事か民事か、証明の負担が原告側にあるか被告側にあるか等）に応じてこの標準を心得ていなければならない。

以上のようなことを今日のアメリカの詐病学は教えてくれる。それにしてもアメリカ詐病学は19世紀初期から近代詐病学を開始し、その第2四半世紀にはすでに一つの頂点に達し、今日の詐病学の基礎を築いた。遅れて出発したドイツ詐病学が、Snellは例外として、詐病の理論的研究に終始し、詐病の認定に消極的、むしろ一部では敵対的でさえあったのに比し、アメリカ詐病学は理論的究明よりも、如何に詐病を検出するかというプラグマティクな課題を追求し、詐病（malingering）から仮装（feigning）を分離し、後者については心理テストおよび構造化面接によってこれを計量化（100％またはそれに近い判定）することに成功した。こうして、詐病の判断の過程全体を可視化し、所見の総体を解釈して初めて詐病の判断が可能になることを明らかにした。これは詐病判断の限界を示すとともに、詐病を誰（裁判官および陪審、わが国では裁判員）にも分かるように説明（すなわち証明）することを容易にする。

因みに、ドイツの神経科医 Merten, T.（2002年[107]）によると、ドイツ語圏では広い範囲にわたってますますMMPIはタブーになっていることは既に述べた通りである。ドイツ語圏ではこうした下位尺度（Subskalen）の使用のための経験的データが全くない。MMPIに関する英語文献には矛盾がないではないが、恐らく質問紙法診断から重要な指標が得られるであろう。とりわけSIRSは重要な方法として挙げられるが、Mertenの知る限り、ドイツ語圏では

今日（2002年）までこれが導入されていない。わが国もまた同様の状況にある。

II

詐病と疾病概念

　詐病はその診断を巡って困難な事情が多数あるので，診断自体が難しいこと，母集団が決めにくいことから，その頻度（base rate）を知ることが至難である。けれどもそれはあまり高くないであろうと一般に考えられている。詐病の頻度を知ることは，詐病診断の擬陽性率および偽陰性率を知る上で重要である。
　まず，問題としては，上記の詐病診断の困難のほかに，疾病概念の関係，詐病を診断することに対する臨床家の態度などの問題がある。

II-1　変質論の主張と影響

　詐病の定義の関係については，詐病を広義に取るか，狭義に解するかという問題があるが，今日では，存在しない病的症状を偽装する場合のみ（ICD-10がこの立場）ならず，存在する症状を甚だしく誇張する場合も詐病に含める（DSM-IVがこの立場）のがふつうである。本書でも原則として詐病という場合は偽装と著しい誇張を含んでいる。また，通常人の詐病のみが詐病であり，変質者（精神病質者）の詐病は真正の「精神病」（精神障害）になるので，一見詐病らしく見えても詐病ではなくて詐病精神病（Simulationspsychose）であるというような考え方は，今日受け入れられない。
　古い文献やその影響を受けた現代の研究者の論文を読むときに，今なお注意しなければならないのは，実にこの変質論の影響である。例えばBirnbaum, K. (1908年[15], S. 196) は次のように述べている。詐病が問題になるときに，「優れて実践的な重要性を持つ問題が提起される。すなわち詐病が存在すると見える場合に，それは精神的に完全な価値を持った者の詐病と同一の経過なのか，あるいはここでも病的な要因がかかわっているのかという問題である。変

質者のこうした詐病様表出と正常者の詐病とに共通するのはたった一つで，それは病気と見られたい，または少なくとも実際以上に病的と見られたいという初期の願望または意図である。［中略］変質者は自分自身についてあまり明確でないことが多く，価値のさまざまな意識内容に対してあまり批判的に対応しない結果，彼らにとって詐病のこうした意図が動機として，正常者の場合と同様にはっきりと意識に昇るかについては少なくとも疑問である。ともかく（変質者の場合は）正常な精神的出来事，目的意識的な詐病の遂行，そのために常にそれに向けられた注意および緊張，更には偽装の間断なき意識は論外である。それ（初期の願望または意図）に続く現象は全て病的な性格のもので，それらは変質者の異常な素質に由来するのである。あらゆる種類の影響に対する変質者の異常な感受性が存在する場合には，他の精神的要因と同様に上記の要因（願望または意図）も精神病的表出（psychotische Äusserungen）を鼓舞するように働き，当初は恐らく意図的，作為的現象の全てが，ばかばかしい観念，偽りの本性，いくらかの気取り（例えばある場合では言葉の曲解），これら現象の全てが，遂には本人の意思から独立し，更に亢進した自己暗示の結果，真正の疾病症状（echte Krankheitssymptome）になる」という。

　念のため要約すれば，正常者の場合と同じ初期の願望または意図も，変質者の異常な素質のために病的性格を持った表出になり，亢進した自己暗示によって真正の症状になるというのである。こうして，心因性詐病精神病（psychogene Simulationspsychose）の基礎となる考えが出来上がる。Birnbaum は翌年の論文（1909年[16]）で，上記の基本思想をくり返し強調しながら，「精神病に関する知識が進歩するにつれ，精神障害の詐病は非常に稀であるという見解がますます普及した」とか，「私の考えでは，正常者が行う精神障害の詐病を科学的に完全に異論なく証明することは，多くの文献から想像されるよりはずっと困難なことであります」などと述べている。1931年になると，「いわゆる心因性詐病精神病（Birnbaum）を承認することは詐病問題に介入する点での，拘禁精神病の研究における，実地上最も重要で，学問的にも最も特色ある成果である[17]」というのであるが，このような成果こそ時代錯誤も甚だしいというべきものである。第一次大戦後，詐病が見直され，詐病が広範に（軍事，刑事，特に民事領域で）増大していることが痛切に認識され，詐病を少しでも科学的

に解明しようという努力が重ねられてきたのである。

　要するに，Birnbaum の主張の中心は，正常者の詐病は目的意識的遂行，間断なき注意，意思緊張，および高度の意識を必要とするから極めて稀にしか発生しないが，変質者の場合はこのような高度の自己意識等がなく，変質過程 (degenerative Prozesse：曖昧な自己意識，価値意識に対する無関心，異常な感受性，高度の自己暗示) が基盤にあるので，初期の願望や意図（ここまでは正常）が自動化され，もはや意識や意思の支配を受け付けない経過に陥るから，これは詐病ではなく精神障害というべきだという点にある。これが一見正しいように見えるのは循環論法が用いられているからである。すなわち平生から高度の道徳感情（健康良心とも呼ばれる）を持っているがためにいざ詐病（詐欺）をしようとすると，「目的意識的遂行，間断なき注意，意思緊張，および高度の意識」を動員せざるを得ないのが正常人だというのである。正常人を厳格に高潔かつ高度の人間と定義し，範囲を狭くして稀有の存在にしているのが特徴であるが，要するに，詐病ができないほどきわめて廉直な人を正常人といっているのである。他方，変質者とは，上記のような道徳感情がなく，「あらゆる種類の影響に対する異常な感受性」および「亢進した自己暗示」を兼備した人である。換言するとそれは，誘惑に弱く，誘惑された自分をすぐに肯定する人である。従って誘惑（初期の願望や意図）さえあれば詐病に陥りやすく，これが自動化しやすいのであろう。要するに詐病しやすい人を変質者と呼んでいるのである。人格を問題にする時は正常（平凡）人格を広く取り，異常（非凡）人格を狭く取るべきである。正常人格者（兵士，被告人，原告）も，状況（危険な戦闘，重大な刑事罰，莫大な賠償金）次第では，異常体験反応や詐病を起すことが問題なのである。少数の異常人格者のみが独特の反応を起こすとすれば，それはそれで別に特別な考慮に値するであろう。

　Birnbaum（1908 年[15]）は，変質者の妄想様空想を詳述した際，それが病的詐欺者，ヒステリー（妄想建築，昏迷，朦朧状態等），詐病，他の妄想精神病と互いに密接な関係または移行ないし併存関係にあることを論じている。ところが Wilmanns, K.（1924 年[240]，1927 年[241]）によると，仮性認知症（Ganser），心因性昏迷（Raecke），妄想様空想（Birnbaum）の大部分は代表的な詐病である。

先に述べたドイツの詐病に関する学説は Sieferd-Birnbaum の学説に沿うものであったが，これがわが国の司法精神医学に広く深い影響を与えた。植松（1939年[221]）によれば，「佯狂は正常人には稀有の現象であることがクレペリン（Kraepelin）によって指摘されて以来，それは精神病学の常識になっている」［著者注：呉秀三：精神病学集要，第2版，1916および石田昇：新撰精神病学，第9版，1922が証拠文献として挙げられている］のであり，「兎も角も原則としては，一見佯狂者の如く見えるものについても，それを容易に佯狂とは断定せず，佯狂性精神病（Simulationspsychose）または心因性精神病一般（Die psychogene Psychose überhaupt）に属するものと見るのが精神病医の常識となっているといってよかろう」といい，植松自身はこのような動向に批判的な態度を取っている。実際，三浦（1938年[110]）は鑑定書において，「その異様な状態発生の裏にたとえ自ら病たらんことを望み，或は病を伴らんと欲することあるも，夫等精神作用が意識下に沈潜する限りは佯狂と称し難く，ある精神病学者はかかるものに佯狂性精神病の名を与えし程にして，この場合は一種の心因性精神病なり」といい，「若し仮に彼が今日演ずる異様状態が佯狂ならんには，彼自ら不自然に打勝ち，其の知性並に徳性の重圧を排除するを要し，為めに費やす努力は甚だ大なるべし。一方，被告人は後述するが如く，現在観るが如き異様状態を続くること少なくとも既に1年9ヵ月の長きに及ぶ。茲に於てかの長期努力の結果として，当然生理的原則に従い，心身二方面に亘り，極度の疲労衰憊を来さざる可からず。然るに，本被告人の現在状態は［中略］軽度の意気消沈を示すのみにして，佯詐の招来せるものとしては甚しく軽きに過ぐ。是を以って鑑定人は本被告の作す所は佯狂にあらずと信ず」という。要するに，大して疲弊していないから詐病ではないというのである。鑑定の結論は，被鑑定人は詐病ではなく，真正の精神病（統合失調症がもっとも疑わしいが，拘禁精神病も考えられる）である，というものであった。正常者の詐病は疲労困憊の極に達するほどの努力を要するが，変質者の精神病は楽（自動的）だというのである。同時代の野村（1937年[143]）も佯狂について同様の説明をし，「その数は甚だ稀なり」といっている。

中田・小木（1956年[127]）は「精神病理学的には Siefert-Birnbaum の主流派的立場および Braun-Kretschmer の包括的立場に賛意を表し，刑事政策的に

はWilmanns説により大きな意義を与えたいと思う」といい，さらに中田（1978年[125]）は，「精神病理学的にはBirnbaumの心因性詐病精神病説を支持し，治療的・処遇的観点からはWilmannsの詐病説を評価したいと思う」と述べている。これらが保崎（2006年[74]）に奇妙な影響を与えている。このようにして最近まで変質論が連綿として生き残っていることが分かるのである。Rogersふうにいえば，変質論による詐病の説明は一種の病因モデルに相当するであろう。アメリカでは精神分析がその論拠となった。変質論も精神分析も詐病の説明原理としては廃れて久しいはずなのである。

II-2　原始反応と詐病

反応性の疾病概念を検討しておく必要がある。例えば原始反応を取り上げてみよう。その名称自体にも影響されるが，Kretschmerの説明を読むと，多くの人が，それはよほど病理性の深い，精神病的な反応ではないかと考えがちである。

小木（1965年[92]）は拘禁反応の中の原始反応を次のように説明している。「体験反応様状態で比較的多くみられるのは，爆発および昏迷などのいわゆる原始反応である。クレッチマーによれば，原始反応とは体験刺激が，発達した全人格の介入なしに，直接に衝動的瞬間行為や心的深部機制となって前景に出てくるものである。これは普通原始人，子供，動物などにみられ，文明人でも各個体に非特異的にあらわれるという。たとえば灯火にひかれてきた蛾が滅茶苦茶な運動を乱発するようなのがそれである」というのである。実際にも「特に暴力犯，殺人犯に多く，独居囚，未決囚，死刑囚に頻繁にみられる。突発的に起こる憤怒の発作から，極度の混乱におちいり典型的な運動乱発状態や痙攣発作までの段階がみられる。囚人は壁や扉を乱打し，房内の器物を破壊し，周囲の人物——看守や同囚——に対して全く無意味な攻撃を行い，叫び泣き笑う」と叙述している。蛾の運動乱発を種の相違を超えて人間の爆発反応の解説に使用するのは問題であるが，「運動乱発の対極にある原始反応は擬死反射である」といって「レッケの昏迷」も擬死反射で説明している。「囚人は突然静

止し，房内に呆然として佇立したり，倒れたまま動かなくなる。外界の刺激にはほとんど反応せず，緘黙，拒食，大小便失禁の状態となる」というのである。この解説に間違いが多いことはすでに指摘した。

　次いで，小木は反応性朦朧状態（ガンゼル症状群と拘禁性ヒステリー）を説明している。すなわち「爆発反応，昏迷，短絡反応などの場合は，少なくとも意図的，目的的な色彩が現象の前景には見られない。ところが，次に記載する反応性朦朧状態においては何らかの意味で意図的な傾向が前景に出てくる。原始反応は次第に目的のためにする欺瞞——詐病——へと移向[ママ]していくもので，朦朧状態はその中間的状態と解される」（297 頁）といい，「朦朧状態を前述した原始反応と後述する詐病との中間状態と考える」（300 頁）のである。そして「詐病を行なうには相当の狡知と，拘禁者側に対する徹底した敵対的思想と目的達成のための忍耐強い努力が必要である」（315 頁）といっているように，詐病とは知恵と思想のほかに強力な合理的意志を要する高度に正常な行動である。このあたりに Birnbaum の影響が窺われる。それはともかく小木は，以下の両極（①と③）の間にヒステリーを位置づける（315 頁，341 頁）。

① 原始反応（爆発反応，昏迷）　　　下層意思的—下層知性の直接発現
　　少なくとも意図的，目的的な色彩が現象の前景には見られない
② 反応性朦朧状態（ヒステリー）　　　意図的な傾向が前景に出てくる
③ 詐病　　目的のためにする欺瞞
　　明らかに意図的，目的的な行動

原始反応（爆発反応，昏迷）は体験刺激が人格の介入なしに，直接に衝動行為となって現われる，反射にも擬すべき，極めて病理性の深い現象であることを印象付けている。他方で小木は次のような両極を対置させ，その間に段階を設けることもある（341-342 頁）。

a）　原始反応
b）　人格反応

この方が通常は Kretschmer の所説とされている。Kretschmer は人格反応ばかりでなく，体験反応の用語を用いることもあるのは Schneider, K.[189] (S. 23) の指摘する通りであるが，Kretschmer の人格反応はふつう異常人格反応に限られる（理論的には正常人格反応を認めても何ら差し支えはないし，Kretschmer 自身教材の都合上異常な場合を例に取るといっている）。Schneider が異常人格というときは多数派としての正常人格を前提としているように，彼が異常体験反応というときは正常体験反応を認めているのである。Schneider は「『体験反応』とは，意味ある動機に基づいた，『ある体験に対する感情性の応答』である。［中略］何よりもまず『合理的に』状況が把握され処理される場合は，体験反応の中に入れない」(S. 20) というのであるから，厳格に取ると詐病は，異常体験反応はもちろん正常体験反応にも入らない。

　Kretschmer はともかく小木によると，原始反応と詐病とは極めて遠い（対極的）関係（上記①対③）にあることになるが，実際はそうではあるまい。Braun, E.[23] によって原始反応の一つである爆発反応の種々相を見てみよう。［著者注：Braun は，既述のように心因反応を人格反応と環境反応に分けている。前者を 1. 抑うつ反応形態, 2. 爆発反応形態, 3.（ヒステリー）発作，朦朧状態，昏迷，遁走に分け，後者を 1. 恐怖，不安，期待, 2. 心気症，エピチミー，詐病, 3. 孤立，感応に分けて叙述している。］

　論述の都合で Braun の前にまず Kretschmer を見ておくと，爆発反応はヒステリー反応に似ているという。両者は同じ経過を示す。それぞれの起こっている精神的層の高さが違うというだけである。Kretschmer はこうした運動発作を危機または不安に陥った動物の運動暴発と比較している。文明人においては，こうした先祖帰りの下層意思機制は，系統発生的に獲得された高度の精神的層によって覆われており，このような上部層が過度に強い刺激，例えば激烈な情動衝撃によって麻痺される時に初めて作動する，と考えている。すると，人間の場合もより深い精神的層に切替わるとともに多少とも無秩序な運動暴発，例えばヒステリー発作が生ずる。これはつまり滴虫の運動暴発がそうであるように，逃避欲求の表現に過ぎない。人間が原始的であればあるほど，それだけますます容易に薄い上部層は「情動の火花」によって打ち破られ，麻痺させられ，そうすることによって強力に発達した下層意思的下部層が作動させられる。

爆発反応も同様であり，情動の短絡によく似た作用であり，情動が意思から多少とも離れた，既存の運動性症候群を爆発的に炎上させる。

　ところで，こうした Kretschmer の推論を文字通りに理解することには用心深くなければならない。Braun によれば，最初の憤怒発作が成立するのは，大抵は現実の多少とも重篤な精神的トラウマのせいである。多くの場合1回の反応にとどまるか，または同じ強さの精神的損傷が新たな衝撃を与える時に限って繰り返される（端的には初回発作）。しかし他にも，ますます微弱な，遂にはほとんど感知できないかあるいはもはや全く感知できない情動衝撃だけで，繰り返し同じ結果をもたらすことが多い。「反応」を繰り返すうちに疾病利得が目指される時，つまり願望の欲求が感情の力動に入り込み，それによって反応が目的反応になり，それが爆発反応の姿を借りて演じられる時がまさにそうである（ヒステリー化）。すなわち，最初の情動爆発（初回発作）が心因症（Psychogenie）の最下の生物学的段階に相当するとすれば，ここでは既に第二の反応の領域に入っているのであり，その演出は分別精神（Sophropsyche：上は知能，意志，処理から下は抑圧，暗示まで）の意識的または半意識的な意思作用によって引き受けられる。このような爆発反応は最高の反応段階，つまり詐病（意識的な意思作用）にも親しみやすいことはおのずから明白である。もちろん爆発反応はいわゆる精神病質者の独壇場ではない。この反応は非常に広く広がっており，強力性感情生活の表現症候群は日常生活でも，一定の目的のために目的意識的に維持されていることが稀でない。例えば，上に紹介したように（Braun），家庭の暴君の罵詈雑言爆発がこれに属する。暴君はこのようにしてその日の職業上の鬱憤を発散させ，同時にわが家では無条件の優越性を確保する。営庭（兵営の広場）の激怒発作も実際の情動にふさわしいことは稀で，新兵のより厳しい訓練に向けて完全に意識された目的欲求に従った，かなりの程度の詐病である。ここで，例えば，極めて重大かつ責任の重い政治的危機後に生じた Bismarck の啼泣発作と憤怒の激発を想起しておくのもよい。また，著者の知っている某元大学教授は，かつて自分の意見を批判する記事が新聞に掲載された際，批判者の学力識見に不満があるといって怒り，説明に出向いた記者に対し，自己の無念の気持ちを伝えているうち，全身を振わせ，激しい啼泣発作に陥って記者を驚かせた。これなどもささやかながら爆

発発作といえるであろう。

　要するに原始反応の形態に属するからといって，それがいつも人格と無関係に，あるいはまた意識の深い段階で起こっているとは限らないことを Braun が忠告している。原始反応と呼ばれている爆発反応も意識野においてはさまざまで，初回発作のように最下層の生物学的段階に相応するものもあるが，ヒステリー発作ともいうべき中間段階を経て，最上層の詐病にまで及び得るのである。

　Braun は以下のような移行があるという。

　爆発反応→ヒステリー発作→もうろう状態→昏迷→遁走

　ここではヒステリー発作だけを取り上げる。より生物学的な形態で経過し，疾病利得に対する欲求という意味での複雑な心理学的構造に少なくともまだ言及できないヒステリー発作が少数ながら存在することに疑いはない。そのような傾向性のない，最初の盲目的精神（Typhlopsyche：感情，欲動，本能）に起因する段階のヒステリー発作に属するのは，とりわけ初回発作，または特別印象深い精神的外傷後に現れたただ1回のまたは繰り返しのごく稀な発作である。これらは第一次大戦において戦場の兵士に時に見られたものである。比較にならぬくらい多いのは，もちろんより高度の分別精神因性段階のヒステリー発作で，ここでは疾病利得が半意識的または完全に意識的に追求されているという。これらはいうまでもなく詐病である。

　以上を要するに，原始反応は深層の露呈で人格の関与がなく，病理性が深いのに対し，ヒステリーは中間層に属するというような図式的把握（小木，1965年[92]，1974年[92]，2008年[82]）は，臨床の現実にそぐわないということである。

II-3　精神分析学の影響

　詐病を精神障害の一種とみなす潮流を作ったもう一つの理論はアメリカにおける精神分析学であるが，これは日本の司法精神医学に影響を与えることがほとんどなかったので，簡単に記す。Resnick, P. J.（1994年[167]）によると，精神分析の最高潮の頃には，詐病は神経症より重い疾患の徴候であった。詐病は

神経症よりも早い時期における発達停止の表れであると考えられたのである。Menninger, K. (1935年[106])は，精神科医が道徳的問題に関して専門意見をもっていないことに言及し，詐病（彼が調査したのは自己損傷である）を，それがどんなに人を激怒させ，また「非難すべき」ものであろうと，精神疾患の一種と認定した。彼の見解は20世紀半ばまでの精神分析学的コンセンサスを反映していたと見なしてよいと思われる。アメリカの多くの精神科医がその下で教育されていったことはGoldstein, N.[50]が記す通りであろう。Eissler, K. R. (1951年[38])は戦争神経症を調査し，慣例に従って詐病を定義したが，それは常に疾患であり，「より早期の発達停止に関係するから神経症性障害より重症のことが多く」，究極的には治療可能であると述べている。戦争神経症がひとたび疾患，それも恐らくヒステリー性の一形態と判定されると，この時代には犯罪と同様にこれらも悪徳（bad）から狂気（mad）に移し変えられ，訴追または刑罰の見込みも消えた。

　もちろん当時といえども，このような精神分析学的見解一色に塗りつぶされていたわけではない。Goldstein[50]によれば，刑事手続において研究したWertham, F. (1949年) やDavidson, H. A. (1952年) は，詐病者は刑事手続において正気（sane）であり得るし，詐病はそれ自体では疾病でないとしていた。Werthamは詐病の診断が持つ道徳的意味を強調している。確かに当時は，死刑を免れるために詐病をすることが，多くの精神科医によって支持されていた（Goldsteinによる）。Werthamによれば「精神科医の間でさえ，全く根拠のない奇妙な迷信がある。すなわち，誰かが心神喪失（insanity）の振りをすると，すぐにその人は精神的に何か具合が悪いところがあるに違いない，というものである。それはあたかも，正気の人間（sane man）であれば，たとえ彼の生命が電気椅子による脅威に晒されていても，藁をも掴むような真似はしないであろう，というかの如くである」(Resnick & Knollより引用[171], p. 52) というのである。近くはGoldsteinも次のようにいう。「この設定［著者注：刑事裁判］では，詐病の内的欲求と外的動機とを識別することは恐らく不可能である。一次的および二次的利得が並行して走り，相互に強化し合う。極めて健康な被告人でさえ，自己保存の本能を持ち，単に訴訟に勝つというだけでなく，自分の生命を自分の支配下に置く直観的欲求を持っている。病院にいたいという願

望——面倒を見てもらいたい，犯罪を否定したい，刑務所の外にいたい——は，本質的には同じ理由のために，意識的および無意識的に体験されると考えられる」のである。

　Goldstein は Miller, H.（1961 年）の災害神経症に関する考え方を紹介している。彼は器質疾患を除外した上で，神経症者と明らかな詐病者とを一纏めにした。誇張や詐病が意識的であるか無意識的であるかにかかわりなく，彼らの唯一の目的は，観察者に能力障害が実際よりも大きいと信じさせることである。主観的症状を計測することはできないことを認識して，Miller は意識的症状も無意識的症状も一種の偽装であると結論した。要するに，神経症も詐病も目的反応とみなしたに等しいので，理由付けはいくらか異なるが，結果的にはこれはドイツの Reichardt（1933 年[165]）の考え方に同じである。当然のことながら Menninger はこのような考え方に反対し，やはり情緒を調査する科学的道具がないことに注目して，逆の結論を引き出している。その後も様々な議論が積み重ねられたが，精神分析学的詐病学は廃れて半世紀になり，詐病を論ずるのに精神分析学を持ち出す人はいなくなった。

III

臨床家の詐病に対する態度

III-1　詐病診断回避の傾向

　アメリカのかつての進歩的な精神科医に限らず，一般に臨床家は詐病の診断に消極的である。Schwartz, D. W.（1985年[195]）は，臨床家の詐病診断を回避する傾向を正直に述べている。「被告人を詐病と診断することは，実質において，嘘をついているといって彼を非難することになる。これをするのは多くの精神科医にとって不快で，職業にそぐわないと思われるであろう」というのである。しかし彼によれば，たいていの場合他のやり方があるもので，例えば「法的問題が訴訟能力であれば，被告人の演ずる精神疾患が現実に被告人の能力を障害しない場合が非常に多い。そういう時たいていは『感情と行動との混合性障害を伴う』かまたは『非定型的特徴を持つ』ものとして知られたタイプの適応障害の診断をすることができ，そうすれば鑑定書の本文または考察において，被告人を直接に嘘つき呼ばわりすることなく，なぜ彼の症状が訴訟能力を損なわないかを説明することができる」のである。簡単にいえば，法的結果（訴訟能力の肯定）は同じなのであるから，困難や面倒の多い詐病の診断を避けて，軽い精神疾患（適応障害）を認めればよいという主張である。これは結局上記 Miller やドイツの Reichardt の所説と同じになる。

　Resnick & Knoll（2008年[171], p. 51）.は，否応もないデータを提示されても詐病に分類することを躊躇する精神科医が多い（Yates, B. D. ら，1996年[245]）といい，詐病診断に消極的な理由に含まれるのは，詐病と診断することにより訴訟を起こされる恐れと暴行・傷害を招く恐れであると端的に指摘している。稀ではあるが，詐病に分類したために，復讐心に燃えた被検者によって医師が殺害されることさえある。加えて，精神障害者を間違えて詐病に分類した場合（偽陽性）は，誤診された人に悲惨な結果をもたらす。従って，臨床家が単に

包括的な印象を形作るのとは逆に，詐病の検出に際して系統的なアプローチを用いることが格別重要になる（Resnick & Knoll）。Resnickらは別の論文（Resnick, West, Payne, 2008年[172]）で，詐病診断に消極的になる以上の二つの理由の外に診断の困難（広汎な精神障害を除外しなければならない）を加えている。

　精神科医が被告人を詐病者であると認定（これが困難な仕事である）すると，彼は第二の更に困難な仕事，すなわち裁判所（裁判官および陪審，日本では裁判員）を説得する問題に当面する。精神科医は，素人である裁判官らを納得させるに充分な根拠，すなわち確かな証拠（hard evidence）を提示しなければならない。それがなければ話にならないから，精神科医は，内心では被告人が詐病していると知ってはいても，被告人は訴訟無能力であるという報告をやむなく裁判所に提出せざるを得ない時もあるであろう。これは地方検事が，この男が犯人であると確信しながら，確実な証拠を提示できないために起訴を諦めるのに似ているという（Schwartz, 1985年[195]）。

　アメリカで精神科医が公然と詐病の診断を提示するほとんど全てのケースは，彼が裁判所から指名されたかまたは検察官に雇われた場合である。弁護側から委託された精神科医が，「あなたのクライエントは詐病をしている」と報告するのは極めて稀なことである。弁護士はクライエントにその演技を止めるよう説得することができることもあろうし，できないこともあろう。弁護をし続けるかどうか，もう一人の精神科医を雇用するかどうかを決めるのは全て弁護士の責任である。検察側は，主張が責任能力であれ，訴訟能力であれ，詐病の領域に足を入れなくても十分な論告ができるのであれば，詐病に関わるのを避けるのが恐らくは最善の利益になるといわれている。練達の弁護人ならば，検察側の精神科医は有罪宣告を入手するために，被告人を嘘つき呼ばわりすることを思い止まることさえできない非情な人間であるという肖像を法廷で描いて見せ，自分のクライエントに対する強い同情を引き寄せることに稀ならず成功するからである。

　詐病診断の回避は，詐病の診断が極めて困難であることを強調する形を取ることがある。その古典的な代表はBirnbaum（1909年[16]）である。「私の考えでは，正常者が行う精神障害の詐病を科学的に完全に異論なく証明することは，

多くの文献から想像されるよりはずっと困難なことであります」といい，あるいは「拘禁性精神障害では詐病はきわめて稀であり，また詐病であるという異論のない証明は実際的・科学的にほとんど不可能である。せいぜい詐病と疑わしいといえるだけである」（1931年[17]）というのである。精神疾患の場合，大部分の精神障害が「科学的に完全に異論なく証明する」ことが困難であることは，うつ病や外傷後ストレス障害（PTSD）を想起してみれば明らかであるように，いまさら指摘するまでもなかろう。さらに，Birnbaumの場合は，正常者の詐病の証明は困難であるというのに，変質者の詐病の認定は実にた易く行われる。しかも変質者の場合，それは実は詐病ではなく真正の精神障害であると主張される。鑑定人が誤って詐病とみなしがちな標識としてBirnbaumが列挙しているもの（1909年[16]）は，ほとんど全てが今日詐病のガイドラインと考えられているものに等しい。また彼（1909年）が「誤って詐病と解釈された事例」を3例提示しているが，著者が見る限り，少なくとも最初の2例は詐病と考えられる。また，「被検者は，別のときには，なかんずく彼が観察されていないと思うときには，そのような精神欠陥とは正反対に，よく熟考した言辞や，複雑な状況に完全に相応した言辞を示すことがたびたびある」というのは，今日では詐病診断の有力な一標識として広く認められているが，Birnbaumはこれを変質者に特有の疾病徴候と見るのである。

　詐病に関する鑑定書または法廷証言は免責特権（immunity）によって保護されていることが多いが，臨床家は法的責任に関する懸念から，人に詐病者の烙印を押すことをためらうのであろう。詐病の診断を回避させるもう一つの関心事は，既述のように，誰かを詐病者と呼ぶことによって自らに暴行・傷害事件を招く可能性があるということである（Resnick, 2003年[170]，Resnick & Knoll, 2008年[171]，Resnick, West & Payne, 2008年[172]）。後者の可能性についてよく知られているのは，Garfieldアメリカ大統領を暗殺（1881年）したCharls Guiteauのケースである。審理は10週間にわたり，これが連日ニュースを独占した。公衆は長期にわたる討論に加えて，Guiteauの精神状態に関する計24人の専門家証人（被告側8人，検察側16人）の証言の饗応に与り，双方の専門家は精神医学雑誌を氾濫させた。被告側ではSpitzka, E. C.だけが意見を聞かれた。審理の中では検察側の証人John Grayが特別な地位を占めた。

彼は当時 Asylum at Utica の所長であり，Am. J. Insanity（Am. J. Psychiatry の前身）の編集者であり，刑事責任能力に関する指導的専門家と目されていた。因みに Gray は，鑑定を始める前に囚人に対し鑑定の目的を明確にした唯一人の専門家であった。事実，他の専門家は被告人から真実の陳述を得るために，偽りのアイデンティティを告げていた。Gray の証言は Guiteau が「役割を演じている」というものであったが，その証言は明瞭かつきわめて納得のいくものであった。Gray は審理の 2, 3 年後に，ある患者によって暗殺されたため，この審理に関する著作を完成することができなかった（Geller ら，1990 年[49]）。Gray の場合は，「復讐心に燃えた被検者によって」（Resnick & Knoll, 2008 年）ではなかったが，詐病の診断には，このような危険が付随しないとはいえないので，問診や検査の技術にも用心が必要である。鑑定人は真実の追究を進めるとともに，被鑑定人の面子を潰さないよう，問診にも工夫を加えている。先にも述べた通り，Resnick は，被評価者に対して「あなたは私に嘘をついている」というようないい方はしないで，「あなたはまだ真実の全部を話していない」という方がよいと勧めている。

III-2　詐病診断の重要性

　Thompson ら（2004 年[216]）は次のように述べている。詐病の鑑定が臨床家にとって重大な挑戦となるのは，精神障害の診断学が，学習されたり仮装されたりする可能性がある自己申告による主観的症状に大きく依存しているという事実があるからである。詐病はさらに，信頼と正確な症状の自己申告に大幅に基づいている伝統的治療関係の対極にある。そこには欺瞞が含まれている。臨床家には，詐病の疑いのあるケースに直面しても，治療者としての訓練と経験によって被検者が述べるままに症状を信じる方向にバイアスが掛かっている。にもかかわらず臨床家は，とくに司法場面では，詐病の可能性を考慮する用意がなければならない。そしてこの診断をするのに必要な探査的仕事に従事する覚悟がなければならない。
　Resnick（1994 年[167]）は，「詐病者の検出は嫌な仕事と見られるかもしれな

いが，それは司法的評価において決定的である．実際，臨床家は真の疾患を偽装された狂気から鑑別する点において，社会を支援する重い責任を負っている」と述べている．特に精神科病院（長期収容施設）改革の後，詐病学の必要性はいよいよ高まったのである．山上（2006年[244]）も「詐病の鑑定は，見方によれば，犯罪者の逃げ道を封ずる行為でもあり，精神科医にとって気の重い作業になりがちである．しかし，真実を直視し，自らの犯した行為の責任を取ることは，犯罪者の更正にとって大切な最初の一歩とされるものである」といっている．すなわち，詐病の診断はResnickのいうように社会を支援する意味において重要であるのみならず，個人の更生という見地からも役に立つことを指摘している．

　Goldstein, N（1989年[50]）はアメリカ社会を背景にして，次のように述べる．アメリカ精神医学会（APA）もその一成員である「アメリカ医学会（AMA）は，その倫理綱領において，医師は法律を尊重すべきであるといっている．［中略］従って，もし我々が刑事事件において詐病を識別することを拒否するならば，我々は司法の運営（正義の実行）の基盤を掘り崩すことになろう．詐病の検出を怠ることは，恐らくは刑務所を病院に優先させることに対する我々自身の偏見のためであろうが，それが明らかな時はとくに，独特な害がある．精神医療制度にも司法制度にもカオスを引き起こし，他方で被告人の中の機能不全，未熟性，退行を助長する．私が常々考えてきたのは，精神医学の仕事とは人々を援助して現実に対処させ，彼らが責任を持って行動するよう助けるということである．このことは囚人が死刑に対処するのを援助することまでも含むであろう．精神科医は自分の能力の限りにおいて社会を支援し，精神医学の信用性を護り，真に障害のある被告人を適切に識別し，擁護する重い責任を持っている．詐病の意義は重大である．［中略］大ていの詐病者は途中で見せ掛けをやめるが，詐病者の精鋭は残る．彼らの多くは重大な起訴内容に当面しており，審理に戻すのに莫大な時間とエネルギーを要する．精神科医はこのような設定において詐病を検出しなければならない．精神科医はこれを避けることはできない」（pp.253-254）という．さらに「理論では詐病の診断は議論の余地があるし，実地ではきわめて困難な場合があることは明白である．刑事手続では詐病をするための正常な理由が存分にある．同時に基礎をなす強力な保身

力，恐らくは依存，葛藤，および憤怒があらゆる被告人の精神の中で作用しており，何であれ外的動機を強化して詐病をさせると考えなければならない」のである。Kretschmer を信用して，次のように述べたアメリカの教科書（Henderson, D. & Batchelor, I. R., 1962 年[69]）もあった。すなわち，意識的か無意識的かの基準は詐病をヒステリーから区別するのに役に立たない。それというのも健全な精神の全ての動機が意識的でなく，全てのヒステリーの動機が無意識的でないからである。ヒステリーと詐病の間にはあらゆる移行段階がある，というわけである。しかし Goldstein は，「司法精神科医は，心神喪失抗弁のときと同様に［著者注：訴訟能力についても］被告人がどれだけの意識と行動抑制力を持っているかを評価し，決定されたものと自由意思の産物とを区別するよう試みなければならない」と主張する。そして，「裁判所が必要とするのは一般に黒か白かの回答であり，訴訟能力があるかないかである。こうして精神科医は，たとえ 51% の確信しかなくても，灰色の結論に到達することはできないのが普通である。説明も更なる観察の勧奨もついには終局に至らざるを得ないのが通常である。裁判所は，起こってくる多くの精神医学的不確実性，およびある種の詐病者の理解にとって極めて決定的な心理学的解釈に適切に対応することはできないであろう。このような微妙なことは精神科医または治療者の領域に属する。彼らは詐病者相手に仕事をするに当って，また詐病者が状況に対してもっと有効に対処するのを助けるに当って，これら微妙なものを使用することができる点で有利である。我々は医師であって単なる探偵ではない。そして詐病者も，如何に彼らの犯罪や行動が堕落したものであろうと，ストレスを受けている人間である。訴訟無能力も詐病も，それ自体は治療できない。しかし，現実の問題と基礎にある不安（これらが詐病と機能不全をもたらす）は注目するに値する」というのであるから，詐病の判定に関して裁判官および陪審に対する精神科医の優越性を説いているのである。これは，ドイツの Nedopil[131] のごく控えめな態度に対してはもちろん，アメリカでもかなり突出した意見であるかもしれない。

　診断学に関していえば，Rogers ら（1998 年[179]）は「司法評価の基礎は詐病および関連する反応スタイルの効果的な評価である。たいていの司法評価に備わる当事者対抗主義の性格に鑑みて，臨床心理士および他の精神保健プロフェ

ショナルは，ほとんど全ての心理学的問題に対して詐病の可能性に当って見なければならない」と述べている。影山（2006 年[83]）も精神鑑定における詐病の診断を重視し，「通常の一般的診療，診断ではあまり気にされないことだが，鑑定では民事，刑事を含めて，種々の動機からこれらの可能性が存在することが多く，鑑定上の診断にいたる過程で一度はこれらのフィルターをかけておくことが肝要である」と述べている。

　さらに一般臨床においてもこのような心掛けが必要であることは，中嶋（2008 年[121]）が詳述する通りである。彼は「診断書など，第三者の利益が関与する場合においては，まったく患者の立場を受容し，患者にとっての利益だけを考慮して行動する，というわけにはいきません」といって，臨床家の社会的責任を示唆し，「［著者注：うつ病から］十分に回復した人や，逃避的な動機があからさまなタイプの人に，休職を認める診断書を書くわけにはいきません。世の中には，多少つらくても，我慢して仕事に出ている人がいます。場合によっては，そうした人が，逃避的な動機で休んでいる人の穴を埋めて，余計に仕事をする羽目になっているかもしれないのです。だから『心の傷』というブラックボックスを利用して，うまく休職を『勝ち取る』ような人が出てくることを許すわけにはいかないのです。自戒でもあるのですが，精神科医は，患者本人に対してはもちろん，社会に対しても責任を負っていることを自覚して，公平な判断を心がける必要があると思います」と明言している。中嶋は「一般に『被害者が〇〇と感じたら〇〇』という論理によって，加害者とされた人が一方的に断罪されてしまう現代社会のあり方を『被害者帝国主義』と名づけたい」と提唱している。この〇〇には「セクハラ」とか「ストレス」などが代入できる。PTSD の不適切診断には被害者帝国主義の圧力が関与していることが多いであろう。例えば人身事故の，「被害者が同時に審判（行司）を兼ねているような仕掛けになっている」構造が問題なのである。

IV
詐病の定義

IV-1 代表的な定義

ICD-10（WHO, 1993年[242]）によれば，詐病は付録「精神および行動の障害にしばしば随伴する，ICD-10の他の章の項目リスト」の「第XXI章：健康状態および保健サービスの利用に影響を及ぼす要因（Z00-Z99）」に含まれ，「Z76 他の状況にあってヘルスサービスと出会う人々」の一項「Z76.5 詐病（意識的な模倣）〈含〉明らかな動機をもって疾病を装う人」に置かれている。本文ではF68.1虚偽性障害の説明の中で，次のように言及されている。「身体的あるいは心理学的な症状が機能不全の偽装あるいは意図的な産出と定義される詐病で，外的なストレスあるいは刺激によって動機づけられるものは，ICD-10のZ76.5に分類すべきであり，本書の別のカテゴリーの中に入れてはならない。詐病の最もありふれた外的な動機には，刑事訴訟を避けること，不正な薬物を手に入れること，徴兵や危険な軍務を逃れること，そして病気であることの利得，あるいは住まいのような生活条件の改善を得ようと試みることが含まれる。詐病は法律や軍事にかかわる領域では比較的ふつうに認められるが，日常の市民生活では比較的まれである」（邦訳, p. 230）。ICD-10では，症状の偽装または意図的産出および外的誘因による動機づけを重視している。甚だしい誇張の場合が詐病から脱落している。

DSM-IV（APA, 1994年[4]）では，詐病（V65.2 Malingering）は「臨床的関与の対象となることのある状態，追加」の一項をなしており，次のように説明されている。「詐病の本質的特徴は，虚偽のまたはひどく誇張した身体症状または精神症状の意図的な産出であり，それが，兵役からの回避，仕事からの回避，補償金の獲得，刑事訴追からの逃避，または薬物の入手などの外的な誘因によって動機づけられている。ある環境の下では，詐病が適応的な行動であ

117

る場合もある。例えば，戦時中に敵の捕虜になったときに病気といつわること̇などがそれである。以下のことが複数認められる場合は，詐̇病̇が̇強̇く̇疑̇わ̇れ̇る̇：
  1. 法医学的状況における受診（例：その人が，検査のために弁護士から臨床家に紹介される）
  2. その者の主張するストレスまたは能力障害と客観的所見の間の著しい差違
  3. 診断評価の際の協力欠如，処方された治療処置への遵守の欠如
  4. 反̇社̇会̇性̇人̇格̇障̇害̇の̇存̇在̇

詐病と虚偽性障害の違いは，詐病では症状を作り出す動機が外的誘因にあるが，虚̇偽̇性̇障̇害̇ではそうした外的誘因がないという点である。病者の役割を維持しようとする精神内界の欲求の証拠があれば虚̇偽̇性̇障̇害̇が̇疑̇わ̇れ̇る̇。詐̇病̇は̇，症̇状̇が̇意̇図̇的̇に̇作̇り̇出̇さ̇れ̇て̇お̇り̇，しかもそれに伴うはっきりとした外的誘因があることによって，転換性障害および他の身体表現性障害から鑑別される。詐̇病̇で̇は̇，（転̇換̇性̇障̇害̇と̇は̇違̇っ̇て̇）暗̇示̇お̇よ̇び̇催̇眠̇で̇症̇状̇の̇軽̇快̇が̇み̇ら̇れ̇る̇ことはあまりない」（邦訳，pp. 681-682，傍点は翻訳による。原著書にはこれに相当する強調はない）。DSM-IV では症状の偽造または甚だしい誇張が意図的であることおよび外的誘因による動機づけを定義の中心に据えている。DSM-IV-TR の説明も同じである。定義は注意深く構成されており，人を騙す意図のない軽い誇張をする傾向のある人に詐病者のラベルを貼らないようにしている（Wiley, S., 1998 年[239]）。

Rogers（1990 年[173]）は DSM-IV[4]（DSM-III-R[3] および DSM-IV-TR[5] も同じ）のアプローチを強く批判している。このガイドラインを用いると「正しく検出された詐病者 1 に対して 4 弱の真正患者が誤って詐病群に含まれていた」といい，詐病の分類に起因する重大な結果に鑑みて，そのような偽陽性率が受け入れられないことは自明であるというのである。

以上のように，ICD-10 も DSM-IV も詐病を精神障害から除外しているのは明らかである。詐病は詐欺であるからそうするのが当然なのである。しかし，法律家（Mendelson, D., 1995 年[105]）の目から見ると，「詐病が正統的な診断であるというような間違った考え方をする医師が多い。彼らは詐病という用語を

鑑定書の中に含め，それが，結核または大うつ病のような，多少とも標準的な，なじみの群（症候群と呼ばれる）からなる科学的に証明された他の分類と同じ意義を持っていると信じている。詐病が，本来の医学的診断というよりも，法律の文脈で提起されると，それは訴答（pleading），宣誓供述書（affidavit），または起訴状（indictment）における事実の主張となる。詐病の主張をする当事者は事実審において，それの証拠を提示する負担を負う。そうであるから，詐病の主張は究極問題（ultimate issue）なのである。つまり，重要な事実問題であって，それを決定するのは裁判官および陪審の責任である。詐病の主張が支持できるか否かを決定するに際しては，裁判所は医学的または精神医学的検査中に医学的証人によって形成された意見よりも法的事実を考慮に入れる。このアプローチは証拠法に基づいている。それによると：『いかなる質問であれ，それに対する回答が法的標準の適用を含むような質問に対しては，どのような［意見］証拠も受け付けることができない』。詐病に関する質問に適用された法的標準とは，詐欺的意図の標準である」といわれる。指摘される通りであろうが，ふつう詐病の鑑定が問題になるとき，詐病と判明してもそれが詐欺事件として改めて訴追されることはない。それはともかく，詐病は鬱病や心因反応等と同じレベルにあるものではなく，例えば心神喪失またはその否定のような究極問題のレベルに存在するのであるから，心因反応と詐病との鑑別診断とか，両者に流動的な移行があるというようないい方や考え方はよほど注意してかからなければならない。上記のMendelsonのいう「間違った考え方をする医師」として，Pankratz, L.（1990年[156]）やResnick（1989年[166]）の名が挙げられている。可知論者の多くがこれに含まれるであろう。詐病の主張は究極問題であるというMendelsonの指摘には同意せざるを得ないが，どうやら著者も「間違った考え方をする医師」の一人のようである。鑑定人の意見証拠も裁判所にとって有用であり得ると信じているからである。

IV-2 用語の説明

Deceptionは非常に包括的な用語で，ある人が自己報告を歪曲したり，間違

って伝える結果生ずるどのような試みであれ，これを叙述するために用いられる（Rogers, 2008 年[175], p. 5）。これに対して（広義の）dissimulation は，心理学的問題を故意に歪めたり，故意に誤って伝えたりする個人を叙述する一般的な用語である。これには詐病（malingering），過小報告（defensiveness），無関連応答（irrelevant responding），でたらめ応答（random responding）のどれか一つまたはそれらの組み合わせが含まれる。防衛的応答（defensive responding）は defensiveness と同じで，症状を過小報告したり否定したりする場合である。なお，dissimulation は症状隠蔽または疾病隠蔽（すなわち faking good）の意味で用いられることもしばしばあるので注意を要する。さらに（狭義の）dissimulation は，心理テストや検査者の詐病評価能力を計測するため，被検者に精神障害の真似をしてもらう時にも用いられる。この被検者が模擬詐病者（dissimulator）である。模擬詐病者，地域の一般人口，精神科通院者，詐病者の各テストデータや評価者の判定結果が比較される。defensiveness は malingering の対極である。熟慮の上での症状の否認または甚だしい軽視を指す。知覚を歪める精神内過程に関わる"ego defenses"と区別しなければならない（Rogers, 2008 年[175], p 6）。

詐病（malingering）は症状の意図的な偽造または甚だしい誇張であり，外的な利得に動機づけられた意識的な選択である。これに対して仮装（feigning）は，症状の偽造または誇張である点では同じであるが，意図の有無を問わないところが詐病と異なる（DeClue[29]）。malingering と feigning を分けることには重要な意味がある。例えば，テストスコアを見て，ある人の自己報告が信頼できない（feigning）という事実上の確実性に到達するときでも，それだけでは信頼不能の説明をする動機付けについては何もいえない。この際，臨床家にとって「重要なガイドラインは，第一に feigning を確立すべきであり，feigning の動機付けは二の次にするということである。たいていの人は外的誘因によって動機づけられる」（Rogers ら，1992 年[178]，Declue[29]による）。心理テストは感受性（sensitivity）や特殊性（specificity）にいかに優れたものであっても，鑑定人による注意深い調査に取って代わることはできない。すなわち，ある人が精神病理を feign（誇張または偽造）していると検査者が明確な（100% またはそれに近い）水準の確実度をもって述べる可能性はあるが，

その人が malinger している（外的利得のために熟慮して回答を歪めている）かどうかについては，諸事実の意味に関する解釈が必要である。鑑定人はある人が精神病理を feign しているとの意見を支持する科学的基礎を提供することができるが，その人が malinger しているかどうかについては確実度の低い臨床的解釈に頼るのである。鑑定人は，feigning についての報告から malingering の報告に移るとき，確実度の水準が低下することをはっきりと認識しなければならない。従って，自己の属する法域（jurisdiction）の証拠能力規則（rules for admissibility）に従わなければならないのである（DeClue[29]）。なお，Rogers（2008年[175]，p.5）は詐病という場合，多くの症状の偽造または甚だしい誇張でなければならないといい，軽微な誇張や孤立症状があっても，それだけでは詐病とはいえないと述べている。

　Resnick（1994年[167]）は詐病を純粋詐病（pure malingering），すなわち病気がまったく存在しないのに病気を装うこと，部分詐病（partial malingering），すなわち存在する症状の意識的な誇張または最初は真正であった症状が今なお存在するという不正な申立，および帰因錯誤（false imputation），すなわち現実の症状を，症状とは関係がないと意識的に分かっている原因のせいにすることの三つに分けている。例えば，民事裁判では純粋詐病は稀であるが，部分詐病や起因錯誤はごくありふれたことである。刑事裁判では純粋詐病が多い（Resnick, 1994年[167]，Thompsonら，2004年[216]）。どのような状況でどの型の詐病が多いか，を知っておくことは重要である。

　心理テスト（例えばMMPI-2）に関連して「具合がよいと見せかける」（"fake good"）と「具合が悪いと見せかける」（"fake bad"）もしばしば用いられる。fake good とは患者がテストの質問に対し自分の症状を隠す応答（自己報告）をする場合である。これは時々起こる。特に入院歴のある患者に多い。彼らはどんな症状が精神科医の関心を引くかを学んでおり，再度入院させられることを（病識欠如のために）避けようと懸命になり，医師を欺くのである。fake bad はテストに対し自分の精神状態を実際より悪く回答する場合であるから，feign とほぼ同義であろう。なお，既述のように，本来は広義に用いられる dissimulate を fake good の意味で用いる場合が多いので注意を要する。

　英語圏では19世紀には詐病に対して feigned insanity の語を当てていたが，

今日では malingered mental illness（Geller ら，1990 年[49]）または malingering と呼ぶのが普通である。ドイツ語圏では，19 世紀以来今日に至るまで，詐病に Simulation を当てている。英語圏でも稀ではあるが，詐病に simulation を用いることがある。

なお，詐病の定義のほかに，理論と臨床の枠組みを提供する詐病の検出モデルが重要であるが，これについては本書 I-3-e で説明をしたので参照されたい。

V

詐病の発生頻度

V-1 わが国における詐病の頻度

　詐病については複雑な問題が多数（母集団が明確でない，定義が一定でない，検出されなかった詐病は頻度に含まれない等）あるので，詐病の発生率（base rate）を計測するのは極めて困難な仕事である。それでも大体の見当をつけておくという意味で，いくつかの数値を挙げておこう。

　まず，わが国では，小木（1965年[92]）の調査（1955年11月～1957年5月の観察）が参考になる。小木は東京拘置所における拘禁性精神異常を分類して，Ⅰ拘禁性体験反応（拘禁反応）とⅡ精神病に二大別した。Ⅰ群に属するのは被告人66名，受刑者6名で，Ⅱ群に属するのはそれぞれ69名と10名である。同期間に同拘置所に入所した被告人延数は1万5488名，受刑者延数は1万1589名であるから，拘禁性精神異常者はそれぞれの0.87%および0.16%に見られたわけである。小木はⅠ群を1神経症，2精神身体疾患，3原始反応（爆発反応，レッケの昏迷），4反応性朦朧状態（ガンゼル症状群，ヒステリー），5反応性気分変調［略］，6反応性妄想［略］，7詐病の七つに分けた。Ⅱ群は統合失調症，躁うつ病，てんかん等である。以上から，詐病は被告人計135名中9名であるから，被告人観察例における詐病の発生率は6.7%である。受刑者観察例に詐病はないから，調査した全例（在所者観察例）151名中詐病は9名で，その発生率は6.0%となる。上に仮に観察例と称したのは，入所者のうち医務部で小木が診察した事例と推定される。なお，小木は「拘禁状況においては純粋な詐病が多くみられることがウイルマンスをはじめ多数の観察者によって認められている」といい，「ここで詐病か疾病かという問題はさておき，拘禁反応全体に詐病的色彩が濃厚であるという事実と，純粋な詐病が比較的多いという事実を認めておきたい」と断っている。本書I-2でも指摘したが，詐病

の診断または検出を論じる際に「詐病か疾病かという問題をさておいて一体何をするのか,はなはだ疑問である。精神病や他の拘禁反応との鑑別診断の困難な事例はなかったのであろうか。「純粋な詐病」の定義(Resnickにはpure malingering の用語があるが,両者の異同は不明である)がなく,詐病的色彩の濃厚な拘禁反応とは,詐病の可能性の高い事例なのか,詐病と拘禁反応とが相半ばしている事例なのか,あるいは誇張例または延長例(Resnickにはpartial malingering の用語がある)なのか不明である。詐病の説明のために提示された「症例五」は,上記拘置所ではなく「T刑務所で発見したもの」というのであるから,上記分類の詐病者には属しない。それにしてもこの例は,専門医や鑑定人が手堅い証拠を発見したり,方法的に自白を引き出したり,あるいは詐病を断念させて証明したものではなくて,彼らは「精神分裂病」と診断しただけである。医療刑務所に送られた本人が「もう治療は沢山だ。今まではわざと精神病の真似をしていた」と自白して「不意に異常行動をやめた」ため詐病と判明し,再鑑定によって確認されたものである。いずれにしても小木の詐病例がどういうものか,どのようにして検出されたものかという,詐病学にとって最も関心のある核心的な叙述がこの論文には欠けているのである。

中田(1986年[126])は自己の精神鑑定例300余りの段階で,「その中で一応異論なく精神障害の詐病として取り上げることができるのは22例である」として,この22例を調査している。罪名は殺人7例,放火3例,詐欺5例等である。症状の一覧表を見ると,急性エピソード(運動性興奮等)が13例,仮性痴呆が7例,健忘が4例,幻覚が12例,妄想が9例,その他病的体験が5例,作話(空想虚言)が8例に見られる。単一症状の事例はなく,全ていくつかの症状の組み合わせである。そして「演者の事例では,大部分の場合,精神分裂病との鑑別が問題になり,[中略]詐病と拘禁反応(心因反応)との密接な関係は周知のとおりであるが,演者の事例は詐病と考えてあまり異論がないものと考えられる」という。つまりこれら22例の大部分は統合失調症から「一応異論なく」分けられるし,拘禁反応(心因反応)とは密接な関係にあるにもかかわらず「詐病と考えてあまり異論がない」というのである。中田は母集団(自己の鑑定例)を一応明らかにしている(但し,裁判所の命令による場合,検察庁の委託による場合等の割合は不明)が,詐病を異論なく診断する方

法については全く説明をしていない。詐病の評価に当っては，被鑑定者の供述と鑑定時に示す態度を重視しているようである。「供述が一貫しなく，供述が拡大・誇張化する場合が，詐病の事例に稀ではない」というが，「その典型的な例である」事例 16 S.K. は看護師に対する強姦，強姦致傷等を頻回反復した例で，症状は幻覚と妄想である。この例では前科につき「N 医師鑑定　精神分裂病（心神喪失）」および「H 医師鑑定　軽症精神分裂病様状態（心神耗弱）」であり，本件については「I 医師鑑定　精神分裂病（心神喪失）」および「H（上記 H と同一人）医師鑑定　うつ性精神病質（心神耗弱）」であった。これに対し中田鑑定は「初め詐病［症状略］後に撤回　鑑定結果　神経症状態［症状略］　完全責任能力」であった。中田は「証人尋問で弁護人佐伯千侭氏より厳しい追及を受けた」し，鑑定結果を裁判所に採用されなかったのであるから，これを異論なく詐病といえる例として挙げることには問題がある。しかし，佐伯（1982年[186]）の追及は，論文で見る限り，中田が法律上検察調書より証拠価値の低い警察調書を主として採用したこと，問診態度に不適切があったこと等を指摘したに止まらず，果たして過去の精神状態を鑑定人が判定できるものかという広汎な疑問を呈したもので，それはそれなりに興味深いが，詐病の症候学に踏み込んだ反論ではない。またこれは，反対尋問としては相当に有効であったのであろうが，今日の詐病学の知識をもってすれば（統合失調症者に稀な強姦の反復，同様犯行の前歴と鑑定の経験，供述内容の奇異とその変転等），この例は詐病を強く疑い，その方向で慎重な調査をし，対決もしておくべき例であったと著者は考える。事例 9 では中田は「鑑定時に，被告人は早急に詐病を断念した」と述べている。問診や心理テストの結果およびその他の資料の検討を総合して，何らかの対決をし，被疑者・被告人に詐病を断念させるのは，詐病検出の確実な方法の一つである。解説が長くなったが，中田の刑事鑑定例中の詐病の発生頻度は約 7.3% である。

　臺・市場（1995年[223]）の「B, C 級戦犯者の拘禁性精神病」は興味深い論文である。「症例は［中略］刑務所での収容と裁判を困難にするような重症例は，精神鑑定の意味を兼ねて，米軍の 361 兵站病院（墨田区両国の同愛病院を接収）を経て，占領軍総司令部（GHQ）の命令により，終戦連絡中央事務局を通じて松澤病院に送られることになっていた。このような事情から，ここには

一応の代表例が集められていると考えてもよいであろう。この11人中の8人は横浜の第8軍軍事裁判被告で，総数1037人のうち0.7％を占める」という。11例中既決（長期刑）が5名，未決が6名であった。診断は拘禁反応（心因反応，拘禁性精神病）が6名，統合失調症が4名，躁うつ病＋進行麻痺が1名であった。しかし，その後の追跡調査によれば，統合失調症の2名には診断に疑義があるとされ，同1名には診断が否定されている。他の1名は追跡調査時自殺していた。一覧表から状態像を見ると，幻覚・妄想の著しい者7名，抑うつの著しい者4名，仮性痴呆・昏迷の著しい者4名であった。臺・市場が詐病と診断した例はない。〈No. 1〉は入院時29歳の海軍主計中尉で，拘禁反応の診断である。昭和22 [1947] 年7月3日スガモプリズンに収容された。同年9月に起訴され，同月末から苛立ち始め，弁護士との会話にも困難をきたし，10月7日から裁判開始予定のところ話ができなくなった。同月25日松澤病院に入院した。動作はロボット様で，声はまったく出ない。概してとぼけたようで反応に乏しい。わざとらしい態度。おどけて滑稽に振舞う。臺は，昭和23 [1948] 年1月7日の調査官宛の報告に病状を説明して，「仮性痴呆と呼ばれる状態である。しかし詐病とは認められない」と述べた。そして「主治医（臺）は詐病との鑑別のために，いろいろな方法で失声を解消する可能性を探った。故意に放置して干渉を控えたり，アミタール面接を試みたり，電気ショック療法を行ったりした。しかし緊張の緩和や意識水準の低下した場合にも，発声や応答を得ることはできなかった。この事実は，軍事法廷に弁護側の証人として呼ばれた時，検事側の詐病であるとする主張に対して，それを否定する根拠として提示された。証人は，失声の現象を脳の機能のアノマリーによると主張した」という。ところが「昭和23年7月29日にGHQから釈放命令が出て，それを伝えて，もうしゃべっても大丈夫だと念を押しても，病状は変化しない。そのままに8月2日に退院した。後日弁護士から伝聞したところによると，郷里の駅に着いたら急に話ができるようになったそうである。『医者と裁判官を騙してやった』と話したという。あぁ何かを言わんや，であるが，臺には現在でも彼の当時の状態が詐病であったとは考えられない」という。しかし，これは，アミタール面接や電気ショック療法が効果のなかった失声［著者注：これは珍しいことではない］に，帰郷が絶大な効果を挙げたということである。本人

の信用できる自白が存在するのであるから，これこそまさに詐病が証明された例である。因みに，被告人は医者や裁判官ばかりでなく，誰よりも先に自分の弁護人を騙したのである。裁判を恐れ，これから逃れたいと思う被告人に先ず必要なことは，自分の弁護人を騙し，これに協力しないことである。このように詐病者の拘禁状況も裁判過程からの自己疎外・孤独・不安を含んでいる。
〈No. 2〉は，昏迷や仮性痴呆が繰り返し裁判過程と密接な関連をもって出現する等の証拠から，詐病が強く疑われるが決め手はない。昭和23［1948］年2月1日，受持医師より裁判が近日中に再開されると告げられ，またその後米人弁護士より調査を受けてから精神状態が悪化し，「沈うつにして昏迷状態」となった。アメリカ側の軍医の診断はヒステリー性転換反応で，同様状態のまま5月11日に兵站病院に転送された。ヒステリー性転換反応では訴訟無能力が認められないことを示唆している。〈No. 7〉〈No. 9〉にも詐病が疑われるが十分な証拠がない。以上から，11例中1例は確実に詐病であり，もう1例は詐病が強く疑われる。臺・市場も考察ではこの2例に詐病の可能性を考えているようである。そうすると詐病の発生率は9.1％ないし18.2％と考えられる。

著者の『刑事精神鑑定の実際』（西山，2004年[137]）には13例の事例が挙げてある。鑑定当時は著者が詐病と診断したり，他の鑑定人によって詐病と診断された例はないが，既述のように症例4は裁判所によって詐病と判定されたも同然の事例である。裁判所は「①（証拠を明示して）このことに徴すると，被告人が，幻聴によって原判示の3軒の家を指定され，3軒の家に入れば27万円を返してもらえるとの声を聞いたとか，『3』という数は縁起のよい数であるなどと述べているのは，虚言にすぎないように思われる」，「②（被告人の陳述を示して）しかし，幻聴が被告人を誘導して実際に家人の不在の家を指示するというようなことはあり得るはずはなく，被告人自身が家人の不在な家屋を求めて歩き回り，その間被告人自身の観察力，注意力，判断力等を働かせて家人の不在な家屋を探し当てて，原判示の3軒の家屋に侵入したものに外ならないと考えられるのであり，このことに徴すると，『留守の家を教える』，『あの家とあの家とあの家である』などという幻聴を聞いたという被告人の供述も虚言にすぎないように思われるのである」，「③覚せい剤の施用の点については被告人は捜査段階及び原審公判廷において明確にこれを否定していること，ビール

の摂取(それによるフラッシュバック)の点も被告人の原審公判廷における供述及び前記旅館の経営者である○○○の司法警察員に対する供述に徴すると,そのような形跡はないものと認められるのである。そうすると犯行直前における幻聴の発生契機となった事実も存在しなかったと思われるのである」等と指摘している(④⑤⑥は略す)。なお,被告人はかつて幻聴に指示されるがままに知らない人の家の郵便受けに27万円を投入したことがあった。これはまさに幻聴に支配された行為である。当時は覚醒剤中毒による幻覚妄想状態にあったのであろう。しかしその後の入院治療によって幻覚は消失している。犯行時にありえない幻聴があったと主張するのであれば,それはResnickのいう部分詐病の一つ,すなわち「最初は真性であった症状が今なお存在するという不正な申立」ということになろう。こうして裁判所は,覚醒剤中毒性精神病を主張する二つの鑑定を否定し,証拠に照らして,あるいは論理的に見ても,上記のような幻聴はあり得るはずがないといっている。裁判所が幻覚の存否(生物学的要素)を独自に判定しているのである。木川[88)89)]によれば,このような裁判所の鑑定に対する態度は間違っているということになるのであろうが,詐病は一種の詐欺であるから,詐欺を検出する専門家は果たして精神科医である鑑定人か,それとも法律実務家かという問題も生じよう。そうはいってもしかし,イギリスでもアメリカでもドイツでも,詐病の検出はまずは鑑定人の仕事と考えられている。この事例は裁判所が証明した詐病の実例というべきであり,そこには精神鑑定に対する不信がある。やがて最高裁判所(昭和58[1983]年[187)])もこれを肯認して,責任能力判定に関する周知の厳しい基準を確立することになった。鑑定人の実力に裁判所が不信の目を向けた結果生まれた決定的な判例といわねばならない。症例8と症例11にははっきりとした偽装または目立った誇張がないので詐病と診断することができない。そうすると,詐病は著者編集の13例中1例,すなわち7.7%である。

以上から,詐病の検出に熱心でないわが国においても,鑑定例や検査例の10%前後に詐病が存在すると考えられる。

V-2　外国における詐病の頻度

次に，他国の事情もいくつか見ておこう。ドイツではSträussler（1930年[212]）が犯罪者の標本の中には純粋な詐病（reine Simulation；著者注：定義不明）が稀ならず生じており，彼自身5%以上の頻度で詐病を発見したといっている。

資料は圧倒的にアメリカに多い。Goldstein, N.（1989年[50]）は詐病（malingering）を広義に解するとして，詐病（simulation），疾病隠蔽（dissimulation）のほか，随意的非協力のあらゆる形態または意図的抵抗をこれに含めている。New York市の刑事裁判所クリニックにおける推定では，訴訟能力につき鑑定された何千人ものうち約10%が詐病をしているようである。

Rogers（1990年[173]）は，詐病の発生率が3〜8%を超えることは，たとえ当事者対抗主義的条件（adversarial condition）の下でも稀であるといっていた。しかし，Rogersら（1998年[179]）は，最近の調査データに依拠して，詐病の有"病"率（prevalence）は司法的設定によって広い変異を示すが，全司法的事例の大略6分の1（16.7%）を占めるとみている。Rogersら（2002年[183]）はRogersら（1994年[182]，1998年[181]）の大規模調査を要約しているが，これによると，偽装された精神障害は司法評価7件につき約1件（14.3%）の割合で起きているようである。特に訴訟能力のケースに焦点を当てると，訴訟能力評価例の12.7%が詐病と臨床的に評価されていたことが分かった。

Mossman, D.（2000年[117]）によると，刑事事件に関するいくつかの報告を見ると，合衆国では3万件以上の審理能力（adjudicatory competence）の鑑定が年々行われている。そして研究と調査が示唆するところによると，訴訟能力の評価を受けた者の大雑把にいって6分の1（16.7%）が，無能力をもたらす精神障害を偽装していると推定されている。これは，合衆国の司法評価者（鑑定人）は，訴訟無能力を偽装する被疑者・被告人を毎年5000人以上見ているということを意味する。

Thompsonら（2004年[216]）は，詐病の基礎頻度は，当然のことながら評価

の場面によって異なるといって，いくつかの報告を紹介している．経験のある司法心理士 320 人の推定によると，司法的場面で 15.7%，非司法的場面で 7.4% の詐病がある（Rogers ら，1994 年[182]）．人身事故に関連する詐病では約 8% から 33% までの基礎頻度が一般に受け入れられている（Thompson ら[216]）．Yates ら（1996 年[245]）によれば，都市の救急室で働くレジデント精神科医が，詐病の疑いが強いかまたは詐病が確実であると診断をした例は，評価した患者の 13% にあった．

　保険詐欺対策連合（消費者，政府機関，保険会社の全国組織）は，1995 年の生命保険詐欺の総額を 590 億ドルと推定している．これはアメリカの平均家庭に対して，付加割増金として 1050 ドルを負担させるのに相当するという（Thompson ら[216]）．

　民事領域では詐病の頻度を知るのが難しく，Resnick（2003 年[170]）によると，損傷後に精神症状を詐病した例の発生頻度は知られていない．推定は 1% から 50% 以上まであって，情報提供者が保険会社のために働いているか，原告代理人のために働いているかにより数値が異なるのである．PTSD では，純粋詐病（病気が全く存在しないのに病気を装う）は稀であるが，症状の誇張（部分詐病）はありふれたことである．Dallas の株式仲買人でベトナム復員軍人でもある Burkett, B. G. は，その著書『盗まれた剛勇：ベトナム世代は如何にしてその英雄と歴史を奪われたか』（1998 年——Slovenko, 2003 年[200]による）において，精神保健の専門家を欺く復員軍人の厄介な実例を提示している．そうでない場合は専門家が詐欺に黙従しているのである．彼は復員軍人省（VA：Veterans Administration）の PTSD 理解のそもそもの基礎である全国復員軍人再適応研究（4 年にわたるプロジェクトで，完成するのに 900 万ドルを費やした）を批判した．この研究の結論によれば，現在の PTSD に生涯有病率を上乗せすると，男性復員軍人の半数以上と女性復員軍人の半数近くが，臨床的に重大なストレス反応を経験していることになる（Slovenko[200], p. xxi, 2003 年）．

　アメリカには様々な調査があるが，刑事ケースでも十数 % の詐病例が含まれていると見てよいであろう．民事ケースでは詐病例の発生頻度を知るのが難しいが，10〜30% 前後の頻度が見込まれる．

VI

専門家の証言（鑑定）は信用できるか

VI-1　Rosenhanの偽患者による研究

　臨床家には詐病が発見できないことを示唆する，最初にして最も有名な研究と考えられているのはRosenhan, D. L. [184]（心理学および法学教授）の研究（1973年）であろう（Bourg, S.ら，1995年[22]）。今では古典的と呼ばれるこの研究は，雑誌 *Science*（1973年）に「狂気の場にいて正気であることについて」(On Being Sane in Insane Places) の表題で掲載されたから，科学界にセンセーショナルな興奮を引き起こし，同誌上で討論も行われ，議論は他の専門誌にも広がった。

　8人の正気（sane）の人（大学院生，小児科医，精神科医，画家，主婦，3人の心理士）が12の異なった精神科病院（州立病院）に密かに入院した。彼らは入院係に行って「声が聞こえる」とだけ訴えた。氏名，職業，勤務先については偽造したが，人柄，本人歴，環境については変更しなかった。1名（躁うつ病の診断）を除いて統合失調症の診断で受け入れられた。入院すると同時に偽患者たちは異常な症状の偽装を全く止めた。病棟では「正常に」振舞い，調子はどうかと聞かれると，具合はよいし，症状はもうなくなったと述べた。病棟に関する観察を記録して時を過ごした。入院中詐病について何ら疑問が起こることもなかった。退院時の診断は11件が「寛解期の」統合失調症（schizophrenia "in remission"）であった。入院期間は7ないし52日（平均19日）である。偽患者の公然たる記録作りにスタッフは気が付かなかった。精神科病院の構造は患者とスタッフの分離が厳格で，付添い人や看護師が患者と付き合う時間は極めてわずかであった。精神科医の時間は更に少なかった。患者がスタッフに話しかけても返事のないことが多かった。無力，離人，隔離，屈辱，自分に烙印を押すこと（self-labeling）が病棟を支配して，入院は反治療的と見

えた。

　Rosenhanの結論はおよそ次のようなものである。精神科病院では，正気の者（the sane）を狂気の者（the insane）から識別することができないことは明瞭である。病院そのものが特別な環境を押付けている結果，そこでは行動の意味が容易に誤解される。入院は反治療的である。さしあたり提言できることは，第一に地域の精神保健施設，救急センター等の増設であり，第二に精神保健従事者や研究者が精神科患者のCatch-22 situation[注4]に対する感受性を高める必要である。

> [注4] Catch-22とは当時アメリカで広く読まれた書物の表題から取られたものである。
> 　病院改革前の州立精神科病院には，訴訟無能力と判定された多数の患者や詐病者が長期にわたり（しばしば無期限に），治療というべきものもないままに収容されていた。患者であれ詐病者であれ，病院に安息を求めてきた人々は，そこで無期限の苦悩に耐えねばならなかった。これをCatch-22状況またはCatch-22 logicという。それは「精神障害の振りをしてこんな所に来ようとするなんて，お前はよっぽど狂っている」というもので，障害者も非障害者も精神科病院から抜け出せないのである。
> 　アメリカほど大規模かつ徹底的ではないが，わが国の精神科病院にも古くからCatch-22状況があったことは，次の引用文から明らかである。山田・木村[243]によれば，「第2，3例では，こうして訴訟能力が認められ，公判が再開されたが，もし両例の主張した健忘が詐病［著者注：偽造された通りの疾病の意］であると認められるならば，Aschaffenburgの指摘をまつまでもなく，これはまことにおろかなことである。なぜならかれらは，公判により有期刑（しかも多くの場合刑期の半ばで仮出所できる）の判決を受けることが確実でありながら，わざわざ無期にも等しい病院生活を選ぼうとしたわけだから」というのである。植松の一事例も同様の事情にあったことを示唆している。「不定期間を脳病院に生活するよりも寧ろ受刑したほうが得策だと気付いた」というのであるから。

　結論はもっともらしいが，Rosenhanのそもそもの問題提起は次のようなものである。「正気の人間が狂気の人間から識別されるかどうか（そして狂気の各程度はそれぞれ互いに識別されるかどうか）という問題の核心は簡単なことである。つまり，診断を成立させる顕著な特徴は患者自身にあるのか，それとも観察者が身を置く環境とコンテクストにあるのか，ということである。BleulerからKretschmerを経て，更にはAPAの最近［著者注：Rosenhanの論

文発表当時]改定されたDSMを通して，次のような強固な信念があった。すなわち，患者は症状を呈する。これらの症状は分類できる。そして，暗黙のうちに，正気の者は狂気の者から識別できるという信念である。しかし，ごく最近になって，この信念には異議が申し立てられている。一部は理論的および人間学的な考察に基づき，更には哲学的，法的および治療的考察にも基づいて，精神疾患の心理学的分類は良くてせいぜい無用で，最悪の場合は全く有害で，誤解を招きやすく，侮蔑的であるという見方が発展してきた。この見方によれば，精神科診断は観察者の心の中にあるのであって，被観察者の示した特徴の妥当な要約ではない」というのである。Rosenhanにとって存在するのは，ある種の行動，不安，抑うつ，心理学的悩み等であり，正常や異常，正気や狂気，およびそこから湧いてくる診断は，多くの人が考えるほど実質的なものではないという主張である。

　Rosenhanに対する討論は多数（Crown, S., 1975年[26]ほか）あって一々紹介できない。Stone, A.（1976年[207]）でさえ，討論というよりは悲観的な感想を述べただけである。被疑者・被告人が刑事手続を回避するのを阻止することができる唯一のものは，精神保健の専門家の詐病を検出する能力である。ところがRosenhanの研究に信用するに足るところがあるとすれば，専門家は詐病を検出することができない。そうすると詐病は病院改革が支払わねばならない代償となるであろうし，病院改革は今後ますます詐病に対する動機を増やすであろう，というのである。

　この問題に正面から取り組んで討論を深めることができたのは，ただSpitzer, R. L.（1975年[206]）一人であった。彼が整理したところによると，Rosenhanが掲げた基本問題は，

① 診断に繋がる顕著な特徴は患者自身にあるか，それとも観察者のいる環境とコンテクストにあるか？
② 正常者を精神科病院に入院させることによって，彼らがsaneであると発見されるかどうかを決定することが，上記問題①を究明する適切な方法である

というものであった。

Rosenhanの結論は前述のように「精神科病院はthe insaneからthe saneを区別することができない」というものである。ところが，彼の主張は，必要なのは統合失調症や躁うつ病のような診断を例とする包括的な診断を止めることであり，それに代わって「行動，行動を惹起する刺激およびそれらに関係するもの」に注意を向けるべきであるというものである。しかし，Rosenhanが，偽患者の正気（sanity）が精神科病院において発見されるかどうかを調べれば，この研究課題に回答することができると示唆するや否や，研究は混乱に陥る。まず「正気を暴く」ことの意味であるが，これには次の三つがある。

　（a）病院に入院するために狂気（insanity）を装っているということを初診の時に認識すること。これはinsanityを偽装するsaneな人の中にsanityを暴くことであろう。

　（b）入院中正常に行動する彼を観察した後，偽患者は最初insanityを装っていたという認識である。これは現在saneである者が決してinsaneでなかったことを発見することであろう。

　（c）入院中に偽患者が当初はinsaneであるように見えたものの，今ではもう精神障害の特徴を示していないという認識であろう。

「狂気の中に正気を検出すること」について，このように基本的な区別をすることが，この研究結果の適切な解釈にとって決定的である。読者はRosenhanのほのめかしに騙される。つまり偽患者が詐欺であることを決定することを含む，偽患者の正気を検出するという最初の二つの意味［（a）と（b）］が，そもそも中心問題（上記①と②）に本質的な関連があるという含意である。その上，Rosenhanは正気の検出の（c）の意味の考察に当り，研究の真の結果を曖昧にしている——結果が結論を支持しないからである——つまり，「狂気」として入院した後，偽患者は病院にいる間，精神医学的な障害はなかったとの認識（結果）が得られているのである。

　まず（c）の意味から始めよう。明白なことは，もし精神科医が，病院の中で「正常に」行動している偽患者について重度の精神障害があると判断したのであれば，精神科医の評価が患者の現実の行動よりも，自分たちが検査を行っているコンテクスト（病院）によって影響されているという有力な証拠となるであろう。これがRosenhanの中心的な研究課題である。結果はどうであった

か。Rosenhanによると，全患者は退院に当り"in remission"と診断された。"in remission"の意味は明瞭で，それは病気の印がないという意味である［著者注：わが国における意味と少し異なるかもしれない。アメリカではremissionを完全寛解の意味で用いるのであろうか。あるいはたまたま，元来が症状は「幻聴」だけであったので，それが消失すれば無症状＝完全寛解となったのであろうか］。こうして精神科医のすべてが，偽患者は全て「正気」であったと認識していたことは明らかである。しかし，読者がこれら所見の真の意味に気付かないように，Rosenhanは急いで間違った解釈を加える。「もしも偽患者が退院させるべきものならば，当然彼は"in remission"にならなければならない：しかし，彼は正気でなかったし，病院の見方によれば彼は正気であったことがない」というのである。Rosenhanのいわんとすることは明らかである。すなわち，患者が"in remission"と診断されたのは，精神科医が患者の病院における行動を正しく評価した結果ではなくて，単に患者を退院させなければならなかったからである。この解釈は果たして正しいであろうか？

　精神科診断の実際に馴染みのない大ていの読者は，きっと，Rosenhanの説明を読んで，統合失調症の患者は退院になるときは"in remission"と診断されるのが普通であると思うに違いない。実際問題としては，それは極めて稀なことなのである。何故かというと，統合失調症の患者が退院のときに完全に無症状ということが稀だからである。妄想型統合失調症は295.3とコードされ，完全寛解期にある妄想型統合失調症ならば295.35と5桁にコードされる。Spitzer[206]の所属する州立病院で，前年退院した300例以上の患者のうち5桁は皆無であった。5桁の数字を付け落とした可能性があるので，100例の退院時要約を調べた。"in remission"，"recovered"，"no longer ill"，"asymtomatic"の用語がどれくらいの頻度で用いられているかを調べたところ，ただ1例だけが退院時"in remission"にあったと要約に記されていた。12件の偽患者のうち11件がschizophreniaと診断され，その全てが"schizophrenia in remission"という，真の統合失調症者には稀にしか下されない退院時診断で退院したのであるから，偽患者に下された診断は患者の行動の函数であって，診断が下されたセッティング（病院）の函数ではないと結論することが許される。事実，驚くべきことに，11人の精神科医の全てが退院に当って"in remission"，つまり真

の統合失調症者には滅多に用いられないカテゴリーを用いるほど理性的に行動したのである．

Spitzer は正気の検出の他の二つの意味 [(a) と (b)] と Rosenhan の中心的問題との関係についても丁寧に反論しているが，全てを紹介すると余りにも長くなるので，幻聴の鑑別診断に関するところだけ一部紹介して後は省略する．

Rosenhan は「症状を主張し，氏名，職業，職場を変造する外は，人柄，履歴，環境についてそれ以上変更することはなかった」という．しかし，明らかに臨床家は，症状（幻聴）ばかりでなく，精神科病院に入院したいという願望も含めて，そこからその症状が相当の苦痛の源である，と結論するのが合理的なのである（入院係の精神科医は何度も合理的なケア：外来治療を示唆したのではないか？　偽患者は入院治療を正当化するため，他の愁訴を追加する必要があったのではないか？）．これに加えて，幻聴は3週間続いているという知識があれば，この幻覚がいわゆる「仮性幻覚」とは区別される精神病理の重要な症状であることが確実である．幻聴は数種類の精神障害で生ずる．薬物使用歴の欠如，身体疾患の徴候の欠如，注意散漫，集中困難，記憶・見当識障害の欠如，および神経学的検査の陰性は全て，器質精神病を極めてありそうもないものとする．最近起こったストレスの欠如は精神病的程度の一過性の状況的障害，（非公式のカテゴリーを用いれば）ヒステリー性精神病を除外する．気分における深刻な障害の欠如は情動性精神病を除外する．

精神疾患の詐病についてはどうか？　精神科病院に入院することによって何か獲得するものがある人が時として精神症状を誇張したり，あるいは偽装しさえすることがあることを精神科医は知っている．これは精神科医や他の科の医師が時として遭遇する真の診断学的問題であり，「詐病」と呼ばれている．しかしながら，これら偽患者については，誰一人として，主張された愁訴からの救いを除いて精神科病院に入院させられて何か得るところがあると信じるに足る理由はなかった．従って疾患が偽装されていると疑うべき理由もなかった．ところで，この国で用いられている精神障害の分類において，こうした状態のもとで幻覚症状を呈する場合，残る診断は唯一つしかない．それは統合失調症である．

明らかに，統合失調症の確定診断をするには支障がある．大ていは他の症状

も存在するものである。私（Spitzer）なら他の症状を欠いていることに何らかの印象を受けるであろうが，やはり患者の幻聴の訴えの正当性を疑う理由がないと確信する。私もまた騙されて最も可能性のある診断として，統合失調症と記したことであろう。

Spitzerは以上（とはいっても綿密な考察を大幅に省略しているが）を要約して，Rosenhanの論文は科学として提出された偽科学であり，研究の方法，結果および結論を注意深く検討すると「論理の完全な欠如」("logic in remission") という診断に行き着く。Rosenhanの研究は，偽患者が詐病をしていることが精神科医によって見破られなかったというのであるが，このことは精神科診断の信用性と妥当性という真の問題に関連がなく，真の問題を曖昧にするだけである。データを正しく解釈してみると，それは引き出された結論に矛盾する。精神科病院というセッティングにおいて，精神科医たちはthe "sane" をthe "insane" から識別することが，なかなかよくできているように思われるというのである。

Rosenhanの研究は偽患者を用いた古典的な仕事と今ではいわれているが，これとの討論を通して，詐病を含む精神科診断学の諸問題がSpitzerによって解明されたのである。

VI-2　専門家証人の必要性に対する疑問

その後も専門家証人の信用性に対する疑問や討論が繰り返し現われた。ここではFaust, D.（臨床心理士，精神科准教授）とZiskin, J.（弁護士，司法心理士）の Science 誌に掲載された論文（1988年[42]）を取り上げよう。彼らが司法心理学または精神医学の専門家の資格を承認するための標準とするのは次の2問である。(1) 心理学や精神医学の専門家証人は司法的問題に合理的正確さをもって回答することができるか？　(2) 専門家は，裁判官や陪審が，専門家なしでも可能である場合以上に，正確な結論に到達するのを援助することができるか？

まず合理的医学的確実性（reasonable medical certainty）に関連して臨床的

判断の信用性と妥当性を見ると，Faust & Ziskin によれば，患者の分類または診断ほど根本的または基礎的なものはなく，診断の信用性ほど根本的なものはない（Rosenhan と異なることに注意）。ところが，APA（アメリカ精神医学会）の DSM-I（1952 年）から DSM-IV（1994 年）までの改訂の過程を見てみると，これは先進的科学の領域には通常認められるカテゴリーの洗練または累積的改善に余り似ていない。現在症についてさえ診断の信用性に問題がある。過去や将来の状態の決定については更に困難がある。

　司法判断の信用性と妥当性について見ると，司法領域に足を入れる臨床家は，患者の援助者としての親密な役割から位置を変えて，被検者個人にとっての意味合いが何であれ，真実を暴こうと努力する。臨床家はこうして患者の敵対者となる可能性を持つ。支持し，同情する臨床家の根源的傾向は客観性を曇らせるであろうし，検査を受けている人は情報を正直に開示する気になれないであろう。通常は第一に患者の主観的現実に焦点を当てる臨床家が，今や客観的現実を決定する試みをしなければならないが，これは臨床家が最小限しか訓練を受けていない仕事である。こうして専門家証人はあまり親しみのない問題や活動に従事することになるのに，研究の後ろ盾は極小であることが多い。詐病を発見したり，暴力行為を予測する能力のような司法的評価に直結する判断の正確さを究明する研究が，臨床家の間で高い誤謬率を示しているのも驚くに当らない。

　裁判官および陪審に対する補助という点ではどうか。研究の示すところによれば，専門の臨床家は実のところ素人よりも正確な臨床的判断をするわけではない。判断が経験的知識よりも常識的な信条または固定観念に頼っているのであれば，専門家が素人を凌ぐことはできそうもない。さらに，豊かな経験または特殊な資格を持った専門家の精鋭が，他の専門家よりましな成果を挙げるという証拠もほとんどない［著者注：例えば Bourg ら，1995 年[22]］。但し，MMPI を用いた調査だけは例外である。

　臨床的判断を限定する要因もある。分類が不適切であること，正確な予測を許すような人間行動に関する一般理論が心理学にはないこと，たいていの人格理論は緩く束ねられた推論を言語化した要約に過ぎないことを別としても，領域そのものの主題（人間の思考と行動）が，客観的，直接的または信頼できる

観察と計測に抵抗する。科学的心理学の未熟状態の一つの現われは，その領域内の途方もない多様性であり，これは標準的な手続と権威を法が優先するのとは調和しない状況である。理論と実践におけるこの多様性こそが意見の分岐を生み出し，これが「専門家の闘争」("battle of the expert")を法廷のいつもの決まりきった出来事にするのである。

臨床的判断の限界は狭い。こうした限界のため，臨床家は主としてデータの解釈という主観的方法に依存する。臨床家は出来事の頻度（つまりbase rate）に関する情報を軽視する傾向が強い。偽陽性や偽陰性の重大な結果に思いを致すことが少ない。頻度が変化すると症状の価値も変化する。たいていの精神科診断については，症状の力に限りがあり，頻度も低いとすれば，診断徴候の多くは正しい同定よりも多数の誤謬を生み出す。臨床家は支持的証拠を過大評価し，対立する証拠を過小評価する。異常の存在を仮定してこれを支持する証拠を探索するこの傾向は，「過剰な病理化」("overpathologizing")を促進する。臨床家は自分の判断に関する成行き情報またはフィードバックを余りまたは全く受け取らないことが多いが，これが自己矯正を妨げる。臨床家の自信過剰も問題である。

論文を掲載した雑誌（*Science*）の論説[37]も上記論調に賛成のようで，次のようにいっている。毎年，臨床心理士と精神科医が100万件またはそれ以上の法的手続きに関わっている。彼らの専門家としての判断は非専門家の判断以上に正確でないことを示す研究が多い。Faust & Ziskin はそのような「専門家」に時間と費用が浪費されていると結論している。これら専門家は実際上正義の実行に干渉している可能性がある。なぜなら自信のある証人は（正確であろうがなかろうが）裁判官や陪審を誤った方向に導くことができるからである。

Fawler, R. D. & Matarazzo, J. D.（1988年[43]）はアメリカ心理学会（major APA：1988年当時会員約9万人）を代表して Faust & Ziskin に対し控えめな反論をしている。major APA としては，Faust & Ziskin の論文が，裁判所は専門家証人としての臨床心理士および精神科医を排除することを考えるべきだというような狭隘な結論に導くように組み立てられていることを憂慮している。裁判所が使用するための臨床情報を提供することに内在する困難は今に始まったことでなく，事実，その大部分は臨床心理士が自分自身の活動に適用した研

究に基づく自己調査の結果として明らかにされている。この研究は，法的問題に答えるに当って，我々が思うほどには臨床的判断に価値がないことを示しているが，そうかといってこの事実は，臨床判断に価値がないことを意味しない。そのような絶対的結論を引き出すのは「盥の水とともに赤子を捨てること」に似ている。専門家証言に関して最も決定的な問題（明らかに Faust & Ziskin は見過ごしている）は，臨床的問いに対する答え方と法的問いに対する答え方との間に根本的な差があるということである。臨床的な答え方は個人の行動にインパクトを与えた複雑な要因をできるだけ多く考慮に入れ，その行動のできるだけ完全なイメージを提供するものである。他方，法的問題は絶対的（「肯」または「否」）に答えられなければならない。問題は，複雑な臨床的回答を単純な絶対性を要求する法的回答に移し変えようとする時に生ずる。この過程は難しく，問題を孕んでいるかもしれないが，だからといってそれを全く回避する理由にはならない。事実，当事者対抗主義はまさにこの作業をすることを予定している。それどころか，Faust & Ziskin のいう「専門家の闘争」は当事者対抗主義の手続きに内在的であり，法的問題が法的でない情報を専門家から必要とする時は何時でも起こることである。診断分類だけで法的決定の基礎となることは，仮にあったとしても稀なことである。心神喪失抗弁，就業不能，訴訟能力のような法的問題は，個人に付せられた診断が何かよりも，個人の行動や特殊な状況で機能する能力に関する裁判官または陪審の理解に基づくところが大きい。

　将来的暴力行為の予測に関しては，臨床心理士も精神科医も予測の証言をするのを躊躇するのが決まりであった。しかしながら，Barefoot v. Estelle 事件（1983年）において，連邦最高裁判所は将来の暴力行為を予測する際に専門家の証言を使用することを承認した。裁判所はこれら予測の「欠点」と自ら名付けたものが何であるかを認識していた。しかし，事実認定者（fact-finder）と当事者対抗主義とが，その欠点を考慮に入れるだけの能力があると推論したのである。

　専門家証人の証言は，専門家の知識と能力の限界を超えて主張を述べるために使用すべきでないことは明らかである。しかし，専門家証人の証言の使用に注意深いアプローチをしようと論じることと，法廷における専門家を排除しよ

うと論じることとを同等であると見ることはできない。以上がFawler & Matarazzoの反論である。

　Daubert v. Merrell Dow Pharmaceuticals（1993年）において連邦最高裁判所は，連邦証拠規則が科学的証言にも適用可能であることおよびその基準を公表した。精神保健専門家が用いているテストや診断技術が上記基準の下に証拠能力に対する証拠上の挑戦に耐え抜くことができるかというような問題（例：Vallabhajosula, B., 2001年[224]），が盛んに討論されている。連邦裁判所および30州の法域ではDaubert基準の改訂版または変異型を採用しているが，「専門家の科学的証言の申出」があると，事実審裁判官は「証言の基礎になっている推論または方法論が科学的に妥当であるかどうか，またその推論または方法論が問題になっている事実に適切に適用できるかどうかについて予備的評価」を引き受けなければならない。

　Daubert判決は裁判官が考慮すべき事柄の「決定的なチェックリスト」を規定しているわけではないが，この判決は「証拠上の本質関連性および信用性」に関する事実審裁判所の評価において，重要な位置を占めると思われる4要因を挙げている。すなわち，1）理論または技術がテストすることができるかまたはされているかどうか，2）同僚の審査（peer review）および出版に委ねられているかどうか，3）既知のまたは潜勢的誤謬率，そして4）科学界における「一般的承認」である（Heilbrun, K.ら，2002年[66]，Mossman, D., 2003年[118]）。Black, B.（弁護士，1988年[18]）は，早くから裁判所が科学的証言に積極的に関わることを推奨していた。現代の動向は科学的証拠の積極的な司法的検討を促進しているように見えるが，この動向を鼓舞すべきであるといっていた。これを具体化したのがDaubert判決であると見てよいのではなかろうか。

　アメリカの裁判所は，臨床心理士または精神科医に対してしばしば無理（例：将来的危険性の予測）をいうが，質のよい専門家証言の必要性を認めている。Fawler & Matarazzoは，これを積極的に理解しようという気概を示していると見てよいであろう。

VII

詐病の評価（鑑定）の仕方

VII-1　初期インタビューとこれに関する基礎知識

　詐病者にとってしばしば医師は最大の教師である（Goldstein, N.[50]）といわれるくらいであるから，我々は特に初期インタビューに際して誘導尋問をしないよう細心の注意を払わなければならない。大ていの精神科医は，検査の早い時期において如何に頻繁に自分が誘導尋問をしているかに恐らく気がついていない。しかし，これが決定的な誤りであると Schwartz（1985年[195]）はいう。著者はこれまでに特別弁護人というものを経験したことが1度あるが，与えられた30分余りの証人尋問の間に2度，「それは誘導になります」と裁判長から注意を受けた。尋問に対する抵抗または防衛の強い被告に当面した場合に誘導が起こりやすいのであるが，自分の平生の問診を反省しても，他の医師のそれを傍聴したのを思い返して見ても，つくづく医師は誘導尋問の常習犯であると感じる。診療の時間が十分にないときこのことが起こりやすい。通常の診療の時の問診の仕方を，鑑定または鑑定的状況に無頓着に持ち込んではならない。

　優れた司法精神科医，司法心理士等の多く（Goldstein, N.[50], Resnick, 1994年[167], Schwartz[195], Thompsonら[216], Gudjonsson, H.[55]）が，特に初回インタビューに際しては，開かれた質問（open-ended question）をすること，被評価者自身の言葉で語らせることの重要性を指摘している。まず Kretschmer（1950年[96]）の精神鑑定におけるインタビューに関する解説を借りることにする。彼は暗示力の点から見て質問の仕方を4型に分けた。

1. なんでここに来られたのですか，話してください。（暗示を含まない質問）
2. 痛みがあるのですか，それともないのですか。（二者択一の質問）
3. 痛みがありますか。（消極的暗示的質問）

4. 痛むんですね。（積極的暗示的質問）

　1の型の質問には，答える者に全く先入見のない精神状態をつくるという貴重な長所がある。この方法の短所は時間を取ることで，とりとめのない話や重要でないことを山ほど収集して，時間を浪費することである。2の型の質問には，主題を直ちにはっきり限定し，そのため時間を節約し，診断上重要な個々の点にすぐ患者を誘導することができるという長所がある。その短所は，患者の注意を一つの点に向けさせるので，何らかの暗示的要素が入ってしまうという点にあり，更に，この質問では，患者は熱を入れて自分から盛んに話すことがなく，思考の糸は高圧的な質問によって断ち切られるという点である。3の型には大きな短所がある。すなわち強い暗示的要素と，問われる者にとって好都合な要素である。問われた者は容易に次のような心構えに導かれる。これは質問された者が余り賢くない時や子供の場合は特にそうである。すなわち，痛みはいま問題になっている病気の症状の一部をなすのだと考え，たとえ実際には全く痛みがなくても，また痛みが大したことはなくても，いわば医者の意に適うために何かこれに関連のあることを答えねばならないのではないかと思うようになる。その上患者は安易さや無思慮のために簡単にハイと答え，「痛みはないか」という問いに対しても簡単にハイありませんと答えるように，誤った方へ誘われ易い。4の型は3の型の心理特徴を更に強く持っている。質問される側では，簡単にハイと答えないためにある程度の抵抗を必要とする。

　したがって実際にはいろいろの質問の型を用いる。意味をはっきりと具体的に述べる患者に対する時，詳細な，他からの影響を全く受けない，客観的な記録を必要とする時，その他一般に最初の見当をつける時（初回インタビュー）には1の型が最適である。それから個々の特別な点に関することになれば，必要に応じて二者択一の質問を用い，時間の余裕があれば患者にまた自由に話させる。3の型は欠点ばかりあって何ら長所がないので，なるべく使わない方がよい。4の型は決して不注意には用いず，ごく特定の場合に意識して使うだけである。例えば患者に，彼が痛むと称する所は本当に痛い所の反対側であるように暗示することによって，真実でない申立を見破るために用いる。また，偽の坐骨神経痛の時「脚を強く曲げると痛むんですね」といっておいて，次に「今度は脚を静かに伸ばしたまま持ち上げますよ。今度は痛みはなくなるでし

ょう」というのである。患者が本当に激しい痛みを持っている時は，暗示的質問によって左右されない。もちろん実際にある僅かな痛みがこの暗示的質問により隠されることはある。以上の程度の術策は，詐病の鑑定の際には許されると考えられている（Kretchmerのほか，植松[222]，Resnick, 2003年[170]，Thompsonら[216]）。

なお，病歴記載も重要である。できるだけ患者のいった通りに，そのもとのいい現し方のまま記録するのがよく，語風もそのままであればなおよい。専門的述語を使用しないでおけば，後で疑問が生じた場合に，診断上問題となり得る疾病すべてについて再検討することができるからである。

次に，植松[222]は供述による採証の指針を以下のように述べている［pp. 3-9, ただし，省略した場合があることを断っておく］。

一　問いはその数も言葉も少なくして，供述者に多くを語らせるようにすべきである。
　【説明】　どんな問いにも，答えを暗示する性質があるから，問いを発せずにすめば，発しない方がよい。従って，例えば，「この事件について，あなたが知っていることを述べて下さい」というような総括的な発問をして，あとは自由に述べさせ，その供述で足りない点について詳しい問いを発して，それを補うのがよい。

二　問いの形式は，「いつ」「どこで」「誰が」などという疑問詞を伴う問いを用いるべきである（この問いを「疑問詞問」と名付ける）。
　【説明】　疑問詞を伴う問いは，最も暗示が少ないから，問いの諸形式のうちで最良のものである。

三　通例よく用いられる問いは，たとえば「その日は3月6日ですか」とか「犯人は30歳くらいの男でしたか」とかいう形式を取る。それは確信のない供述者によって肯定されやすい傾向を持つから，なるべく避けた方がよい（この問いを「認否問」と名付ける）。しかし，時間を節約するため，ある程度は認否問を用いることも止むを得ない。

四　「……ですね」「……ではないでしょうね」などというような形式の問いは，明らかに暗示・誘導性を有する。この種の誘導尋問は供述を誤らせやすい。

五　「その色は青ですか，他の色ですか」というような問いは，二者択一の答えを要求する性質を有する。しかし供述者は，問いの中に指摘されている「青」という答えをし易く，「他の色」とは答えにくい。そういう暗示があるから，認否問に次いでよくない。

【説明】　論理上は，「青」か「他の色」かで全ての場合を網羅しているので，供述者には全ての場合から答えを選択する自由が留保されているように見えるが，心理的には，「青」への暗示が作用する。しかし，「他の色」をも指摘している点で，暗示を少し弱めている。

六　「それは３日でしたか，４日でしたか」というような形式の問いは，最も悪い。日は３日と４日とで全てを尽くしているわけではなく，その他種々の日があるのに，このような問いを出されると，供述者は，３日か４日かのいずれか一方を選んで答えなければならないような心理に追い込まれる。

七　あることを前提とする問いを発するには，その前提の存在が相手方にとって確認されているものでなければならない（このような問いを「前提問」と名付ける）。
【説明】　例えば，「そのとき履いていた草履はゴム裏だったか」というような問いは，少なくとも草履を履いていたという事実が前提になっているから，その事実を供述者が確実に知っている場合でなければ，それを発することはできない。もし供述者が真実は下駄なり靴なりを履いていたと思っていた場合であっても，それに十分の確信がない時には，その暗示によって，草履を履いていたかのように錯覚し，その草履がゴム裏であったかどうかについて，架空の供述をする危険がある。

八　供述者は，発問者に権威があると思っている場合ほど，発問者の暗示・誘導にかかり易い。

九　暗示・誘導は，無論，原則的には避けなければならない。しかし，時には，供述者が暗示・誘導にかかり易いかどうかを検定するために用いることは，極めて有用である。それはその供述者の供述が一般に信頼できるものであるかどうかを判定するのに役立つ。これは特別の例外である。

十　発問者は，要するに，自己の期待する回答が何であるかを能う限り供述者に暗示すべきではない。

　以上の植松の解説は立場は違うが Kretschmer のそれに重なるところが多い。比較して説明する必要もないであろう。
　Gudjonsson[55]は警察官がする尋問に重点を置いているが，これも同様に参考になる。彼は Richardoson, S. A. らに習って，閉じられた質問を「数語で適切に答えられる質問」と定義している。従って開かれた質問は「適切な応答に数語以上を要する質問」である。開かれた質問には，例えば「今朝あなたに何

が起きたのですか」（植松[222]）によれば疑問詞問）または「今朝あなたに起こったことを話してください」［著者注：これも潜在的な疑問詞問である］が属する。閉じられた質問は確認形式，選択形式，イエス・ノー形式に分けられる。確認形式とは，人，場所，団体，時間等の確認を要する質問で，例えば「昨日アレン氏を何時に見ましたか」［著者注：疑問詞問ではあるが開かれた質問ではない］がそれである。選択形式とは限定された択一的質問で，相手は示された複数の回答の中から一つを選ぶことになる。「犯人はナイフ，それともガンで武装していましたか」という例が挙げられている。この例は植松の六の型の質問に該当すると考えられるが，七の型の問いである可能性もある。

　被疑者・被告人や原告の精神状態の鑑定（評価）に当っては，原則としていつも，詐病の可能性または疑い（suspicion）を頭に置いておかねばならない。全ては疑いから始まるからである。少なくとも初回インタビューでは家族等を交えず，本人一人と話をする。しかし，インタビューは形式張らない方がよい。疑問や不信の表明，その他の攻撃的態度を最初から示すのは，賢明でないし，倫理的にも問題がある。過度に対決的，過度に疑い深い態度は避けるべきである（Meyerson, 1989年[108]）。主題（病状またはその詐病）に重要な関連のある事実または証拠を収集するのが第一である。できるだけ開かれた質問をし，相手に自由に語らせ，これを忠実に記録する。存在する可能性のある病理に関する最初の陳述を本人に委ねるのが鍵である。中田の症例16の弁護人であった佐伯は，すでに最初の面接の際に被告人に対して「君の訴える症状は疑わしいところがある」といい渡したと鑑定人自ら述べている，といって中田を指弾している。上記の「過度に対決的，過度に疑い深い態度」に相当する。

　Rogers（1990年[173]）は，稀な，見え透いた，馬鹿馬鹿しい，不合理な，そして無選択に主張された，異常に多数の症状が持ち出されることに気を付けるよう勧めている。稀な症状とは真の患者には極めて稀にしか生じない症状である。見え透いた症状とは重度の精神症状を示していることが素人目にもすぐに分かるような症状である。例えば「自殺する，人を殺す，死ねとか人を殺せという声が聞こえる」といって急患室に現れる人は，見え透いた症状を呈している。ありそうもないまたは馬鹿馬鹿しい症状は，重症の障害者にさえめったに見られない。「蜜蜂たちが大統領暗殺計画に加わっている」という信念を主張

VII　詐病の評価（鑑定）の仕方

する人はありそうもない，馬鹿馬鹿しい症状を明示している。症状の見境のない主張は，主張する症状が多ければ多いほど病気と評価される可能性が高まるという信念にもとづいて，詐病者が使う自己報告的策略に当てはまる。これら症状は Rogers ら（1992 年[178]）の構造化インタビュー（SIRS）の質問項目として取り入れられている[176]。

　心理テストについては，投影法テストは，詐病を同定する技術としては，有効性が最低であるといわれている（Ogloff, J. R. P., 1990 年[152]）。限界はあるが，MMPI は応答スタイルに対する経験的基礎を持った検出戦略を発展させる中で，最初の決定的な踏み台となった。MMPI 以前には，詐病や他の応答スタイルの評価[177]はたいてい証明されていない方法に依拠していた。アメリカでは MMPI，特に MMPI-2 が重視されているが，わが国では精神鑑定でこれらが有効に用いられた例を著者は知らない。構造化インタビュー（代表は SIRS：施行に 30〜45 分かかる）も導入されていない。当分は，質問項目を自ら準備し，取り落としなく広汎な陳述を得て，完全なストーリーを入手し，後でこれをチェックするしかないであろう。

　たいていの精神科医は検査の早い時期において，自分が如何にしばしば誘導尋問をしているかに気付いていない。既述のように，これが決定的な誤りである。詐病が問題になるような事例の先行鑑定書を読んで見ると，例示してある一問一答の中に，相手に詐病をする気にさせ，その詐病を多彩かつ強固にさせるような誘導尋問が多数含まれていることがある。

VII-2　付随情報の収集

　付随データ（collateral data）または付随情報（collateral information）とは，現病歴，現在症のような，専門家が本人から直接手に入れる情報以外のあらゆる情報である。補強証拠（corroborating evidence）と呼ばれることもある。
　Thompson ら（2004 年[216]）は付随情報として，一括して次のようなものを挙げている。すなわち，被検者や家族の宣誓証言書，雇用記録，病院および治療記録，保険記録，軍隊記録，人事記録，刑事事件では警察調書（わが国では

検察調書も），および証人調書，監視テープなどである。付随情報というのは重要さにおいて付随的という意味ではない。披検者の自己報告（陳述）を裏付けたり，これに対抗させたりするために必要であり，収集された付随データは詐病の検出にとってしばしば決定的な証拠となる。付随情報を収集する努力の乏しい鑑定書は信用性が失われることが多い。

　人身事故訴訟の場合には，外傷事故に関する警察の報告書，証人の陳述書，原告の過去の精神科記録，そして少なくとも一人の家族または親密な同僚に面接するか，万やむを得ない時は電話インタビューでも家族等の話を聞き，原告とは別個に情報を収集した方がよいと Resnick（2003年[170]）は勧めている。診療記録も要約でなく，日を追っての完全な記録を手に入れることが必要である（Resnick, 2003年[170]）。Resnick はこれらの情報を面接前に読むことを勧めている（1994年[167]，2003年[170]）。これに対し Thompson ら（2004年[216]）は，付随データをインタビューの前に見ようと，後で検討しようと，臨床家はこれら情報を検査し，被評価者が陳述した症状の首尾一貫性があるかどうかを探査すればよいという。それもそうであろうが，実際に付随情報を知らないで（つまりほとんど白紙で）インタビューをしてみると，質問は暗中模索やありきたりの形式的なものになりがちで，問題を感ずべき壺が分からず，関連性の薄い話に時間を取られ，大切な初回面接の価値の多くを失うことにもなりかねない。そういう時にえてして誘導尋問が生じるのである。そうするとそれは，しばしば最悪の初回インタビューとなるであろう。詐病者にとって精神科医が最良の教師になるのもそういう時である。もちろん付随情報の全部を知らなければ初回インタビューができないというものではないし，初回面接の後も付随情報の収集に努力を怠ってはならない。

　今日では覚えている人も稀になったであろうが，1964（昭和39）年にはいわゆる三芸プロ事件[219]が起こって世間を騒がせたのみならず，精神医学界を当惑させたことは一度述べた。会社の総務課長が殺し屋を使って社長を殺害した事件であるが，その主役である被告人Sが巧みに統合失調症を装ったため，一審で精神鑑定をした2人の鑑定人がいずれも，その詐病であることを見破れず，一旦は無罪となった。直ちに精神衛生法により入院させられたが，Sが詐病をしていることを自白して，危ういところで精神障害による無罪判決の確定

するのを阻止できたという事件である（本書 I-2 参照）。

　この事件には詐病学から見て，注目すべきところが4点ほどある。①精神鑑定において詐病を疑った節が全くないらしいこと，②共犯者があるとき，共犯者は「完熟した妄想型精神分裂病」者を相棒に選ぶことは極めて稀である（そこから詐病を疑うべきである）こと，③付随情報が詐病の診断に決定的であった（前以て付随情報を入手しておれば，入院後の自白を待つまでもなく一審において詐病の診断が可能であった）こと，④結局はこれも自白事例で，精神科医の腕の見せどころがなく，むしろ信用を落とし，詐病学の進歩に繋がらなかったことである。

　付随情報の重要性を読者に銘記してもらうため，重複を厭わず判決から一部を引用してみよう。すなわち「各鑑定の基礎となった資料が，被告人Sにおいて妄想型精神分裂病者に特有の一般的な徴候を訴えまたは挙動に示した状態のみを観察したものであるにとどまり，同被告人に妄想型精神分裂病者には一般には存し得ない動作挙措の存するや否やの点についても詳細観察し，その所見をも総合したものではなく，同被告人の精神状態を鑑定し，本件各犯行当時のその精神状態についての合理的に確実な意見を形成するための資料としては，不十分であることが明らかである。すなわち，被告人Sについては，（イ）同被告人が警視庁監房内に勾留中，昭和39年6月6日から同月11日までの間同房の精神分裂病者の被疑者一名と起居を共にしながら，その言動をつぶさに観察していること，（ロ）同被告人が，東京拘置所に移監となった後，同年7月21日前妻Mが面会に来た際，『精神鑑定の本を入れてくれ』と依頼し，同年8月11日同女から『精神分裂病の鑑別診断』と題する書籍の差入れを受けたほか，［中略］と題する書籍を購入したうえ，これらを閲読していることなどの特殊事情の存することが，当審における事実取調べの結果に徴し明らかであるから，被告人Sの精神鑑定を行なうに当って，これらの事情をも考慮して鑑定の資料を取得する方法，範囲等を決めることを要するものというべきにかかわらず，その後，［中略］それぞれ精神鑑定の資料を取得するため，同被告人の言動を観察した際，右（イ）および（ロ）の特殊事情をも十分了知したうえ，被告人Sの示した精神分裂病者特有の症状ばかりでなく，かかる症状の精神分裂病者には通常あり得ない動作挙動の存するや否やの点についても観察が行

なわれた形跡は記録上これを認めることができないので，前記松本胖および竹山恒寿両鑑定人の被告人Ｓに対する精神鑑定の結果は，同被告人の本件各犯行時における精神状態に関する証拠としては，信頼度の甚だ低いものといわねばならず，この点に関する当審証人松本胖および同竹山恒寿の各供述によるも右認定を左右するに足りない」というのである。

　もちろん詐病の疑いを持つことが決定的であるが，疑いを持ったならば付随情報，この場合は留置場および拘置所における行動観察記録または報告書を徹底的に調査し，これをもとに対決を試み，詐病を明らかにしなければならなかったのである。このように，あるいはこれまで掲示した事例からも明らかなように，詐病の鑑定においては，付随情報が決定的な役割を果たすことが極めて多い。裁判所は鑑定人の意見証言よりも法的事実を重んずるからである。

VII-3　中期インタビュー

VII-3-a　中期インタビューに際して

　Resnick（2003年[170]）の紹介するところによると，詐病の診断を確証することができる状況は二つしかない，とHurst, A. F. が示唆しているそうである。すなわち1）詐病者が観察されていないと考えていて，露見行為の現場を押さえられた時（I-2加賀・大田の例参照），2）詐病者が，自分は偽装していると自白した時である。確かにこれら二つの場合は，詐病の診断が確実であると著者も考える。しかし，Martenの公式（本書I-1-k参照）が示すように，詐病の確実な診断は，上記の露見と自白の場合以外にも可能である。Resnickによれば，臨床家が実質的な証拠を手にしていないのであれば，確実な結論に達することは不可能であると述べるのが通常は最善である。しかし，明白な証拠が存在するならば，詐病の診断は（回避しないで）するべきである。

　詐病がどのような形で現われやすいかを知っておいた方がよい。既述のようにResnickは，詐病を純粋詐病（存在しない病状を捏造する），部分詐病（存在する症状を誇張または延長する）および帰因錯誤（ある原因から生じた症状

を他の原因のせいにする）に分けた。刑事事件で見られるのはしばしば純粋詐病であり，部分詐病や帰因錯誤は民事裁判で頻繁に見られる。

　Schwartz（1985年[195]）は詐病者の才能・技量からこれを4型に分けている。すなわち，アマチュア，セミプロ，マイナー・リーガー，メジャー・リーガーである。アマチュアは演技が下手で，偽装が見え透いているので，裁判所で問題になることは稀である。セミプロの場合，症状の選択は訴訟能力の問題に向けられている。病像は精神的欠陥者と緊張病者の中間のポーズを取る。彼らの目論見が法廷または精神科医のインタビューの裏をかくことは滅多にない。入院中演技をし続けることはできないから，看護師または拘置所等の職員の観察記録を取り寄せる必要がある。そこから「確実な証拠」（"hard evidence"）を入手することができる。マイナー・リーガーに関する「確実な証拠」を入手できるほとんど唯一の方法は，彼の過去の記録（つまり付随情報）をチェックすることである。そのような人は，前件逮捕に続いてしばしば芝居を打っており，州立病院に収容されている。州立病院に当ってみると，この自称精神病の被告人が極めて急速に「回復」しており，しかも逃走している。この種の行動は合理的疑いを超えて彼が詐病をしていることを証明するものではないが，少なくともそれは十分な疑惑を生み，その結果訴訟無能力の請求を立証する負担は今や弁護側にある（または少なくとも，あるとすべきである）。メジャー・リーガーについていえることは幾らもない。定義により，精神科医を完全に欺くことができるほど精神疾患を偽装することに熟達している。従って裁判所で詐病を証明する問題は生じない。しっかり理解された精神病に全く矛盾しない演技をする。演技に過剰がなく，これを病棟でも続けることができる。州立病院に何度収容されても奇跡的な「回復」をすることがなく，回復しても大丈夫だと思われる頃まで喜んで待ち，非の打ち所なく釈放になる。そもそもどのようにしてそういう者の存在を知ることができるかについて，Schwartzは幾つか理由を挙げている。第1に，謙遜と論理からそういうことを学ぶのである。最高の司法精神科医といえども絶対確実ということはない。われわれを騙すことができる被告人は存在するに違いない。第2は，他の被告人が誰それは貴方を騙し，うまくやって州立病院に収容されていると時々教えてくれる。こうした情報提供者は信頼できる極上の情報源ではないとしても，時として彼らが正しく，

真実に違いないということは，かなりしばしば起こることである。第3に，入院中に心変わりするメジャー・リーガーの稀なケースが存在するとして，興味深い症例を提示している（Schwartz[195], p. 259）。この19歳の大詐病者も州立病院にうんざりして，訴訟に戻る決心をしたのである。

Resnick（1994年[167]，1999年[168]）は詐病の通常の目的として次のものを挙げている。

1) 刑事：訴訟無能力，責任無能力，判決軽減，受刑無能力。
2) 軍事：徴兵回避，不快な軍務を免れる，危険な戦闘を避ける。
3) 民事：社会保障付の就労不能，復員軍人給付，労働者補償からの経済的利益，精神的外傷に対する損害賠償から経済的利益。
4) 施設：囚人が薬物を入手する。病院に移送されて脱走するか，楽な暮らしをする。
5) 浮浪等：逮捕を免れる，自由な部屋と食事（俗にいう3食ベッド付）の入手。

これら詐病の目的は，詐病の理由または外的動機などと呼ばれる。ドイツでは今でも二次的疾病利得と呼ばれることがある。おそらくヒステリー学説の名残であろう。病気の役割を取ることにより優しい配慮を獲得しようというのが一次的疾病利得であり，この役割によって財政的利益を獲得するのが二次的疾病利得である。外的動機にせよ二次的疾病利得にせよ，詐病が意識的，意図的であることを証明するものである。これがないと虚偽性障害はいうまでもなく，その他の精神障害を考慮しなければならない。インタビューの初期から中期にかけては，鑑別診断をしなければならないので，症状の具体的で詳細な質問をすることになる。いうところの症状が真に体験されたものか，作られたものであるかを主に検討するのである。これを探索的質問と著者は呼んでいる。

VII-3-b　詐病の臨床評価

精神障害の詐病を知るには鑑定人が精神障害の症候学に通じていなければならない。精神病を詐病していると疑われる場合には，臨床家は症状の中に非一貫性の証拠を慎重に捜さなければならない[99]。

1. 当人の供述自体の中に矛盾がある可能性がある。例えば，詐病者は，私は混乱しているし，「正しく考える」ことができないといいながら，そのことを明瞭に説明することができるかもしれない。
2. 当人が供述することと観察される症状との間に，矛盾があるかもしれない。例えば，詐病者は，鑑定人には面接の間声が聞こえるというが，それによって困惑させられているという証拠を見せないであろう。
3. 症状そのものの観察の中に矛盾があるかもしれない。例えば，入院させられた患者は精神科医の前では混乱した行動様式をとるが，病棟の他の患者とは見事なブリッジをするであろう。
4. 心理テストにおける行動と行動水準に関する詐病者の供述との間に矛盾がある可能性がある。例えば，詐病者は知能テストでは犬に何本の脚があるか知らないといいながら，投資家としては業績を上げているかもしれない。
5. 詐病者が供述することと真の症状の現れ方との間に矛盾があるかもしれない。例えば，詐病者は幻視が白黒で見えるというのに，真の映像はカラーであるかもしれない。

幻覚の詐病

これに関してResnick（1994年[167]）は，さまざまな研究から次のようなことを紹介している。統合失調症における幻聴の発生率は66%である。精神病者における幻視の発生率は24～30%である。幻覚は妄想を伴っているのが通常（88%）である。幻覚は一般に持続的であるよりも間欠的であることが分かっている。

幻聴

患者の75%で男の声と女の声の両方が聞かれた。伝言は明瞭であるのが普通で，はっきりしない（7%）または聞き取れないのは稀であった[52]。幻覚は親しい声と親しくない声の両方があった。たいていの場合（88%）は頭の外から聞こえてくるものであったが，頭の外からと頭の内からが相半ばする報告もあり，音源は幻聴の真実性の識別に役立たない。命令幻聴は心神喪失抗弁を支えるために簡単にでっち上げられる。他の精神病症状がないのに命令幻聴だけがあるという人は大いに疑わしい。幻聴のある患者の38.4%に命令幻聴があ

った（Hellerstein, D. ら，1987 年[67]）。命令幻聴はアルコール離脱幻覚の 30〜40% に現われる。感情障害の患者は幻覚の 46% が命令だったと報告した。Hellerstein らによれば，命令幻聴の内容の 51.7% が自殺，12.1% が致命的でない自他の損傷，13.8% が非暴力的行為，殺人が 5.2%，その他 17.2% であった。命令幻聴がある場合とない場合とで，精神障害者が行なった暴力行為の件数に有意差はなかった。命令幻聴に従う可能性の高い患者は，幻覚に関連した妄想をもった人および誰の声と分かる幻聴をもった人々である（Junginger, J., 1990 年[80]）。時として詐病者は命令幻聴が気取った言葉を含んでいたと述べる。例えば，強姦未遂で起訴された詐病者は，声が「行って性犯罪をなせ」といったと述べている。他の詐病者たちは信じがたい命令を陳述する。例えば強盗犯で，（詐病の）声が「強奪せよ，強奪せよ，強奪せよ！」と叫び続けていたというようなものである。一般に命令の内容が危険な時はその命令に従った行動は起こりにくい。

幻聴を偽造している疑いのある人には，声を追い払うかその強さを弱めるために何をしているかを尋ねるのがよい。実際の統合失調症者がしばしば用いる対抗手段は，(1) 特別な活動（歩く，テレビを見る），(2) 姿勢の変化（横たわる，歩く），(3) 対人関係を求める，そして (4) 服薬する，である。統合失調症者の幻覚は患者が活動に熱中すると減少する傾向がある。適応的といえるかもしれない対応は，自分の幻聴との内面での対話に没頭することである。幻聴を一種の内面的助言者として日常生活に組み入れることによって，慢性的幻聴に対処している患者が多かった。ある患者たちの報告によると，幻声は彼らがある種の行為を実行することを拒んだ後，その行為をせよと力説した。幻声はその要請を言い換え，声を大にし，いう通りにしなかったことに対して患者を罵った。これとは対照的に，詐病者たちは，自分たちは命令に従うよう強制され，それ以上議論の余地はなかったと主張する可能性が高い。

幻視

一般に幻視は真の精神病の患者に比べて，詐病者によって主張されることがはるかに多い（4% 対 46%）。統合失調症に幻視は稀と思われているが，調査によれば，活性期の統合失調症の症状を持った患者の 24%〜54% に見られる（Resnick & Knoll, 2008 年[171]）。幻視の対象は普通の大きさの人々であるのが

普通で，カラーで見える[52]。小人幻視はアルコール中毒と器質性疾患，抗コリン剤中毒などに見られるが，統合失調症には稀である。劇的または非定型的な幻視があれば，詐病の疑いを呼び起こすべきである。詐病者は詳細な質問をすると「わかりません」と答えることが多い。精神病的障害における幻視は突然現われ，前駆期のないのが典型的である。精神病の幻覚は目を閉じても開いても変化しない。これとは対照的に，薬物誘発性の幻覚は目を閉じるか，あるいは回りを暗くした方が見え易い。形のない幻視，例えば光のフラッシュ，動く物体は，神経学的疾患や物質使用に関連する。

アルコール幻覚

アルコール幻覚症は，アルコールの飲用の中止または減量に続いて起こり，きわめて生彩に富んだ幻覚を含んでいることが多い。幻覚は大抵は人の声であるが，物音（雑音），音楽，わけのわからない声であることが統合失調症の場合より多い。アルコール依存症のために入院となった人々の84％に幻覚（幻聴75％，幻視70％）が発生した。幻聴はほとんど常に頭の外から聞こえるもので，患者に直接話しかけることがあるが，患者を第三人称でいい合うものがもっと多い。アルコール依存者の大部分は幻覚がその時点では現実だと考えるが，後にはそれが非現実であったことを認識する。幻覚を現実と認めない人が40％いる。アルコール依存者は自分の幻覚に驚愕するのが典型的である。

ここでResnickの幻覚・妄想の評価のための閾モデルを参考のために見ておく（表2）。

緘黙症

緘黙症の詐病は孤立した症状としてあるいは偽装された精神病の部分として起こることがある。長い間ものをいうことを止めるということは容易ならぬ犠牲である。そして，極めて重大な刑罰に当面しているかまたは莫大な報酬を期待しているのでなければ試みられないのが普通である。蠟屈症という緊張病性状態は詐病者にとって長い間続けるのが難しい。因みに緊張病は過去数十年間にアメリカおよびヨーロッパで稀になったといわれている。真の緘黙症にかかっている人は，物音を立てたり仕草をしたりして自分の願望を何とか伝えようとするが，詐病者は全然努力をしないことが多い。偽装緘黙症は，患者を深い眠りから突然起し，直ちにいくつかの単純な質問をすることによって暴露され

表2 次の項目のどれか一つでも観察されたら詐病を疑う

A.	幻覚	間欠的というよりも持続的な幻覚
		漠然としたまたは聞き取れない幻覚
		妄想を伴わない幻覚
		幻覚で報告される言葉に誇張がある
		声を消すための工夫を述べることができない
		命令幻聴の全てに従ったという陳述
B.	妄想	突然の発症または終焉
		妄想に注意を引くのに熱心
		妄想と矛盾する行動
		思考障害がないのに奇怪な内容

(Resnick, 1999年[168], p.165 より引用)

ることがある。詐病者は自分がものがいえないことを思い出す前に返事をするのであろう。

うつ病

うつ病を偽装する人は何ヵ月にもわたって拒食までし、経管栄養に耐えることさえある。観察者のいるところではメランコリアの顔貌をかなり忠実に装うかもしれないが、不機嫌な口の表情が主で、額に皺を寄せることはできないものである。身体の運動は意図的に緩慢になるけれども、メランコリアを伴う大うつ病の場合に明らかなように、詐病者が頭部や体幹の前かがみ姿勢を採用したり、腰や膝を曲げたりすることは、通常ないことである。真のうつ病の病人は早朝の陰鬱が最悪と感じることが多いが、詐病者がこの日内変動を知っている可能性は少ない。うつ病を偽装する人は緩徐化の生理的徴候、例えば便秘を示すことがない。

躁病

躁病の偽装は、長期間続けてうまく遂行することが難しい。真性のこの病気には備わっている速い観念奔逸、滅裂言語、運動興奮および不眠を続けることが難しいからである。疲労により興奮期が時期尚早の終焉を見せるのは、詐病を示唆する。炭酸リチウムまたは抗精神病薬に対する「治療」効果が詐病者においては余りにも迅速に生ずるので、薬物に対する真の反応とは考えられないことがある。

精神遅滞

　正常知能の人が上手に精神遅滞を演ずるのは難しい。心理テストが大抵の場合役に立つ。詐病者の心理テストでは難しい項目によい点を挙げ，易しい項目に失敗することがよく見られる。本書 I-2 の中田・山上[128]の例にも見たとおりである。学校記録，以前の心理テスト結果は必ず収集すべきである。職業歴を注意深く取ると，重症の知的欠陥が偽りであるとわかることがある。軽い精神遅滞のある被告人も，刑罰を回避するために幻覚または重症の精神遅滞を詐病しないという保証はない。

　さて，詐病の評価（鑑定）も１回のインタビューを約２時間とすると，初期インタビューに１～２回，中期インタビューに１～２回，対決を含む終局インタビューに１回を用いるのが普通であるから，全体として通常は３～５回のインタビューで終わるであろう。

　中期インタビューは，初期インタビューで足りなかった被評価者の話を聞き，あるいは質問をすることもあるが，既に明らかになった被評価者の陳述，この間に聴取または精読した付随データをもとに，不足がちのストーリーや曖昧な症状の陳述について補充ないし確認し，次いで具体的詳細な質問に入り，真偽を追究するのである。

　インタビュースタイルも初期のそれとはさまざまに変えなければならない。

　1)　インタビューの時間を長くする。疲労が詐病を続ける能力を低下させる。長いインタビューにもかかわらず疲労がなければ，注意力の持続，持久力があることを示す。

　2)　迅速な質問攻めにする。矛盾した回答を引き出すためである。但し，障害者に混乱を引き起こすこともあるので注意しなければならない。

　3)　誘導尋問を試みる。詐病者が演出しようと企図しているのとは異なった病状を強調する。例えば，PTSD の症状に関して問診する時，「お喋りになった」，「自己評価が高まった」，「睡眠欲求が減った」というような症状について質問する。この際 Kretschmer や植松の注意を想起しておくとよい。

　4)　およそありそうもない症状についての質問をして，これに詐病者が乗ってくるかどうかを見る。例えば，偽装が妄想病の場合「自動車が宗教組織の成員であると考えたことがありますか？」などと聞くのである。

5) 詐病の疑いがある人の聞こえるところで，存在はしないが容易に模倣できる症状に軽く触れる。その症状が急激に現われれば，それは詐病を示唆する。これはアメリカで19世紀第2四半世紀から知られている方法である。

6) 心理検査も初期または中期の間に完了しておくべきである。精神疾患を偽装して特殊なテストをうまく通過する詐欺者もいるが，大多数は補強証拠をいくつか露呈するものである。とりわけMMPIにおいてそうである。統合失調症の詐病を検出するための簡易なM testも有用であり，SIRS（Structured Interview of Reported Symptoms）も詐病に対して期待できる。わが国やドイツでは現在これらのテストや構造化面接の認識にも用意にも乏しいから，当分行われないであろう。わが国では漫然とWAIS-R，ロールシャッハ・テスト，TAT，HTP，文章完成テスト，絵画欲求不満テストなどが行われているが，投影法テストの大部分は詐病の検出に無効である。その他のテストも有効に利用されているとはいえない。中田（1986年[126]）はクレペリンテストの極端な結果に作為を感知している。中田・山上（1980年[128]）は，知能テストにおいて計算問題では著しく低い得点であるのに，類推法が著しく高得点であるのを矛盾した所見としている。

7) 難しいケースでは入院による評価も考慮すべきである。精神病の振りを24時間維持するのは，相当の詐病者（マイナー・リーガー）にも難しい。

8) 入院患者は，自分たちの中にいる詐病者を見つけることに熟達している。

9) リラックスした時，ガードを緩めた時に，重要な関連ある質問をする。

VII-3-c 偽装された精神病の臨床特徴

詐病者は全て，自分が理解した通りに精神障害を演出する俳優である。その役割を最もよく理解する限りで，これを生き生きと演じることができるに過ぎない。詐病者は自分の役割を越えて演ずることが多い。より怪奇に振舞えば，ますます精神病的に映るだろうと誤解している詐病者が時にいる。詐病者は「盲人よりも眼が見えず，聾者よりも耳が遠く，麻痺者よりも萎えている。心神喪失抗弁に多様かつ明瞭な特徴を欠かすまいと決めると，詐病者はいわばカンバスにぎっしりと色を塗り込み，症状の上に症状を重ね，狂気そのものをは

み出す結果，偽装された役割の無様なカリカチュアに到達する」(Jones & Llewellyn, 1917, Resnick, 1999年[168])による)のである．逆に，成功する詐病者は比較的少ない数の症状を採用し，奇異に過ぎるかまたは異常な症状を呈することを避ける可能性が高い．彼らは一般に知能が高く，楽天的である．より多くのエネルギーと決断力，より多くの共存する病理を持っている．更に精神科医の同情や罪悪感を引き出す能力を持っている (Goldstein, N.[50])．

多くの臨床家が，特にアメリカで，Rogers が批判する犯罪学モデル (DSM-IV, DSM-IV-TR) に従って詐病を見ているのであろうが，これには既述のような多くの問題がある(その問題の一つだけでも致命的欠陥であるが，この基準に従うと，余りにも多くの偽陽性例が発生する)．Wertham (1949, Resnick & Knoll, 2008年より引用)によれば，「精神科医の間でさえ，全く根拠のない，奇妙な迷信がある．すなわち誰かが心神喪失の振りをすると，まずその人は精神的に何か具合の悪いところがあるに違いないと考えるのである．あたかもそれは，正常な人間 (sane man) であれば，たとえ彼の生命が電気椅子による脅威に晒されていようとも，藁をも掴むような真似はしないであろうというかの如くである」ということになるが，このような「奇妙な迷信」はアメリカでは廃れて久しい．かつてはドイツで Birnbaum がこのような迷信を振りまいていたのであるが，それがわが国では今日でも横行しているため，時々悲喜劇を引き起こしている．

詐病者は統合失調症者とは対照的に病気に注意を引こうと熱心である．統合失調症者は自分の症状について論じることに大抵は気乗りしないものである．詐病者にとっては，統合失調症の思考内容よりも形式の異常を上手に模倣することが難しい．脱線，言語新作，滅裂思考，言葉のサラダの詐病は稀である．しかし，そのようなことが詐病者に実際に起こり得ることについては第2編第1章の事例を参照されたい．統合失調症の陽性症状は陰性症状よりも偽造されることが多い．詐病者の陥る普通の間違いには次のような信念が含まれている．すなわち，何事も正確に想起してはならないとか，談話がより多く矛盾して馬鹿馬鹿しいほど欺瞞はよりうまく行く，というものである．

詐病者が残遺型統合失調症の微妙な徴候を示すことはまずない．詐病者の症状の全体は既知の診断的単位のどれにも当てはまらない．それは症状がさまざ

まな精神障害からの持ち寄せであるからであろう。鑑定人は「非定型精神病」の診断を引っ張り出す前に，つねに詐病を考慮すべきである。詐病者は妄想が急に発生したというかもしれない。実際には系統的妄想が発展するには普通数週間はかかる。妄想の突然の終焉も詐病が疑わしい。詐病者が保続（perseveration）を示すことは稀である。保続があるということは，実際の器質障害または練達度の極めて高い詐病者を示唆する（Andersonら，1959年[7]）。

　詐病者は自分の病気の説明に矛盾を呈することが多い。矛盾は物語そのものの中で，または詐病者の説明と他の証拠との間で明らかになるであろう。詐病者が矛盾を指摘されると，彼らは困惑して不機嫌になるか，または笑い出す。精神病を装う者は同時に認知的欠陥を装うことが多い。例えば大学1年を終えた男がアメリカの国旗の色を知らないと主張する。詐病者は統合失調症者に比べて的外し応答をすることが多い。詐病者は幻覚や妄想のような精神病的症状に関する詳細にわたる質問には，「わかりません」と答えることが多い。この回答は彼らが存在するという妄想や幻覚を体験しておらず，その詳細について実際には何も知らないことを端的に意味する。聞こえるという声が男の声か女の声かと尋ねられて，ある詐病者は「それは恐らく男の声でした」と答えた。詐病者はつかまえ所のない答えをするか，または鑑定人をうまく騙す返事を作り上げる時間を増やすために質問にゆっくり答えるものである（premeditation）。明らかな動機のない犯罪（例えば未知の人を殺害）は真の精神病が存在することに信用を与える。強姦，強盗，小切手偽造に対する説明として精神病を持ち出すときは詐病が疑われる。

　詐病者はインタビューを支配しようとし，脅迫するような奇怪な行動をすることがある。そのような場合にインタビューを早々と打ち切ろうという誘惑に負けてはならない。詐病者は，自分が偽装していると見なしたといって，臨床家を責めることがある。そのようなことは真の精神病者には極めて稀なことである。

　いつも注意しなければならないことがある。詐病者が真の病気であると間違って診断されると（偽陰性），その人は不正な賠償金を手に入れるか，または刑事責任を回避するという目標に到達することになろう。逆に，被検者が間違って詐病に分類されると（偽陽性），耐え難い不正義をもたらし，精神病のた

めに真に治療を必要としている人に精神科ケアを拒むばかりか，過酷な刑を科し，または正当な賠償金を取り上げる結果になる。これが詐病の診断をためらわせる大きな原因の一つである。だからといって，詐病の検出を慎重に進め，そのアプローチの研究を発展させることを諦めてはならない。

VII-3-d　刑事被疑者・被告人の鑑定

　被疑者・被告人に会う前に，臨床家はできるだけ多くの付随情報を頭に入れておくべきである。例えば警察調書（警察官面前調書），検面調書（検察官面前調書），本人調書，証人調書，実況見分調書，矯正職員の観察記録，過去の病院記録等であるが，急を要し，時間がないときでも，少なくとも検面調書を読んで，インタビューに臨むべきである。検面調書は警察調書より文書量が少ないのが普通である。

　これは英米の裁判の場合の話であるが，鑑定を専門にする臨床家は，被疑者がたとえ訴訟無能力であっても，被疑者の犯行に関する初期の説明を詳細に記録しておくであろう。ひとたび被疑者が重警備の病院に入院させられても，治癒・軽快すれば裁判に戻されるから，今度は彼らは刑事責任を回避するために自分たちのストーリーをどのように修正したらよいかを学習することになりやすい。初期の説明を記録しておくことによって，被疑者・被告人の記憶の歪みのために後日判定を間違えることになる可能性を減らすことができるのである。

　刑事責任能力に関して被疑者・被告人を鑑定する場合，臨床家は被疑者・被告人が行為の時（過去）について報告することと検査の時（現在）について報告することのいずれに関して，彼らが詐病をしているかどうかを決定しなければならない。詐病者の中には，心神喪失抗弁に成功するためには，精神病の症状が進行していることを示さなければならないと誤解している者もいる。被告人が現在精神症状を呈しているのであれば，臨床家にはその症状が心理テスト等に適合するかどうかを検討することができる。心神喪失抗弁の偽装を喝破するに当り，臨床家の役に立つ手掛かりが幾つかある。被告人に前科があり，本件犯罪が先行有罪判決と同じパターンに合致するならば，その犯罪を精神病によって説明することには疑問を持つべきである。中田の症例16（1986年[126]）

はこれに該当するであろう。他の鑑定人の多くは統合失調症などを考慮している。また，心神喪失を申し立てている被告人に，共犯者がいるのであれば，詐病があると疑うべきである。正常な知能をもった者であれば大抵は，精神病に動機づけられた犯罪に関与しないものである。Michigan 司法精神医学センターの研究では，心神喪失により無罪を勝ち得た者の98%が単独犯であった[168]。あるいは，詐病者は犯罪の事実を精神疾患モデルに合わせるために無理な物語をするかもしれない。ある詐病者は，武装強盗による有罪判決の前歴があったが，強盗は幻聴の命令に従っただけで，盗んだ現金は全て他人にくれてやったと主張した。結局，Resnick（1994年[167]，1999年[168]）を参考にして次のような場合には詐病を疑うべきである。

① 犯罪のための精神病的でない合理的動機が病的動機の他にある。
② 性質の疑わしい幻覚または妄想がある。
③ 本件犯行が前件犯罪の行動パターンに合致する。
④ 鑑定の時，精神病の積極的または微細な症状を欠く（症状の説明ができない）。
⑤ 犯行に共犯者がいる。
⑥ 犯行の説明に無理にこじつけた精神病の話をする：ある詐病者は，自分は幻聴の命ずるままに強盗をしただけで，盗んだ金は街の浮浪者にくれてやったと主張した。他の詐病者は，犯行直前から幻覚世界に没入したといい，幻覚世界には被害者の家屋も含まれていた。
⑦ 知的欠陥の主張が精神病の主張と共になされる。
⑧ 馬鹿馬鹿しい症状，稀有なまたは珍奇な症状，的外し応答を伴う。

この節の最後に，Resnick & Knoll（2008年[171]）の挙げる症例を要約して示す。

症例 Mr. K

これまでに3回の鑑定で訴訟能力なしと判定された。鑑定中椅子を前後に揺すり，歌を歌った。早口でしゃべり，繰り返し鑑定人を遮った。ESP能力があるなどといい，ほとんど全ての問いに問いで答えた。しばしば病状を説明するのを拒んだ。鑑定人が去るとロッキングを止め，静かになった。Mr. K は拘束された共同被告人である女友達に，詐病の仕方を教える内容の手紙を書いた。

抄録が3つ提示してある［著者注：最初の2つのみ訳出する］。
1. 「医師がお前を診る時，奴らはお前を短時間拘束するだけだ。奴らと一緒にいる間は，ずっと奴らと普通の会話をするな。奴らが質問を始めたら，問いが終わる前に邪魔をすること。お前なら奴らの邪魔をするのに聖書からの引用をいつでも使うことができる。お前自身の引用を作り上げ，長い間床を見つめていろ。奴らから顔を背け，ブツブツ独り言をいえ」
2. 「何でもかんでも話を始めろ。話題を次々に変えて行け。その文章を主題に関して中途半端にしろ。お前は判事と執行吏または検事との区別ができない。何の罪があるのかお前にはよくわかっていない。お前の弁護人と決して目を合わせるな。そいつを共産主義者だと非難しろ。お前は正式の法廷手続が理解できない：法廷はサーカスか動物園のようだという声が聞こえる。……お前のソーシャルワーカーにも馬鹿馬鹿しい話をし，沈黙し，狂った話をしろ」

Mr. K が詐病をしていることを確かめる数個の指標が認められた。彼は自分の役割を過剰演技し，自分の障害に注意を引こうと熱心であった。彼は統合失調症の陰性症状を示さなかった。彼は精神病的行動を続けなかった。彼は多くの質問に「わからない」と答え，詳細を答えるのを拒んだ。彼は精神病であると共に知能が低い振りをした。詐病の診断は上記の手紙で確定した。ここでも症状の精神病理学的検討（専門所見）とともに，付随情報が決定的であった。

VII-4　最終インタビュー

VII-4-a　仮装と詐病

精神科医や臨床心理士は標準的な人格計測テストを使用するのが通常である。すなわち，MMPI-2, Millon Clinical Multiaxial Inventory-3（MCMI-3），および Personality Assessment Inventory（PAI）である。また，これらに加えて，いくつかの客観的な構造化インタビューと評価手続が，偽装された精神疾患の臨床評価を改善するために利用できる。これには Miller Forensic Assessment of Symptoms Test (M-FAST), Rogers Criminal Responsibility Assessment Scales (R-CRAS), Structured Interview of Reported Symptoms (SIRS) が含まれる。

わが国ではSIRSのように優れた構造化インタビューの道具が活用されていないので，これについて記しても当分は無益かもしれないが，仮装（feigning）と詐病（malingering）とは異なること，仮装（SIRSはこの計測をする）と詐病の検出とはどのような関係があるかを教えてくれるので，ここに簡単に記しておこう。

SIRSには8個の主尺度があり，これには（1）稀少症状，（2）症状結合，（3）あり得ないまたは馬鹿馬鹿しい症状，（4）露骨な症状，（5）微妙な症状，（6）症状の重症度，（7）症状の選択性，（8）回答症状対観察症状が含まれる。Rogers, R., Bagby, R. M. & Dickens, S. E. のマニュアル[178]（1992年，DeClue[29]による）はSIRSの8個の主尺度のそれぞれに対して回答者を誠実（honest），どちらともいえない（indeterminate），仮装の蓋然性が高い（probable feigning），仮装が決定的（definitive feigning）の帯域に分類するための区分得点（cut scores）を呈示している。

回答者が決定的に仮装（feign）していると分類されるのは（Rogers, 1997年[174], 2 ed.）

(a) 8主尺度のどれか一つにおいて決定的帯域に得点がある——仮装の蓋然性99%

(b) 主尺度の3つ以上において蓋然的帯域に得点がある——仮装の蓋然性97%

(c) SIRSの総得点が76を越える——仮装の蓋然性100%

また，Rogers（1997年[174], 2 ed.）は，詐病を疑うための閾モデルを以下のように呈示している。

(a) 誠実帯域にあるSIRS尺度が4つ以下である。

(b) 2つのSIRS尺度が蓋然的帯域にある。

(c) SIRSの総得点が66を越える。

Rogersら（1992年[178]）が仮装（feigning）に対して，区分点による決定ルールを提供していることは十分に明らかである。どうして彼らは詐病（malingering）に対して同じようにしないのであろうか．それは，詐病の決定は多種方法による評価（multimethod assessment）であって，これは構造化インタビューのみならず，非構造化インタビュー，心理テスト，付随資料（collateral information）に由来するデータを含み，かつこれらを総合する評価である．仮装された精神病理の分類に対するSIRSの比類のない正確さにもかかわらず，詐病の決定は極めて重要であるから単一の尺度のみに依拠することはでない．従って，臨床決定モデルはSIRSに加えて補強データを必要とするからである（Rogers, 1997年[174]，pp. 301-327, Rogers, 2008年[176]，pp. 301-322）．

　SIRSによって我々は，人が精神病理（特に精神病症状）を仮装（feigning：誇張または偽造）しているかどうかを表示する唯一最も正確な器具を手に入れたのであり，被検者が事実を歪曲（dissimulation）している蓋然性を定量化することが可能になったのである．こうして，インタビューや観察，他のテスト，記録の調査および付随資料（collateral information）に由来する付加的なデータが，仮装の存在を確証したり，反証したりするのを援助する．しかしSIRSは仮装の動機付けを決定しない．これはどの心理テストも同じである．仮装に対する動機付けは，十分な情報が利用でき，そして評価者が十分な仮説を考慮に入れるならば，鑑定のコンテクストや付随資料を含む付加的情報から推測されるであろう．念のため実例として，DeClue[29]の1事例を挙げておく．

　症例　20歳，男性

　司法心理学的鑑定が委託された．SIRSは仮装の蓋然性100％を示した．詐病かどうかを考察するには付加的情報が必要である．知能テストによるとIQ＝70であった．SIRSの結果は知的能力には影響されないことが確かめられている．PAI（Personality Assessment Inventory）も一般にSIRSの結果に適合している．学校記録では何度も特殊クラスに入れられている．ADHDや一つまたは複数の人格障害が精神科記録に記されている．社会的には他人と適切に付き合う能力に障害があり，非常に自己中心的に世の中を見ていた．友人関係が乏しく，すぐにむしゃくしゃし，社会的に未熟で，言動が予測不能であり，手の込んだ嘘をつくことが多かった．DSM-IVによれば，4要因のうち3要因を満たすから，詐病を強く疑わねばならない．

　ところでこの若者は，性的暴力犯罪法による州の民事収容の下（これも当事

者対抗主義的状況）で評価を受けていた。将来，性的暴力行為をする蓋然性を肯定する精神異常および・または人格障害があるかどうかを決定するヒヤリングが予定されていた。このコンテクストでは，精神障害が存在すると，彼が強制的にかつ無期限に保安・治療施設に収容される蓋然性を高める。これでは精神症状を詐病する外的動機付けにはなり得ない。詐病の可能性のあるさまざまな動機付けが検討されたが，付随情報や他のデータにはこれを支持する所見がなかった。非構造化インタビューおよび半ば構造化されたインタビューが，過去および現在に関するとてもありそうもない物語を引き出した。彼には6人の子供があるが，それらには6人の異なった母親が，異なった6州にいる等の談話である。

彼の自己報告（テストやインタビューに対する応答）は信用できないけれども，被検者は詐病の診断を下すためのDSM-IVの基準を満たさない。症状を仮装するために認容可能な外的動機付けがないからである。「病気の役割を取る」欲望に動機付けられているようにも見えなかったので，虚偽性障害の診断を満たさなかった。彼の記録と現在症を包括的に検討すると，精神障害が存在することが明らかになった。彼は統合失調感情障害，双極型の診断基準を満たした。幻覚妄想を伴う大うつエピソードおよび幻覚妄想を伴う躁病エピソードを経験していた。

要するにこの事例は，仮装（feigning）の最高度の蓋然性を示し，DSM-IVの基準によると詐病が疑われるのであるが，外的動機を欠くところから詐病は除外される。結局，包括的検討により，統合失調感情病と診断されたのである。

この事例研究が示すのは，区分点決定ルール（cutoff point decision rule）が可能であるのは，仮装（feigning）に対してであって，詐病（malingering）に対してではないということである。いかなるテストスコアまたはテストスコアのいかなる組合せによっても，人が詐病しているかどうかを決定することはできない。ここでの「重要なガイドラインは，第一に仮装（feigning）を確立すべきであり，仮装の動機付けは第二にするということである。クライアントを含む大ていの人は外的誘因によって動機付けられる」（Rogersら，1992年[178]，DeClue[29]）による）というのが原則であることに変わりはないが，この例のように外的動機がなく，真の精神障害が発見される場合もある。いずれに

しても，心理テストは，感受性（sensitivity）や特殊性（specificity）にいかに優れたものであっても，鑑定人による注意深い調査に取って代わることはできない。

　被検者の応答様式に関する鑑定書または証言を準備するに際しては，鑑定人は，自己報告（この場合の自己とは被検者のことである）の信頼不能性，信頼不能性の方向（過大報告，過小報告，またはでたらめ報告），その信頼不能性に対する動機付けに関する所見を別々に告げるべきである。このケースでは，自己報告（SIRSの応答）が信頼不能であるとの高度の確実性があり，自己報告は精神病理の過大報告を含んでいるという明確な指示があるが，症状を過大報告する理由（外的動機）については余り確実なものがないところに，精神障害が発見されたのである。

　DeClue（2002年[29]）によると，民事収容（強制入院）のコンテクストであるが，連邦最高裁は以下のように示している。すなわち，事実問題（the factual issues）は審問の手始めを呈示するに過ぎず，究極問題（the ultimate issue）は「諸事実の意味によって決まるのであるが，これについては精神科医および臨床心理士によって解決されなければならない。精神医学的診断の確実性が欠けているとか誤謬を免れがたい時は，個人が精神疾患でなおかつ危険である蓋然性があるということを，州が合理的疑いを越えて証明することができるかについては重大な疑問がある」（Addington v. Texas, 1979年）というのである。強制入院に関する当事者主義的コンテクストの下ではあるが，この連邦最高裁の判示するところは，Mendelson（1995年[105]）の所説とは異なっている。ここで上記症例研究と類似するのは以下の点である。最善の評価基準を用いることによって，ある人が精神病理を仮装（feign）していると，評価者が明確な水準の確実度をもっていえる可能性はあっても，その人が詐病をしている（外的利得のために熟慮して回答を歪めている）かどうかについては，諸事実の意味に関する解釈が必要である。鑑定人は，ある人が精神症状を仮装しているとの意見を支持する科学的基礎を（例えばSIRSによって）提供することはできるであろうが，その人が詐病をしているかどうかについては，それよりも確実度の低い臨床的解釈（動機の有無，精神診断の確実性）に頼るしかないのである。鑑定人は仮装についての報告から詐病の報告に移る時，確実度の

水準が低下することを認めなければならず，自分の属する法域（jurisdiction）の証拠能力規則（rules for admissibility）に従う必要がある。合理的疑いを越える証明（98％以上の確実度）を要求するか，証拠の優越（51％の蓋然性）で足りるとするかでは，総合判断の採用度に大きな開きが生ずるであろう。因みに，アメリカの裁判所も，DeClue も，そして恐らく Rogers らも可知論者であることは明白である。

わが国では構造化インタビューも有効な心理テストも活用されていないから，被鑑定人が精神症状を仮装していることを「明確な水準の確実度をもって」示すことができない。注意深い非構造化インタビュー（探索的質問が重要になる）により確実度の高い仮装（feigning）をできるだけ多く発見し，現在症を含むあらゆる鑑定資料を検討して精神科診断学と外的動機を確実にし，これらを総合して詐病か否かを決定しなければならない。

VII-4-b　対決または解明

被評価者から自白を獲得するのが，詐病を決定的にするための唯一の手段であるとまではいわなくても，やはり自白は，詐病を確実にする極めて有力な方法であるから，自白または自白に近い成果を挙げたいと，鑑定人が考えるのも自然の趨勢であろう。それによって，裁判官や陪審または裁判員を納得させることも容易になる。

Snell は，詐病者に精神障害のまねはやめて真面目な生活に戻るよう厳重に警告して，詐病を中止させたこともある。中田[126]は事例9に，鑑定中，詐病を断念させている。これは自白に等しいかまたは自白相当の成果といってよいであろう。この自白または自白相当の結果を得るための仕掛けといってよいかと思われるが，刑事裁判の被疑者・被告人および既決囚，または民事裁判の原告に対し，彼らの主張している病状が偽装や誇張であることを明らかにする証拠を提示して鑑定人が迫るのを対決（confrontation）と呼んでいる。密かに疑って密かに結論を下すのが陰湿な行為となりがちであるのに比して，この方法は少なくとも弁明の機会を与えるから公明正大であり，そこで自白が得られれば，最大の成果を挙げることになる。しかし，Thompson ら（2004年[216]）も

いうように，詐病者がそのような対決に対し，自己の陳述や主張を正当化しようと試みて，行動をエスカレートさせる反応を示すことが稀でないから，危険なことが少なくないであろう。このため，危険な被検者または行動化を示したことのある被検者に対する直接対決には，十分な精神保健スタッフと保安要員を備えるべきであるといわれている。Resnick（1994年[167]，1999年[168]）によれば，疑いのある被検者には，面子を保つあらゆる機会を与えるべきである。ひとたび詐病が否定されると，後にこれを受け入れるのが更に困難になるリスクがある。「あなたは嘘をいってきた」というよりも，「あなたはまだ本当のことの全部を話していない」という方がよいと助言していることは既に述べた通りである。また，例えば民事裁判の原告にしたところで，これまで自分を信じ，協力してきてくれた家族や友人等に対する面子や利害関係があって，にわかに真実を告げ難いという事情があることを理解しなければならない。

対決よりももっと安全なアプローチには解明（clarification）の過程が含まれる。練達の鑑定人ならば鑑定過程とインタビューを用いて被検者の症状と行動を解明することができる。このアプローチによると詐病の存否に関する有用な情報を入手してなおかつ被検者の顔を潰さないで済むことが多い。臨床家は質問に対する被検者の応答または反応が合理的であるか，誇張があるか，偽造があるかどうかに言及して，その説明を求めるのである。最も使用頻度が高くかつ有効なのは，被鑑定人の主張する症状と付随情報（例えば，人目のないときの行動観察記録）との矛盾を示して，説明を求める方法である。こうして鑑定人は，自分自身または被検者の安全を危うくすることなしに，詐病の診断の基礎を支持する報告を揃えることができる（Thompsonら[216]）。以下に通常の対決の例を挙げる。

第1例　精神病の詐病　30歳　男性

コンビニエンス・ストアに武装強盗に入った後，訴訟無能力で司法病院の精神科病棟に入院した。出来事は監視ビデオで把捉されている（付随情報：行動は合理的）。前科調書によると同じパターンの武装強盗を含む重刑2件がある（付随情報）。入院時は啞者のように答えない。幻覚があるかのように部屋を見回す。入院3日後話し始める。持続的幻覚（「夜となく昼となく」）で（非定型幻覚），「取れ，取れ，取れ」と告げる男の声である。裁判官，陪審，被告側弁

護人，地方検察官の役割が理解できないという。精神科医のいる時は奇怪で纏まりがなかったが，病棟スタッフによると彼は女性スタッフにふざけ，カード遊びのような目的達成ゲームに従事した（付随情報）。これら矛盾を指摘して対決したところ，再び緘黙状態に陥った。怒り，攻撃的となる。強制選択形式の訴訟能力検査を課す。SIRSの全尺度で決定的に詐病カテゴリーに嵌った。

この例では，強盗の合理的で非精神病的動機，および強盗が前科で確認されたパターンに一致した事実が詐病を示唆した。犯罪に共犯がいることも精神病的動機に疑問を生じさせる。

第2例　健忘の詐病　48歳　男性

軽微な自動車衝突事故後6時間して，妻により救急室に運び込まれた。事故記録（付随情報）には外傷もなく，意識障害もなく，その他の異常もないとある。被鑑定人は事故以前につきほとんど完全な逆行性健忘を訴える。妻は分かるが結婚したことや3人の子供を想起できないなどである。入院して数日後，個人史は思い出せないと訴え続けたが，病棟で起こる出来事を全て知っており，スタッフを名前で呼び，熱心にテレビを見た。フットボールチームの特別な選手に熱を上げていた（付随情報）。記憶詐病テストと言語記憶テスト（心理テスト）の結果はランダム・チャンス以下だった。被検者と妻が「医者を騙すこと」について相談しているところ（自分が観察されていないと思っている時の行動）を観察した後，記憶愁訴の非定型的性質，および症状と病歴との，また症状と頭部外傷から期待される記憶所見との矛盾について対決した。被検者は記憶障害の偽造を認め（動機：借金のため金が必要だった），急速に正常な記憶を取り戻した。

この患者は明白な財政的動機，記憶愁訴の高度に非定型的性質，現在症と付随データとの間の矛盾，心理テスト行動の評価により，詐病と診断された。

わが国にはこうした対決の発想がそもそも存在しない。中田も症例報告をしたその他の人々もこの問題に触れていない。何を隠そう著者にもこれが欠けていた。植松[221]は症例 R. O. について，「倂作者が隣室者に，しかも倂作の最中に，自白して置きながら，検査者や刑務官に自白しないところに却って妙味がある」といっているが，これは「担当看守の報告」とあるように，自白というよりも従来「見られていないと思っている時の観察」に当る決定的な付随情報

である。植松はこれら詐病を決定するに足る十分な証拠を持ちながら，対決して訴訟過程を促進することをしなかった。そのため詐病者はいったん精神科病院に入院させられた。R. O. は「刑の減軽を目的としての佯狂行為であったから，脳病院に送られたことが意想外のことで，翻然態度を改め」たというのである。植松は「不定期間を脳病院に生活するよりは寧ろ受刑した方が得策だと気が付いたからではあるまいか」と推定している。入院前に対決しておれば，詐病であることが早期に明らかにでき，かつまた訴訟過程をもっと単純かつ迅速にすることができたのである。

　この対決というようなことはドイツでも重視されていない。ただ一人 Snell が1世紀半前に見事な対決事例を具体的に示して異彩を放っているだけである。現代ドイツの司法精神科医の代表的な一人である Nedopil（1996年[131]）は次のように述べている。「鑑定人が詐病の可能性を意識したとしても，そのことを鑑定の中で記述したり，または鑑定報告（Gutachtenerstattung）の際に供述したりしないことを勧める。しかしながら，鑑定人は主観的陳述と客観的所見との不一致を示唆し，なぜ自分が被検者の陳述に従うことができないかを説明しなければならない。被検者の陳述において問題が欺瞞であるか，真実であるか，信用するに足る事実であるかの確定は，究極的には裁判所の証拠判断にかかっている」というのである。対決が鑑定人と被検者との関心事であるのに比して，Nedopil が述べているのはもっぱら鑑定人と裁判所との関係である。対決は被検者にも弁明のチャンスを与える明快な方法であるが，Nedopil は裁判所に対し密かに「不一致を示唆」するよう勧めている。そして「詐病の可能性を意識したとしても」そのことを裁判所に告げないくらいであるから，鑑定人が詐病を積極的に追究するということは考えていないのであろう。ここには詐病検出に対する精神科医の極めて消極的な姿勢が示されている。詐病の判定は心神喪失などの判定とほぼ同一水準にある究極問題（ultimate issue）の決定であると認められているから（Mendelson, 1995[105]），上記のような鑑定人の躊躇または慎重さも理解できないわけではないが，対決や解明をするのにはたして法廷という公開の場が適切であるか，さらにはまた，精神科医以上に症候学などをめぐって対決や解明を上手にできる裁判官がドイツには多数いるのであろうか，という点に疑問を感じる。DeClue（2002年[29]）が紹介するアメ

リカ連邦最高裁の見解（本書 VII-4-a）の方が無理がなく，より適切と思われる。「究極的には裁判所の判断による」のは当然としても，裁判官が適切な判断に到達するよう協力するのが鑑定人の仕事である。

Reichardt（1933年[165]）によれば，かつてドイツで，「今日でもヒステリー性の表出活動を完全に無視し，相応の心理学的検査もせず，最初から疾病および災害の結果と認め，理由付けもしないで高額の災害または戦争年金を推奨する，尊敬すべき鑑定人や学者が存在する。ヒステリー性の表出活動および目的・願望反応一般に対する明確な態度決定（Stellungnahme）を同様に回避するのを，現代の多くの医学刊行物においても確かめることができる」のであった。第一次大戦後のドイツは，ベトナム戦争後のアメリカに，ある意味で似たところがあったのであろう。

このような風潮に対して Reichardt は，「医師は患者に対し（精神・神経的な賠償反応に関連して生ずる）異常感覚，植物系障害等の存在を否認しようなどと考えるべきではない。しかし，医師は場合によっては，患者に以下のことを気付かせる勇気を持つべきである。すなわち，障害はもはや災害そのものの結果ではないこと，そして患者が不適切な精神的態度に固執すると，自分自身を損なうことになるということである」といっている。ここにはルースな「言ったもん勝ち」（中嶋，2008年[121]）は認められないという志操があったのである。そうした志操も今日のドイツには失われているようである。詐病に対するアメリカの精神科医の態度とドイツおよび日本の精神科医の態度とは極めて対照的である。

VII-4-c　詐病の最終的決定

かつてはドイツ語圏で，例えば Birnbaum[16]が1909年に，詐病は極めて稀であり，「正常者が行なう精神障害の詐病を科学的に完全に異論なく証明することは，多くの文献から想像されるよりはずっと困難なことであります」といい，1931年[17]にも詐病の証明はほとんど不可能であるといっていた。このような主張が理不尽なことは，「科学的に完全に異論なく証明すること」ができる精神障害（その一つが心因性詐病精神病である）が，当時どれほどあったか

を思い返してみれば分かるであろう。まして，詐病行為を，ずるい行為や悪い行為を，あるいは場合によっては英雄的行為を「科学的に完全に異論なく証明する」とはどういう意味か。詐病の決定は，本書 VII-4-a で述べた通り，事実の意味に関する総合的解釈によるのであるから，その意味では，確かに詐病（究極問題）の科学的決定は不可能ということもできよう。しかしこのような思考の道筋は Birnbaum の思いも寄らないところであった。

実際には，詐病かそうでないかの決定は，以下のように行なわれている。

事例 1

本書 VII-4-a の事例参照。20 歳，男性。訴訟能力に関し精神病の詐病否定例。

事例 2

本書 VII-4-b の第 1 例参照。30 歳，男性。訴訟能力に関し精神病の詐病肯定例。

事例 3

本書 VII-4-b の第 2 例参照。48 歳，男性。損害賠償の請求に関し外傷後の健忘の詐病肯定例。

わが国では問題になった試しがないが，アメリカでは Miranda の権利を放棄する能力が鑑定上少なからず問題になる。アメリカにおいて Miranda 警告は，自己負罪から被疑者を守るために憲法修正第 5 条項に規定されている。Miranda の下に，被疑者はいくつかの権利を擁護され，これらの権利を有効に放棄した（そして自白した）と認められるためには，この権利を放棄したらどうなるかの認識があったことを示さなければならない。被疑者はこの Miranda 権利を「承知の上で，知的に，かつ任意的に」放棄することができるのでなければならない。

Miranda 権利を放棄する能力（competence to waive Miranda rights）のような比較的簡単な能力については，「臨床的条件と機能的能力［著者注：上記の放棄能力］との間の因果関係を評価するに当っては，法則定立的証拠（nomothetic evidence）を使用せよ」という Heilbrun, K. ら（2002 年[66]）の教示も納得がいく。評価のためのツールとデータが揃っているのである。

事例 4

A. W.：19 歳，男性。評価は弁護人から依頼された。事件は強盗，傷害で，共犯がある。学校記録によれば，学習障害と知的障害のため特殊学級に入った。17 歳の時家族・少年援助局で評価した時，知的障害，器質人格症候群，胎児・アルコール症候群と認められた。

2 人の精神科医によって訴訟能力があると判定されている。そこで Goldstein, A. M. が Miranda 権利を放棄する能力を鑑定することになった。A. W. は 8 時間にわたる鑑定人のインタビューを受け，本人歴，背景，事件に関する記憶の聴取を受けた。鑑定人は A. W. の父親と電話でインタビューをした。行なわれた心理テストは以下の通りである。

- Wechsler Adult Intelligence Scale-III（WAIS-III）
- Wide Range Achievement Test-3 （WRAT-3）
- Bender-Gestalt
- Symbol Digit Modalities Test（SDM Test）
- Rey's 15-Item Memorization Test
- Thematic Apperception Test
- Comprehension of Miranda Rights（CMR）
- Comprehension of Miranda Rights-Recognition（CMR-R）
- Comprehension of Miranda Rights-Vocabulary（CMR-V）
- Function of Rights in Interrogation（FRI）

参照された 11 の文書も列挙してある。

インタビューでは A. W. は，Miranda 権利のどれ一つとして（黙秘権，尋問の間弁護人の陪席を得る権利，弁護人とクライアントとの間にある特権）自発的に示すことができなかった。発達遅滞を誇張するよりも，障害の水準を過小評価する傾向を示した。

WAIS-III では FSIQ＝58 で，WRAT-3 もこれに即応していた。Bender-Gestalt は 9 エラーで器質性障害の可能性を示す。SDM テスト＝22（38 以下は慢性脳損傷を強く示唆），TAT は示された絵を叙述したのみであった。

CMR＝1/8，CMR-V＝2/12，CMR-R＝8/10であった。これらの尺度はGrisso, T. により経験的基礎が確立されている。FRI＝19/30を併せ考えると，A. W. は詐病の可能性はなく，黙秘権，弁護人同席権，警察に話したことが自己に不利に用いられること，弁護人とクライアントとの関係の信頼的性質を理解することができないことが明らかであると結論された。すなわちMiranda権利に関する精神障害の詐病否定例で，証明は法則定立的証拠を使用して行われた。

　Mirandaの権利を放棄する能力はいつも法則定立的証拠によって証明できるとは限らない。測定器具による証拠の他に，十分な事例特殊的（個性描出的）case-specific（idiographic）証拠が重要な場合がある。以下にその例を示す。

事例 5

　J. D.：41歳，男性。罪名は殺人未遂，強姦，誘拐等。評価には協力的で，礼儀正しい。母親と二人暮し。16歳で学校を中退したとき第5学年であった。読み書きの能力がなかったため，義父が与えたタイヤの取替えが生涯唯一の職業であった。J. D. は質問を重ねて励まさないと大抵の質問に回答が遅れた。回答は質問にそぐわないことが多く，関係のないことをしゃべる傾向もあった。WRAT-3は重い欠陥を示した。読み書きは極めて低い水準にあり，勘定はかなり低い水準であった。WAIS-Rでは，FSIQ＝73であった。

　J. D. が権利の放棄を「承知の上で」した可能性はないでもないが，「知性ある」放棄をする能力は更に限定されるべきものであった。黙秘権，黙秘権を放棄したらどうなるか，尋問に弁護人の陪席を得る権利等につき具体的に質問をした結果，以下の結論に達した。

　J. D. は，ある種の基礎的なMiranda権利に関する極めて表面的な理解を示した。彼の基礎的情報を「知る」能力には限界があるが，恐らく認容可能であることを示唆している。しかし，彼はすぐに混乱に陥り，概念的および言語的能力に著しい限界があることを示した。このことが，これら権利に関する何であれより複雑なことを理解し，諸権利の重要性を認識し，あるいは諸権利を異なった状況下で自分自身に適用する可能性に関して推論する能力を障害するであろう。J. D. は文書を理解する能力を事実上示さなかった。これら全てが示唆するところは，J. D. は自白の時点において，Miranda権利を知的に（intelligently）放棄する能力を持っていなかったということである。

　若干の説明を加える。鑑定人はFAI（Forensic Assessment Instrument）の結果のみに基づいて意見を形成することはできない。FAIは個人の法的に重要な関連ある機能的能力に関して有用情報を提供するけれども，いくつかの重要な考察をしなければならない。その第1点はコンテクストである。これは同種の法的能力の内でさえ変化する。通常の比較的軽い重罪審理において被告人に対してなされる要求に比べると，高度に知れ渡った殺人審理を受ける被告人に対してなされる要求は異なる可能性がある。機能（法的能力）によっては，ある種コンテクストで重要性が高くなるものもある。このことを考慮し，それに応じてFAIの結果を解釈するのが評価者の責任である。FAIデータが限定を受ける第2点は，そのデータと他の資源の情報との一貫性である。もしFAIが生活史，直接の観察，付随情報および観察と矛盾するという印象が生ずるならば，このことは少なくとも一つの情報源に不正確があることを示唆する。更には，FAIに回答している被疑者・被告人が詐病をしているのではないかとの可能性も生ずる。そうなると詐病の問題に特別な注意を呼び起こすことになろう。第3点は，FAIの結果が有効に伝達されないと，その価値も減少することである。FAIに付きものの統計的問題（妥当性，信頼性，適切な区分得点等）はFAIの価値に関連があることは明瞭であるが，統計や調査計画に通じていない裁判官や陪審に対してこれを分かりやすく説明をする必要がある。

　今日かなり多くの事例において，事例特殊的（個性描出的）証拠を広く収集して，機能的能力を評価する，つまりほとんど症例研究的評価法を取らざるを得ない。これらの評価は当然長文の鑑定書になるので，以下の事例については第2編で提示する。

　事例6
　第2編第1章参照。罪名は強盗殺人等。訴訟能力に関して拘禁精神病の詐病＝詐病としての空想虚言症[140]　詐病肯定例。

　事例7
　第2編第2章参照。罪名は強盗殺人等。訴訟能力に関して「特異な妄想形成」の詐病の疑い（中田・小木は妄想病説　西山は詐病説）。

事例8
第2編第3章参照。犯罪被害（損害賠償請求）に関してPTSDの詐病の疑い（山上はPTSD説　西山は詐病説）。

事例9
第2編第4章参照。損害賠償請求に関して認知的欠陥の詐病　Resnickの鑑定　詐病肯定例。

VII-4-d　多面的方法による鑑定

神経・認知的機能障害の評価の場合にも，最終的に詐病かどうかを決定するには鑑定人の解釈が必要であることはいうまでもない。Merten, T.（神経学者，2002年[107]）によると，詐病を疑うための基準（詐病マーカー）として，DSMやICDは不十分で使い物にならない。Rogers（2008年[175]）によると，DSM-IVのガイドラインを用いると，詐病と診断された者5人の内4人が真の患者であった。このように高い偽陽性率を伴う基準を使用することは許されない。Mertenは詐病の可能性を示唆する最も重要な基準の一つは，二次的疾病利得（外的動機）の存在であると考えている。こうして神経・認知的機能障害の確実な詐病の決定のためには，意思的な症状の欺瞞または症状の誇張が存在して，その他には納得の行く説明がなしえないという条件が満たされねばならない。つまり以下のことが必須である。

a) 実質的な二次的疾病利得（外的動機）が存在する。
b) 陰性の歪曲応答（Antwortverzerrungen）を決定的に同定することができる。
c) この歪曲応答は，精神医学的，神経学的または発達に基づく要因によっては完全に説明することができない。

すなわち，aで外的動機の存在を確かめ，bで陰性の歪曲応答，言い換えれば英米圏でいうfeigning＝faking badを確実にし，cで精神障害を否定する。このようにして初めて詐病（Simulation＝malingering）と決定することができるのである。

以上，さまざまな場合を挙げたが，詐病の決定については次のような項目を総合的に検討することが必要であることに，多くの研究者（DeClue, 2002年[29]，Rogersら 2002年[183]，Thompsonら，2004年[216]）の意見が一致している。DeClueが指摘する通り，詐病の決定は多種方法による評価的アプローチ（multimethod assessment approach）である。

1) 非構造化インタビュー
2) 付随資料に由来するデータまたは情報
3) SIRS（構造化インタビュー）
4) 心理テスト

　これらを総合的に検討（解釈）して結論に至る。
　繰り返し強調することになるが，最善の評価技術（注：SIRS, MMPI-2等）を用いることによって，ある人が精神症状を仮装（feign）していると鑑定人が明確な水準の（100％またはこれに近い）確実度をもっていえる可能性はあるが，それだけではその人が詐病をしている（外的利益のために熟慮して応答を歪めている）かどうかについて確かなことがいえない。詐病というためには諸事実の意味に関する解釈がどうしても必要である。鑑定人は，ある人が精神症状を仮装（feigning）しているとの意見を支持する科学的基礎を提供することができるが，その人が詐病（malingering）しているかどうかについては，動機の確定，精神科診断の困難等のため，確実度の低い臨床的解釈に頼らざるを得ないのである。
　「諸事実の意味に関する解釈」を含む限り科学でないという人もあるかもしれない。しかし，直感的判断に頼ることを避け，科学的事実（仮装や付随情報）に基づいて，鑑定人が事実と意見の間の論理的繋がりを明快に説明する方法を，現代の司法精神医学において科学的方法と呼ぶことは許されるのではなかろうか。
　今日では，DSM-IV（DSM-IV-TR）モデル（犯罪学モデル）を越えて，Rogers（1990年[173]，2008年[175]），Rogersら（1994年[182]，1998年[179]）の適応モデルに従って診断を進めるのが最も適切と考えられている。このモデルに沿

ったアプローチは，
　(1)　調査と報告を導く首尾一貫した理論を提供する
　(2)　dissimulate（広義：回答を歪曲）するかどうかにつき，これを十分に評価するための閾モデルと，個人の90%またはそれ以上を正確に分類する臨床決定モデルとを含む準拠枠を提供する
　(3)　詐病に関する明瞭な討論を促進するという諸点に鑑みて（DeClue, 2002年[29]），今日では最も優れた方法と考えられる。

VIII

民事裁判の原告の鑑定

VIII-1　過失・因果関係・損害

これまでにも民事訴訟の原告の詐病についていくらか触れたが，ここで纏めて考察しておきたい。裁判で多いのは民法による損害賠償事件であり，労働基準法による労働災害補償事件である。

これはアメリカでの話であるが，Slovenko（1973年[198]，2003年[200]）によると，過失（fault）に関して保護の義務は，合理的に認知されるべき危険によって決定される。予見可能性が伝統的なテストである。こうして運転手が障害のある人や子供が道路を横断しているところを見る時は，通常より大きな保護義務が課せられる。人の脆弱性が合理的に明らかでない時，その人を通常人（ordinary person）と見なすのが公平であろう。過失（negligence）は同様の状況において通常人（reasonable person）の保護をしそこなうことである。不法行為（による損害賠償）責任に関しては，損害（damage, injury）がなければならないが，のみならずそれが被告の過失によって引き起こされたものでなければならない。因果関係においては，法は近接の原因（proximate cause）を求める。近接性を決定するリトマス試験は存在しない。また，近接原因は一つを越えることがある。予見可能性テストを用いる裁判所もあるが，テストは自然にして蓋然的（natural and probable）な因果関係であるのが普通である。法的な因果関係と医学的な因果関係が異なることに注意しなければならない。

更に，因果関係を評価するに当り，よく知られた表現がある。不法行為法では，「不法行為者は被害者をあるがままに見なければならない」。また，労働者補償法の領域でも同様に，使用者は被用者をあるがままに認める（the employer takes his employee as he finds him）[198]。従って，被害に対する独特な

脆弱性（「被害者は完全に健康な人間ではなかった」）は言い訳にならない（このような考え方に基づく判決をわが国では「あるがまま判決」[113)150)151)]と呼んでいる）。しかし，「ラクダの背中を折った藁」（下記参照）は近接原因でないと主張することも可能で，時としてこれが成功することもある。proximateという言葉は時間の近接性という含みを持っているが，それは法における意味ではない。「法的原因」および「責任ある原因」の方がもっと適切な言葉であるが，これらの用語も意思決定に当って恣意を許す余地を沢山残している。

「ラクダの背中を折った藁」というのは次のような昔話で例示される[198)]。そのラクダは主人のために砂漠を越えて荷物を運んだ。このラクダは他のラクダに比べて背中が弱かった。しかし，主人はこのラクダに重すぎる荷物を決して負わせなかったので，ラクダは仕事をうまくこなすことができたし，主人に気に入られていた。ある旅の初め，ラクダはいつものように荷物を負わされた。しかし，主人が目を離した隙に，いたずら者が一本の藁を荷物の頂上に置いた。この藁の重さが「ラクダの背骨を折る」にまさに十分であった。いたずら者の行為がラクダの背骨骨折の原因であるので，いたずら者は主人が蒙る全損害に対して責任がある。このように，法はラクダの背骨を折った藁に，その前にラクダの背に積んであった全ての藁に対するよりも多くの関心を持つのである。この1本の藁がproximate causeである。なお，ここで「予めラクダの背に積んであった全ての藁」と最後の1本の藁との関係について述べているが，そのラクダは「背中が弱かった」点（独特の脆弱性，わが国でいう素因）が無視されているのも特徴的である。Slovenko[198)]は1901年の判決から引用している。「過失により車に轢かれたり，あるいは過失により他の方法で身体に傷害を受けたりした場合に，もしその人が異常に薄い頭骨[62)]または異常に弱い心臓の持ち主でなかったら，傷害はもっと軽かったかあるいは全く傷害を受けなかったであろう，というのは損害に関する被害者の主張に対して何らの回答にもならない」というのである。

裁判所は賠償神経症（compensation neurosis）を意識的な詐病から区別する。原告には損害を最小にする義務があるというのが法の一般的原理であるが，賠償に対する無意識的な願望は法的回復にとって邪魔にはならない。「『賠償神経症』（'compensationitis'）は，『ドル札膏薬』（'greenback poultice'）の適用

によってのみ治癒可能であるが，これは法の下において賠償可能な障害（disability）の一部をなすであろう」。これが多くの裁判所によって表された嘲笑的な見方である；そして医師もまた同様に，「ドル札膏薬の上手な適用は，多くの人身被害に対して知られている中で最良の治療である」というのだそうである。われわれから見ると，賠償に対する願望が意識的であると証明するのも難しいことがあるが，それが無意識的であると証明するのも同様に難しいと思われる。証明の問題は別として，このような賠償神経症はあからさまに詐病とされないのが救いであるだけで，実質的には詐病に極めて近いと見なされる場合が多いであろう。

　念のために繰り返すが，以上はアメリカでの話である。なお，アメリカのドル札は全て裏が緑色である。賠償神経症や疑わしいPTSD（Posttraumatic stress disorder）を表すためにドル札神経症（greenback neurosis）という言葉が使用されることもある。

VIII-2　あるがまま判決

　日本にもあるがまま判決は存在する（例：東京地裁判決平成元年9月7日[217]）が，日本の裁判所は，損害の発生または拡大につき，被害者の素因が競合する場合に，素因が寄与する程度に応じて加害者の責任を削減するのが主流となっている。考慮される素因の範囲，減額の理論的根拠などについては争いがあるものの，裁判実務の大勢は，この種の寄与度減責を肯定する方向で一致しており，学説も，上記実務に反対するものもあり[97)98)]，慎重な態度を取るものもある[84)113)146)]が，実務の傾向を支持するものが多数かつ有力である[144)149)-151)227)]。

　今日でも「あるがまま」原則の意義に言及する論文（森，2010年[113)]）はある。それは，例えば「疾患」（素因減額される）と身体的特徴（素因減額されない）との区別をどうするかということや，心因的要因による減額の限界など，判例法理で必ずしも明らかになっていない点について考える時に，あるがまま判決で示された発想そのものは，なお素因減額の適用場面の限界を自覚させる

ものとしての役割を終えていないとするものである。加藤（1987 年[84]）も素因原則不考慮説にはにわかに賛成しがたいとしつつ，それが「割合的解決論の限界を自覚させるとともに，節度ある割合的解決論の運用の重要性・必要性を側面から教えるものとして意義がある」というに過ぎない。

　すでに見てきたようにアメリカでは被害者の素因が考慮されない，従って寄与度減責をしない。原田（2002 年[62]）によればカナダでも同様のようである。ドイツやイギリスの判例も原則として被害者の素因を考慮しないという立場を一貫して取っている（窪田，1985 年[97]）。また，フランスにおいても，かつては破棄院民事第二部において被害者の素因を考慮して減責を認めていた時期があったが，現在では再び素因を考慮しないという立場に復帰したといわれている（能見，1986 年[146]）。

　わが国のあるがまま判決の代表は，東京地方裁判所の平成元年 9 月 7 日の判決（1990 年[217]）である。

　原告は，昭和 61 年 5 月 28 日タクシーから降車しようとしていたところ，被告の運転する普通貨物自動車がタクシーに追突したため，頸椎捻挫の傷害を被った。原告は同月 30 日から入通院を繰り返し，昭和 62 年 8 月 17 日左下肢の痺れ，左腕の痛み，肩から背の悪寒という状態（後遺障害）を残して症状が固定した。被告側は，原告の治療の遷延は原告の心因性・私病・既往症など本件事故以外の要因が考えられるから，原告の損害賠償額を算定するに当っては，これらの要素を考慮し，寄与度に応じた割合的認定をすべきである旨主張した。裁判所の（特に「心因性」の部分に対する）回答は以下の通りである。

　「また，原告は精神的打撃を受けやすい類型の人間であることは前記のとおりであるが，不法行為の被害者がいわゆる賠償神経症であるためその賠償請求を認めないことがかえって当該被害者の救済となる場合又は損害の拡大が被害者の精神的・心理的状態に起因するためその全てを加害者に負担させるのが公平の観念に照らして著しく不当と認められるような場合（最高裁判所昭和 63 年 4 月 21 日第一小法廷判決・民集 42 巻 4 号 243 頁はこのような場合の事案についての判例と解すべきである）には，当該賠償請求を棄却し又はその一部を減額すべきと解するのは格別，『加害者は被害者のあるがままを受け入れなければならない』のが不法行為法の基本原則であり，肉体的にも精神的にも個別

性の強い存在である人間を基準化して，当該不法行為と損害との間の相当因果関係の存否等を判断することは，この原則に反するから許されないと解すべきところ，原告が右のいずれかの場合に当るとすべき事実関係はこれを認めるに足りる証拠はなく，また，原告の前示程度の精神的・心理的状態を損害賠償額を定めるに当って斟酌するのは公平の観念に照らして相当でないから，この点に関する被告らの前記主張も採用の余地がないものというべきである」

　これは不法行為法の原則に則ったものであるから，健康でない者が通常人に比べて不利益な扱いを受けるべきでないという法政策的な価値判断を基礎に置いているのであろう。問題はこの場合の賠償神経症である。この賠償神経症は上記原則の例外とされて，その場合には「損害賠償請求を棄却し又はその一部を減額すべき」と考えられるのであるから，実質的にはほとんど詐病に等しい扱いがあることを示しているように思われる。「あるがまま」原則は弱者に有利な原則であるが，それは当然詐病者にとっても魅力的であるから，弱者を装う詐病者も少なからず輩出するであろう。しかし，詐病というようなことをあらわにいいたくない，あるいは詐病の診断は極めて困難であるという観念が優勢であると，詐病の多くを賠償神経症と呼び変えて「救済」の名の下に彼らの賠償請求を棄却したり減額したりする必要が出てくるのであろうと推測してみたくなるのである。

　能見（1986年[146]）は，ドイツのあるがまま判決であるライヒ裁判所の判決（1942年）を解説している。上記不法行為法の基本原則が制限を受ける場合の一つとして賠償神経症があるとし，これについて次のようにいっている。すなわち「賠償神経症とは心因性の素因が損害発生・拡大に競合する場合の一つである。心因性の素因が競合する場合一般については，病的素因の場合と同様に，病弱者であっても不利な扱いを受けるべきではないという先の原則が適用され，素因競合を理由とする減額は否定される。しかし，賠償神経症といわれる特殊な場合においては，被害者が単に精神的に弱いというだけでなく，『損害賠償に対する願望』のために神経症が発生しているのであり，このような場合には加害者の賠償義務は否定される。この結論については，現在はほとんど異論がない。ただ，わが国の判例・学説が賠償神経症の問題を相当因果関係の有無の問題として扱っているのと異なり，ドイツの判例は，相当因果関係を一般的に

肯定したうえで，別の法政策的な観点から賠償を否定している。すなわち，賠償神経症の事故被害者は，損害賠償を得ることを願望し，それが得られると考えるために却って症状（労働不能など）が改善されないものである。従って，賠償を認めることは却って被害者の社会復帰を妨げ，『損害賠償の目的』に反するという理由から賠償が否定される」という。実に巧妙な理由付けと思われるが，このように賠償神経症という便利な疾病概念があるので，ドイツでは民事裁判において詐病を持ち出す必要がないのである。ドイツと同じように詐病の診断に消極的な日本でも，上記地方裁判所の判決に見られるように，同様の疾病概念を移入しているのである。「賠償神経症の事故被害者」に賠償を否定する理由は，詐病の事故'被害者'に賠償を否定する場合にはもっと単純明瞭に適用できるはずである。

　神経症の病原である「損害賠償に対する願望」を規範的に切って捨てるのであるが，そこに神経症の発生および遷延を未然に防ぐという治療的，予防的配慮が働いているというわけである。一見非情と見えるこの方法は，「ドル札膏薬の上手な適用」が「最良の治療」と見なされる蔑視的なアメリカの損害賠償手続に比べて，心理学的にも，倫理的にも優れていると見える。しかし，このような回りくどい迂路を取るのは裁判所にとっても愉快な作業でない。素因競合を理由とする減責（減額）が実務を支配する所以である。

　少しくどいが，この問題は次のようにも解説されている。「ドイツでは賠償神経症とは，事故によって生じた心的障害であって，生活保障に対する願望または事故被害者として損害賠償請求権を有するという法的状態の不当利用に特徴を有し，労働生活の困難を回避せんがために事故が利用されているような場合をいう。［中略］わが国でも，賠償神経症にはほぼ同様な定義が与えられており，『賠償に対する願望や賠償が受けられないことの不満を原因とする心因反応』であるとされている。［中略］賠償神経症の特殊性（説明略）を理由とする減免責の裁判例は余り多くないようである。その理由は，おそらく，一つには，賠償神経症を認定するためには『賠償に対する願望』という積極的な内容を認定しなければならず，このような認定は通常困難だからであろう。またドイツ法におけるのと異なり，わが国では心因的要因の競合一般が減責事由として認められているので，わざわざ認定の困難な賠償神経症に言及せずとも減

責の方法があることも，賠償神経症を理由とする減責事例が少ない理由であろう」（能見，1986 年[146]）というのである。「法的状態の不当利用」というくらいであるから，賠償神経症は詐病に極めて近い，またはほとんど詐病であると考えなければならない。

「賠償に対する願望」を認定することに困難を感じて賠償神経症を認定する裁判例が稀になるのであれば，詐病を認定する裁判例は更に希少となるであろう。民事法の領域において詐病学が発達しないのは，このような事情があるからではなかろうか。

賠償神経症は単なる被害弱者（心因性の素因）ではなく，被害強者（過大な賠償を求める野心家）であるから，賠償を否定すれば神経症も治る（野心を諦める）はずだというものである。その病態発生が意識的か無意識的かは論じられていないが，これはほとんど詐病というべきものであろう。わが国でもドイツでも法律家の賠償神経症に関する理解は同じと見てよいようである。詐病というものが存在し，厄介な詐病者が不幸な加害者から賠償金などを搾取する例もあるのであるから，詐病を積極的に認定することができるように，民事領域でも詐病学を浸透させる必要がある。そうすれば賠償神経症の考え方も変化してもっとすっきりするであろう。

VIII-3　寄与度に応じた割合的認定

VIII-3-a　寄与度減責

能見（1986 年[146]）によると，近時，わが国の裁判所は，損害の発生または拡大につき，被害者の素因が競合する場合に，素因が「寄与」する限度で加害者の責任を減じるものが増加し，裁判実務の大勢は，この種の寄与度減責を肯定する方向で一致している。既述のように，わが国は英・米・独・仏・加とは異なった方向を取っているわけである。

不法行為，事故責任，因果関係等の一般的な学説・判例の発展の歴史は省略して，事故に素因が競合する場合が如何に処理されてきたかを能見に従って概

観する。

　被害者の素因が損害の発生・拡大に原因を与えている場合に，加害者の責任はどうなるかという問題を初めて扱ったのは大審院判決大正 2（1913）年 12 月 8 日で，ここにはすでに「素因」という言葉が用いられている。ドイツの判例・学説を参考にした可能性があると考えられている。その後，不法行為にも民法 416 条[注5] が適用されるという立場が確立し，被害者の素因に関する問題も相当因果関係（416 条）によって処理されるようになった。この方法によれば，通常損害，特別損害（この場合は予見可能性が問われる）という概念を使い分けることにより，加害者・被害者間で損害の負担をある程度分散させることが可能になる。しかし，予見可能性を厳格に解すると，多くの場合被害者の素因は予見できないのが普通であるから，加害者の責任が否定されることが多くなる。そこに登場するのが，予見可能性を問題にしないで，寄与度の範囲で相当因果関係があるとする考え方である。例えば，事故と原告の特異体質，性格異常が競合した場合には，損害の公平な負担という見地から，事故が後遺症の発現に寄与したと認められる限度において，加害者に賠償責任を負担させるのが相当である，とするのである。その後更に，通常損害・特別損害の区別，予見可能性の有無を全く問題にすることなく，加害者の行為が寄与する範囲で因果関係が認められ，単に寄与度によって責任の範囲を定める方法が取られるようになった。これが学説上主張されている割合的因果関係説[144)149)]に対応するものである。

　　[注5]　第 416 条【損害賠償の範囲】①損害賠償の請求は債務の不履行に因りて通常
　　　　生ずべき損害の賠償を為さしむるを以て其目的とす
　　　　②特別の事情に因りて生じたる損害と雖も当事者が其事情を予見し又は予見することを得べかりしときは債権者は其賠償を請求することを得

　以上の法律構成はいずれも相当因果関係ないし事実的因果関係の水準で処理するものであるが，これに対して，寄与度減責を損害額算定のための一操作として位置づける裁判例がある。この中にも，単に公平を理由に寄与度減責を認めるものと，民法 722 条 2 項（「被害者に過失ありたるときは裁判所は損害賠

償の額を定むるに付き之を斟酌することを得」）を類推適用するものがある。後者の過失相殺を類推適用する裁判例が最近では有力な考え方となっている。恐らく，病的素因などは被害者側の事情であるから過失相殺における被害者の過失に近いという意識が働いているのであろう。とりわけ心因性の要素が競合する場合が，過失相殺の類推適用になじみやすいと感じられるようである。

VIII-3-b　詐病の証明——最高裁判決昭和63年4月21日を実例として

ここに詐病学上重要な事例がある。それは前節の東京地方裁判所判決平成元年9月7日の判決理由の中で触れられた最高裁第一小法廷判決昭和63年4月21日[188)]の上告人である。この判決は，最高裁として初めて，いわゆる鞭打ち症の事例で心因的要因による寄与があった事案において，民法722条2項の類推適用を認めたもので，実務上，理論上，影響するところが大きいと評価されたが，まさにそのような判例となった。後に解説するが，このような事例を詐病と認定できない現代の裁判実務を放置してはならない。

上告人（当時52歳の主婦）は昭和44年3月20日，夫の運転する被害車に同乗していて，被上告人の運転する加害車に追突された。その衝撃の程度はごく軽度であった。上告人は同月22日東病院に赴き，同病院の福家医師に対し，当初は何の異常もなかったが，暫くして気分が悪くなり，頭，頸に痛みがあり吐き気がする等と訴えて，外傷性頭頸部症候群として約50日の安静加療を必要とするとの診断で入院を勧められたため，即日入院し，治療を受けた。症状は拡大固定し，昭和45年ころには頸部強直，左半身のしびれ，頭痛，嘔気，流涙等の症状が固定し，用便等のほかはほとんど離床しない状態であった。昭和46年12月15日ころまで注射，湿布，および物理療法が継続された。その後は自宅療養をして，時々福家医師の往診を受けた。昭和49年10月ころにも多数の症状があり，昭和52年7月5日から昭和54年1月30日まで板橋中央総合病院に入院して治療を受け，同病院退院の日に高橋脳神経外科・外科病院に入院して多くの症状を訴え，同年7月31日に退院した。最近では寝ていることは少なくなり，頭痛，項部痛の頻度が減少し，嘔吐，嘔気は消失し，日常生活は徐々に活発化してきている。

東病院において福家医師の行った診断は，客観的な検査結果およびその後の所見から判断して，医師の常識を越えており，安静加療2ないし3週間と診断するのが相当であったと考えられるが，福家医師が上記診断をした原因として，上告人の誇張した愁訴があったと窺われる。更に「上告人の症状には心理的な要因が多分に影響していること，同病院の治療も上告人の愁訴を鵜のみにして行っていたこと，上告人には回復への自発的意欲を欠いていたことなどが窺われ，本訴における鑑定のため実施された上告人に対する諸検査の結果によると，上告人は，頸部が全く硬直して動かず，他動的に動かそうとすると強く抵抗を示すが，これはレントゲン写真上，頸部が全く硬直して動かないことはありえないということと矛盾し，上告人の意思が介在しているか，少なくとも上告人の自発性の欠如が原因と考えられる等，上告人の性格は，自己暗示にかかりやすく，自己中心的で，神経症的傾向が極めて強く，云々」と述べられている。

　なお，上告人には注目すべき既往歴がある。すなわち上告人は，昭和43年3月23日，国鉄M駅で電車に乗る際乗客に押されて左肋骨亀裂骨折の傷害を受け，同年4月5日から同年6月4日までN医院に入院し，退院後も昭和44年3月15日まで通院を続けた。上告人はこの事故につき国鉄を相手方として損害賠償請求の訴えを提起し，和解により賠償金を受領したことがある。

　以上が（とはいってもあちこち広範に省略した）原審の確定した事実関係である。本件判決はこの事実関係を肯定した上で，その結論に入るのであるから，これを書くと既述の部分と大いに重複する。従って簡単にすると，以下の通りである。上告人は本件事故により外傷性頭頸部症候群を発するに至り，自己暗示にかかりやすく，自己中心的で，神経症的傾向が極めて強いなどの異常な性格，初診医の常識外れの診断に対する過剰な反応，本件事故以前の損害賠償請求の経験等の心理的な要因によって外傷性神経症を引き起こし，更に長期の療養生活によりその症状が固定したものである。外傷性頭頸部症候群が本件事故と因果関係があるのは当然であるが，外傷性神経症についても事故後3年を経過した昭和47年3月20日まで，各障害に起因して生じた損害については，本件事故との相当因果関係があるというべきであるが，その後生じた分については，本件事故との間に因果関係があるものとはいえない。

　症状の悪化とその固定には上告人の自業自得と考えられるところがある。こ

のような事情の下では，本件事故による損害を全部被上告人らに負担させることは公平の理念に照らし相当ではない。すなわち，右損害は本件事故のみによって通常発生する程度，範囲を越えており，かつ，その損害の拡大について上告人の心因的要因が寄与しているのであるから，本件の損害賠償の額を定めるに当っては，民法722条2項の過失相殺の規定を類推適用して，その損害の拡大に寄与した上告人の右事情を斟酌することができる。そして，事故後昭和47年3月20日までに発生した損害のうちその4割の限度に減額して被上告人らに負担させるとした原審の判断は，正当として是認することができる，と最高裁判所は考えたのである。

最高裁判所も外傷性頭頸部症候群は「適切な治療を施せば，ほとんど1か月以内，長くとも2,3か月以内に通常の生活に戻ることができるのが一般である」といっているくらいであるから，事故後3年を経過するまでの損害に対し，事故との間に相当因果関係を認める裁判所は上告人に対しよほどの同情を寄せていると見られるであろう。

最後に，上告人の症状を詐病であると考える理由を，判決文から分かる限りで述べておく。第一は，事故は極めて軽微であった（後に紹介するように，受傷そのものが否定されるケースに近いといわれている）にもかかわらず，主張された損害（さまざまな愁訴と障害）が過大で，事故後10年以上に及んでいるという，事故と症状との途方もない不釣合いである。裁判所も福家医師の誇大な診断の基礎に「上告人の誇張した愁訴があった」ことを認めている。第二は，原審が認めた通り，上告人の頸部が全く硬直して動かないという症状が鑑定の客観的所見（レントゲン写真上頸部の前屈位，中間位，後屈位が明瞭に撮影されている）に矛盾していることである。原審も「上告人の意思が介在している」可能性を考えている。頸部の完全な硬直は，偽造された症状と見なければならない。この主観的な愁訴と客観的所見との矛盾は誰にもわかる詐病の証拠である。第三は，両上肢に著しい挙上不能があり，握力は左右とも零であるにもかかわらず，日常の食事は自分で箸をもってしているという矛盾である。これも誇張または偽造のいずれかであろう。第四は，本件事故の前年上告人が国鉄を相手取って損害賠償請求の訴えを提起し，和解により賠償金を得ていることである。裁判所自身が，上告人が外傷性神経症を引き起こした要因の一つ

に「本件事故前の受傷及び損害賠償請求の経験」を挙げている。上告人の夫も過去に追突による外傷性頸部症候群で損害賠償を獲得している。そればかりではない。上告人およびその夫は，本件訴訟に先立って，本件事故に関し昭和45年初めに被上告人らに対し損害賠償請求訴訟を提起したが，同年9月訴訟外で被上告人の一人（運転手）と上告人の夫の訴訟代理人との間で被上告人（運転手）が114万605円を上告人の夫に支払う旨の示談契約を締結し，訴えを取り下げており，本訴は上告人により再度提起されたものである。「損害賠償請求の経験」は外傷性神経症の要因ではなくて，詐病の外的動機を示すと考えるのが妥当であろう。「賠償に対する願望」を認定するに十分な経歴である。第五は，上告人の「回復への自発的意欲の欠如」の認定にも問題があるであろう。訴訟には熱心で治療を盛んに求めるにもかかわらず，病状は遷延している。それは「意欲の欠如」ではなく治療に対する抵抗の意思（意欲）であると考えられるからである。原審は，「当審証人高橋俊平の証言及び鑑定嘱託の結果によれば，第一審原告が長期の入院治療に耐えている点から考えて，第一審原告の症状をすべて詐病であるということはできない」というが，この証言および鑑定結果は意味不明である。入院は強制ではなく，自ら症状を訴え，3病院に入院しているのである。

　この事例が詐病であることをMertenの公式[107]（本書Ⅰ-1-k参照）によって証明してみよう。まず，a）実質的な二次的疾病利得（外的動機）が存在するかどうか。この利得意思が存在することは，上記理由の第四によって明らかであろう。次にb）陰性の歪曲応答を決定的に同定することができるかどうか。これは上記理由の第一（症状の誇張），第二（症状の客観的所見との矛盾），第三（症状の客観的所見との矛盾）によって陰性の歪曲応答（feigning＝faking bad）が存在することが明白である。最後にc）この歪曲応答は，精神医学的，神経学的または発達に基づく要因によっては完全に証明することができるかどうか。この点については，裁判所が脳神経外科医に鑑定を求めたのみで，精神鑑定を実施していないので，詳細は不明というしかない。しかし，仮にICD-10に従うとしても，「症状性を含む器質性精神障害」，「精神作用物質使用による精神および行動の障害」，「精神分裂病，分裂病型障害および妄想性障害」などのどれにも該当しないことが確認されれば，詐病であることが証明されるの

である。裁判所は上告人の損害賠償請求に対し外傷性神経症を認めているのであるが、果たしてこの神経症が認められるかどうか、それは詐病ではないかという疑問につき、精神鑑定を実施すべきであった。さもなければ裁判所のいう「損害の公平な負担」が全くの虚偽になるからである。

　ともかく、以上の五つの理由により、上告人の場合は詐病がほとんど確実と思われるほどに強く疑われる。従って「被害者の過失」そのものに疑問がある。新美[134)]のいうように、「詐病を除いて、心因的要因と他の被害者の素因とを区別する理由は見出し難い」というのは一部もっともと思われるが、「詐病を除く」努力が訴訟を通じてなされているかというと、まさにこれが脱落しているのである。一般には「素因の寄与は加害行為に強制されたものである」といえるであろうが、詐病者にとっては、軽い頭部外傷は「強制されたもの」ではなく歓迎されたもの（好機到来）を意味する。河村（1989年[87)]）が紹介する「事故が契機ないし誘因にしか過ぎなかった場合」がこれに当るであろう。こういうこと（つまり過失でさえない場合の判断）がわが国では司法精神医学でも法律学でも十分に論じられていない。

VIII-3-c　判決に対する肯定的意見

　若井（1999年[227)]）は「本判決は学説・裁判実務において肯定的に受け入れられ、心因的要因についてのリーディングケースといわれる」と紹介している。論文の最後には「損害額を4割に減額したが、事案は、軽微な追突事故に遭った被害者が他覚的所見のないまま症状を訴え10年以上も入通院を続けるという、詐病又は賠償神経症の疑いさえある特殊なケースであった」とまでいうのであるが、詐病についても賠償神経症についても全く考察をしていない。このような事件を心的要因に関するリーディングケースとするのは、法学はもちろんその実務にとって重大な問題となろう。これほどに詐病の疑いの濃厚なケースにおいて、詐病を検出する努力をせず、「加害者」に4割の損害賠償を3年にわたって認めるようでは、国民の倫理感情を萎えさせる。

　窪田（1988年[98)]）は素因減責で重要な位置を占める鞭打ち症の特徴的な面として、①病態としての不明確さ（自覚的訴えが多い割合に他覚的所見の裏付

けに乏しい），②いわゆる賠償神経症的な側面，③詐病との区別の困難（なお本件に関しては，原審判決が「Xが長期の入院治療に耐えている点から考えて，Xの症状をすべて詐病であるということはできない」としている）の3点を挙げている。①については，特に頭部外傷の程度が軽いほど診断が難しいことは今日でも痛感されているが，例えばアメリカの神経内科医は軽度の外傷性脳障害（TBI：Traumatic Brain Injury）については，専門的診察はもちろん神経心理学テストをいくつか施行して，他覚的所見がなく，テストに一定の偏りがある時は，その旨説明（一種の対決）をして，臨床心理士の治療を受けるよう勧めている（Bender, 2008年[14]）のが参考になろう。窪田は，上告人の「自覚的訴え」に矛盾する確実な「他覚的所見」が存在することに関心を示していない。②について窪田は，「そのような種類のものを損害賠償制度というものを通じて救済すべきなのであるかという，原因競合という問題には必然的には連関しない特殊な判断が存する」といい，ドイツの判例・通説を紹介している。すなわち「精神的な障害とそれに条件付けられた結果克服についての能力の欠如が，事故にのみよるのではなく，事故によって得た法的地位に結びつく願望によってはじめて形成された場合には，賠償の否定もしくは適当な減責を認めることで一致している」というのである。その主な理由は，損害賠償の認容はかえって被害者の事故損害の克服を妨げる，あるいは原状回復に反するというものである。換言すれば，賠償神経症者に賠償金を支払うのは，神経症からの回復を妨げる反治療行為だというのである。このことについては能見がすでに紹介していた。一つの見識ではあるが，畢竟ドイツの通説の紹介に過ぎない。この事例についてどうなのかを論じていない。③については，先に著者の方で詐病を強く疑うに足る根拠を五つ挙げておいた。残るのは裁判官の理解力と決断である。上に示された原審判決の詐病を否定する根拠（「長期の入院治療に耐えている」）は，論理にも，常識にも外れている。詐病との区別が困難な場合があることを否定しないが，このケースでは詐病の検出が容易であったと思われるのに，裁判所はその努力を全然していない。窪田もそのことに不審を感じていない。なお，窪田は「本件の場合に賠償神経症としての色彩がきわめて濃厚であることについては，原審判決が詳細に言及しており，本判決もそれに関連する事実をもとにして判断を下している」と述べている。そうす

ると，わが国では，被害者が賠償神経症の濃厚な色彩を呈するときでも，「加害者」は4割の賠償責任を3年分負うことになるわけである。ドイツ人なら治療に反すると考えるであろう。そして，もしこれが詐病であったとすると，裁判所は詐欺を助成し，「加害者」に過剰な負担を負わせた（あるいは詐欺に対して安易に保険金を支払わせた）のである。法学者も，「詐病の診断は困難」というような常套句をいつまでも繰り返していないで，詐病の検出に対してもっと前向きの姿勢を示し，裁判所を励ますべきである。

VIII-3-d　判決に対する批判的意見

渡辺（1989年[228]）は，その論文の最後で，「本件事件の発生が昭和44年であり，その当時の医療水準や自賠責・任意自動車保険の実態など［中略］を考慮すると，この判決は相当である。但し，この事故が昭和60年（1985年）以後に発生したものであるならば，筆者は本件事故との相当因果関係（保護範囲）にしろ，過失相殺の類推適用にしろ，全く容認できない。本件の最高裁判決は，『むち打ちや金になるケガ夢の跡』への免罪符として意義があり，わが国のみに多発しているむち打ち症で，詐病を含む心因的要因または神経症に注目した最高裁のこの御墨付が，これからどう機能していくか法曹界の動向に注目したい」と述べているが，確かにこれは注目に値するであろう。判決を下したのは1988年であるのに，裁判所は詐病に全く注目していない。脳神経外科的鑑定をしたのみで，精神鑑定をしないまま，裁判所は独自に外傷性神経症という専門事項の判断をしている。

重要な事例であるので，もう一つ付け加えておきたい。野村（1992年[144]）によれば「控訴審判決は一審判決より二割多く減縮して損害額を算定したのであるが，これは容認額をゼロにする意図があったからかもしれない。すなわち，四割の限度で認めると損害額は約282万円となり，原告が受領済みの自賠責保険金285万円を控除するとちょうどゼロになる」というのである。小賀野（1988年[148]）の説明は詳しい。「原審の東京高裁判決は，事故時から3年までに発生した損害の40％を損害として認定し，本判決はこれを是認したが，40％はどのような根拠に基づいているのであろうか。原審によると，X［著者

注：上告人］がその時までに受けた全損害は，治療費 340 万余円，休業損害 166 万余円，慰謝料 200 万円の合計 706 余万円とされており，その 40% に当る 282 万余円は，X が自賠責保険からすでに受領している 285 万円内の金額に極めて近似する。これは偶然ではなく，原審は既払い分を追認した（にすぎない）のではないだろうかと推測でき，もしそうであれば，40% の根拠は科学的であるとは言えない。『事故から 3 年，40%』に対しては，現在の一般的基準としては，なお甘すぎるものであり，今後の参考例にはならないとする見解が有力である。例えば，伊藤文夫氏は，最近の賠償医学，自動車工学の研究成果から見れば本件は受傷そのものが否定されるケースに近いようにも思われると主張する」というのである。裁判所はいったい何をしているのかと問いたくなるであろう。詐病の蓋然性はますます強まったというべきである。

VIII-4　PTSD の詐病

VIII-4-a　わが国の PTSD 詐病

(1)　診断と治療の客観的基準と規範

外傷後ストレス障害（Posttraumatic stress disorder）を略して PTSD ということはすでに広く知られている。

「自動車強盗（1962 年）に遭ったタクシー運転手の症例——鈍器で一撃されて軽い意識障害を来し，数十秒後，気がつくと頸に紐を巻きつけられて絞められており，必死で外そうと試みたが外せず再び気を失い，約 10 分後ようやく気がつき車を飛び出して近くのアパートに助けを求めたが，顔面が血みどろであったのでそこの家人が戸を開けてくれず，やむなく他の家に救いを求めてやっと助けられたというふうに，ただ殴られて気を失ったというのではなく，死の恐怖をかなり長期間体験しつづけたのであった。そして受傷後別記のような身体的訴えの外に，彼はほとんど毎晩のようにグロテスクな不安夢（道に眼球が 2 つ落ちている。人を殺し脳みそを食べる。首に紐を巻いて絞めると首がちぎれる等々）に悩まされるようになった。

これを考察してみると、この症例は戦争や非常災害に際してみられる shell shock といわれているものに似ており、病前性格にあまり問題がなく、受傷直前に受けた受傷の心的ショック自体が最大の比重を占める。これは本来の外傷性神経症（精神的外傷によって起こるものをこういうふうに呼ぶ）であるといえる」（太田，1971 年[153]）。

もう少し古い事例もある。

「もし一台の自動車が番人のいない踏切で汽車にひっかけられ，運転者が2,3 の破片とともに30 秒ほどの間機関車にひきずられ，あわや死の一歩手前にまで行くという危険を体験したときには，その者に重い身体障害が見られなくとも，精神的ショック，驚愕的作用などを高く評価し，障害者に長い徹底的安静と休養が必要であるとみとめねばならない。私ならばこのような重い事例に対しては躊躇なく4週間の労働停止の必要をみとめるであろう。そしてさらに4週間の休養を自宅でなくて高地にいってすることをすすめるのに躊躇しないであろう。**これよりも長い全活動の停止はかえって有害であろう**。障害者は事件のことをあまりにもいろいろと考えすぎ，誰にでもその話をし，神経症の基礎をつくることになるであろうから。このような視点に相応して次の規範がみとめられる。すなわち，**健康人はせいぜい8週間でこのように実際重い驚愕を克服できるように自己を処理し統御しなければならない**という規範である」（Gruhle, H. W., 1955 年[54]，中田訳，1957 年，強調は原文のイタリック）。

これらは症状の詳細が記述されていないが，少なくともDSM-IV およびDSM-IV-TR のPTSD の基準A またはICD-10 の該当する基準を満たすであろう。定型的なPTSD が起こる蓋然性がきわめて高い事例である。

ICD-10 によると，PTSD は「ほとんど誰にでも大きな苦悩を引き起こすような，例外的に著しく脅威的な，あるいは破局的な性質をもった，ストレスの多い出来事あるいは状況（短期的もしくは長期間に持続するもの）に対する遅延したおよび／または遷延した反応として生ずる（略）。人格傾向（すなわち強迫的，無力的）や神経症の既往などの素因は，症状の発展に対する閾値を低くするか，あるいは経過を悪化させるものかもしれないが，その発症を説明するのに必要でもなければ十分でもない」（邦訳，p.58[242]）というものである。

この小節の冒頭に挙げた2例においては，事故の客観的態様が被害者の死を

目前にした体験と考えられるから，多くの人はこの2例が基準Aを満たすことに納得するであろう。ところが近年，PTSDで重要視されるのは出来事の客観的危険性ではなく，被害者の出来事に対する反応（主観的な受け取り方）であるから，両者の間に不釣合いが生ずることが少なくない。しかし，主観的受け取り方さえ脅威的であれば，危険な出来事はどんなに些細なものであってもよいと考える人は稀である。従って，症状（主観的な受け取りの結果）の客観的な評価が当然問題になり，その解決は誰にも難しくなる。がんらいPTSDを含むストレス関連障害の診断は，（外的出来事との）因果関係を規定している点で一連の障害の中で特殊的に孤立している。例えばDSM-IVにおいて外的出来事との因果関係を診断の基準にする精神障害はほかにない。PTSDの基準は法学会において「客観性の錯誤」を生み出すものだと批判されている(Stone, A., 1993年[210])。

　前田ら[101]（執筆者の大部分は法医学者）が意見書を提出した症例は微妙である。事故当時40代の女性が自転車に乗って交差点の自転車横断帯の僅かに外側を走行中，信号に従って進行してきた普通乗用車に撥ねられて自転車もろともに転倒した。自転車の破損は前ホーク右部曲損等で，加害車両は左前部バンパーに擦過痕が生じた。刑事事件としては被害者側にも過失があったとして加害者は不起訴となり，再審議が請求されている。診断はA病院で「頸部捻挫等」（事故当日），国立B病院神経科で「不安神経症」（事故後6ヵ月），被害者がインターネットでPTSDに関する情報を得て後，C大病院精神神経科を受診して「PTSD」（事故後9ヵ月）であった。

　前田らは「この交通事故は通常の日常生活で生じる外因の域を超えているのは確かで，［中略］しかしながら，［中略］などの客観的資料からみると，その事故がPTSDの原因として誰にも大きな苦痛を引き起こすような並外れて脅威的あるいは破壊（破局）的な外傷的ストレスの原因となりうる程度に達しているとは直ちにはいい切れない。むしろ判定者の主観により評価が大きく異なってくる境界領域に該当するように思われる。一方，ストレスの深刻さは体験者の主観（知覚された脅威）に大きく依存している」と考えたが，終極的には「賠償医学上の客観的判断という観点からは，ストレスの深刻さが体験者の主観によるとしても，その表現内容の客観的評価がより重要視されるべきであろ

う」と考察し,「本例では既存障害［著者注：高校時代以来の不安神経症］等と他のストレス［著者注：家族葛藤,不起訴に対する不満等の可能性］の存在が考慮されるべきで, PTSD の診断基準の項目に該当する症状の中にも不確定・不安定な要素がかなり含まれている」と結論している。

結局,「第三者的精神科医の意見が必要と述べたところ, PTSD は認定されず, 既往症も不問にして第9級で和解した」そうである。

それはそれとして, 前田らは「この交通事故は通常の日常生活で生じる外因の域を超えているのは確か」といっているが, これは通常の交通事故の域内であろう。その後この程度の交通事故において PTSD を否定する判決が増え, かつ定着してきたことからも明らかである。「ほ̇と̇ん̇ど̇誰̇に̇で̇も̇大きな苦悩を引き起こす」(ICD-10, 強調は引用者) というところに, 客観的基準が隠されているのである。「体験者の主観（知覚された脅威）」という場合に, それが果たして体験された脅威であったか, 単なる主張または学習された知識ではないかを問題にすべきである。真に体験であったなら, 相応の基準（各症状）を満たすであろうというのがそもそも診断基準であった。にもかかわらず「症状の中にも不確定・不安定な要素がかなり含まれている」というのであるから, ますます PTSD から遠ざかるのである。

(2) 外傷性神経症に対する精神科医の態度

わが国では一般に詐病の診断に消極的, 冷淡, 無関心であることを述べてきたが, この傾向は PTSD に関して特に著しい。すでに「頭部外傷後の神経症」において畑下（1975 年[64]）は, 理念型として精神科医を①権威的疾患認識的精神医と②友愛的精神療法的精神医に分けた。それぞれ脚注によると, ①は「原因探求的に疾患の認識を志し, 患者に対して自己を超越的権威の位置におき, その世界定位のなかで患者を対象化する非参与的精神医」の謂いであり, ②とは「患者の孤独な自己存在に参与することを志し, 疾患を参与的に観察し, その疾患に対する患者の自己決断を促し, 医師と患者の関係存在における可能性投企を企てる交通重視的な精神医」である。本文では「この類型からすると, Strümpell をはじめとする"災害神経症"の"願望説"を支持した大部分の精神医は①の類型に属している」と述べている。願望説に対する強い批判が窺われ

る一文であるが，証拠に基づいた医学的研究結果の権威を否定するものではあるまい。②の類型に属する精神科医といえども，被害者（必ず患者とは限らない）のいいなりになるのがよいとは思わないであろう。飛鳥井[13]（1998年，2008年）もいう通り，「共感的態度を保つことと患者の言葉に同調することとは別のことであり，虚構の上に築かれた治療は，最終的に患者の回復にはつながらない」からである。

　森山茂樹（1990年[116]）は「患者は青天の霹靂の事故で打ちのめされ，治療者ではなく検査医によって虐待され，法律で軽視された挙句，家族や友人からも愛想づかしされていく。そうした悲惨な状態に置かれている患者に手をさしのべ，さらなる研究を進める責務をわれわれは担っている」という。最初の文章でいわれていることはその通りであるかもしれない。しかし，後で述べるように，そうでない場合も多いことが知られている。太田は先に引用したようなPTSDにも相当し得る迫真的な事例を提示したが，一方では頭部外傷後の神経症の症状の分布（マルチチェック）を見ると（太田，p. 37），「詐病的傾向」が29例（11.4％）に，「症状の誇張」（著しい誇張は詐病に分類される）が129例（50.5％）に認められるのである。また，森山（茂）は「治療者」と「検査医」との二分法を行っているが，これらは精神科医の医師としての構造の両極をなすものであって[135]-[137]，単純に分離すればよいというものではない。

　森田（1978年[114]）は「災害後の神経症に対しては，もっと多面的な接近が要求されている」と指摘しながら，「外傷性神経症をめぐる問題は1930年以降は社会的，法律的，賠償判定上の問題に移行し，純粋な医学的論争からは遠のいていったといえる。ただここで見のがせないことは，ビスマルクによる社会保障の充実（1884年）によって，それがドイツ国民に強く意識されていたであろうこと，第一次大戦という時代的背景により，本当の願望神経症が増加していたという可能性も考えられる。そして，これらの事実とヒステリー学説が強く結びついたことも否定できないであろう」といっている。実際ベトナム戦争後のアメリカにおいて，PTSDに名を借りた賠償神経症や詐病が多数発生したことが知られている。「多面的な接近」は詐病を考慮することを含むのでなければならない。

　さらに森田は，「治療過程での医原神経症の発生には特段の留意が必要であ

る。要するに，初期には精神身体両面にわたる荷重を軽減し，症状の増悪固定を避けなければならない。ただその際，なるべく早い時期に一定の目標を定め，職場に復帰する心構えをもつようにプランを立てるよう配慮することが必要である」といっている。PTSDの場合，発病は災害や事故が原因の100%を占めるとしても，ICD-10もいう通り，「人格傾向（略）や神経症の既往などの素因は，症状の発展に対する閾値を低くするか，あるいは経過を悪化させるものかもしれない」のである。回復を目指し，一定の目標を定める治療計画を立案するに当って必要なのは，一定の価値基準，すなわち規範である。ドイツのあるいはGruhleの規範（「健康人はせいぜい8週間でこのように実際重い驚愕を克服できるように自己を処理し統御しなければならない」）が厳し過ぎるというのであれば，現代の日本社会に必要かつ適切な規範を明らかにしなければならない。そうしてこそ初めて，規範が治療の枠を設定し，実際に適切に行われた治療の経過が規範を修正するという事実と規範との力動的な関係が生ずることになるであろう。医学は規範を避けて通ることになっているが，それはいつも成功するとは限らない。北見（2002年[91]）も紹介するように，DSM-IVによると「［著者注：PTSDは］通常はトラウマ体験から6ヵ月までの間に発症するものとされている。ここで問題になるのが潜伏期間である。すなわちASDでもPTSDでも，なるべくトラウマを回避しようとするので，トラウマを連想させる体験を自分から話そうとしないことがある。しかしどんなにひどいトラウマでも，通常は6ヵ月以内にはトラウマを語れるほど回復するという意味合いが込められていることもある」というのであるが，ここで「意味合い」といわれているのがすなわち規範である。規範の内容が「どんなにひどいトラウマでも，通常は6ヵ月以内にはトラウマを語れるほど回復する」ということなのである。

　さて，わが国ではPTSDについてはその診断基準（とりわけ基準A）を厳格に取るかどうかがもっぱら論じられており，詐病を論じる余裕はないようである。しかし，訴訟に関わるPTSDにおいて，その診断は原告と精神科医との合作であるから，診断の誤りと見えるものの中には原告の偽りまたは誤りに基づくものも少なくないであろう。しかし，PTSDの詐病例の報告が多数あって然るべきであるのに，それがわが国に存在しない現状では，これについて具

体的に論ずることができない。ただ診断上の問題から間接的に詐病の可能性を推定または憶測してみることができるに過ぎない。

(3) PTSD 訴訟の検討

わが国で PTSD が司法上の脚光を浴びたのは交通事故においてであるが、今日では労働災害を越えて犯罪被害[95]にも広がりつつある。これらを一々紹介するのはこの著書の役割でないから、以下には日本精神神経学会（精神保健・医療・福祉システム検討委員会：委員長浅井邦彦、執筆担当者黒木宣夫[132]）。以下には検討委員会と略し、2002年）が特に掲げる3例について、詐病学の見地から検討を加えることにする。

第1例 交通事故原告 18歳 女性

これは本邦初の PTSD 判決で、交通事故に関する横浜地方裁判所判決平成10年6月8日[246]である。昭和62年1月14日、原告が交際中の被告の運転する車両の助手席に乗り、互いに口論し、叩き合っているうちに、車両がキャッツアイに乗り上げ、被告がハンドルを左に切ったところ、車両が歩道の縁石に衝突し、歩道上を走り、前方花壇に衝突して停止した。原告は助手席前の空間に足の方から滑り落ちた。意識ははっきりしており、痛い、痛いと声を発していた。原告は主として横浜南共済病院整形外科および神経科で入院および通院治療を受けた。神経科医師正岡敦喜の下で、「心因反応で通院加療を要する状態は、平成7年11月9日になっても変わらず、不眠、不安、焦燥感が強かった」という。原告は鑑定人中野幹三の「面接時に『事故によってこういう体になってしまった』と述べたときは、涙をこぼして、くやしさ、辛さをあらわにした」という。

少し長いが、鑑定の結果に対する裁判所の「検討」の一部を引用しよう。「原告の心的外傷後ストレス障害の具体的な発症は、本件事故から5年以上経過してから［著者注：平成4年4月下旬］のものであるが、自我を脅かさないようにするため外傷体験である本件事故を想起することを心理的に回避していたため、発症が遅延したことは十分にありえること並びに発症直前の手術は本件事故により傷害を負った腰部の腰椎前方固定術の手術であって、その拘禁状態等は本件事故を原告に想起させるに足りるものだったため、原告は、本件事故

を再体験するようになったことが認められ，これらの事実からすると，原告の精神障害を交通事故の外傷体験によって引き起こされた重症の心的外傷ストレス障害であるという鑑定の結果は信用性があるものと認められる（なお，鑑定人作成の精神鑑定書には，原告は本件事故の後から心的外傷後ストレス障害の発症をうかがわせる体験をしていたような記載がある。ところで，証人中野幹三の証言によれば，鑑定人である同人は，臨床の精神科医で，心的外傷後ストレス障害の領域に関心を持って研究してきており，交通事故により心的外傷後ストレス障害を発症した患者を診察したことが認められる。原告の事故後の体験は，このような鑑定人の面接によって初めて分かり，他の証拠に何ら表れないということは，心的外傷後ストレス障害では，患者は苦痛な外傷体験に触れることを回避しようとすることを考えると，不思議なことではない）」というのである。

　見られる通り，裁判所はほぼ全面的に鑑定結果を容れ，事故後5年の間に生じた「環境的要因」についても一々検討を加え，兄の死亡（平成元年4月），夫の死亡（平成3年4月），実父の失踪（平成4年6月）によっては，原告の「発症時期について合理的な説明がつかないこと」などを挙げ，「そもそも心的外傷後ストレス障害にとって外傷体験以後に生じた二次的ストレスは副次的なものである」と考えている。裁判所は外傷後ストレス障害による後遺障害の等級は第7級に該当するとし，労働能力喪失期間を67歳までと認定した。原告の後遺障害の等級は，他の後遺障害（第6級）と併合して第4級に該当するものと判断し，5200万円弱の損害賠償額を認めた。

　ICD-10はその診断ガイドラインにおいて，「例外的に強い外傷的出来事から6ヵ月以内に起きたという証拠がなければ，一般にはこの診断を下すべきではない。臨床症状が典型的であり，他にいかなる障害（たとえば不安，強迫性障害，あるいはうつ病エピソード）も同定できなければ，出来事から発症までの遅れが6ヵ月以上であっても，いぜんとして『推定』診断は可能であろう」と述べている。検討委員会によれば，この事例の場合「典型的症状に乏しい」というのであるから，「推定」診断にも無理があると考えられる。しかし，最も重要なのはやはり基準A問題であろう。杉田（2001年[213]）は「これは『通常よくある交通事故』」であるとの意見を述べている。被害者が例えば死の恐

怖を感じたと主張するだけではなく，誰もが死の恐怖を感じるような出来事でなければならないという規範があるから，杉田のような意見もものをいうのである。

　もしも，何か他の原因（例えば死別反応，葛藤反応）で生じた症候群を意識的に交通事故のせいにして，これを事故によるPTSDであると主張したとすれば，それはResnick[167]のいう帰因錯誤（false imputation）という型の詐病に相当するであろう。症状の著しい誇張または不正な遷延の主張であれば部分詐病（partial malingering）であり，PTSDについて学習してこれを演じたとすれば，それは純粋詐病（pure malingering）である。詐病を念頭において，詳細な病歴および付随情報を収集しなければならない。なお，死別反応については裁判所がこれを検討して，その可能性を否定している。確かに，いったんPTSDを認定したら，他の反応はいずれも取るに足りないことになるであろう。この例の場合はしかしPTSDの成立可能性，とりわけ基準Aを充足するか否かが問題なのである。

　なお，横浜地方裁判所は鑑定を評価しあぐねたのではないかと思われる。鑑定の信用性を認めるに際し，鑑定人が「心的外傷後ストレス障害の領域に関心を持って研究してきており，交通事故により心的外傷後ストレス障害を発症した患者を診察したことが認められる。原告の事故後の体験は，このような鑑定人の面接によって初めて分かり，云々」と解説しているが，これは「鑑定の評価」を「鑑定人の評価」に取って代えたことを疑わせる。その場合，「鑑定人」とは専門家，経験者，教授，病院長など，主として資格（肩書）を意味する。

　その後，東京地方裁判所判決平成14年7月17日（2002年[218]）が現れた。判決文によれば，平成10年2月，雪で凍結した路上を互いに40kmで走行していた乗用車同士が正面衝突した。原告は父の運転する車の左後部座席に，姉は右後部座席に，妹は助手席に坐っていた。4人とも負傷したが父と姉妹は被告との間で示談が成立した。原告はアメリカ人の友人（精神科医）に症状を話したところPTSDの症状があるとして受診を勧められ，東京都精神医学総合研究所に相談に行くと，飛鳥井医師から急性ストレス障害の説明を受けた。原告は同年4月3日，赤坂クリニックを受診し，加藤忠史医師（東京大学医学部

附属病院精神神経科講師でもある）からPTSDと診断された。加藤作成の診断書等の説明はa～g項に及び，検査報告書を含む長いものなので省略する。東邦大学付属佐倉病院精神医学研究室黒木宣夫の意見書として，「被告提出の上記意見書には，原告が経験した事故の内容は，DSM-IV，ICD-10の心的外傷基準に該当せず，また，原告が訴える症状は，両基準に規定されている精神症状に該当せず，PTSDではない。原告の性格や個体要因に起因した外傷後神経症と判断するのが妥当である旨記載されている」とある。

　判決は「DSM-IVもICD-10も分かりにくい表現で多義的である上，いずれも医学的診断基準であって，損害賠償基準ではなく，PTSDと診断されたからといって，後遺障害等級7級あるいは9級などの評価が直接導き出されるわけではない」といい，さらに「目に見えない後遺障害の判断を客観的に行うためには，今のところ上記基準に依拠せざるを得ない。そして，外傷性神経症より重度の障害を伴う後遺障害として位置づけられたPTSDの判断に当たっては，DSM-IV及びICD-10の示す①自分又は他人が死ぬ又は重症を負うような外傷的な出来事を体験したこと，②外傷的な出来事が継続的に再体験されていること，③外傷と関連した刺激を持続的に回避すること，④持続的な覚醒亢進症状があることという要件を厳格に適用していく必要がある」として，各要件を検討して原告の症状はPTSDには該当せず，外傷性神経症であると捉えた。そして，「原告は，加藤医師のPTSDとの診断を根拠に，後遺障害等級9級10号に該当し労働能力を35％喪失したとして逸失利益及び後遺障害慰謝料等を請求するが，損害を算定する場合のPTSDであるか否かの判断が，治療を目的とした精神科医の診断と異なることはあり得ることである」といい，被告の主張する素因減額については，「原告の外傷性神経症は，同一事故を体験した家族に原告と同様の症状が認められないことからみても，原告の心因反応を引き起こしやすい素因等が寄与しているものと推認され，個性の多様さとして通常想定される範囲を外れており，損害の公平な分担という見地から民法722条2項の過失相殺の規定を類推適用して，原告に生じた損害について減額するのが相当である」と判断した。これは東京地方裁判所民事第27部（民事交通部）の判決であるから，杉田[214]の指摘する通り，今後全国の裁判所をリードするものと思われる。

この事例において，敢えて詐病を問題にすれば，症状の著しい誇張または帰因錯誤が考えられよう。ただし，それらを原告が意識的に行ったことを被告側が証明するのは難しいと思われる。しかし，今後の問題としては，詐病の疑いの有力な証拠をある程度提示することができれば，詐病でないとの証明の負担を原告側に移すことも考えるべきではなかろうか。それほど当事者対抗主義の徹底していない日本では，裁判所の鑑定人が常に詐病の可能性を考えるのでなければならない。

第2例　犯罪被害　被害者10歳男性，34歳女性

これは，刑事訴訟で初めてPTSDを認定した熊本地方裁判所判決平成11年10月14日の事例であるが，福岡高等裁判所が平成12年5月9日[75]にこれを破棄自判した。

平成10年11月5日，被告人は飲酒し，いらいらした心理状態で自宅に向かっていたが，熊本市（番地略）付近の路上において，通りかかったA（当時10歳）の表情や態度が気に入らないとして，Aの頭髪をつかんで引っ張り，路上に引き倒した上，その頭部を草履様のものを履いた足の裏で踏みつけたり，その腹部，頭部を手拳で数回殴りつけるなどの暴行を加え，更に，これを制止しようとしたB子（当時34歳）に対し，その頭部を携帯していた玉ねぎ等の入った買い物袋や手拳で殴りつけるなどの暴行を加えた。

Aに生じた具体的な症状は，同人および実父の供述によれば，本件直後は腹部の痛みと頭痛がしたほか，放心状態になったため3日くらい学校を休ませ，1ヵ月くらいは1人で外出できなくなり，寝つきが悪くなったり，食事の欲求が少なかったりし，感情表現が少なくなって嬉しいことや悲しいことがあってもほとんど態度に出すことがなくなり，それは本件から約8ヵ月経過した後も続いており，また，被害の3日ぐらい後に微熱が出て2,3日下がらなかったことがあったというのである。B子の具体的症状はAのそれ以上ではないので略す。「本件事件の4日後に診察した医療法人佐藤会弓削病院勤務の精神科医師Dは，A及びB子の各症状は心的外傷後ストレス症候群であり，［中略］同医師は，精神疾患の診断・統計マニュアル第4版（DSM-IV，米国精神医学会によるもの）に基づいて説明している」という。熊本地裁はAとB子の病状をPTSDと認定し，傷害罪で懲役10ヵ月の実刑判決を下した。

福岡高裁の検討によれば，D医師の診断は上記の1回限りであり，その後治療措置を施したり，経過観察等のための通院措置を採ったこともなく，またいずれの被害者も再度診察や治療を求めるということもなく経過している。同裁判所は「本件被害者らの前記症状は，本人やその家族の訴えによるもので，主観的な判断が混入するおそれがあり，誇張等も入り込みやすく，被害感情の程度によっても表現に違いが生ずる可能性があり，特に症状の程度についての主観的判断が入り込みやすいものであるから，その程度，継続期間などについては，当初の診断のほか専門的な診断を欠いている本件では，慎重に考察せざるを得ない。［中略］DSM-IVによれば，心的外傷後ストレス症候群（PTSD）の診断基準は相当厳しいものであることが認められ，その診断に当っては慎重に検討する必要がある」とし，「AやB子らの訴える症状の程度いかんについては，［中略］心的外傷後ストレス症候群の前記診断基準に合致しているといえるかどうかについては少なくとも疑問があるというべきである」と述べて，具体的に暴行行為の程度を検討している。

　次いで，傷害罪における傷害について説明し，「人の精神的機能に障害を与える場合も右にいう人の生理的機能に障害を与える場合に含まれ，傷害罪にいう傷害に該当するというべきであるが，本件については，治療措置といえるほどのものは採られておらず，経過観察の措置も採られていない上，症状の程度を明確にするに足りる証拠にも乏しいことを考慮すると，傷害罪の傷害に当るといえるかどうかについても全く疑問の余地がないとはいえない（略）」としている。更に，このような心理的ストレス状態は，有形力の行使（暴力）等から直接生じたものではなく，「犯罪の被害を受けたことによる恐怖等を伴う体験を，被害者自身が想起し直すという心理的原因，過程によりいわば，間接的，派生的，二次的に生じたものであり，有形力の行使（暴力）等から直接生じた被害とは異なるという点」を指摘し，さまざまな恐るべき犯罪に遭遇した場合にも，「人それぞれに精神的ショックを被り，その恐怖や衝撃的な場面を思い返すことによって心理的なストレスが増幅され，ある程度の期間にわたって不安定な状態が続くということはよくあることであって，このような恐怖等を伴う多くの犯罪の被害者が程度の差はあれそれなりの心理的なストレス状態を生ずることは，むしろ通例というべきであろう（だからこそ，このような心理的

なストレスを生じることが予想される犯罪については，それ相応の刑罰を科しているとすらいえるであろう）」という。つまり，「本件のように，ある程度のストレス状態になること，すなわち，憤りや強い被害感情，恐怖心等から，興奮しやすい状態，不眠状態，心理的に不安定な状態になるといった程度にとどまりあるいはそれにとどまる疑いが残る場合には，仮にそれが厳密には傷害の概念それ自体に当てはまる程度のものといえる場合においても，それはそれぞれの犯罪の本来の構成要件自体にそのような結果がある程度予想されていて，それがいわばその中に織り込み済みになっていると解する余地があ」ると考えるのである。

裁判所の説明はきわめて丁寧で，「本件では，被告人が被害者であるAやB子を心理的なストレス状態に陥れることを特に意識して執ように暴行行為に及んだものでないことは明らかであるし，また，その症状も種々の犯罪の被害者の被る心理的ストレス等を特に上回るものとまではいまだ認め難いというべきであって，いわゆる犯罪の被害者としての恐怖による二次的かつ一般的なストレス状態を超えたものとはにわかに認め難いことからすると，これをもって，有形力の行使である暴力の結果的加重犯としての傷害罪の成立を認めるのは相当でないというべきである［中略］。結果，被告人には，A及びB子に対する各暴行罪が成立するにすぎないというべきである」と結んだ。結局，被告人は懲役5ヵ月，執行猶予3年となった。

この事例（AとB子）または検察官の主張するPTSDが傷害に該当すること，従って被告人に傷害罪が成立することを，合理的疑いを超えて証明することは検察官にもできなかった。敢えて詐病学的検討を行うとすれば，逆に，被告人が被害者らの主張するPTSDは詐病（症状の著しい誇張）すなわち詐欺である，動機は暴行に対する行き過ぎた懲罰ないし復讐であると主張する，というような話の筋になるであろうが，この証明は上の証明よりもっと難しい。そもそも刑事訴訟では取り合ってもらえないであろう。しかし，現実に第一審では被告人（加害者）が懲役10ヵ月の実刑を宣告されるという"被害"に遭ったのであるから，このような想像もあながち奇矯な空想ともいえまい。

第3例　犯罪被害　20歳代　女性

本例は富山地方裁判所判決平成13年4月19日[220)]のやはり刑事例である。

判決理由書から摘録すると次の通りである。

　被告人は平成5年（高3）秋ころ，甲野太郎と知り合い，翌年春から交際を始めた。被告人は太郎が以前乙野花子と交際していたことを知り，花子方が美容院を経営していることも知った。被告人は太郎との交際を深めていく中で，同人を独占したいという願望が高まっていった。平成7年ころから花子に対して嫉妬心を持つようになった。被告人は，平成8年秋ころ，太郎との交際が自分の思い通りにいかないのは全て，太郎が花子に思いを寄せているためだと考えるようになり，花子に対して憎悪の念を抱くようになった。そしてこの憎悪の念を晴らすため，花子に電話して，無言のまま応答しなかったり，同人を脅迫，中傷する言葉をいう等の嫌がらせ電話を繰り返すことを思いついた。

　被告人は，平成8年11月初めころから同年12月ころまで，花子が居住していたアパートに，ほぼ毎日30回から50回程度，延べ2000回以上，また，当時花子が勤務していたC会計事務所に，平成10年5月初めころから翌年12月ころまでの間，数日おきないしは連続して，1日当り数回から50回以上，延べ3000回以上，更に，花子の母春子が経営する美容院（自宅を兼ねる）に，平成9年1月ころから同年中は，数日おきないしは連続して，1日当り数回から50回以上，延べ4000回以上，平成10年中は，数日おきないし連続して，1日当り数回から20回以上，延べ900回以上，平成11年中は，数日おきないしは連続して，1日当り1回から16回程度，延べ200回以上，合計すると1万回以上の嫌がらせ電話をした。この外，被告人は，平成12年3月には花子所有の軽四輪乗用車に，同年4月には春子所有の軽四輪乗用車に金属片等で傷をつけた。

　裁判所は，DSM-IVの基準は「国際的に用いられる標準的な診断基準」とはいえないとしてこれを採用せず，「わが国においても，PTSDの診断に当っては，ICD-10の基準（臨床記述と診断ガイドライン）により診断をするのが標準的である。なお，DCRは，ICD-10を前提として作成されたものであるが，同基準は，研究用にできるだけ均質な対象群を得るために，対象を限定することを目的として作成されたものであって，臨床に用いられる標準的な診断基準とはいえない」とした。更に，「東邦大学医学部精神神経医学研究室助教授で精神科医の証人黒木宣夫〔中略〕は，PTSDの診断が労災補償や民事上の

損害賠償を獲得するための前提になることから，明確な診断基準が必要となるとの認識を前提に，ICD-10 も DSM-IV も明確な基準とはいえないことから，その診断に当たっては六つの観点から判断すべきであると述べ［中略］，弁護人の主張に沿う供述をする。しかし，黒木基準は，現在わが国において労災認定などの精神障害診断の一部に用いられようとしていることが認められるものの［中略］，その背景には，給付対象となる疾患を認定する便を図るとともに，労災認定や損害賠償による保障の範囲を限定しようとの政策的判断があるものと考えられるのであって，一般の精神科医が臨床診断に用いる基準ではない」という。

これに次いで，裁判所は被告人の嫌がらせ電話が PTSD の診断基準にいう外傷体験といえるかどうかを検討した。嫌がらせ電話は 3 年以上の間に合計すると延べ 1 万回以上に及び，その態様は無言電話を繰り返すにとどまらず，「死ね」，「殺してやる」，「どろぼう猫」，「やりまん」などと花子を脅迫または中傷する言葉や，「ばーか」，「乙野花子でーす」などの言葉を，時には小声で繰り返したり，機械的に繰り返したり，あるいはヒステリックに叫ぶようなこともあった。そして，「被告人にはそのような意図はなかったとはいえ，自動車に傷をつけるという判示第 2，第 3 の器物損壊行為により，花子は，そのごく近辺にまで直接の危険が及んでいるものと強く意識するようになった。また，花子らは，前記の『迷惑電話お断りサービス』に加入したことにより，その発信源が被害者らの近隣にあると判明して，嫌がらせ電話の犯人が被害者の身近にいることを認識するようになった」という経緯も軽視できないという。

さて，いよいよ嫌がらせ電話が外傷体験に該当するかどうかである。裁判所は，「本件のような嫌がらせ電話は，一般にその匿名性から強い恐怖心を抱かせるものであることに加えて，本件においてはその反復継続性が極めて顕著であることからすると，被害者に対し相当強い恐怖心を抱かせるものであったといえる。さらに，被告人が花子を追跡するように電話先を変えたことも，犯人が居場所を探して嫌がらせ電話をかけていると感じさせ，被害者の恐怖心をより増大させるものといえる。そして，これらの事情や電話での被告人の発言内容など，その態度を総合的に考慮すると，本件の嫌がらせ電話は，一般的に見ても，被害者の身辺に実際の危害が及ぶことも十分予測させるような態様であ

ったということができ，被害者に相当強度の恐怖心を抱かせるものであったということができる」といい，「実質的には『拷問』（torture）に当たるものということもできる（証人倉知正佳の当公判廷における供述）」とも述べている。

そして，「同人［著者注：花子］には，遅くとも本田医師の初診時までに，鳴ってもいない電話の呼出音が聞こえるといった症状（再体験ないし回想），音に対する過敏な反応が見られたり，嫌がらせ電話のことを話す際に皮膚が赤くなるなど緊張状態が続くとの症状（自律神経系の過覚せい状態），不眠といった症状が現われていたものと認めることができる」のであるから，「花子は，遅くとも，本田医師の初診時である平成11年12月24日ころまでには，PTSDの臨床症状を発症していたものと認めることができる」というのである。

裁判所は，外傷体験と発症との関係について，「本件は，花子が先にみたように相当期間にわたり嫌がらせ電話を反復継続して体験し，それが精神障害の発症まで続いている場合であって，このような場合には，外傷体験が一時的もしくは短期的なものである場合と異なり，その明確な終期を観念することは困難であるから，外傷体験と発症までの期間についての基準を重視することは，そもそも妥当ではない」と述べている。PTSDが傷害罪にいう傷害に当たることについても説明があるが，第2例で学んだことであるので，これは省略する。果たして傷害の故意があったかについて，「本件の嫌がらせ電話をかけ始めた頃から，花子の精神的傷害の発生について未必の故意があった」と認定した。判決は確定した。

ICD-10の「ほとんど誰にでも大きな苦悩を引き起こすような，例外的に著しく脅威的な，あるいは破局的な性質をもった，ストレスの多い出来事あるいは状況」に関していえば，この第3例の場合は著者には微妙と感じられる。無言電話が大部分であるとはいえ，脅迫電話が3年以上執拗に続くというのは，かなりのストレスではなかろうか。「ほとんど誰にでも」というのを，例えば10人に聞くとして，著者がその1人であったとすると，「脅威的な状況」に1票を投じたい誘惑を感じるからである。検討委員会は，加害者の電話内容から「死の恐怖を引き起こすと断定できない」といい，「逮捕後の心的要因や被害者の脆弱性が精神疾患発症に関係していたことも明らかになり，発症に至る起因性そのものが疑問である」と述べている。しかし，「死の恐怖」はPTSD発生

の必須要件でない。また「起因性そのものが疑問」というのであれば，被害者の事情がもっと詳細に紹介されないと，読者（日本精神神経学会会員）にはこの点につき判断することができないのではなかろうか。

検討委員会の執筆担当者である黒木によると，この第3例では富山地裁で民事訴訟も行われた。裁判官の和解案には「PTSDの診断基準が必ずしも明確でなく，医師によって診断が異なる可能性があるので，断言できない。……病名はともかく精神的に不安定で摂食障害もみられ，通常の就労が困難な状態にあることが認められ，一方で……症状が長期にわたり続いているのは性格的な素因も影響している……」と述べられているという。医療費・交通費のほかに，休業損害379万円，逸失利益278万円，慰謝料340万円から40%素因減額で和解が成立したそうである。確かに40%素因減額というのは，よほど素因を高度と評価したものである。

この事例については，詐病学的見地からいうべきことは何もない。詐病について考察するための情報を欠いており，詐病の可能性を少しでも検討したという形跡がないからである。

VIII-4-b　アメリカにおけるPTSDの詐病

PTSDの詐病を最もよく研究している国は恐らくアメリカであろうから，この国の研究成果を少し紹介しておく。

Slovenko（2003年[200]，p. xxiv）によると，不法行為者が自分の行為が引き起こす一因となった結果に対して，どの程度責任を持つべきかについては全ての例で問題が生じる。責任にはある程度の限界を設けなければならない。行為の結果は理論的には無限大に繋がるからである。因果関係の評価においても，よく知られた表現がある。「不法行為者は被害者をあるがままに受け取らなければならない」。その結果，被害に対する独特な脆弱性（いわゆる素因）は加害者の弁解にならない。しかしながら，「ラクダの背中を折った藁」は近接原因（proximate cause）ではない［著者注：つまり，脆弱性の方が近接原因である］という主張もあり，これが成功することもある。

いわゆる遅発性PTSDも，結局は危機に繋がる出来事の蓄積の結果であり

得る。近接原因とは早期の原因か後の原因か，が争われることもあろう。既述のように，proximate という語は時間的に近いという含意があるが，それは法の意味ではない。法的原因および責任ある原因というのがより適切な用語であるが，これらの用語も意思決定に恣意の余地を多く残す。近接原因を決定するのは裁判官の職分であって陪審の職分ではないと裁判所が主張するケースが増えている。

DSM-III[2]は PTSD の症状が出来事，すなわち「たいていの人に重大な苦悩症状」を引き起こすストレッサー，から現われるといった。外傷に対する反応に関して世界の文献を検討したところ，「有害な出来事が PTSD のような出来事中心で慢性の臨床的障害を生み出すほどに強力であるということは確実でない」（Bowman, M., 1997 年，Slovenko[200]による）との結論であった。実際，「たいていの人」は有害な出来事に対して反応しても，PTSD の如き診断可能な障害の水準に達するほどの持続的症状を呈することはない。そのような反応を呈する者には，情緒および人格の脆弱性という長期にわたる人格傾向の如き要因が予め存在するのが特徴である。このことは，彼らが事故前から持っていた要因が，重症の苦悩反応に対して有害な出来事よりも多く寄与したことを示唆する（Pankratz, 2001 年，Slovenko[200]による）。以上のことは Gruhle（1955 年[54]）の規範を想起させるであろう。すなわち「健康人はせいぜい8週間でこのように実際重い驚愕を克服できるように自己を処理し，統御しなければならない」というものである。8週間はともかく，上記のような「原則から離れるならば，ひとは完全に無際限のなかに陥るであろう」とも警告している。PTSD の持続症状に関しては，詐病学の見地のみならず，精神医学総体の視点からも厳格に検討すべきである。

PTSD は原告が大好きな診断である。なぜなら DSM がそれを出来事に特殊的であると発表したからである。PTSD の診断は因果関係の決定にとって重要な他の因子を除外する強い力を持っている。こうして原告は，自分の心理学的な問題の全ては，いうところの外傷的な出来事から起こったのであって，人生で遭遇した他の無数の原因から生じたのではないと主張することができる。これとは異なって，例えばうつ病の診断では，因果関係の問題が，訴訟原因として述べられたもの以外の多くの因子に開かれている。その上，PTSD は偽造し

やすい障害である。診断は当事者の主観的な症状の訴えにほとんど完全に基づいており，症状自体を検証することはきわめて難しい。その上世間を啓発するためであろうが，診断基準が印刷物やインターネットを通じてどこでも手に入る。こうして恥も外聞もない人々が虚偽の訴えをすべき症状に慣れ親しんでいくままになっている。

確かに，トラウマは相対的な概念──個人の対処能力との関係における刺激──である。しかし，DSM-III-R[3]で示唆されたように，ストレッサーが通常の経験の範囲を越えていないときは，この証拠はそれが近接原因でないという所見を支持する方に傾く。同様に，ストレッサーが通常の経験の範囲を越えないときは，詐病の疑いを呼び起こすか，さもなければ個人の感受性および精神医学的合併症の問題を引き起こす。

Slovenkoによれば，PTSDの模倣者（詐病者）を最初に発表したのは，精神科医Sparr, L.と臨床心理士Pankratz, L.の1983年の論文[205]である。彼らはベトナム戦争においてトラウマを受けたと主張する5症例を叙述している。3人は戦時捕虜になったことがあるといった。実際は，捕虜になった者は全くいなかった。4人はベトナムに行ったことがなかった。2人は軍隊に属したことさえなかった。

復員軍人省（VA：Veterans Administration）が，1980年にPTSDの遅延発症に対して賠償その他の利得を認可して以来，この障害に対する──主としてベトナム戦争の退役軍人から──申立の受付が陸続と続き，膨大な件数に上っている。保険の適用のない多くの元軍人が，VAを頼りにし，障害の診断学的特徴のチェックリストを十分に意識しつつ，PTSDを主張している。このような状況で，PTSDはしばしば政治的診断と呼ばれ，医学的ケアを受けるために使われている。

刑事または民事ケースにおいて，人々は強い動機付けに駆られてPTSDを詐病するであろう。弁護士たちはこれらの人々を「デザイナー」ケースと呼んでいる。司法専門家はいつでもPTSDであると証言してくれるからである。──結局トラウマを苦痛と感じない者はいない。民事ケースではもちろん詐病の第一次的動機付けは財産的利得である。刑事裁判システムでは，PTSDの診断は心神喪失抗弁，起訴内容の割引，または刑罰の軽減に対する基礎として役

立つであろう。とりわけPTSDは犯罪により起訴されたベトナム戦争復員軍人によって申し立てられることが頻繁であった。PTSDの証拠は「心神喪失による無罪」の判決または限定責任能力の所見をもたらすことがある。

周知のようにDSMはPTSDの診断に用いられる基準を修正した。基準Aは外傷的出来事を定義しているが、これがDSM-III[2]の客観的基準（ほとんど誰にとってもきわめて苦痛と思われる出来事）からDSM-IV[4]の主観的基準（被害者が著しく苦痛と感じる出来事）に変更された。Resnick, P. J.ら（2008年[172]）によれば、この定義の拡大によって、PTSDの診断基準を満たす人数が39%増えるに至った。

上にも述べたように、PTSD詐病の第一次的動機付けは財産上の利得である。被害が金銭獲得に繋がるという可能性によって、いくらかでも影響を受けない人は稀である。PTSDがDSM-IIIに導入されてから、人身被害訴訟はその後10年間に連邦裁判所で50%以上増加した。精神的ストレスに関連した障害は、労働者補償請求の中でも最も急速に増加するタイプとなり、ストレス請求に対する保険料の金額は人身被害請求のための金額を凌駕し始めた。

もっと具体的な数値を挙げてみよう。復員軍人がPTSDを詐病する動機は主として三つのカテゴリーに分けられる。財産的代償を得ること、刑事責任を軽減されること、VA病院に入院させてもらうことの三つであるが、最初のものが最も主要なものである。PTSDによる100%「軍務関連の」就業不能の資格のある人は、生涯にわたり、年に3万6000ドルから4万ドルまでの範囲で、税金のかからない補償がもらえ、加えてその他の軍関係の特典にも与ることができる。ひとたびPTSDに関連した就業不能の資格を得ると、財政的動機は継続するから、真の状態とは関係なしに就業不能が続くのである。

民事司法問題以外では、PTSDが心神喪失の所見の基礎となるのは今日では稀である。Appelbaumら（1993年[12]）の研究によると、被告人がPTSDを心神喪失抗弁に用いたのは0.3%に過ぎなかった。これらの人々は他の診断を受けた人々に比べて、訴訟能力があると認定され、陪審裁判を受け、有罪となる可能性が高かった。PTSDが心神喪失抗弁の基礎として、法制度の中で乱用されているという事実はないという。

Resnick（1994年[167]、2003年[170]）もいうように、PTSDの診断は主観的症

状に関する本人の報告にほぼ完全に基づいている。特殊的な DSM-III-R（DSM-IV，DSM-IV-TR もほぼ同じ）基準の利用し易さのため，詐病者に臨機の才さえあれば「正しい」症状を陳述するのは容易である。人々が外傷的出来事に関する夢を見るかまたはそれについて考えるという主張は，訴訟には関係のない状況で外傷的出来事について彼らが話をしているのを聞いた他の人々によって証明されるべきである。更に，臨床家はストレッサーが加わる前の生活パターンについて詳細な前歴を取らねばならない。例えば，集中困難あるいは不眠のような症状は，外傷的出来事の前からあったかもしれない。臨床家は，症状とストレッサーとの関係が合理的であるか，ストレッサーから症状の展開までに過ぎた期間はどうか，およびあらゆる過去の精神症状と現在の障害との関係はどうか，について注意深く検討しなければならない。

　PTSD 詐病への手掛かりとして，Resnick（1994 年[167]，2003 年[170]）は次のように述べている。常々責任をもち，正直でもあった社会の成員が，PTSD を詐病する可能性は少ない。詐病者は，義理ある人間関係も少なく，家屋所有権のような長期にわたる経済的責任（ローン等）に縛られた社会の周辺的成員であることが多い。詐病者には断続的な職業歴，能力を損傷する外傷の既往，長期にわたる失業などが見られる。詐病者は自分自身および自分の以前の働きについて，もっぱら賞賛の言葉であれこれ述べることが多い。

　詐病者は臨床的表出に矛盾があることが多い。仕事ができないというのにレクリエーション（テレビやトランプを楽しむ）をする能力を残していることがある。これとは対照的に，真正 PTSD の患者はレク活動からも仕事からも手を引くことが多い。詐病者は，抑うつや能力喪失が PTSD の症状によるものだと主張しながら，法的請求を追求するであろう。ある詐病者は 2 桁の数字の順唱ができないかまたは 1 から 10 まで数えられないほど集中力が低下していると主張するのに，1 人暮らしをしていた。

　詐病者は身体的愁訴を強調するのに熱心なのが一般であるにもかかわらず，性的機能不全に関する情報を自発的に訴えることは少ない。また，詐病者は，PTSD の診断基準を読んでいるのでなければ，悪夢に関する情報を自発的に訴えることも少ない。PTSD 患者の真正の悪夢は，外傷的出来事のテーマに変化を示すが，詐病者は常に外傷的事故を正確に同一様式で再演する反復的な夢を

いい立てるであろう。例えば実際にレイプの被害にあった女性は，夢ではどうしようもない無力を感じたり，レイプされることなしに責め苛まれたりする。Thompson ら（2004 年[216]）は悪夢について，一般市民の PTSD ではたいてい主題が変化するが，復員軍人では多年にわたり同一形式で繰り返されると指摘している。

これに関連して，わが国の裁判所には再体験症状について誤解があるように思われる。例えば，宮崎地方裁判所判決平成 11 年 9 月 7 日では，「X は事故のことが頭に浮かび，夢にも出てくるが，当時の事故がよみがえるのではなく，例えば，自分が歩道橋で過呼吸を起しながら苦しんでいるところに，隣に車が止まっているとか，自分の目の前を車が横切っている夢を見ることが認められ，云々」を取り上げて，再体験症状に該当するものか否かについて疑問が残るといっている。また，東京地方裁判所判決平成 14 年 7 月 17 日（2002 年[218]）も「原告の見る悪夢は本件事故に関連したものに限られない」として，この所見を以って再体験症状を否定する理由の 1 つに挙げている。

Resnick（1994 年[167]）によると，詐病者は症状を再体験することを強調することが多いが，真正 PTSD の患者は精神的麻痺に焦点を当てることがもっと多い。詐病者は，インタビュー中はつかみ所がないであろうし，復職または経済的利得について明瞭な陳述をしたがらないであろう。詐病者の中には自分たちの履歴の裏づけをしてくれるはずの家族や友人の名前を告げるのを拒否する者もいる。出来事について最初に述べた話とその後に述べた話との間に矛盾がある時は，それが詐病の証拠と見なされたことがある。しかし，詐病の証明を記憶の非一貫性に頼るのは危険である。Buckhout, R.（1974 年[24]）や Loftus, E. F.（1979 年[100]）は実見した出来事の記憶は詐病者でなくても不正確であることを見出した。

PTSD の症状があるという原告について，詐病の評価をするための Resnick（2003 年[170]）のガイドラインは以下のようなものである。それは 1) 付随情報，2) 原告から得られた情報，3) 原告の検査に当たって臨床家が取るべきスタイル，4) PTSD 詐病の鑑別診断の評価，5) 詐病の完全な評価のための限界ガイドラインである。全てについて紹介するわけには行かないので，1) と 5) について要約して紹介する。

付随データのためのガイドライン

付随情報には事故に関する警察の報告書，証人の陳述書，原告の既往の精神科記録の全てを揃えるべきである。検査者は少なくとも家族または親しい友人の1人に――面談が望ましいが止むを得なければ電話でも――インタビューをすべきである。

付随データの十分な収集は，PTSD症状が主観的性質のものであるだけに，しばしば決定的である。必ず治療者の日を追っての完全な記録（診療録）を検討すべきである。医療情報提供書や病状書はデータとして望ましくない。臨床家が，原告が考えている以上にケースに関する事実上の情報を持っているときは，それが原告の真実性を評価するのに役に立つ。記録は診察の前に注意深く検討すべきである。そうすれば原告の語るところと記録との矛盾を示して対決することができる。

家族，例えば配偶者とのインタビューは，原告の症状に関する原告の話を裏付けるにせよ否定するにせよ，価値の高い情報を提供する。原告が外傷的出来事に関して夢をみたり考えたりするという主張は，原告が訴訟に関連のない状況で外傷的出来事について話をするのを聞いた親族によって証明されるべきである。夢を見ているときの原告の体の動き，睡眠のパターン，性的関心の変化といった問題も聞けるであろう。

詐病の完全な評価のための限界ガイドライン

もしも原告が以下に掲げた8基準のうち1つ以上を示すならば，臨床家はその人がPTSDを詐病しているという可能性を存分に検討するべきである。

① 職業歴の貧弱さ ②「就労を不能にする」損傷の既往 ③ 仕事能力とレクリエーション能力との較差 ④ 変化のない，反復的な夢 ⑤ 反社会的人格傾向 ⑥ 受傷前の機能の過剰な理想化 ⑦ 掴まえどころのない態度 ⑧ 症状表出の内部矛盾

Resnick（2003年[170]）の意見では，詐病を疑っている鑑定人は，インタビューにある程度の計略を用いることが許される。Thompsonら（2004年[216]）も同意見である。Kretschmer[96]も植松[222]もこれに賛成であった。保険会社が詐病の疑いのある人のビデオテープを取るのは通例のことである。著者のいう

探索的質問も症状間の，あるいは症状と付随情報との間の矛盾を明らかにする工夫を含んでいる。PTSD の症状について質問をするとき，鑑定人はこの障害には通常は見られない症状について聞くであろう。例えば，よく喋るようになった，自己評価が高まった，あまり眠らないでよくなった，というような症状について質問をするのである。あるいは原告の耳に届くところで，きわめて非定型的な症状について，それがあるのが普通だという含みで言及する。そうしておいて鑑定人は原告がこの症状を訴えるかどうかを見ることができる。評価が特に難しい場合には，社会的引きこもり，睡眠障害，あるいは驚愕反応の亢進のような，主張された症状を監視するには，入院させた上で観察するのが有益であろう。

Resnick は MMPI と MMPI-2 を妥当性の最もよく検討されたテストとして勧めているが，わが国ではこれらを使用する慣習が殆どないので，これらについては省略する。

最後に，PTSD 詐病を確立するための臨床的決定モデルの表（Resnick ら 2008 年[172]）を検討しておこう（表3）。

これに比べて Merten[107] の場合は，PTSD ではなく，神経・認知的機能障害の詐病を確立するための臨床的決定モデルであったが，彼の必須の項目をもう一度掲げると次のようになる。

a．実質的な二次的疾病利得（外的動機）が存在する。
b．陰性の歪曲応答（feigning）が決定的に同定される。
c．この歪曲応答は，精神医学的，神経学的または発達に基づく要因によっては完全に説明することができない。

これら二つの方式を比較すると，表3のAは上記aに対応し，Bはbに概略対応しているが，Cとcが別物であることが分かるであろう。Merten の方式は自白が取れないときにも適用できる，あるいは自白が取れないときに適用しなければならない方式である。まずCの1であるが，病識のない統合失調症者が，症状は自分が作ったものであると自白すること（dissimulation）はあっても，真の PTSD 患者が，実は自分は症状を演技してきたなどと自白することは，有効に対決された場合を別にすれば，まず稀であろう。PTSD 患者

表3　PTSD詐病を確立するための臨床的決定モデル

A. PTSDを詐病することが理解できる動機
B. 以下の基準のうち少なくとも2項
   1. 不規則な雇用または仕事に対する不満
   2. 損傷に対する請求の既往
   3. レクリエーションの能力はあるが，仕事ができない
   4. 悪夢がないか，またはあっても市民生活の外傷の正確な反復
   5. 反社会的人格特性（刑事司法ケースには適用できない）
   6. 回避的態度または矛盾
   7. 評価の際の非協力
C. 以下の基準のどれか一つによって詐病を確認する
   1. 詐病の自白
   2. 詐病の一義的な心理測定的証拠
   3. 詐病であることを強く確証する証拠（例：主張された症状と矛盾するビデオ）

(Resnick, West & Payne[172], p. 123 より引用)

（主観的愁訴によってほとんど完全に診断が決る）の自白は，それが合理的なものであれば（強制や誘導や瞞着によるものでなければ），それだけで詐病を決定するに十分と思われる。Cの2は確実なfeigningであるから，ほんらいBに属すべきものではあるまいか。Cの3も自白に近い効果がある。「恐怖のため自信がなくこの3ヵ月は自動車を運転していない」というPTSD患者が，運転免許証を持った友人を助手席に乗せて，最近2度も自分が運転しているところをビデオに取られたら，この患者の愁訴（self-report）はすべて疑わしくなるであろう。

　念のためにいい添えれば，以上はいずれも一応の参考のために借りた表である。実際には，具体的で詳細な問診をしなければならず，付随情報もしっかり入手しなければならない。探索的問診には工夫が要る。調査と心理テストを実施し終わったら，臨床家は詐病の疑いを示して原告と対決するであろう。もっと稔があるのは，被検者に矛盾したところについて説明を求めるアプローチである。Thompsonら（2004年[216]）もこれを勧めている。PTSDの症状を誇張したくなる誘惑に関して同情的理解を示すことによって，原告が詐病を認める可能性が高まる。恥をかかせるようなことをすると，怒りと拒否を招きがちである。詐病者には面子を保つあらゆる機会を与えるべきである。ひとたび詐病を拒否したら，その後これを認めるのはもっと難しくなるという危険がある。

IX

医師の両極性構造
詐病の精神鑑定のための倫理

　本章では叙述を簡単にするため話を刑事精神鑑定に限るが，同じ原理は民事精神鑑定，精神保健鑑定，そしてしばしば通常の臨床家が発行する診断書等にも通じるところが多いと思われる。司法精神医学の倫理に関しては中谷（2000年[129]）の広範な総説があるので比較参照されたい。

　裁判員制度が開始されて，一般国民が死刑に繋がる訴訟過程に参与することが稀でなくなった。司法精神科医は従来から，終局的には死刑に至る訴訟過程に鑑定人として関与することが少なくなかった。ところがわが国には受刑能力（capacity to be executed）を検討するためにどのような制度的用意があるかが明らかでない。受刑能力の鑑定や無能力者の治療を行ったという人の話を聞かない。この方面の文献的調査を行った中島（2002年[120]）の仕事もアメリカを主とするもので，「本邦における司法判断」はもっぱら訴訟能力について論じている。中島も指摘するとおり，わが国では受刑能力（中島は死刑適応能力と訳している）に関する討論がほとんどない。結局，アメリカにおける受刑能力の議論を参考にするしかない。そのため，本章の後半をアメリカにおける死刑と受刑能力の議論に当て，いくらかでもわが国の事情に触れるようにした。

IX-1　医師の役割の二重性（三者関係）

　私的な精神療法は治療者―患者の二者関係を前提にしていると思われる。しかし，通常の臨床的実践の場において，今日この二者関係を維持し続けるのは極めて困難である。現実に考えることのできる唯一厳密な二者関係は医療にはなく，司祭―告解者関係に限られるといわれ，西欧諸国の法律家で，司祭に対し裁判所で証言をすることを求める者は皆無だといわれている。それはおよそ

思いつくことさえできないことであり，仮にそのようなことが起こったとすると，司祭は当然沈黙を守るであろうし，あえてそのようなことをした法律家の方が地域社会から排除されるのである。確かに精神科医（精神療法家）にも，稀ながら患者に関する証言（第三者に対する情報開示）を拒否した例はあるが（例えば Lifschutz に関する事件，1970 年），彼らは法廷侮辱罪で投獄された（Diamond, 1973 年[30]）。弁護士―クライアント関係も，やはり司祭の場合ほど強固ではない。

医師と患者が診察室で向き合っておれば，そこには緊密な二者関係が成立していると考えられがちである。ところが実際は，この関係はしばしば開かれたものと見なされるか，あるいは関係する第三者（健康保険，役所または企業の人事部，捜査当局等）に対して，その程度は様々であるが，いつでも開かれる可能性があると考えなければならない。今日的状況で純粋な二者関係で治療が受けられるとすれば，それは患者が健康保険を用いずに，治療者と独自に契約を結び，医療費を自費で負担し，会社等から休日をとるために診断書を提出する必要もなく，自傷他害の恐れもない場合であろう。要するにそのような治療関係は，軽微な障害を持った裕福な希少者に限られる。今日大多数者の医療は，基本的には三者関係の中で行なわれていると考えなければならない（図1）。

一般の医師と同様，精神科医にも患者優先の義務がある。しかしそれだけでなく，裁判所に対する義務を例とするような，社会に対する責任（responsibility to society）もあると考えられている。Chodoff（1981 年[25]）やアメリカ医学会（AMA：American Medical Association）もこの責任を認めている。そのような責任は典型的には司法精神科医，例えば鑑定人の仕事として現われる。すなわち鑑定人たる精神科医は，患者のプライバシーと裁判所（およびこれを通じて公衆）の知る権利との間の葛藤に陥る可能性をいつでも持ち合わせている。ただし，鑑定人の場合はたいてい後者に重点が置かれるので葛藤は少ない。しかし，その葛藤は主治医が鑑定人を引き受けたときに最も激しく現われる。従って主治医は自分の患者に関する鑑定または証言を引き受けないのが原則であり，専門家組織（例えば，アメリカ司法精神医学会　AAPL：American Academy of Psychiatry and the Law[1]）もそのように強く勧めている。使用者側の代理人である産業医もまた，患者のプライバシーと会社または役所の人

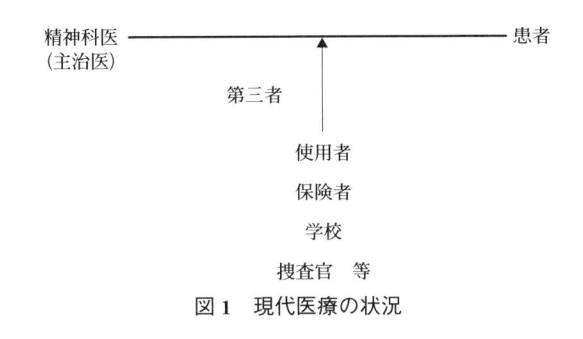

```
精神科医 ─────────────────── 患者
（主治医）              ↑
            第三者
            使用者
            保険者
            学校
          捜査官  等
```
図1　現代医療の状況

事部の知る権利との間でしばしば居心地の悪い思いをするであろうし，校医（産業医）は学生や職員が復学または復職するときに，軍医は傷病兵を戦地に戻すかどうかを決めるときに，同様の思いをするであろう。さらには一般の臨床家も同様の葛藤を経験する。患者が事故の被害に遭った場合，被害者が生命保険に加入しておれば，保険会社は，患者の同意を取りはするものの，先ずその主治医（一般の臨床家）に対して，被害者の状態が損害賠償に値するかどうかを知る権利を要求するであろう。患者が刑事事件を起したり，事件に巻き込まれたりした時，捜査官は刑事訴訟法第197条2項（「捜査については，公務所又は公私の団体に照会して必要な事項の報告を求めることができる」）を用いて，主治医に情報の開示を求めてくるであろう。条項は「できる」規定であるが，情報開示が患者の不利益になるとは限らないので，一般の臨床家は，本人の同意をとる努力をするにしても，結局この求めに応じるのが普通である。こんなふうに，精神科医は患者に対する義務（この場合は守秘義務）と社会に対する責任（情報開示）との葛藤にしばしば悩まされる。役割葛藤（roll conflict），二重代理人（double agency），二重の忠誠（dual or devided loyalty），二重機能（Doppelfunktion），両面役割（Zwitterrolle）はこうした状況に与えられた呼称である。そうした精神科医，特に司法精神科医は，アメリカではしばしば「二つの帽子を被っている」（wearing two hats）といわれる。いうまでもなく，一つは「司法の帽子」（"forensic hat"）であり，他は「臨床の帽子」（"clinical hat"）である（Rosner, R.[185]）。

　精神科ケアの一般的基盤は，Hippocrates の昔はあったかもしれない二者関係から，今や三者関係に移行している。社会は医師に対して，苦悩を緩和し病

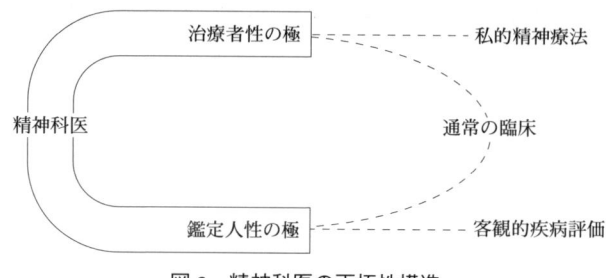

```
           治療者性の極 ---------- 私的精神療法
      ┌──────┤         ├
      │      └─────────┘
      │                       通常の臨床
 精神科医
      │                       
      │      ┌─────────┐
      └──────┤ 鑑定人性の極 ├---------- 客観的疾病評価
             └─────────┘
```

図2　精神科医の両極性構造

を癒すばかりでなく，法的，社会的，財産的保護を与えるべき者と与えるべきでない者とを識別するために，意見を提供することを期待している。医師は人々に病気の役割（sick roll）を付与する権限をいくらか持っているが故に，労働や学業を休み，軍役を免れ，賠償金を入手すること等に対する社会からの非難を遮断することができる。こうして医師の役割は一つではなくて二つである。上記の二重性（duality）のために精神科医の行為が倫理に反すると見えることも少なくないであろう。精神医学において倫理が問われなければならない所以である。

　医師の本性をなす基盤が治療者性にあることはいうまでもないが，今や医師を単に治療者（healer）とばかり見ることはできない。今日の医師の基本的役割は治療者と鑑定人または評価者（evaluator or assessor）との両極性構造をもっていると見なければならない（図2）。治療者としての極では，医師の機能は純粋に私的契約に基づく治療者またはカウンセラーであり，ここでは日常の心痛事と疾病との区別は存在しない。治療者の援助を受けてもっと苦痛の少ないまたは洞察に富んだ生活を送りたいと望む者が患者である。しかしここにも一定の限界があろう。例えば，たいていの精神科医は，収賄をしたことにあまり罪悪感を感じたくないと望む官僚や，あるいは少年に麻薬を売りつけることにあまり葛藤を経験したくないと望む薬物の売人に，精神療法をしたいとは思わないであろう。他方，鑑定人の極では，法的問題に対して精神医学的意見やその証拠を提出することによって，法システムに協力している。精神科医は一定の精神疾患を見出し，これによる法的または社会的等の保護の必要性をできるだけ客観的に決定することに集中する。しかしこちらにも何らかの限界が

あるであろう。後述するように，法の目的または法的効果のどこまでを引き受けるべきかが問題になる。以上のような医師の両極性構造を図2のような磁石に喩えれば，通常の臨床家はこの磁石の2極の間の磁場で仕事をしているのである。

　Dwyer, J. 1992年[36]によると，精神科医に複数の忠誠（loyalties）が生ずるのは精神科医が複数の役割を取るからである。忠誠（loyalty）とは人または事由（根拠，主義等）に対する愛着または忠実さと考えられる。忠誠の深い価値と利益は，関係の意味と維持に関っている。忠誠は人の個人的行為および専門職としての行為を統合する首尾一貫した意味を表す。様々なコミットメント（commitments）への忠誠は，方向性，一貫性，および意味の重要な源泉である。こうして忠誠はその主体にとって善である。果たしたいコミットメントが調和しないために葛藤が生ずる場合はどうしたらよいか。

　先ずは，役割とコミットメントを制限して忠誠が分離しないようにすることである。臨床家（主治医）でありながら自分の患者の財政管理者，鑑定人などでもあるような組合せを取らないよう注意する。可能な限り，もっぱら患者に忠誠を尽くせばよいという条件を作るようにするのである。しかし，善いもの（人や事由）が複数あるときは上記の方法は効力が乏しい。特殊な一つの善を忠誠の絶対的，排他的対象として選び出し，これを固守するのは狂信に似てくる。真実は重要であるが，宗教的迫害から罪のない人を救うために嘘をつくのを悪と決め付けてよいであろうか。守秘義務は重要であるが，児童虐待を防ぐためにそれを制限するのは間違っているであろうか。

　たいていの精神科医は複数の善を認め，複数の事由にコミットしていると感じている。事実，アメリカ精神医学会（APA：American Psychiatric Association）の倫理綱領（Bloch, S. & Green, S. A., 2009年[6]付録）はいくつかのコミットメントを列挙している。中でも，適切なケアを提供すること，患者の人権を尊重すること，守秘義務を尊ぶこと，危険からコミュニティを守ること，能力を失った（imcompetent）医師を暴露すること（Stone, A. A., 1983年[208]参照），処刑に関与するのを避けること，コミュニティを改善することである。この多様なコミットメントを前提条件とすると，問題はいかにしてこれらに順位をつけて首尾一貫した実践をするかである。時には法律が特殊な解決を命令

する——Tarasoff 警告の場合や児童虐待の疑いのあるときに通報を義務付ける成文法のように——が，実務の様々な場面で精神科医が自分のコミットメントを調和あるものにするため，自分自身で倫理的判断をする必要がいつでも生じてくる．

　守秘義務を維持するコミットメントと公衆を保護するためのコミットメントとの葛藤を例に取ってみよう．守秘義務は精神医学の役割と機能のまさに本性をなすものである．守秘義務は患者と治療者の間の信頼を高め，効果的な治療に必要な情報の提供を促し，社会の偏見から患者を護る．守秘義務に対する精神科医のコミットメントは，患者の利益のためであるが，その目的は患者の計画や欲望を無批判に助長するためでは決してない．この反省が守秘義務の限界を示唆する始点である．公衆を護る義務も同様に吟味しなければならない．精神科医の役割は警察官のそれとは異なっており，精神科医の公衆を護る義務は遥かに特殊的である．彼らの役割は患者の精神障害に危険が結びついているとき，特殊な責任を帯びる．特殊なケースを解決するにはさらなる検討と特殊化が必要になる．患者は衝動をコントロールするために援助をして欲しいと依頼しているのか？　守秘義務を制限することやその議論をすることが信頼とコミュニケーションを増大させるか？　被害者となる可能性のある人に警告をすること（Tarasoff 警告）が，患者の最善の利益になると考えられるか？　患者の自己決定の権利を尊重することには，他人に危害を加える行為を許すことも含まれるか？　実地で使える解決に到達するためには，これらの設問およびさらなる設問を考慮する必要がある（Dwyer[36]）．実際，臨床家はしばしば薄氷を踏む思いをするのである．

IX-2　鑑定人，被告人，裁判官の関係

　英米法では当事者対抗主義（adversary system）が徹底しているから，評価者（鑑定人）も当事者（検察官および被告人）がそれぞれ雇うのである．鑑定結果は双方の鑑定人（専門家証人）が反対尋問に曝され，このテストに耐えた証言が事実認定者（fact-finder）によって評価される．第Ⅵ章で述べたよ

```
    鑑定人 ───────────────── 被告人
   (精神科医)          ↑          (患者)
                      │
                      │
                     裁判官
```

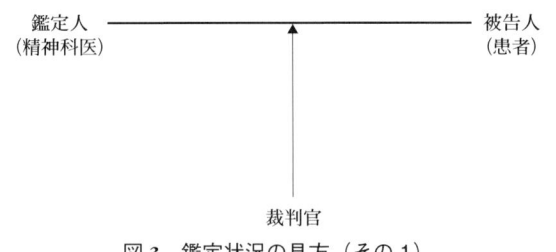

図3 鑑定状況の見方（その1）

うに，アメリカでは精神医学的および心理学的専門家証言に対する度重なる批判があるにもかかわらず，科学の進歩の結果を積極的に裁判に取り入れることが，連邦最高裁判所によって証拠法上適切でもあれば必要でもあると認められている（Daubert判決，1993年[118]）。

　日本とドイツでは，鑑定人は裁判所が指定するのが正式であり，しかも人的証拠の一つであるとともに裁判所の補助者（Gehilfe）であるという理解が共通している。ただし，ドイツでは補助者の地位は昔から高かった（加藤ら[85]，木川[88)89)]）が，近年ますます向上し，鑑定人は自らも「補助者の役割から出て，裁判官と対話をする関係に入るが，医師としての役割を放棄すべきでない」（Venzlaff, U., 1975年[225]）といい，刑法学者からも「事実認定における独立した補助者」（Schreiber, H.-L., 1986年[194]）と呼ばれるようになった。

　ところでわが国では，精神科医が鑑定状況を図3のように観念していることが多い。すなわち鑑定人―被告人関係は，基本的には医師（精神科医）―患者関係が基軸をなしており，そこに第三者として裁判官が情報開示をせよと要求してくるという構図である。よく見ると明らかなように，図3は図1の引き写しである。つまり鑑定状況の中に治療状況が二重写しになっているのである。しかし，鑑定人たる精神科医は治療者ではない。被告人も患者であるとは限らない。詐病をいつでも考慮に入れる鑑定人にはこのことは重要である。実際，訴訟過程（拘禁状況を伴うことが多い）は詐病に対する強い動機を備えている。にもかかわらず図3のような観念を残したまま鑑定をするため，鑑定をしながら本来は治療者のものである義務を感じることになるのである。すでに別のところ（西山，1994年[136]，2004年[137]）で述べたことであるので，ここでは簡略に説明しておきたい。

IX　医師の両極性構造

ドイツの刑法学者 Kaufmann, A.[86] は，「刑事裁判官の医学鑑定人依存性の問題」という論文を発表している。その中で彼は，刑法学者 Schuler-Springorum, H. が名付けたという鑑定人の「根本矛盾」("Grundwiderspricht") を持ち出して，次のようにいっている。すなわち「鑑定人（Gutachter）は鑑定人（Sachverständige）としては本来引き出した全ての『所見事実』を裁判所に提示しなければならない。しかし，医師（Arzt）としてはあらゆる災いを阻止することを Hippocrates の誓いが命じている被告人（Begutachtete）の側にある」というのである。これは恐らく鑑定人の二重代理性からくる葛藤をいい表したつもりなのであろうが，この文章では鑑定人の中に鑑定人と医師とが住んでいることになって，論理的でない。最初の「鑑定人」を「医師」に，第2文章の「医師」を「治療者」に置き換えると，文章の意味がかなり明確になり，かつまた著者が年来唱えてきたところ（西山，1976年-2004年[135]-[137]）に近づく。上記第2文章で疑問があるのは，果たして Hippocrates の誓いは医師が「被告人の側にあること」を命じているかという点である。この誓いを邦訳（厚生省）[71]で見ると，「私は能力と判断の限り患者に利益すると思う養生法をとり，悪くて有害と知る方法を決してとらない」とか，「いかなる患家を訪れるときも，それはただ病者を利益するためであり，云々」とあり，英訳（Gutheil, T. G., 2009年[57]）では「患者」も「病者」も the sick である。実際，被告人は必ずしも患者や病者ではない。その中には詐病者も含まれる。医師が被告人の側にあることを Hippocrates の誓いが命じているというのは Schuler-Springorum や Kaufmann の思い違いであろう。ついでながらドイツの精神科医 Helmchen, H.[68] の鑑定人の概念にも問題がある。彼によれば，鑑定人たる精神科医は医師であるとともに他方で市民でもあるところ，この医師が治療をする義務を感じるために，鑑定人はしばしば「悪名高い免罪者」となる。他方，市民の方は刑罰欲求，安全欲求のほか国家に忠実な志操を持っているため，ついには鑑定人が国家の下役人のような様相を呈するに至ることもあるというのである。鑑定人たる精神科医とは，端的にいえば鑑定人ということである。ここにも医師すなわち治療者という先入主が潜んでいることが分かる。あたかも医師は治療にしか義務を感じないかのごとくである。鑑定人がこのような治療義務者と社会防衛主義的市民とからなっているというのも道理に外れている。

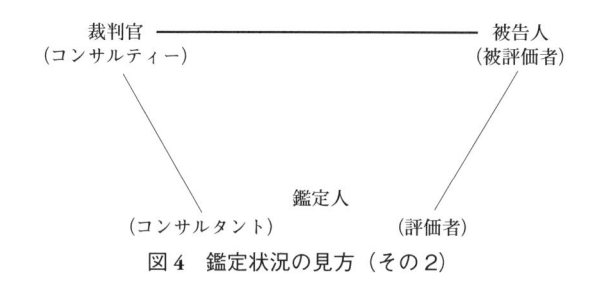

```
    裁判官 ──────────────── 被告人
 （コンサルティー）                （被評価者）
                  ＼        ／
                   ＼      ／
                    鑑定人
         （コンサルタント）  （評価者）
```

図4　鑑定状況の見方（その2）

　鑑定人が免責を考えることができるのは，もともとは市民が上記のような社会防衛の目的の外に，（西欧では恐らくキリスト教の影響によるのであろうが）病人や知恵遅れの人は罰したくないという欲求をも持っていると考えられるからである。また，治療者と市民だけではそもそも専門家としての鑑定ができないであろう。それぞれの指摘は異なっているが，Kaufmann と Helmchen に共通する誤りは，鑑定人を医師の上位概念として置くという点にある。そこから余計な倫理的問題が出てくるのである。

　結局，図3の構図を鑑定状況とみなす観念があまりにも医師（精神科医）中心の考え方であるから，これを保持し続ける限り治療と鑑定とを混同することになる。そもそも鑑定人─被告人関係を基軸にして三者関係を考えるのが錯覚なのである。

　被告人につき，終始訴訟過程を監督し，最終的な断案を下すのは裁判官であるから，図4のように，鑑定人から見て，裁判官─被告人関係が三者関係の基軸でなければならない。鑑定人はコンサルティー（consultee）である裁判官に対してはコンサルタント（consultant）であり，そこから初めて鑑定人（評価者）─被告人（被評価者）関係が派生するのである。この鑑定人─被告人関係を治療関係と誤解しない限りにおいて，ここでも信頼関係がないとよい鑑定ができない（Göppinger, H., 1972年[53]）とか，鑑定は治療ではないが治療的次元を持ち得る（Schorsch, E., 1983年[190]）とか，厳密に鑑定人の限界内にありながら被告人の自己認識を促進するなどして治療者としての態度を保持することができる（Nedopil, R., 1989年[130]）などといわれる。鑑定の中にも「治療的次元」を何とかして認めようと努力する者はドイツの司法精神科医に多いが，アメリカには同類がほとんどいない。恐らく評価者─被評価者（evaluatorevaluee）関係に徹しているのであろう。Stone, A.（1984年[209]）はほとんど唯一の例外であったが，三者関係の葛藤に耐えかねて司法精神医学から撤退してしまった。「結局，伝統的医学倫理基準に反して行われる行動［著者注：例えば鑑定］を倫理に反すると宣言するに当たり，拠るべき現代の倫理基準がない」というのである。伝統的医学倫理については後述する。精神科医が鑑定人となっても医師としてのアイデンティティを維持するのは倫理的な一つの態度であるが，精神鑑定は精神科医—患者関係に基づいて行われるというSchorschほどに治療者性を発揮するのは，著者には抵抗がある。

IX-3 医師の両極性，司法精神科医の役割

IX-3-a 二重役割の歴史

　司法精神医学における厄介な問題の一つは代理性（agency）の問題である。つまり，司法精神科医は誰のために仕事をするかの問いである（Gutheil, T. G., 1998年[56]）。

　Miller, R. D.（1990年[109]）によれば，専門家の中では精神科医が，二重役割（dual role）を引き受けてきた歴史が最も長い。その歴史の大部分で，アメリカの精神科医の大多数は刑務所や公立精神科病院に雇われていた。そこでの主な仕事は，刑事ケースを解決し，公衆を保護することにおいて，州（国）の利益に奉仕することであると（少なくとも使用者によって）考えられていた。

　1940年代に入ると，学術的精神医学が成長し，私的あるいは個人的精神療法が公的精神医学から分離していった。私的および学術的臨床家が精神医学の中で優勢になると，専門家組織が展開する綱領は，個人的精神療法のアプローチを強調して，守秘義務を要求するに至った。にもかかわらず，公的領域（刑事施設や州立病院）では，精神科医が「クライエントに定位した」モードではなく「社会に定位した」モードで仕事をするので，そこで発生する倫理的ディレンマを指摘する批判がこの頃から出始めた。

　裁判官によっては，精神療法的関係の守秘義務を尊重し，患者の同意のない

証言を断る臨床家を保護すべきだと考えた人もあったが,たいていの裁判官は重要な証拠に対する裁判所の必要性の方が守秘義務に勝ると裁定してきたし,法廷侮辱罪の脅しをちらつかせて臨床家に証言を強要してきた。1966年のJaffee v. Redmond判決において,連邦最高裁は次のように述べている。「連邦における精神療法家の特権に将来起こると思われることを概略的にでも考察するのは時期尚早であろうが,例えば自傷他害の重大な恐れを防ぐことができる手段が治療者による情報開示によるほかはないとすると,この特権が道を譲らなければならない状況が存在することに疑いはない」(Slovenko, 1998年[199]))というのである。恐らく,裁判所で証言する精神科医は,専門家組織の綱領が法的に要請された義務に対しては例外を設けているので,公式の倫理的原則に違反するとは考えられないであろう。しかし,それでもやはり,そのような裁判所の命令に対して反対する治療者が少なくない。その場合には,専門家組織がその構成員の全てに課した「専門家の倫理」を越えて,個人の良心の問題である「個人倫理」(Diamond, 1990年[32], Gutheilら, 1991年[59]))に依拠するほかはないのである。

　公的領域(州立病院および刑事施設)にいる臨床家は,個人的な道徳的特権は同じであるとしても,私的臨床家には利用できる選択の自由を持たないのが通例である。彼らは同一の患者に対して治療と評価(鑑定)を提供するよう求められる。スタッフに余裕がないので,この二つの役割を分けることが普通はできない。公的被用者は,本質的には私的臨床家(選択の自由がある)のためにデザインされた倫理的禁止によって,より窮屈な状態に置かれる可能性がある。経済的要因もしばしばこの二つのセッティングを異なったものにする。民事の場合には全面成功報酬制(contingency fee system)が普通であるから,民事事件においては刑事鑑定の場合よりも,委託元に有利な意見を作成する財政的動機が強力である。刑事鑑定は大多数が,給与を受けている公的臨床家によって行われている(Miller, 1990年[109]))。

　二重役割の性質も刑事の枠組みにあるか民事の枠組みにあるかで異なる。アメリカでは,実際上全ての民事鑑定は私的に行われている。公的システムの中で司法精神科医によって行われる鑑定の大部分は刑事ケースである。裁判所の命令による司法患者の治療は結局公的セクターで行われる。こうして公的領域

では，治療と鑑定とが同一の臨床家によって行われることがしばしば必要やむを得ないことになる。しかし，原則としては治療を鑑定から分けるのが望ましい。Wisconsin 州では施設において，役割に沿って異なった精神科医を用意しているそうである（Miller, 1990 年[109]）。

IX-3-b　役割の分離と二重性（精神科医の両極性）

恐らくは当事者対抗主義が強烈であるためと思われるが，精神科医の治療者性と鑑定人性の分離を強調するのはアメリカにおいて顕著である。わが国ではこのような問題はほとんど論じられない。この問題をもう一度アメリカで見てみよう。なお，ここでいう「分離」とは鑑定人性を治療者性から（従って伝統的医学倫理からも）完全に分離できるという主張である。そのように分離された鑑定人（司法精神科医）を Appelbaum は forensicist と呼んだ。「両極性」とは，精神科医の営為において治療者性と鑑定人性が分離できないで，仮にどちらか一方が主になったとしても他方も必ず随伴しているような構造を指している。

1)　司法精神医学の定義と役割の完全な分離

先ず，司法精神医学の定義が問題である。Pollack, S.（1974 年[159]）によると，司法精神医学とは「法的目的のため，法的効果のために，精神医学を法的問題に適用すること」である。司法精神科医は患者（被告人）以外の関係者のために仕事をしている。この独特の取り決めは，精神科医が法のために仕事をしている間，精神科医の役割が誤解されないために，患者と精神科医の双方によって理解されていなければならない。精神医学の実践の治療的次元は司法精神科医によって揚棄されており，司法精神科医はもっぱら鑑定人および裁判所に対する意見提供者として機能する（Rappeport, J. R., 1982 年[162]）。

このような考え方は現代では Rosner, R.（1985 年[185]）が受け継いでいる。司法精神医学は臨床精神医学とは「完全に異なった領域」であるといい，これを説明するために軍医としての精神科医（military psychiatrist）の役割が例に挙げられる。すなわち，軍隊における精神科医は国民全体の利益を患者個人

の利益よりも優先するよう期待されている。軍隊精神科医は，例えば傷病兵を快癒させて戦場に戻し，死の危険に曝さなければならない。兵士の健康にとっては弾丸や榴散弾から遠く離れている方がよいという理由で，兵士が積極的義務を免れるのを助けるのは軍医の国家に対する忠誠と矛盾する。そのようなセッティングでは守秘義務は存在しない。軍医の義務は自分の国が戦争に勝つのを援助することであって，詐病者を保護することではないからである。軍医の役割は特殊なものではあるが，検査している個々の人の単なる福祉よりももっと大きな利益のために医師がその技能を適用しなければならないという，一般的な条件群（鑑定医，産業医など）の一例である。司法精神医学におけるより大きな義務とは，法の国家的システムの統合性（integrity）であり，これが刑事および民事事件における精神医学の専門的意見を必要としている。司法精神科医は，軍隊精神科医と同様に，評価される特殊個人の利益よりも，尽くすべき高度の忠誠をもっている。問題が起こるのは，同一の医師が，あるセッティングでは臨床精神科医として機能するのに，他のセッティングでは司法精神科医として機能するからである。医師は自分がどんな役割を演じているかについていつも明確でなければならない。司法精神医学の主要なルールの一つは，自分は「司法の帽子」を被っているのか，それとも「臨床の帽子」を被っているかを知ることであり，被検者とその役割の定義を共有していると確信することである（Rosner, 1985年[185]）。

さらにRosnerによると，司法精神科医は，自分達が被検者と医師―患者関係の中で機能しているのではないこと，従って倫理的医学的実践の原理に抵触することは何もしていないことを明らかにする。そして司法精神科医は，精神医学の専門家が法システムを支援しないと，規模のより大きい社会的任務のある部分が重大な障害を受けること，アメリカの正義の法的運用を支援するのを精神科医が断ることこそ倫理に反することを指摘するのである。医師は自分が患者と持つ関係と同じ関係をあらゆる人と持つ義務はない。医師は自動車販売人と取引することができるが，セールスマンの最大の利益に配慮をする必要はない。Hippocratesの誓いは医師の人間的相互作用の全てに適用できるわけではなく，それが適用できるのは患者との相互作用に限られる。司法精神科医は，自分の非治療的役割に関して明確である限り，そして被検者に対して自分は彼

らの医師として行動しているのではないことをはっきりさせる限り、倫理的に機能しているというのである。

　Appelbaum, P. S. は、Halleck, S. L. らとの共著[61]（1984年）では精神科医の役割の両義性を認めていたが、その後の論文（1990年[9]）では治療者性と鑑定人性を明確に切り離し、「司法精神科医は、被評価者に有害となる可能性のある意見を提供することができるからこそ、法システムにとって有用なのである」といっている。彼は治療者（healer）としての精神科医と評価者（assessor）としての精神科医を完全に分離し、後者に"forensicist"という特別な称号を提唱した。彼によれば、後者は前者とは全く異なった目的（正義の働き、社会の利益）を実現しようと試みるべきである。司法精神科医は法的（治療的ではない）目的のために、法的問題に精神医学を適用するのである。従ってここでは、「危害が被評価者に生じても、害するなかれの原則が侵害されるという議論は無関係（irrelevant）である」といい、司法精神科医は伝統的医学倫理に縛られないというのである。なぜなら、例えば、司法精神科医が州（国）のために評価をしているときは、「医学の枠組みの外で」働いているからである[9]。このことは、すでに Rosner が述べていた。刑法学者 Bonnie, R. J.（1990年[21]）もこの点については同趣旨のことを述べている。Rappeport（1982年[162]）も役割分離の立場に立っている。結局 Appelbaum（1997年[10][11]）は司法精神医学へのアプローチの基礎を、真実を告げること、個人に対する尊敬、および正義に置いた。

　しかし、Foot, P.（1990年[45]）も指摘するように、Appelbaum らの主張には奇妙な含蓄があるので、それを受け入れるのに躊躇せざるを得ない。それは、受刑のプロセスにおける医師の最も直接的な関与に対してさえ、あらゆる障害を取り払うからである[35]。裁判所は forensicist に対して死刑囚を殺害するよう依頼することができるであろう。近年アメリカでは注射による死刑執行が多数を占めているが、害することなかれという義務から解放されているのであるから、forensicist は裁判所の目的に合法的に役立つことができる。なお、Appelbaum の意見はその後も変化していないようである。彼と Gutheil の教科書の第3版（2000年[58]）では次のように述べている。「臨床的役割においては、事実、臨床家は自分が評価し治療する人々の最上の利益を追求しなければなら

ない。しかし，司法場面における彼らの作業は，異なった一連の原則によって導かれる。それは公正さの限界の中で，真実の追求を強調するものである。臨床家が臨床家の役割と司法的役割との間の相違を明確にする限り，このことに問題はない」というのである。

ところが，司法精神科医から治療者性を完全に抹殺するこのような考え方に疑問を持つ司法精神科医は多い。アメリカ司法精神医学委員会（ABFP：American Board of Forensic Psychiatry）およびアメリカ司法精神医学会（AAPL）によって採択された司法精神医学の現代の定義は，次のようにいっている（Gutheil & Simon, 2002 年[60]）付録）。「司法精神医学は精神医学の下位専門分野であり，そこでは科学的および臨床的専門意見が，民事，刑事，矯正または立法の事項を包括する法的文脈における法的問題に適用される；司法精神医学は精神医学の専門職（profession）によって表明されたガイドラインおよび倫理的原則に一致して実践されるべきである。」すなわち，司法精神医学は精神医学の法的問題に対する適用であるという点では，Pollack の定義や Rosner の考え方に共通するが，その実践はひたすら法の目的または効果に奉仕するのではなく，あくまで医学の倫理に基づいて行われなければならないというのである。それは精神医学の下位専門分野であるから，「医学の枠外で」行われるわけではないというのが大勢の意見なのであろう。今日ではこの定義が Pollack の定義に取って代わったと見られる。

2) 役割の分離と両極構造の対比

役割分離説によると，司法精神医学はひたすら法の目的と効果にサービスすべきだという考え方に傾く。しかし，司法精神科医は自分の専門職（profession）の役割の中にあらゆる法的目的を取り入れるべきだ，という見解に対しては Diamond, B. L.（1990 年[32]）が反対している。彼の考えによると，司法精神科医は法システムに対して信託上の責任がある。精神科医は患者が要求することを単に実行するよりも，専門職の判断で最高と思われることだけをするよう患者に対して信託的関係をもっている。そしてそれに劣らぬほどに，精神医学と法律との関係もまた信託的であるべきだという。さらに Diamond（1992 年[33]）によると，「精神科医は法律が適当と見なすがままに使用される技術者

ではない。科学も，技術も，精神医学および心理学の定義も，法律が望む通りに勝手に定義されたり，操作されたりすべきではない。」精神医学の専門家は，何かネガティブな結果をもたらすかどうかを考慮することなしに，単純に情報を提供すべきでないのである。

　Pollack と Diamond の立場は，対立してはいるが，司法精神医学の高度に倫理的な二つのアプローチとして対比される（Weinstock, R. ら，1994 年[236])）。Pollack も Diamond も，司法精神医学が，精神医学の理論や実践を，人々やその法的問題に対して，法的目的のために適用することには同意している。しかし，Pollack は目的が法的目的に限られると考えているのに対し，Diamond は司法精神科医が医学的および精神医学的目的を保持すべきだと考えている。

　Pollack の哲学にもかかわらず，彼自身は Sirhan ケースの後には死刑事件に関与するのを拒んでいる（Curran, W. J. & Pollack, S., 1985 年[28])）。従って彼は，司法精神科医は，法システムの目的に賛成できないケースに関与するのを拒否すべきだとする Diamond に同意するであろう。しかしながら，Pollack は当事者のどちらの側も支持する用意のあることが司法精神科医には必要だと考えているが，Diamond に必要なのは唯一方の側のみを支持することであり，実際，刑事ケースではもっぱら被告側の精神科医であった（Weinstock ら，1994 年[236])）。自分は誰にも害をもたらしたくないので，刑事被告人のためだけに証言をすると，裁判所に対して率直に述べているという（Hundert, 1990 年[78])）。彼には被告人の福祉に有利になるバイアスがあるが，法と秩序および社会防衛の利益を図る他の人々のバイアスも認めている。いずれにせよ鑑定人（評価者＋専門家証人）にとって決定的なのは誠実さである。検察側のためならどんな刑事ケースにも決して関与しないというほど極端な人は少ないけれども，Diamond のアプローチの他の面に賛同するか，あるいは死刑宣告を促進することに対する彼の憂慮を共有する司法精神科医は多い（Weinstock ら，1992 年[235])，1994 年[236])）。

　Pollack は，精神科医には自分の推論を提示し，その道筋を明らかにする義務があると考えていた。それによって事実認定者が彼の意見の基礎を理解し，バイアスを検出し，必要なら異論を持つことができるためである。彼は精神科医が平生持っている治療的バイアスを克服するよう試みる。Pollack なら，法

的システムに対するコンサルタントとしての役割の中で，非党派的な客観的意見を提供し，自分のバイアスが強いケースには関わらないようにするであろう。これに対して Diamond は，非党派性と客観性は不可能であり，誠実な司法精神科医はこの二つがあり得ないことを認識すべきだと考える。彼は完全な客観性と非党派性に対する要求を「愚の骨頂」として退けてさえいる（1973年[30]，1985年[31]）。Diamond は自分にバイアスのあることを恥じることなく，かつ誠実であった。彼のいう誠実さとは，誠実な擁護者（honest advocate）を「雇われガンマン」（"hired gun"）から分かつものである（Diamond, 1990年[32]）。司法精神科医が誠実な擁護者であることのいくつかの長所，つまり Diamond のような立場の長所は，Ake v. Oklahoma における連邦最高裁（1985年）によって確かめられた（1990年[32]，1992年[33]）[注6]。Gutheil, T. G.（1998年[56]）は誠実な擁護のさまざまなタイプを提案している。

[注6] 連邦最高裁 1985.2.26 判決（Ake v Oklahoma）：Glen Burton Ake は Oklahoma で夫妻を殺害し，その子供2人に対する殺人未遂のかどにより逮捕された。犯行4ヵ月後アレインメントの経過中に奇異な行動が現れ，精神鑑定の結果，妄想型統合失調症と診断され，訴訟無能力となった。州立病院に収容され，6週間後に訴訟能力を回復したが，弁護人は刑事責任能力についても鑑定を要求し，Ake が極貧だったので鑑定のための基金を Oklahoma 事実審裁判所に申請して却下され，Ake は死刑（殺人未遂については500年の監禁刑）を宣告された。検察官は死刑判決の手続の中で，Ake の将来的危険性の確定を州の精神科医に依頼した。これに対して弁護側は，Ake が精神医学的援助を与えられるべきであると主張したが，これは州裁判所控訴審で拒否された。これに対する連邦最高裁の判決である。
　判決の多数意見が示した精神科医の果たすべき役割4点（①～④）のうち主要なものは以下の通りである。③精神科医は，州（つまり検察側）の精神医学的証人の反対尋問に備えるに当たり，これを援助するために必要である。④精神の正常（sanity）が争点になる時は，少なくとも適切な検査をし，抗弁の評価，準備および提起を援助する能力ある精神科医を調達することができるように，州は被告人に保証しなければならない。すなわち，被告人は単に鑑定へのアクセスに止まらず，事実上抗弁チームに対するコンサルタントとして活動できる精神科医へのアクセスを与えられなければならない（井上, 1985年[79]，西山, 2004年[137]，参照）。

Appelbaum（1990年[9]）やBonnie（1990年[21]）の勧める役割の完全な分離説に対しは，Verdun-Jones, S. N.（2000年[226]）も批判している。司法精神科医が州（国）のために評価をしている間は「医学の枠組みの外で」仕事をしているから伝統的医学倫理に拘束されない，という点に危惧を覚えるのである。アメリカ医学会（AMA）の倫理および司法事項に関する委員会の報告は「死刑に対する医師の関与：囚人の受刑能力の評価」と題するものであるが，これは死刑手続に医師が関与することができること，評価の対象である人に医師である自分の行動が危害をもたらすかどうかという伝統的医学倫理に煩わされないで，司法精神科医が致命的情報を提供することを示唆するものである。このような報告はAppelbaumら[9][21]のアプローチの恐るべき帰結と考えられ，そのような評価をする司法精神科医は，医学の臨床家としてというよりも「正義の擁護者」として行動していると，Verdun-Jonesは述べている。死刑の問題については後に述べる。

　かつてはPollackとDiamondが対比されてきたが，今日でもこの対比的な立場の相違は続いており，それぞれRosnerとWeinstock, R.（1998年[230]，2001年[231]）に受け継がれている。Rosnerについてはすでに述べた。Weinstockは，司法精神医学の第一次義務が法システムに対してあることを認める点ではRosnerやAppelbaumに同意しているが，この第一次義務は，被評価者に危害を加えないというような医学的倫理から出た第二次義務とバランスをとるべきだと考えるところが異なる。場合によっては，この第二次義務が第一次義務を凌いで優先的に考慮されることも可能である。例えば，この第二次義務により，囚人の受刑能力の回復に関することを拒否するとか，死刑を考えている陪審に対し加重事由を提示することを拒否する結果になるかもしれない（Weinstock, 1998年[230]，Weinstock & Gold, L. H., 2004年[232]）。著者（1976年-2004年[135]-[137]）も，精神科医が鑑定人の役割を取っても，もう一つの役割（治療者性，伝統的医学倫理）が失われることはないという意味で，これを医師の両極性構造と称したが，これはPollack-Appelbaum-Rosnerの考え方とは異なって，Weinstockの考え方に近いと思われる。彼の考え方と同じかどうかについてはまだ留保すべき点がある（加重事由の提示，受刑能力の評価など）。

　臨床精神医学の目標は，医学の原理と価値に従って患者を救済することであ

る。これに対して，法的手続の目標は紛争の解決である。ここでは真実と正義が最高位の優先事項である。こうして，司法精神医学の実践には葛藤する義務と伝統的医学的価値とのバランスをとる必要がしばしば生ずる（Hundert, 1990年[78]），Weinstock，1998年[230]，2001年[231]，Weinstockら，1990年[233]）。訴訟における精神科医の役割は，裁判所を補佐して，法的問題に決着をつけることである。司法精神医学は，医学的実践の臨床的および倫理的原則に基づいており，患者を助けるために開発された技能を使用する。しかしながら，伝統的な医師―患者関係の臨床と倫理は司法的評価には適用されない。被評価者との間にいかなる治療関係も成立していない。司法的評価の目標は法的に関連のある（relevant）意見を作ることであって，治療を提供することではない。精神科医は専門家サービスや法廷での証言を医学の実践であるとは考えないのが普通である。にもかかわらず，司法的サービスを提供するために専門職の技能と知識を使用する限り，医学的価値や倫理が依然として関連することを心に留めておかなければならない（Weinstock & Gold, 2004年[232]）。精神科医が司法的サービスをするのはあくまで医師としてするのであって，Rosnerのようにこれを自動車のセールスマンと取引する場合に喩えるのは適切でない。われわれは鑑定を医師として（治療関係はないが，専門職の技能および知識と医学的倫理をもって）実行するが，自動車の購入，選挙における投票，その他さまざまな行為は医師の専門的行為として行うわけではない。

IX-3-c 非党派性，誠実性，客観性

かつてPollack（1974年[159]）は，司法精神科医の義務として，非党派的（impartial）であること，およびバイアスのないことを要求していた。Diamond（1990年[32]）は，バイアスと自分の意見を通したいという欲求は根強いものであるから，司法精神科医が真に非党派的であるという可能性はないと論じた。AAPLの倫理委員会はこれら実際上の現実を認めて，個人的，職業的，当事者対抗主義的バイアスは避けられないとし，倫理ガイドラインを改訂して，誠実であること（honesty）と客観的であるべく努力すること（striving for objectivity）を要求している（Gutheil & Simon, 2002年[60]，付録）。impartiality

は honesty に取って代られたわけである。当事者対抗主義的法体系は，党派性を高め，客観性を失わせる機会を増やす。擁護バイアス（advocacy bias）はそうした影響の一つである。さまざまな誘惑や圧力と戦わねばならない。けれども，Ake v. Oklahoma のケースは専門家による advocacy が適切である場合が存在することを示した。こうした葛藤のいくつかに対処する誠実な擁護（honest advocacy）の様々なモデルを Diamond（1992年[33]）や Gutheil（1998年[56]）が提案している。それらによれば，意見を擁護しても，それが誠実で客観的な事実に基づいている限り，倫理的問題は起こらない。

擁護に関するもの以外にもバイアスは多い。被評価者のある者は他の者よりも感じがよいと映るであろう。あらゆる専門家が，法的事例に含まれる社会問題に対して個人的意見とバイアスをもっている。刑事被告人を罰して社会を防衛する側に加担する者もあれば，むしろ被告人を社会環境の犠牲者と見なす者もいる。民事ケースで，原因の如何を問わず障害を持つ人々に同情する者もあれば，高額の保険料を認定する可能性のある法システムの乱用を心配する者もいる。ある精神科医は個人的信条または道徳に基づいたバイアスによって，いつも一定の形で証言するのをよしとしている。例えば，そのような専門家は，死刑事件において，ケースの特殊な事実には関係なく，個人的倫理に基づいて，検察側または被告側に好意的な証言をする。そのようなバイアスがあるからといって，客観性を目指して努力するという倫理的義務を堅持する能力までが全く失われるわけではない（Weinstock & Gold, 2004年[232]）。

臨床的評価と司法的評価は，真実および因果関係の異なった観点を強調する。これらの観点は共通するところもあるが，両者が具合よく共存できないこともあるであろう。精神療法のプロセスは事実の探求というよりも意味の探求である。この区分は「歴史的真実」（historical truth）に優先する「物語的真実」（narrative truth）と呼ばれることが多い。臨床家は，真実のこうした解釈を異なったままにするように，非判定的立場を採るよう訓練されている。彼らは物語的真実を患者の内的現実の現われとして信用する。物語的真実が実際に正確であるとは必ずしも期待しない。明らかに歪められた報告でさえ，治療的理由のために対決しないでおくであろう。付随情報は必要がないのである。彼らは判定を控え，同情的に耳を傾け，患者が自分自身のバイアス，投射および歪

曲を洞察するよう支援しようと試みる（Strasburger ら，1997 年[211]，Weinstock & Gold, 2004 年[232]）．

　これとは対蹠的に，司法精神評価者は適切な懐疑主義のスタンスから評価にアプローチしなければならず，限られた期間のうちに自分の意見を形成し，判定と結論に到達することが期待されている．司法評価者は自分の意見の基礎を被検者の主観的陳述のみに置いてはならない．可能な限り，被検者の陳述を広汎な付随情報（collateral information）に照らし合わせて検討しなければならない．そうしてこそ詐病の検出も可能になる．他方，臨床家（精神療法家）にとって，外部の資源から情報を取り寄せることは，臨床的に不適切であるのみならず，守秘義務にも違反する．臨床家は，患者との長期にわたる関係を予期して，バイアスや歪曲のパターンの証拠が明らかになるのを待つことができるし，最終的判定を控えることもできる[232]．

　臨床家が治療的と司法的との両方の役割を演じようとすると，治療自体が変質する．治療関係も悪影響を受け，回復不能なまでに損傷を受ける．治療同盟（therapeutic alliance）は精神療法の必須条件であり，守秘義務に基づいている．患者は何もかも討論して自由であると感じるのでなければならない．そして，この情報が自分を救助するために用いられることが確かだと感じられなければならない．そのような守秘義務は司法評価では不可能である．逆に，司法的役割においては，客観性への努力義務に関して，精神科医の患者に対する陽性転移と患者の利益を優先する倫理的義務に縛られていることが問題になるのである[232]．

　なお，Weinstein, H. C.（1990 年[229]）は「非党派性」をガイドラインに復活させることを主張している．彼によれば，客観性（objectivity）とは，情緒，憶測，個人的偏見から自由であることを意味するが，通常は「科学的」の含意もある．中立性（neutrality）は力動心理学および精神分析の訓練を受けた人には親しみのある言葉である．対抗転移は避けられない．それが避けられないのは誰にも自分のイデオロギー，信条，意見，好き嫌いがあるからである．必要なことは一方では分析的中立性を回復するための自己吟味，自己分析であり，他方では非党派性である．中立性が精神分析に必要なように，非党派性もまた司法精神医学に必要である．分析者は患者の内的葛藤に関する意見に関して

「中立的」ではない。バイアスがない，偏見がないという意味で「中立的」なのは彼のアプローチである。司法精神科医としてわれわれが非党派性の「努力をする」のも同様で，われわれは自分のバイアスや偏見に敏感でなければならない。われわれは自分のバイアスや偏見を否定しないが，それらに従って行動することはない。不完全な自己をガイドラインに発表された理想と比較する。これら理想の一つとして非党派性がなければならないというのである。わが国の司法精神科医の多くはこのように考えているのではなかろうか。理想としてというのであれば反論するまでもないかもしれないが，アメリカの強力な当事者対抗主義のいわば戦場のようなところで，非党派性の旗を掲げるのは無理または不適切な場合も少なくないであろう。Slovenko (1973年[197]) は，「当事者対抗システムにとって党派性は必要で，中立性の堅持は不親切な行為となる。反対尋問という高度に党派的なプロセスがこのシステムの中心にあり，このシステムの下に鑑定人も関与しているからである」といっている。

　誠実性に関しては，いわゆる「雇われガンマン」("hired gun")にも触れておかねばならない。「雇われガンマン」とは，事件の事実に関りなく，高額の鑑定料を支払う人の意見を反映する証言を提供する人の謂である。Diamond (1990年[32]) の指摘によれば，擁護者と「雇われガンマン」とを決定的に分かつのは，擁護者は誠実であるが「雇われガンマン」は不誠実であるという点にある。誠実な擁護者はイデオロギー上の動機を持ち，事実が彼の社会哲学に適合し，医学倫理に一致するかまたは法システムに対して適切な信託上の役割と考えるものに一致するケースのみを受け入れることがまだ可能である。決定的な点は次の通りである。誠実な擁護者は全体的に誠実であり，真実で誠実な証言が彼の社会政策課題に適合しないかまたは彼の個人的および職業的倫理に一致しないケースは証言（鑑定）を断るということである。この関与を断る試みが，罰則付き召喚状や裁判所の決定のために成功せず，稀なケースではあろうがやむを得ず意図したものとは反対の結果に到達しても，その試みの倫理的価値は否定されない。もちろん，定義通りのガンマンもいるが，時には司法精神科医は全て「雇われガンマン」であるというような主張もなされる。それは，法的ケースが「専門家の闘争」の観を呈する頻度が高いからであろう。あって当然の意見の相違も，対立する意見をもった二人の専門家という構図に変形さ

れがちである。一般の臨床精神医学においてさえ,専門家は意見が一致しなくてなおかつ正当であることが多い。当事者対抗主義はそうした相違を誇張するように仕向ける。その結果,たいていの専門家の意見がもっぱら金品で購われたものであるかのような外観を呈するのである[230]。アメリカではある程度やむを得ないことといわれている。わが国ではこの問題が論じられることがない。恐らく当事者対抗主義がアメリカほど徹底していないことによるのであろう。また,多くの鑑定人が成功報酬制を採っていないためでもあろうと推定される。

IX-4　伝統的医学倫理

IX-4-a　Hippocratesの誓いの意味

　遅まきながら,治療精神医学の倫理の基本をなす伝統的医学倫理を,Hippocratesの誓い[71]を中心に概観しておきたい。Weinstockら(1990年[233],1991年[234])が行った司法精神科医に対する調査によれば,たいていの者は伝統的医学倫理が司法精神科医としての働きに関連がある(relevant)と見ているそうである。

　医師のHippocrates学派はギリシャのCos島に住んで仕事をしていたが,紀元前5世紀頃Hippocratesを棟梁として歴史に登場した。Hippocratesおよびその誓いはPythagoras学派の人々に深く影響を受け,誓いはPythagoras学派の倫理学のほとんど純粋なコピーであるといわれている。「何よりもまず害するなかれ」("primum non nocere")が伝統的医学的価値の最もよく知られた公式となった。Hippocratesの要請の広義の解釈および翻訳は,医学的権威を使用する場合にあまねく適用され,単に患者の治療に適用されるのではないのであって,そのような広義の解釈は司法精神科医によって行われるような評価(鑑定)を含むであろうといわれる(Weinstockら,1990年[233])。この広義の解釈は,それが適切であるかどうかは別として,DiamondやWeinstockの考え方によく一致する。断るまでもなく,役割の完全分離を説く人々はHippocratesの要請を狭義に解釈し,司法精神医学においては,これは全く適用

外であると解するのである。

　哲学者 Paul Carrick（Weinstock ら，1990 年[233]）による）によれば，いかなる状況においても医師の職業は，「医師が謀殺の共犯者となることを道徳的に許さなかった」という。文化人類学者 Margaret Mead（Weinstock ら，1990 年[233]）による）は，Hippocrates の誓いを殺人（killing）と治療（curing）との間を完全に分離することを歴史上初めて鮮明にしたものと考えた。未開社会を通じて医師（doctor）と魔術師（sorcerer）は同一人物であった。Hippocrates の誓いによって初めて鮮明になったのは，危害を加える力をもった sharman を兼ねていない臨床家に限って，治す力が授けられたということである。ギリシャ・ローマ時代には，治療の技能のある医師は，この知識により人を殺すこともできるであろうと一般に信じられていた。Hippocrates と同時代人であったプラトン（Plato）の「国家」（Republic）[158]にもこの兼業の疑いを反映する文章がある。ソクラテスがポレマルコスに「では訊くが，友や敵が病んでいる場合に，病気と健康に関して友に善いことをなし，敵に悪いことをなす能力をいちばんもっているのは，誰だろうか？」と尋ねると，ポレマルコスは即座に「医者です」と答えている。この対話のしばらく後にも「そしてまた，人を病気から守ることに有能な者は，ひそかに病気にかからせることにかけても，最も有能なのではないかね？」——「そうだと思います」という問答が続くのである。

　Dyer, A. R.（Weinstock ら，1990 年[233]）による）が述べているように，患者の治療を何にも増して優先的な特徴にするという点で，Hippocrates の誓いは古代の法典の中でもユニークなものであった。これとは対照的に，古代インドの code the Charaka Samhita は，医師に，支配者の敵，従者のいない女性，悪人に対しては，サービスを断るよう義務づけている。つまりそれは，医師の義務を国家の利益に組み込むものであった。Hippocrates の誓いでは「男に対しても女に対しても，自由人に対しても奴隷に対しても同等な治療」がなされなければならない。医師は自己の利益を患者にとって善いことに組み入れなければならない。

　従って，Hippocrates の誓いは，ギリシャの法律によって確立された以上に厳格な道徳性を Hippocrates 学派の医師に課していた。それは当時の一般人は

もとより臨床家の間でもまだ規範となっていなかった。上記のソクラテスの問いにも，医師に当然備わっているものとして「敵に悪いことをなす能力」が含まれている。古代には，医学倫理に向けられた誓いまたは著作に関する記録で同類のものは全く存在しない。ギリシャでは，医療の資格制度も規則もなかったので，偽医者が横行し，患者の虐待や損傷が容易に生じた。医学は単なる技術であった。そのような中で，Hippocrates の誓いは，医師が，医学的救助を求める患者の福祉に関与し，そのことに責任を持つこと，および自分自身と同僚の技術的能力が重要であることを確認するものであった。誓いは自分自身および専門職（profession）を，できる限り最善のものにする意欲と決意の現われであった。

伝統的医学倫理は 10 世紀にキリスト教会の影響の下に西欧世界に再導入された。Hippocrates 的伝統は，イスラム教徒やユダヤ人の典拠から著作が採られた後再発見され，中世初期に初めて普遍化された。

しかし，Anglo-Saxon 世界における医学倫理に対する関心は 18 世紀まで再生しなかった。それは，医学が高度の地位を得てカトリック教会がより大きな影響力を持った大陸諸国，とくにフランスにおいてより早く復興した。事実フランスでは守秘義務は Hippocrates の誓いと同様，絶対的と見なされていた。こうして「職業上の秘密」という概念が発展したが，これによると，患者の同意があってさえ裁判所における証言が許されなかった程である。守秘義務および職業上の秘密の価値は社会にとって非常に重要だと考えられたので，いかなる患者も法廷において，たとえ自発的であっても，これを犠牲にするのは許されなかった。フランスでいくつか例外が出てきたのはごく最近のことである。これとは対照的に，イギリスの普通法には医師―患者特権（physician-patient privilege）さえ含まれていなかった。

IX-4-b　組織倫理と個人倫理

現代の職業倫理については，二重代理性の問題のところでいくらか触れた。Diamond（1990 年[32]）は職業倫理を二つに分けることを示唆している。一つは組織的職業倫理であり，全員に適用される。これは行為の最低の基準で，そ

れを下回ると臨床家は同僚に受け入れられなくなり，行為に対する法的責任を負うことに繋がる。もう一つは個人的職業倫理で，個人または臨床家の特殊なグループが受け入れた基準である。カトリックの精神科医は，人工流産の決定に関ることを倫理に反すると考えるであろう。もしある精神科医が死刑に反対であるとき，既決死刑囚が正気（sanity）であると評価すると，その評価が囚人の処刑能力を証明するのに使用されかねないのであれば，その人はこの評価を倫理に反すると考えるであろう。個人的職業倫理は強固に維持される可能性はあるが，全員に対する拘束力はない。なお，Gutheil ら（1991 年[59]）も倫理的決定に重要な要素として，職業倫理，個人倫理などを識別している。

IX-4-c 職業倫理の困難

職業上の倫理の問題を解決するために理性が使用されることがあるが，それがもっとも有効であるのは重要な原則または事実を見過ごしていたか，矛盾を認識していなかったときである。これに対し，困難が最大の問題を呈し，解決不能にさえなるのは，異なった価値が含まれるか，さまざまな価値に優先順位をつけなければならないときである。いくつかの価値が葛藤し，一つのルールに従うことや，ある善を追求しても他の善を侵害しないという保証がないとき，道徳的ディレンマが生れる。Dyer（Weinstock ら，1990 年[233]による）が述べるように，現代医学が，善か悪かのいずれか，または正しいか間違っているかのいずれかを選択するようわれわれに迫るのは稀である。われわれが当面するのはたいてい複雑な状況で，そこではどの行動をとっても，何らかの倫理的原則を損なうのである。

医学が価値中立的でないことは Hundert, E.（1987 年[77]）のいう通りである。医学は疾病による苦悩の救助と予防に捧げられている。明らかに医（medicine）と法（law）は葛藤する価値を持っている。これらの価値は，「法律職に比べると医学が，正義よりも福祉を考慮することにより多くの重みを与える」[77]から，葛藤に陥るのである。倫理的ガイドラインは出発点に過ぎないし，価値や原則が葛藤しているときには頼りにならない。われわれの良心が要求するのは，競合する諸価値のそれぞれの点から，その価値にどの程度の値打ちが

あるかを計測することである。

　哲学者 Jay Kantor（Weinstock ら，1990 年[233]）による）は，人の労働能力またはユダヤ人であるか否かについて，嘘をついたナチス医師の倫理につき問題を提起している。そのような嘘をつくことは，害をもたらさないことに合致することが明らかであろう。Kantor はまた，死刑に反対したある医師の倫理についても問いを発している。その医師は，「法的能力に関する『疑いの利益』を被検者に与えることから評価に関して明白な嘘をつくことに至るまで，ありとあらゆることをしてできるだけ多くの死刑囚を処刑から救済する」よう試みた。Kantor によると，そのような精神科医は，小状況（microcontext）では自分の判断が裁判所によってもはや信用してもらえなくなり，大状況（macrocontext）においては精神医学一般に対する不信を引き起こす危険を冒しているのである。これに比較すると（労働能力やユダヤ人の判定について）嘘をついたナチス医師が作り出した道徳的ディレンマは問題の水準がもっと深い。また，反逆罪［著者注：連邦法の死刑罪名］による起訴に当面した詩人 Ezra Pound のケースも同じようなディレンマを示している。彼を危機から救うため，伝えられるところによると，精神科医は，職業上の判断は Pound には能力があるというものであったにもかかわらず，Pound を訴訟能力なしと評価した。評価した精神科医が，神業によって，Pound は特別な治療に値する偉大な詩人だと考えたが故に，彼は審問およびそれに続く可能性のある処刑を免れた。

　Hippocrates 的医学価値は個々の患者の治療を意味するのであって，社会を助ける努力は含まないというのは真実である。しかしながら，個人の福祉と同様に，社会の安寧を考慮するのは，伝統的医学倫理の中核的価値からの由々しい拡散でもなければそれからの決別でもない。アメリカ医学会（AMA）の医学倫理の原則（1957 年の改訂版）は社会に対する責任を含んでいたし，その後の改訂版もこの観点を含んでいる。Chodoff[25]も医師の社会に対する責任を認めていることは先に述べた。そうではあるが，やはり精神科医が社会統制の社会側の代理人になると，その倫理は複雑になることが多い（Weinstock ら，1990 年[233]）。

IX-5　死刑および受刑能力の評価と治療

IX-5-a　世界の死刑制度の動向

　近年，世界の潮流は死刑を廃止する方向に動いているように見える。ヨーロッパでは1983年に「ヨーロッパ人権条約第6議定書」により，死刑廃止が宣言された。1989年には国連総会において「国際人権（自由権）規約第2選択議定書（死刑廃止条約）」が採択され，1991年に発効した。国際人権規約委員会は1993年いらいくり返し日本に死刑の廃止を勧告している。2002年にはヨーロッパ評議会が日本，韓国，台湾に対して死刑廃止に関する決議を採択した。2005年には台湾が死刑廃止を明らかにした。2007年には国連総会で死刑制度のモラトリアム（一時停止）を求める決議が採択された。

　ヨーロッパ連合（EU）が死刑を認めないのに対し，アメリカは死刑を存置させている。周知のように，アメリカでの刑事事件は90％が司法取引で処理され，公式な裁判にならない。5％が裁判官による裁判で審理され，残る5％が陪審裁判である。しかも陪審裁判は近年減少の傾向にある。アメリカでは先ず連邦法が死刑を規定している。州法では50州の内13州は死刑を廃止したが，37州では存続している。統一軍事裁判法でも死刑を規定している。死刑罪名の特徴を見ると，ほとんどが殺人行為または被害者の死亡を前提としている。最近10年間，アメリカでは死刑判決も死刑の執行も減少する傾向にある。1999年には死刑判決284件，死刑執行98件であったのが，2000年にはそれぞれ235件，85件となり，2007年には110件，42件となった。いずれも殺人罪に集中している（王，2008年[155]）。

　アムネスティ・インターナショナルは2010年の世界の死刑に関する報告を公表した。これによると中国では1000人以上の死刑が執行された。これに次いで死刑執行が多かったのはイラン（少なくとも252人）で，北朝鮮（少なくとも60人），イエメン（少なくとも53人）などの順で，アメリカは46人，日本は2人であった（東京新聞2011年3月28日夕刊）。中国では，毎年多数の死刑判決が言渡され，数多くの死刑執行を行っており，死刑判決も死刑執行も世界

表4　裁判確定人員の推移

年　次	死　刑	死刑執行
1969	11	
1979	4	
1989	5	
1999	4	
2000	6	3
2001	5	2
2002	3	2
2003	2	1
2004	14	2
2005	11	1
2006	21	4
2007	23	9
2008	10	
2009	17	

表5　通常第一審における死刑・無期懲役言渡人員の推移

年　次	死刑言渡		
	総　数	殺　人	強盗致死
2000	14	6	8
2001	10	5	5
2002	18	12	6
2003	13	9	4
2004	14	9	5
2005	13	11	2
2006	13	2	11
2007	14	10	4
2008	5	3	2
2009	9	5	4

表4は犯罪白書[73]49頁の2-3-1-1表より，表5は同書51頁の2-3-2-2表より引用した。
表4中の死刑執行欄は王（2008年[155]）による。

で最も多く，約8割を占めているともいわれているが，それらの件数は国家秘密として扱われているために，詳細は不明である（王，2008年[155]）。

　日本では犯罪白書によれば表4および表5の通りである。死刑確定人員も死刑執行も近年増加するように見えるが，傾向は明らかでない（表4）。第一審における死刑判決のすべてが殺人罪および強盗致死罪である（表5）。2007年12月には死刑の確定した者が100名であったが，2011年には120名となった（読売新聞2011年7月29日朝刊）。戦後とくに1960年代から1990年代までは，3人まで殺害しなければ死刑は適用されないといわれるほど死刑の適用は厳しく慎重であったが，2000年以降は2人ないし1人の殺害であっても，殺害の手段が残酷であることや犯罪歴，改善不能であること，被害者の感情を考慮すべきであることなどの理由で，死刑を言渡し得るようになりつつある（王，2008年[155]）。「昨年［著者注：2009年］の内閣府の世論調査で死刑制度を支持する割合は85％に達し，死刑を執行する拘置所の刑場が公開されたとはいえ，執行の順序や基準などベールに包まれた部分は多い」（日本経済新聞2010年10月18日日刊）と指摘されている。上記の死刑制度を支持する割合は長年にわたって

80％以上を維持しており，日本の死刑制度が廃止に向かう動向は明らかでない。なお，裁判員裁判の制度は2009年5月に導入された。第一審で2011年に実施された裁判員裁判で1525人の被告に判決が言い渡されたが，このうち9人が死刑の判決であった（東京新聞2011年12月31日朝刊）。

IX-5-b　アメリカの死刑様式

　まずアメリカの現行法上の死刑様式を王（2005年[154]）によって瞥見する。
　1994年の連邦死刑法は連邦法上の死刑罪名を約60種類にまで拡大した後，先ず共通する減軽事由を定め，次にそれぞれの類型の死刑罪名についての加重事由を明示した。こうすることによって，有罪の認定と死刑の量刑とは法律上も訴訟手続上も別々のものとして定められ，有罪認定上の諸概念・諸要件もあれば，死刑量刑上の諸概念・諸要件もある。陪審または裁判官は被告人の有罪を認定してから，法定の死刑加重事由が存在するか否か，法定の減軽事由および非法定の減軽事由が存在するか否か，どちらが重要かを判定するのである。
　現行州法上の死刑様式は次の三つに分類することができる。①は「加重事由対減軽事由」型というもので，法律に加重事由と減軽事由との両方を定めている。被告人に死刑を科す前に，少なくとも一つ以上の加重事由のあることが証明されなければならない。それが証明されれば，その加重事由をあらゆる減軽事由と比較してどちらがより重要であるかを判断する。前者が後者より重要であれば，死刑を宣告する。逆であれば仮釈放を認めない終身刑を宣告する。この様式は最も一般的なもので，多くの州がこれを採用している。②は「加重事由のみ」型というべきもので，その典型はGeorgia州法に見られる。法律はただ加重事由だけを定めており，陪審は法定の加重事由の一つ以上があると判明すれば，裁判官に対して死刑の宣告を勧告できる。陪審はそのような判断を行うに当たって，法律の定めていないあらゆる減軽事由を考慮することができる。裁判官は陪審の勧告に従わなければならない。③は「構造化された裁量」型というべきものである。法律には加重事由または減軽事由に関する定めがない。しかし，量刑の段階において，訴追側も被告人側もその弁護人も量刑に関係すると裁判所が認める要素（加重事由または減軽事由）を法廷に提出することが

できる。これを受理した法廷は陪審に次の二つの質問を提出する。1）被告人は社会に対する継続的危害を構成する暴力的行為を犯す合理的可能性があるかどうか。2）被告人は実際に被害者の死亡を引き起こしたのか，そうでなければそれを引き起こそうと実際に企んだのか，または，そのような行動に実際に参加したのか。陪審は評決の時に認められたあらゆる証拠を考慮し，この二つの質問に答えなければならない。もし陪審がこれらの質問に対して全員肯定の回答をしたら，次に3）死刑ではなく，終身刑を宣告する減軽事由があるかどうかについて答えなければならない。もし全員が「ない」という（死刑）肯定の回答をしたら，裁判官は被告人に死刑を宣告しなければならない。以上3問のいずれかについて否定の回答があれば，裁判官は被告人に終身刑を宣告する。この様式は死刑を最も多く適用しているTexas州だけが採用している。特に質問1）に対する精神科医の証言は，検察官の提示した仮説的質問に完全に基づいている。悪名高いDr. Grigsonは，面接による検査，家族または友人に対するインタビュー，過去の記録の精査などをしないで，社会病質の診断の下に，「100％かつ絶対的な」確実性をもって，将来の暴力行為を予測している（Goldstein, R. L., 1992年[51]）。このことについてはしばしば論じられている（例えばWeinstock & Gold, 2004年[232]，Weinstockら，1990年[233]）が，ここでは省略する。

　連邦統一軍事裁判法上の死刑様式については省略する。

　要するに，まず死刑罪名につき有罪か無罪かを認定する。有罪であれば，加重事由および減軽事由を比較考量して，死刑か，終身刑か，時には有期刑かの量刑（稀ながら有期刑を含む死刑罪名がある）を行うのである。Texas州の場合は将来の持続的危険性を判定する必要もある。いずれにしても，それぞれの段階または要件につき鑑定（専門家証言）を要することが多いが，死刑執行が間近に控えているので，精神科医がどこまで関与すべきかどうかについて議論が激しく戦わされる。

　Slovenko[197]および村野[119]を参考にすると，死刑判決後は次のようになる。裁判所が死刑の判決をして，裁判所の手続が完全に終わると，囚人の運命は政府（行政部門）に移される。多くの法域では州知事が死刑執行を命じる役割を担っているが，州知事はこの決定を避ける傾向がある。しかし他方では，裁判

所の権威を侵害すると感じるからであろう，裁判結果に干渉するのを躊躇する傾向も強い。ところで，大多数の州では有罪決定後の心神喪失（insanity）の問題はもっぱら刑務所長によって提起される。心神喪失の審問は完全に密室で行われる。州知事は処刑を決定するに当たり特別に訓練を受けた医師を動員する権限を持っている。知事のこの権限は恩赦および仮釈放委員会のような行政機関に委託されることが多い。心神喪失を決定する手続を開始するかどうかは，刑務所長の判断に掛かっている。所長が最初の1歩を踏み出さなければ，州知事のほかは，誰も死刑執行を延期することができない。死刑の宣告を受けた者は死の判決を言渡されたのであって，彼は刑務所へと（つまり懲役や禁固を）言渡されたのではない。彼は刑務所長の監視下に置かれるが，刑務所人口には属さない。彼は個室に置かれる。アメリカの死刑のケースでは法的手続きに数年掛かるのが普通であるが，この間囚人は死刑囚監房にいる。その前の事実審段階の間（これは1年以下ということは稀である）は彼は拘置所にいた。保釈で解放される機会もなく，大ていは治療もない。有罪判決に続いて死は更に彼の心を蝕みさえする。死刑囚の監房収容が長くなれば，精神病になって荒廃する者や詐病をする者が増える。刑務所の職員は処刑するのを好まないから偽装の狂気を本物と見なす傾向がある。こうして有罪者が刑務所の精神科医の下へ，あるいは精神科病院の警備棟へ移される（大抵の囚人はそこで，しばしば模範囚として余生を送るのが普通である）。刑務所長は自分の責務をこんなふうに果しているのである。裁判所は，有罪の人間が自分の犯した犯罪のために処刑されようとしていることを理解することができないと述べる精神鑑定書を受け取ると，日限を決めずに処刑を延期することに例外はないといわれる。

　補説して要約すると，裁判官は有罪となった人の運命を州知事に委ねる。この運命を実際に決定するのは移送先の刑務所の所長である。刑務所長は責任を精神科医に委ねる。結局，死刑執行への決定は1個の精神科医に委ねられる。つまり彼は「この人は死刑の準備ができている」と判断するとき，刑務所長にその通り返事をするよう求められているのである。

IX-5-c　日本の死刑様式

　日本では死刑判決の言渡を受けた囚人は，拘置所の監視下に置かれる。その最終的運命を決定するのは法務大臣であるが，死刑を執行する際の精神状態を決定するに当たっては拘置所長の意見が重視されるであろう。そして拘置所長は同所の法務技官（精神科医）の意見を聴取すると思われる。

　王[154]によると，日本の場合，死刑との関係では，刑法上，有罪認定と量刑の段階での責任能力とは別の「精神状態」に関する概念は存在しない。ただし，刑事訴訟法上は，死刑の執行に関して，いわゆる「心神喪失の状態」という概念があり，そういう状態にある死刑確定者は，その執行がそのような状態が回復するまで停止（猶予）される。言い換えれば，被告人は責任能力があると認定される以上，死刑罪名の有罪認定も死刑の量刑認定もできる。ただ，死刑の執行時に，「心神喪失の状態」にあれば，その執行を一応停止（猶予）されるのみである。これを具体的に定めているのは刑事訴訟法第479条1項および3項である。それによると，「死刑の言渡を受けた者が心神喪失の状態にあるときは，法務大臣の命令によって執行を停止する」，「死刑の執行を停止した場合には，心神喪失の状態が回復した後法務大臣の命令がなければ，執行することはできない」とされている。

　なお，王[154]は被告人が訴訟能力を備えていることを前提にして説明をしているので，わが国の場合もこれに従った。しかし，わが国では刑事訴訟法上（314条），当然訴訟能力が問題になり，「心神喪失の状態」により公判が停止されることがある。治療により訴訟能力が回復した場合には，公判が再開される。

　死刑の執行に関しては村野[119]から関係部分を要約して紹介する。刑が確定した死刑囚の判決謄本や公判記録は，二審裁判所（一審確定の場合は一審裁判所）に対応する検察庁にまず送付される。それを受けた検事長（あるいは地検検事正）は死刑執行に関する上申書を法務大臣に提出する。執行を掌握するのは法務省刑事局であるから，同局はすぐさま死刑囚の確定記録を検察庁から取り寄せて最後の書面審査を開始する。その作業をするのは，刑事局付の検事である。担当者は捜査から起訴・公判・判決にいたる記録を読み，刑の執行停止，

非常上告再審や恩赦の申請などの結論が出ているか，裁判所が有罪と認定した証拠が完全に整っているかなどの確認をする。これが彼らに与えられた任務であり，判決文の真偽を確かめる権限は与えられていない。

　これが完了すると，「死刑執行企案書」の作成が一定の書式に則って行われる。この期間は2ないし6ヵ月である。死刑執行は確定後6ヵ月以内（刑事訴訟法475条2項）であるから，執行のための事務手続きは迅速に行われる必要がある。「企案書」が完成すると，法務省の刑事局，矯正局，保護局内部のチェックを経て，刑事局長の手によって法務大臣官房に回される。矯正局は常時拘置所からの報告を遂一受け，確定囚一人ひとりの健康状態・精神状態を掌握している。また保護局は恩赦事務を掌握している部署である。法務大臣官房では秘書課長，官房長，法務事務次官のルートで「企案書」は上げられる。それぞれの決裁を受けると，秘書課長がこれを大臣室に持参し，ここで初めて法務大臣の机の上に置かれることになる。

　もっとも法律は，上訴権の回復（刑事訴訟法365条），再審の請求（同442条），非常上告（同459条），または恩赦の出願（恩赦則9条）もしくは申立（恩赦法12条）があったときは，その手続きが終了するまでの期間，および共同被告人であった者に対する判決が確定するまでの期間は，執行期間としての6ヵ月に算入しない（刑事訴訟法475条2項）という条項を定めている。手続き中は執行しないという十全の保証はないが，実際上この間に執行がなされないというのが一般的な慣行である。アメリカには，日本とちがって最後の瞬間まで恩赦または執行延期の可能性があり，土壇場でその通知を受けるケースも稀ではない。しかしその多くは一時延期（執行停止）処置でしかない。ただし，執行の直前に終身刑に減刑になる例がある。死刑執行に立会人が要るのはアメリカのみに見られる特別な制度である。基本的に人数の制限は設けられていないが，12人は死刑記録書に署名する義務がある。執行の公平性，死刑への大衆的責任制を確保する制度でもあるが，公開であったかつての処刑と密行主義（現代日本の死刑の特徴）の中間をいく形態と考えられている。

　死刑確定囚もしばしば拘禁精神障害を発する。そうした場合の日本の刑事行政の状況を，少し古いが村野の挙げた1例によって示す。Y.H.は赤貧状態のなかから，わずかの金を奪うため隣家の老婆を殺害し，昭和26年7月確定囚

となった。率直に罪を悔い，確定後は仏教の信仰に入って写経，仏画，そして俳句にも精を出す獄中生活であった。わが子に未練を残しながらも執行の際着る着物さえ準備して，他の死刑囚の"模範"とさえいわれるほどに死の覚悟も充分できていた。しかしその彼女が拘禁後4年半，確定後2年半の昭和29年2月頃から，突然異常行動を示すようになった。「毎日電波が入ってきます。今日は情操教育という電波で，人間特有の性的なものが亢って参ります。……人間を動物的にするのは恥しいので止めていただきとう御座居ます」（昭和29年8月の「問診記録」）などと訴え，幻覚妄想状態となり，症状はその後もますます進んだ。「独語が活発で，支離滅裂，太閤様・天智天皇。H子の城主様云々と言い，時には窓外へ大声で叫ぶ。真冬でも裸体で水をかぶり，夏には窓を締切って毛布を被るなど常軌を逸した行動が多い」（昭和41年5月の看護長記載動静記録）といった状態になった。こういう状態では執行はできない。たとえ大臣の机の上に「死刑執行企案書」が置かれ決裁直前であっても，こうした事実が法務省矯正局へ報告されると，一件書類はただちに刑事局に回収され，病状が回復するまで執行事務はひとまず延期ということになる。Y.H.の場合も刑執行は見合わせられた。しかし治療の努力もいっさい行われず，放置状態のまま病的症状も亢進していった。

　ところで恩赦であるが，戦争終結，憲法公布，講和条約締結記念などによる恩赦は政令恩赦という。これに対して，検察官，刑務所長，または保護観察所長らの職権によって上申するか，あるいは本人が出願して，個々の情状を酌量して行われる恩赦を個別恩赦という。法務省内に設置された独立機関である中央厚生審査会で検討され，「恩赦相当」が全員一致で議決された場合，閣議決定の後天皇の認証を得て実施される。

　Y.H.は昭和46年9月2日の閣議決定をもって個別恩赦された。恩赦理由は「犯行動機に同情すべき点があり，刑務所内の行動も模範的なため」とされていたが，その最大の理由は拘禁性精神病の悪化で，「恩赦決定の話をしても反応は期待できない」といわれるほどの症状になっていたからである。Y.H.は昭和44年9月12日，拘置所長より無期懲役に減刑する旨の報が直接伝えられた。特別の緊張も感激もなく，一部で期待されていたように助命の成就が正気に戻る契機ともならなかった。同月18日八王子医療刑務所へ移送され，そこ

で約2年半の治療を終えて後，昭和47年2月24日和歌山刑務所へ転送された。結局，精神障害の亢進と肺結核の悪化のため，同52年7月29日，刑の執行停止処分を受け，その後国立療養所へ収容されたが，翌53年3月4日，62歳で死亡した。

　このケースの詳細はわからない（従って詐病かどうかを検討することができない）が，要約する。犯行は強盗殺人であろうか。Y.H.は30歳代で死刑確定囚となった。拘置所での行状はきわめて優良であった。拘禁後4年半，死刑確定後2年半（38歳）のとき，急性の幻覚妄想性の精神障害を発し，病状は進行していった。50歳頃には滅裂な独語が活発で，行動も常軌を逸し，とうてい刑を執行できる状態ではなかった。放置されて治療は一切行われなかった。53歳のとき個別恩赦を受け，無期懲役に減軽されてようやく医療刑務所で治療を受けた。61歳頃，刑の執行停止処分を受け，国立療養所で治療を受けたが，精神障害は亢進したという。法務省は，Y.H.が死刑確定囚であるうちは治療を一切行わず，恩赦により無期囚に減軽されて初めて医療刑務所の治療を施したのであるから，その行った治療はY.H.を回復させて処刑の危険にさらす可能性が全くなかった。ある意味では，日本の法務省はきわめて倫理的に振舞ったのである。

IX-6　死刑囚の評価（鑑定）と治療に関するアメリカの議論

IX-6-a　死刑手続への関り方

　結果が死刑である可能性があるケースの手続を促進する作業や，さらに進んで，すでに有罪を宣告された者につき量刑手続の中で死刑の宣告を促進する作業は，倫理的および道徳的葛藤を引き起こす明白な実例である。そのようなケースは問題の重大さの故に質的に異なったものだと考える精神科医もいれば，死刑ケースにおける評価はあまり重大でない犯罪に対する評価と量的な差があるだけで本質的には変わりがないと考える者もいる。しかし，そのようなケースのあらゆる観点に議論の余地があるわけではない。例えば，大抵の司法精神

科医は，死刑ケースの初期であればどちらの側で証言するのも倫理的に許容できると考えている。なお，精神科機関（学会など）は，個々の精神科医の個人的信条に関係なく，ある種の役割を職業倫理に反すると考えている。例えば，APA（2008年新訂，Bloch & Green, 2009年[6]の付録）もAAPL（1995年改訂，Gutheil & Simon, 2002年[60]付録）も，法的には公認された処刑への関りを禁止している。この処刑への関りとは，一般には，死をもたらす注射（麻酔剤—筋弛緩剤—KCL），死の判定，特に囚人に依頼されたのでない限り医師として処刑の立会人となることを含むと解釈されてきた（Weinstock & Gold, 2004年[232]）。

他の死刑役割は重要な議論の的である。例えば，検察官が死刑評決を獲得するのを援助する目的で，加重事由に関して証言をするのは倫理的に問題があるかもしれない。ある精神科医は受刑能力の評価をするのは倫理に反すると考える。なぜなら精神科医がある人を受刑能力があると見なすと，彼は一般に処刑への最後の障壁を取り除くことになるからである。しかし，アメリカの専門職機関はそのような立場を取っていない。もしもそのような評価が倫理に反すると正式に考えられるとすると，精神科医が受刑能力なしと認めるのに役立つ可能性もまた失われるであろう。AMAは，医師は受刑能力を決定するべきではないが，そのような決定に使用されるべき情報を提供することはできるといい，また医師は受刑能力を回復するために囚人を治療するべきでないが，治療の開始前に減軽命令が出ているときに限り，能力回復の治療をするべきであると述べている（Weinstock & Gold, 2004年[232]による）。

死刑のケースでは職業上の倫理的境界線をどこに引くべきかに関して意見が分かれる。精神科医はそのような訴訟に関わる前に自分の個人的信条と職業倫理の双方を注意深く考慮するべきであるといわれる。なお，臨床心理士についても同様のことが指摘されている（Meltonら，1997年[104]）。専門職機関がそのような立場を取っていないにもかかわらず，ある種の役割は専門職の倫理に反すると考える人がいる。Bloche, G. M.（1993年[19]）は，専門家の行為が救助する職業としての医学の権威を蝕むような死刑の評価においては倫理的問題が生ずると主張しており，司法的実践が死刑執行の間近に迫ると支持できなくなるという。倫理学者 Pellegrino, E. D.（1993年[157]）は，医学の目的および医師

の善行（beneficence）に対する公衆の期待に直接に反することの明白な国家機能に，医師は決して関るべきでないと考えている。彼はしかし，ある種の二重代理人の役割は許容することができると考える。そのような役割は，たとえ結果が被告人にとって好ましくなかったとしても，法システムに医学的専門意見という利益を与える。例えば，治療を提供して訴訟能力回復への援助をする結果は前以て知ることはできない。これとは対照的に，受刑能力を回復させる目的で囚人を治療するのは，本質的に殺人の道徳的等価物であると見るのである。Foot, P. (1990年[45])の主張は異なる。彼女によれば，死刑に反対する精神科医もこれらのケースに誠実に関与すべきであって，検察側のバイアスのかかった死刑支持者にこれら評価を委ねるべきではないという。さらに，善（good）をなすいかなる試みも，たとえそれが結果的には被告人に危害をもたらすとしても，倫理に反することはない。そうした理由から死を防ぐことに望みをかけて死刑被告人の誠実な評価を遂行する精神科医は，その被告人に受刑能力があると認める結果になっても，倫理的違反を犯しているわけではないというのである[44]。

IX-6-b　受刑能力の評価

1986年，連邦最高裁判所はFord v. Wainwright事件において，囚人には受刑に際して相当の能力を持つ権利（right to be competent to be executed）があり，この能力のない囚人は死刑を宣告されても処刑されないことを明らかにした（Ewing, C. P., 1987年[40]，Gutheil, 2009年[57]）。つまり，残酷で異常な刑罰に対する憲法修正8条の禁止（何世紀にもわたるコモンローのルールを憲法に取り入れたもの）により，精神的に無能力の人に対する死刑の宣告を実行することを禁じるとの判決を下したのである（Schowalter, 1992年[192]，Meltonら，1997年[104]）。これが激しい議論を呼ぶきっかけとなったのは，果たして精神科医はそのような能力の検査をするべきであるかどうか，そして無能力の時は能力を回復させる治療をするべきかどうかの問題が生じるからである。裁判所が受刑能力を囚人の憲法上の権利として確立したのであるから，この能力の評価の必要は明らかである。そして，そのような評価によって初めて終身刑

に減刑されることにより，無能力の囚人が死を免れることができるという立場を取ることが正当化されよう。もちろん，ある種の個人が無能力とみなされることにより死から救われる可能性は，有能力の所見によって処刑への最後の障壁を取り払われる可能性に対してバランスを取らねばならない。ここには死刑に対する個人道徳が関連しており，影響することは確実である。これらは真実の倫理的ディレンマであるから，そのバランスを取る問題に完全な解決はない (Hundert, 1990年[78])。被告人の擁護者達が示唆するところでは，精神科医がこれに関する倫理的ディレンマを解決する唯一の方法は，宣告が減軽された場合に限りこれらの人々の能力を評価するというものである。つまり終身刑の宣告が鑑定の前提条件になるというのである (Gutheil, 2009年[57], Heilbrun, 1987年[65])。

この領域における比較的最近の論争は，Gutheil (2009年[57]) によると，以下の通りである。司法精神科医が医師—患者関係において関与しているのではなく，被検者を検査しているという考えをひとたび引き受けた限りは，その倫理的基準はもはや治療者の基準ではなく，誠実さと人格に対する尊敬の基準でなければならない。この命題に関して1997年APAの年次総会の討論において，激しく争われた。

死刑監房囚（既決囚）の能力検査は倫理的であるという肯定的見解は，AppelbaumとHoge, R. によって表明された。強調された点はとりわけ，そのような検査を施行しないと，処刑から救済されるかもしれない精神障害を発見する可能性を囚人から奪うということである。危害をもたらす可能性のある他の検査は倫理的だと考えられるのに，これら検査を他の検査から区別するのは「人為的で，論理的に弁明不能」であるというものであった。否定的な見解はFreedman, A. およびHartmann, L. によって主張されたが，彼らは次のようにいっている。死が続いて起こると信じる理由がある手続にかかわるのは，医師にとって倫理に反するとNuremberg原則が述べている。肯定的見解は「道徳に反する」。死刑にかかわることは問題を「倫理的破綻の彼方へ」推し進めることである。こういうわけでGutheilによれば，恐らく論争が近いうちに合意に達することはないであろうという。

しかし，死刑が存置されている多くの州や連邦では，上記のようなFord判

決が存在するのであるから，受刑能力に疑問のある死刑囚の能力評価をしないことが憲法に違反する。受刑能力の鑑定書の実例は教科書（Heilbrunら，2002年[66]）にも掲載されている。因みにこの教科書は，何ゆえ鑑定をするかまたはしないか（why）についてはもはや問わず，もっぱらよい鑑定をするには如何にしたらよいか（how）を論じている。それによれば，受刑能力鑑定の原理は情報を，それを引き出した出所（出典）に帰属させることである。鑑定を通じて鑑定人は提示された情報源に言及する。例えば，彼はしばしば情報を「自己報告［著者注：被告人の供述］」，「精神科記録」，「〇〇とのインタビュー」，「第三者の供述調書」等に帰属させる。情報の出所を明確にすることによって，裁判所が，提示される情報の関連性（relevance）および信用性（reliability）を評価する便宜を与える。証拠法の二つの礎石である関連性と信用性は，情報の出所を明確にすることなしには容易に評価することができないというのである。

　上記症例の事件は，州の地方裁判所に係属しており，受刑能力の鑑定人（Cunningham, M. D.）[27]は弁護側から指名された。受刑能力の定義は，州の刑事訴訟法によると，「被告人が自分は処刑されることになっていること，死刑の執行は差し迫っていること，および自分が処刑される理由，を理解（understand）していないのであれば被告人は受刑能力がない」というものである。鑑定人は被告人の面接，心理テスト，死刑囚監房における観察，被告人の家族，友人等との電話インタビューのほか，さまざまな記録を上記の原理に従って丁寧に検討している。診断は周期性の妄想型統合失調症で，薬物依存もあったが現在は環境によって二次的に制御されている。残遺症状の存在にもかかわらず，被告人の行動および交際パターンは刑務所の構造化された環境の中で極めて良好に保持されている。被告人が処刑の理由を具体的に理解していることは，死刑を科し得る犯罪とそれに関する被害者について被告人が具体的に述べることによって示されている。周知のように，法律が条文で使用しているunderstandはknowよりも広範な意味をもっているが，処刑の理由の理解（understanding）が上に示した具体的な認識とは違って，もっと広範で，より抽象的な処刑の正当化事由の完全に合理的な理解（appreciation）にまで及ぶかどうかは，裁判所が判断する問題であるとしている。

IX-6-c　受刑能力の評価と治療

先の論争にもう少し立ち入って見よう。ある人は次のように主張する。危害の可能性はこの場合極端（つまり死）であるけれども，専門家は，民事，刑事，労働者補償，情緒的毀損，後見，あるいは他の型の訴訟から浮かび上がる危害の可能性のある見解を提供することから，倫理的に何ら異なった立場にあるわけではない。実際，Miller（1990年[109]）によればResnickは，受刑能力なしと認められた既決囚の治療をすることと被告人の訴訟能力の評価をすることとの間に倫理的な区別はないと述べている。全国医学会（NMA：National Medical Association）の精神医学および行動科学部門の見解も同様である[109]。理論的に考えれば，Appelbaum も Rosner も，その平生の主張からして，受刑能力を回復させる治療に賛成でなければならないであろう。Weinstock ら（1990年[233]）の司法精神科医に対する調査によると，大多数者は被告人の受刑能力を評価することに倫理的問題があるとは感じていなかった。かなり多くの者が受刑能力を回復させるために被告人の治療をすることにさえ倫理的問題はないと見ていた。そして，そのような治療が倫理的問題を起すかまたは彼らの個人的基準に違背すると考えていた者は少数であった。しかし，いくつかの文献を著者が通覧した限りでは，受刑能力を回復させる治療にかかわることについては，これを非とする者の方が多いように見える。AMA, Pellegrino, Rappeport & Roth（Miller, 1990年[109]による），Weinstock & Gold がそうである。受刑能力回復の治療を可とするのは Goldstein, N. のほかは Resnick であろう。これに対して受刑能力の評価（鑑定）に精神科医が関ることに関しては，Appelbaum, Hoge を始めとして Resnick, NMA のほか，AMA, Foot, Rappeport, Roth, Schowalter がこれを可としているのに対して，上記の Freedman, Hartman のほか，Bloche, Radelet & Bernard, Verdun-Jones がこれを非としており，いわば双方互角である。Miller のいう通り，「精神保健の専門家が死刑手続のどの段階でまたはあらゆる段階で専門家証人として関与すべきであるかどうか，というような関連した問題については専門家間にコンセンサスはない」ようである。

死刑が宣告過程の結果の一つであり得るようなケースにおいて，検察側で誠

実かつ客観的に証言する精神科医は，とりわけ最終決定をするのは事実認定者であって鑑定人ではないのであるから，被告人の究極的な結果から十分に離れており，倫理的に汚点がないと見られるかもしれない。他方では，その精神科医は，結局は死に繋がる連鎖（訴訟能力の評価→その治療→責任能力の評価→受刑能力の評価→その治療→処刑）の最初のドミノ牌を押していると見ることができよう。事実審から処刑までの道筋に沿うさまざまの点において，精神科医が機能すると「余りにも処刑に近すぎる」ので倫理的に純粋といえないのはどのあたりか，ということがアメリカでは熱い議論の分野になっていると見ることができる。

　死刑囚の治療と評価に関して次のような工夫がある。Florida 州立精神科病院の臨床家たちは苦労の多い作業部門を作った。そこで病院の臨床家が囚人に治療を提供するが，彼らは囚人の法的能力の問題については意見や証言を求められない。これらの意見や証言は独立の臨床家によって提供される。独立の臨床家には病院の治療記録を利用する権利がある。このようにして二重役割を避けるとともに，実地において治療と評価とを完全に分離することを防いでいる。臨床的ディレンマを十分に処理している唯一の法的アプローチといわれるのは，Maryland 州と Great Britain で見出されたものである。いずれも受刑能力なしという所見に基づき，死刑を自動的かつ永久的に減軽して仮釈放の可能性のない終身刑にするというものである。そのような対策は治療に内在する特別な問題から臨床家を救う。すなわち，そのような対策なしにもし治療が成功すると，死刑執行への最後の障壁を取り払う効果を持っているからである。ただし，上記のアプローチは同時に，一時的な無能力の結果は単に処刑の遅延でしかない場合に比べると，詐病の可能性を一段と大きくする（Miller, 1990 年[109]）。著者にとってもっと大きな問題は，この方法によると，受刑能力なしとの判定に基づいて治療を受けて回復した者（終身刑）と受刑能力ありの判定を受けた者（死刑）との間に決定的な差が生まれることである。能力を回復した者と元から能力を保持していた者とは，この場合等価ではなかろうか。この方式は，治療のディレンマ（治療するべきか否か）を十分に処理するかもしれないが，評価のディレンマ（無能力と判定するべきか有能力とするべきか）を解決してくれない。

Schowalter（1992年[192]）によると，司法臨床家の中には，死刑被告人（未決囚）または死刑監房囚（既決囚）の精神鑑定はどのような形式であれ，死刑でない刑事および民事ケースの鑑定とは質的に異なっていると見て，前者のタイプの鑑定に関与するのを拒否し，「何よりも先ず害するなかれ」というHippocratesの教義を引用する者（Radelet & Barnard, 1986年[161]）がある。ところがこの重要なガイドラインはAMAの医的倫理の原則から除外されている。関与すべきかどうかの倫理的境界を明瞭に定義するためには，司法精神科医が提供する臨床的情報が裁判官による判決の中に単純に変換されるわけではないということを理解する必要がある。精神科専門家が臨床的データと意見を提供するのは，もっぱら意思決定者の事実認定手続に情報を提供するためである（Schowalter, 1990年[191]）。司法精神科医は，法システムが意思決定の権威を捨ててこれを専門家に委ねる傾向につき懸念を表明することが多いが，臨床所見が事実認定者の決定の重要な要素となる手続きにおいては，提供された意見が専門家の専門意見の範囲に明確に限られ，事実認定者の領域を侵犯しない限り，そうした手続に関与するのが倫理的である（Schowalter & Bonnie, 1984年[193]）。徹底した当事者対抗主義手続が，究極の決定は事実認定者が行うというアメリカ法学の強力な主張と相俟って，これにかかわる司法精神科医の倫理的廉潔性（integrity）の維持を現実に促進しているのである。

　先に記したFord事件における連邦最高裁の判決は，精神障害のある死刑監房囚の評価に関する二重代理性の問題を解決するための基礎を確立したといわれる。しかし，Ewing（1987年[40]）もSchowalter（1992年[192]）も，無能力の死刑監房囚の精神科治療をすることは単に彼を評価することとは明らかに異なった問題であるとしている。処刑を実行する目的で法的能力を回復させることに精神医学的に関与するという問題は，Appelbaum（1986年[8]）にとってさえ倫理的問題および代理人問題の双方を引き起こす最大の問題なのである。これに対するよく知られた解決は，前述したように，無能力の既決囚の判決を州が減軽して終身刑にするというものであった（Heilbrun, 1987年[65], Miller, 1990年[109]）。この問題に対する他の解決は，刑法学者Bonnieの提唱によるが，有罪判決を受けた囚人に精神科治療が有益か有害かを決めさせることによって，リビング・ウイル（living will）の概念を適用するというものである（Bonnie,

1990年[21]）。すなわち囚人は，精神能力の状態に問題がないときに，そのような法的手段によって，能力を回復させる治療を選択するという記録を残すことができる。こうして，精神疾患を長く患うかまたは終身刑よりもむしろ死を合理的に選ぶ方式が確立される。このようなアプローチは，精神的能力の問題が監房囚の死が予定された日に接着して起こったとしても，精神科的評価や意見形成を必要とするような事態を有効に防いでくれるのである。1980年代以降アメリカで，いわゆる正義モデルを媒介とした新自由主義的理念（単純応報 Just Desert）を推進してきた刑法学者にして，初めて思いつき得る提案といえようか。

　ところで精神的能力に問題のない死刑囚は現に処刑されている。もしも死刑というものに何らかの意味があるとすれば，この能力障害を治療することにも相応の意味があるのでなければならない。実際 Miller によると，Resnick は訴訟能力の評価（従って治療）と受刑能力の治療との間に倫理上何ら差がないといっている。Goldstein, N. は「精神科医の仕事とは，人々を援助して現実に対処させ，彼らが責任を持って行動するよう助けるということである。このことは囚人が死刑に対処するのを援助することも含むであろう」[50]といっている。精神科医としては統合失調症であれ，拘禁反応であれ，障害から解放された状態または障害のより少ない状態を目指して治療するのが通常であろう。治療結果をどのように判断するかは事実認定者の仕事である（Schowalter, 1990年[191]）。にもかかわらず，裁判所による量刑の最終判断が死刑であった場合に限って，精神科医は処刑を実行する目的で法的能力を回復させることに関与したといって非難されることになるのである。

IX-7　死刑囚の評価（鑑定）と治療に関する日本の議論

IX-7-a　訴訟能力の議論と受刑能力の議論の比較

　わが国では上述のような議論は見られない。そこで，問題は訴訟能力であって受刑能力ではないが，第2編第1章の症例を用いてアメリカの議論をなぞっ

て見よう。この症例の罪名は殺人,死体遺棄であるが,次のようになる。

　①起訴前鑑定(正常,訴訟能力有り)→殺人,死体遺棄による起訴→②第1審鑑定(拘禁神経症,訴訟能力有り)→第1審死刑判決→③第2審鑑定(人格障害＋拘禁反応,訴訟能力有り)→第2審死刑判決→④最高裁鑑定(拘禁性精神病,訴訟能力無し)→⑤医療刑務所→⑥最高裁鑑定(ほぼ治癒,訴訟能力有り)→間もなく再発→⑦被告側意見書(精神病疑い,訴訟能力無し)→⑧最高裁鑑定(詐病に近接する拘禁反応,訴訟能力有り)→死刑確定→⑨執行前鑑定

　以上の「結局は死に繋がる連鎖」を構成している精神科医の関与は,6通の鑑定書と1通の意見書(①〜④,⑥〜⑧)および1回の治療(⑤)である。鑑定書と意見書ではいずれにおいても現在症(訴訟能力)が中心問題になっている。これを例として用いると,アメリカで議論されているのはおよそ以下のようなことである。死刑に繋がる手続(①〜⑨)のどれひとつであれ,そもそも関与すべきかどうか。関与するとすればどちら側(検察側,被告側)ならよいか。連鎖の初期段階には倫理的問題はないとする人が多いが,そうだとすると「死刑に近過ぎる」ので倫理的問題が生ずるのはどこからか。ドミノ倒しの第1牌は①であるが,弁護士がついていない条件下の鑑定という制度上の問題は別として,これに倫理的問題はないであろうか。被告人が起訴されて死刑判決を受ける可能性は,この段階で十分予見できたのではないか。②と③は連鎖の初期だから倫理的問題がないのか。いずれも加重事由となる証拠と意見を提出して,死刑判決の基礎を提供したので問題があるのか。④は訴訟能力を否定することによって善をなした(死を遅延させた)のか。⑤は訴訟能力を回復させることにより被告人に危害を及ぼしたのか(なお,死刑ケースでも訴訟能力を回復させる治療はアメリカでも普通のことで,倫理的に問題とされることはほとんどない)。⑥は「死刑執行に近過ぎる」段階で訴訟能力肯定の評価をしたので倫理的に問題がある(Bloche[19])のか。⑦は「死刑執行に近過ぎる」段階の評価ではあるが,被告人側に立ち,しかも訴訟能力を否定したので問題がないのか。⑧は「死刑執行に近過ぎる」段階での評価に関与し,訴訟能力を肯定したので倫理的に問題が大きいのか。⑨については著者は詳細を知らないが,仮にこういうものが行われるとすると,制度こそ異なるがそれはアメリカでいう受刑能力の鑑定に相当するであろう。果たしてこれに関与すべきかどうか。

関与して受刑能力を否定するのが善で，肯定するのは刑執行の最後の障壁を取り払うので「殺人の道徳的等価物」(Pellegrino[157])になるのか。関与したのは受刑能力を否定する可能性があったからで，受刑能力を肯定する可能性も予見可能ではあったが，誠実に鑑定した結果受刑能力を残念ながら肯定せざるを得なかったのであるから，倫理的に問題はない(Foot[45])というべきではないか。受刑能力がない場合はその治療をするべきか（するとなれば，おそらく医療刑務所がその治療をするのであろう），その治療は（⑤とは比較にならないほど決定的に）倫理に反するか。死刑囚の評価や治療に関与するのであれば，仮釈放の可能性のない終身刑への減軽を必須の条件とするべきか。このようなことがアメリカでは，受刑能力を中心にして広汎に議論されているのである。

　以上のような議論を受刑能力に関して戦わせ，Madrid 宣言後もアメリカでは，司法精神科医の間に当分コンセンサスは得られそうもないといわれている。物事を緻密に分析して，議論するのはよいことであるが，問題の立て方のいくつか（例えば，Bloche が前提にしているような，死に繋がる連鎖のうち死に近いところから倫理的問題が発生するという考え方）に疑問を感じる。著者自身の考えは Goldstein, N. のそれに近い。Schowalter の意見にもほぼ賛成できる。Weinstock の意見は傾聴に値するが，結局，最終的には個別例に応じて，個人倫理により相反する態度や価値の間でバランスを取るというのが強みでもあれば難点（曖昧）でもある。

　「精神鑑定の結果，鑑定を受けた人が死刑になることは医師のモラルに反しませんか？」という質問に答えるに当って，吉川，2009年[247]は Madrid 宣言(The Declaration of Madrid, 1996年──文献6の付録参照）を引用している。特殊事項への指針として，死刑に関しては「いかなる状況下であっても，精神科医は，法的に認可された処刑や，死刑執行のための能力評価に関与すべきではない」というものである。これは，精神科医は処刑そのもの（最近のアメリカでは注射による処刑が大多数を占めている）はもちろん受刑能力の鑑定に（従っておそらく治療にも）関与すべきでないといっているのである。因みに，AMA は精神科医が受刑能力を回復させる治療に関与することに反対しているが，受刑能力の鑑定に関与することを認めていることはすでに述べた。処刑自体には精神科医を必要としないであろうが，処刑の多くが注射殺となったアメ

リカでは医師の協力（薬物の調整，心電図の確認，血管が探し難い時は医学的処置を要するなど）なしに処刑を実施するのは難しい。従来も死を確認する立会い医師は必要であった。今日の日本でも立会い医師を必要としている。そうすると，Madrid 宣言の要請は，精神科医は処刑に関与すべきでないが，他の科の医師は関与せよということになろう。従ってこれを禁ずることは死刑を禁ずることを意味するであろう。受刑能力の評価についても，評価をすれば有能力者の処刑に繋がるであろうし，評価をしなければ無能力者の処刑に目をつぶることになるであろう。Madrid 宣言はおそらく死刑廃止を目指しているとしか考えられない。

　吉川はパーソナリティ障害者に関連して，「鑑定を行う精神科医は，死刑執行のための能力評価を行う可能性がきわめて高くなります」というのであるが，この「死刑執行のための能力評価」とは裁判所が命ずる通常の精神鑑定（上記の②，③，④，⑥および⑧）ではなくて⑨であろう。これはふつうの精神科医には開かれていない。死刑既決囚は，理屈からいえば，科せられているのは死のみであるから，本来なら解放されて自由に暮らし，呼び出しがあったとき，これに応じて出頭して処刑されるのが筋であるが，そうも行かないので，拘置所長の監視下に置かれているのである。この間の囚人の健康状態とりわけ精神状態に関しては法務省矯正局が情報を管理している。おそらく拘置所長を通じてであろう。拘置所長は，これもおそらく，拘置所の職員である法務技官精神科医の意見を重視するであろう。つまり，受刑能力は法務技官精神科医が評価しているのである。

　Madrid 宣言が勧告しているのは，処刑それ自体に関与することはいうまでもなく，「死刑執行のための能力評価」すなわち受刑能力の鑑定，再度言い換えれば先の一連の過程の⑨に関ることの禁止である。アメリカで議論しているのもこの受刑能力の鑑定であり，場合によってはその治療の是非であることはすでに詳しく述べてきた。

　吉川はさらに，「もし，統合失調症という診断がなされ，その症状が事件に関与していた可能性がわずかでも否定できない場合は，鑑定人はマドリード宣言に従って，できるだけ被告人を医療につなげるような鑑定結果を導くのが医師としての倫理に従った行動であり，それは，鑑定人であっても免れないもの

ではないでしょうか」といっている。「その症状が事件に関与していたか」どうかを問題にしているところから見ると，これは受刑能力ではなく責任能力の鑑定であろう。Madrid 宣言は世界精神医学会（WPA：World Psychiatric Association）の宣言で，近くは 2005 年 Cairo における同学会総会でも確認されている。WPA が訴訟能力や責任能力を評価することを禁止するとは考えられない。わが国でもドイツでもアメリカでもこれらの評価が倫理に反するとは考えられていない。むしろこれらの能力を評価しない方が倫理に反するであろう。「被告人を医療につなげるような鑑定結果を導く」というのは確信的な治療バイアスである。Diamond の立場に近いかもしれない。もしも，鑑定人がどうしてもそうしたいと考えるのであれば，Diamond のように，鑑定人は自分がそのような信条（バイアス）を持っていることを裁判所に対して明らかにするべきであろう。さもなければ，事実認定者の判断を密かに先取りすることになりかねない。そして，上のような信条を持っているのであれば，そのような鑑定意見は（早期治療が望ましいから）結局は死に繋がる可能性のある連鎖の中でなるべく早い時期に形成されるほどよいということになる。そうすると死刑の可能性のある訴訟過程においては，連鎖の初期の鑑定，すなわち起訴前鑑定，第一審鑑定の重要性が増すことになる。しかし，これらの鑑定において，つねに「医療に繋げるような鑑定結果を導く」精神科医は，検察庁や裁判所からの信頼を保持し続けることができるであろうか。さらに，被告人が統合失調症でなく，鬱病や拘禁反応や詐病が疑わしい場合であった時はどうするのであろうか。

IX-7-b　小説に現れた受刑能力の評価と治療

わが国で，受刑能力の評価あるいは受刑能力のない者の治療に関して考察した論文を著者は知らない。学術論文でなく小説ではあるが，加賀乙彦[81]（小木貞孝の筆名）がその著作『宣告』（新潮社，1979 年，新潮社文庫，上，中，下，2003 年）においてこの問題に触れている。小説では近木という名の若い法務技官精神科医が拘置所において死刑囚の診断や治療をしている。近木の言説は小木が論文で述べているものに非常に近いが，フィクションであるので，近木と

小木を同一視することはできない。ここでは作中人物近木の言説を取り上げる。

死刑確定囚の能力評価について、近木は次のように述べている。「楠本［著者注：死刑確定囚］が依然として心神喪失には該当せずと言ったことで、あの男の死を正当化したという思いが取り切れない不快な澱（おり）のように胸にこびりついている。この不快にいわれがないとは承知していた。精神医学の常識にもとづくと楠本の墜落症状は心神喪失という法律用語にまず相応しない。にもかかわらず、彼は自分が処刑に加担した気がするのだった」（上記文庫下, pp. 298-299）というのである。おそらく拘置所長からの精神状態の照会に対して上記のように回答したのであろう。法務技官の理性はこの回答を肯定するが、精神科医の感情がこれに異議を唱えているのかもしれない。実際 Madrid 宣言はこの能力評価を禁じているのである。しかしこうした相克は、所長の質問があったときに初めて感じるべきものではない。精神科医である近木は囚人を患者として治療するであろうが、法務技官としては自分が属する施設に対しさまざまな義務を負っている。例えば、施設に対する囚人の危険性の開示義務、所長を介して法務省矯正局に対する囚人の健康状態の開示義務がそれである。日常の面接は見たところ治療的な役割を果たしているようであるが、同時に危険性の探知、健康状態の確認等の鑑定的な役割を実行している。要するに、鑑定人性が職務として強調される結果、法務技官精神科医の役割の二重性が一般の精神科医よりも強く現れるのである。Madrid 宣言によれば、日本の法務技官精神科医の死刑囚に対する鑑定人性は否定されなければならないであろう。アメリカの AMA の基準ではこうした能力評価は許されている。わが国も刑事訴訟法 479 条 1 および 3 項があるから、死刑の執行時に心神喪失の状態にあるかどうかの評価は必要である。

では、死刑確定囚の治療はどうか。Madrid 宣言は死刑確定囚の評価をすべきでないというくらいであるから、その治療も認めないであろう。AMA は受刑能力の評価は認めているが、無能力の死刑確定囚の治療には反対している。

近木によれば、「法務技官である自分は法律の側に立って、殺人犯であるあの女［著者注：死刑確定囚］が法律のさばきを受けやすいようにあの女の意思に反して治療せねばならぬ。あの女がいまもっとも望んでいることは、死であり忘却であり狂気であり、人間としての一切の条件を棄（す）てさることであり、いや

すでにあの女は人間であることをやめてしまっているのに，裁判官も検事も区長も若い看守も法務技官である自分も，あの女を無理やり人間の次元にひきもどそうとしている」(上，p. 291) というのである。小説では「あの女がいまもっとも望んでいること」が明らかであることになっているが，実際にはこれがもはや証明できない病状になっている。だからこそ Bonnie は，まだ能力のあるうちに治療を欲するかどうかの意思を記録に残すこと (living will の形式で) を考えたのである。Bonnie にとっては，現在の意思が不明であるのに治療をするのは倫理に反することである。しかもその治療の目的たるや，近木によれば，「法律のさばきを受けやすいように」することである。

しかし近木は「ヒステリーとは，危機に遭遇して自分を守りきれなくなった人間が一段と原始的な動物の段階に身を落すことと考えられている」(下，p. 321) というのであるから，一般的にはこれを人間に引き戻し，危機にも当面できるように治療しなければならないと考えるのが合理的である。現に近木は「監獄にも病人がいるから治さなくちゃならない」(下，p. 328) という。近木は，楠木が「動物の段階に身を落す」ことにより生き永らえるのがよいとは考えなかったのではなかろうか。動機の詳細は不明であるが，近木は楠木に依頼されたわけでもないのに，彼の処刑の立会人になることを希望している。

近木は死刑に関して両価的ではあるが，それに意味がないと感ずる傾向が強い。「しかし何という病人たちだろう。それを治すってことが無意味な場合がある。たとえば死刑囚がノイローゼになるとする。それを治すのがぼくの務めだけど，治したところで，彼をおとなしく刑場へ行かせる意味しかないんだ」(下，p. 328) と嘆く。日本の法務技官精神科医は Madrid 宣言に反しても死刑確定囚の治療をしなければならない。しかし近木自身はこの治療を，従って治って刑に服すること自体を無意味だと感じている。この感覚は死刑の意義を認めない考え方に親近性を持つであろう。精神障害のない死刑囚 (治った死刑囚と等価である) が「おとなしく刑場へ行」くことにも意味がないということになるからである。近木が法務技官を辞めると，死刑制度の反対者になることが予想される。

以上でこの章を終わりにする。受刑能力に関しては全ては今後の課題といわなければならない。なにしろ議論の集積がないに等しいのであるから。

第1編文献

1) American Academy of Psychiatry and the Law: Ethical Guidelines for the Practice of Forensic Psychiatry. (文献9の付録, pp. 135-140)
2) American Psychiatric Association: Diagnostic and Statistical Manual of Mental Disorders, 3 ed. Am. Psychiatric Association, Washington DC, 1980
3) American Psychiatric Association: Diagnostic and Statistical Manual of Mental Disorders, 3 ed. revised. Am. Psychiatric Association, Washington DC, 1987
4) American Psychiatric Association: Diagnostic and Statistical Manual of Mental Disorders, 4 ed. Am. Psychiatric Association, Washington DC, 1994 (高橋三郎, 大野裕, 染谷俊幸訳：DSM-IV 精神疾患の診断・統計マニュアル. 医学書院, 東京, 1996)
5) American Psychiatric Association: Quick Reference to the Diagnostic Criteria from DSM-IV-TR. Am. Psychiatric Association, Washington DC, 2000 (高橋三郎, 大野裕, 染谷俊幸訳：DSM-IV-TR, 精神疾患の分類と診断の手引. 医学書院, 東京, 2002)
6) American Psychiatric Association: The principles of medical ethics with annotations especially applicable to psychiatry. In: Psychiatric Ethics, 4 ed. (ed. by Bloch, S. & Green, S. A.). Oxford Univ. Press, Oxford, pp. 520-526, 2009
7) Anderson, E. W., Trethowan, W. H., & Kenna, J. C.: An experimental investigation of simulation and pseudo-dementia. Acta Psychiatr. Neurol. Scand., 34; 5-42, 1959
8) Appelbaum, P. S.: Competence to be executed; another conundrum for mental health professionals. Hosp. Com. Psychiatry, 37; 682-684, 1986
9) Appelbaum, P. S.: The parable of the forensic psychiatrist: ethics and the problem of doing harm. Int. J. Law Psychiatry, 13; 249-259, 1990
10) Appelbaum, P. S.: Ethics in evolution: the incompathibility of clinical and forensic functions (editorial). Am. J. Psychiatry, 154; 445-446, 1997
11) Appelbaum, P. S.: A theory of ethics for forensic psychiatry. J. Am. Acad. Psychiatry Law, 25; 233-247, 1997
12) Appelbaum, P. S., Jick, R., & Grisso, T.: Use of post-traumatic stress disorder to support an insanity defense. Am. J. Psychiatry, 150; 229-234, 1993
13) 飛鳥井望：「甦った記憶」と「偽りの記憶」をめぐる論争. 精神療法, 24(4), 1998. 飛鳥井望：PTSDの臨床研究——理論と実践. 金剛出版, 東京, pp. 151-162, 2008 所収
14) Bender, S. D.: Malingered traumatic brain injury. In: Clinical Assessment of Ma-

lingering and Deception, 3 ed. (ed. by Rogers, R.). Guilford, New York, pp. 69-86, 2008
15) Birnbaum, K.: Psychosen mit Wahnbildung und wahnhafte Einbildungen bei Degenerativen. Carl Marhold, Halle a S, 1908
16) Birnbaum, K.: Simulation und vorübergehende Krankheitszustände auf degenerativem Boden. Ärztl. Sachv-ztg., 15; 48-52, 1909（中田修訳：古典紹介．精神医学，20; 663-670, 1978）
17) Birnbaum, K.: Kriminalpsychologie und psychobiologische Verbrecherkunde. 2 Aufl., Springer, Berlin, 1931
18) Black, B.: Evolving legal standards for the admissibility of scientific evidence. Science, 239; 1508-1512, 1988
19) Bloche, G. M.: Psychiatry, capital punishment and the purpose of medicine. Int. J. Law Psychiatry, 16; 301-357, 1993
20) 朴光則・山上皓：拘禁反応．臨床精神医学講座 19, 司法精神医学・精神鑑定（風祭元，山上皓責任編集）．中山書店，東京, pp. 361-369, 1998
21) Bonnie, R. J.: Dilemmas in administering the death penalty: Conscientious abstention, professional ethics and the needs of the legal system. Law Hum. Behav., 14; 67-90, 1990
22) Bourg, S., Connor, E. J., & Landis, E. E.: The impact of expertise and sufficient information on psychologists' ability to detect malingering. Behav. Sci. Law., 13; 505-515, 1995
23) Braun, E.: Psychogene Reaktion. In: Handbuch der Geisteskrankheiten (Hrsg. von Bumke, O.). 5 Bd. Spez Teil I. Springer, Berlin, S. 112-226, 1928
24) Buckhout, R.: Eyewitness testimony. Scientific American, 231; 23-31, 1974
25) Chodoff, P.: The responsibilities of psychiatrists to society. In: Law and Ethics in the Practice of Psychiatry (ed. by Hofling, C. K.). Brunner/Mazel, New York, pp. 225-238, 1981
26) Crown, S.: "On being sane in insane places"：A comment from England. J. of abnormal Psychology, 84; 453-455, 1975
27) Cunningham, M. D.: Competence to be executed. In: Forensic Mental Health Assessment. A Casebook (ed. by Heilbrun, K., Marczyk, G. R., & DeMatteo, D.). Oxford Univ. Press, Oxford, pp. 96-114, 2002
28) Curran, W. J. & Pollack, S.: Mental health justice: Ethical issues of interdisciplinary cooperation. In: Forensic Psychiatry and Psychology: Perspectives and Standards for Interdisciplinary Practice (ed. by Curran, W. J., McGarry, A. L., & Shah, S. A.). F. A. Davis, pp. 61-73, 1985
29) DeClue, G.: Feigning≠Malingering: A case study. Behav. Sci. Law, 20; 717-726, 2002
30) Diamond, B. L.: The psychiatrist as advocate. J. Psychiatry Law, 1; 5-21, 1973

31) Diamond, B. L.: Reasonable medical certainty, diagnostic thresholds, and definitions of mental illness in the legal context. Bull. Am. Acad. Psychiatry Law, 13; 121-128, 1985
32) Diamond, B. L.: The psychiatric expert witness. Honest advocate or "hired gun"? In: Ethical Practice in Psychiatry and the Law (ed. by Rosner, R. & Weinstock, R.). Plenum, New York, pp. 75-84, 1990
33) Diamond, B. L.: The forensic psychiatrist: consultant versus activist in legal doctrine. Bull. Am. Acad. Psychiatry Law, 20; 119-132, 1992
34) Dietz: Simulation von Geistesstörung. Typus: Copie des Kindes. 1.5 jährige "Lähmung". Allg. Zeitschr. Psychiat., 53; 1-24
35) Drob, S. L.: The lessons from history: Physicians' dual loyalty in the Nazi death camps. In: Review of Clinical Psychiatry and the Law. Vol. 3 (ed. by Simon, R. I.). Am. Psychiatric Press, Washington DC, pp. 167-171, 1992
36) Dwyer, J.: Conflicting loyalties in the practice of psychiatry: Some philosophical reflections. In: Review of Clinical Psychiatry and the Law, Vol. 3 (ed. by Simon, R. I.). Am. Psychiatric Press, Washington DC, pp. 157-166, 1992
37) Editorial: Expert or not. Science, 241; 7, 1988
38) Eissler K: Malingering. In: Psychoanalysis and Culture (ed. by Wilbur, G. B. & Muensterberger, W.). Int. Univ. Press, New York, 1951
39) Enoch, D.: Hysteria, malingering, pseudologia phantastica, Ganser syndrome, prison psychosis and Munchausen's syndrome. In: Principles and Practice of Forensic Psychiatry (ed. by Bluglass, R. & Bowden, P.). Churchill, Livingstone, pp. 805-818, 1990
40) Ewing, C. P.: Diagnosing and treating "insanity"on death row; Legal and ethical perspectives. Behav. Sci. Law, 5; 175-185, 1987
41) Faulk, M.: Mental illness and forensic psychiatry: The functional psychoses and neuroses. In: Basic Forensic Psychiatry, 2 ed. Blackwell Scientific Publications, Oxford, 1994
42) Faust, D. & Ziskin, J.: The expert witness in psychology and psychiatry. Science, 241; 31-35, 1988
43) Fawler, R. D. & Matarazzo, J. D.: Psychologists and psychiatrists as expert witnesses. Science, 241; 1143, 1988
44) Foot, P.: Utilitarianism and the virtues. Proceedings and Addresses of the Am. Philosophical Association, 57; 273-283, 1983
45) Foot, P.: Ethics and the death penalty. Participation by forensic psychiatrists in capital trials. In: Ethical Practice in Psychiatry and the Law (ed. by Rosner, R. & Weinstock, R.). Plenum, New York, pp. 207-217, 1990
46) Fürstner,: Ueber Simulation geistiger Störungen. Arch. Psychiatrie, 19; 601-609, 1888

47) Ganser, S.: Ueber einen eigenartigen hysterischen Dämmerzustand. Arch. Psychiat Nervenkrht., 30; 633-640, 1898（中田修訳：古典紹介．精神医学，16; 603-609, 1974)
48) Ganser, S.: Zur Lehre vom hysterischen Dämmerzustande. Arch. Psychiat. Nervenkrh., 38; 34-46, 1904
49) Geller, J. L., Erlen, J., Kaye, N. S., et al.: Feigned Insanity in nineteenth-century America: Tactics, trials, and truth. Behav. Sci. Law, 8; 3-26, 1990
50) Goldstein, N.: Malingering and the evaluation of competency to stand trial. In: Critical Issues in American psychiatry and the Law, Vol. 5, Criminal Court Consultation (ed. by Rosner, R. & Harmon, R. B.). Plenum, New York, pp. 223-258, 1989
51) Goldstein, R. L.: High noon in the courtroom: An overview of the psychiatric expert as hired gun. In: Review of Clinical Psychiatry and the Law, Vol. 3 (ed. by Simon, R. I.). Am. Psychiatric Press, Washington DC, pp. 183-192, 1992
52) Goodwin, D., Alderson, P., & Rosenthal, R.: Clinical significance of hallucinations in psychiatric disorders: A study of 116 hallucinatory patients. Arch. Gen. Psychiatry, 24; 756-780, 1971
53) Göppinger, H.: Das Verfahren. In: Hndb. der Forensischen Psychiatrie. Bd. II. Springer, Berlin, S. 1531-1573, 1972
54) Gruhle, H.: Gutachtentechnik. Springer, Berlin, 1955（中田修訳：グルーレ精神鑑定．文光堂，東京，1957)
55) Gudjonsson, G. H.: The Psychology of Interogations, Confessions and Testimony. John Wiley & Sons, 1992（庭山英雄，渡部保夫，浜田寿美男，他訳：取調べ・自白・証言の心理学．酒井書店，東京，p. 14, 1994)
56) Gutheil, T. G.: The psychiatrist as expert witness. Am. Psychiatric Press, Washington DC, 1998
57) Gutheil, T. G.: Ethics and forensic psychiatry. In: Psychiatric Ethics, 4 ed. (ed. by Bloch, S. & Green, S. A.), Oxford Univ. Press, Oxford, pp. 435-452, 2009
58) Gutheil, T. G. & Appelbaum, P. S.: Clinical Handbook of Psychiatry and the Law, 3 ed. Lippincott, Williams & Wilkins, Philadelphia, 2000
59) Gutheil, T. G., Bursztajn, H., Prodsky, A., et al.: Decision Making in Psychiatry and the Law. Williams & Wilkins, Baltimore, 1991
60) Gutheil, T. G. & Simon, R. I.: Mastering Forensic Psychiatric Practice. Advanced Strategies for the Expert Witness. Am. Psychiatric Press, Washington DC, 2002
61) Halleck, S. L., Appelbaum, P., Rappeport, J., et al.: Psychiatry in the sentencing process: A report of the task force on the role of psychiatry in the sentencing process. In: Issues in Forensic Psychiatry. APP, Washington DC, 1984
62) 原田憲一：精神科学的労働災害における「薄い頭骨」則の検討．平成13年度認定要件設定等のための調査研究報告書，2002

63) 原田憲一：精神科診断学はどこに向かうのか——開いた診断学を求めて．林拓二・米田博編：専門医のための精神科臨床リュミエール3，操作的診断 vs 従来的診断．中山書店，東京，2008
64) 畑下一男：頭部外傷後の神経症．現代精神医学大系，第13巻B器質精神病 II 頭部外傷および後遺症（猪瀬正・大月三郎・中澤恒幸編）．中山書店，東京，pp. 263-286, 1975
65) Heilbrun, K. S.: The assessment of competency for execution; an overview. Behav. Sci. Law, 5; 383-396, 1987
66) Heilbrun, K., Marczyk, G. R., & DeMatteo, D.: Miranda rights waiver. In: Forensic Mental Health Assessment. A Case Book (ed. by Heilbrun, K., Marczyk, G. R., & DeMatteo, D.). Oxford Univ. Press, Oxford, pp. 12-36, 2002
67) Hellerstein, D., Frosch, W., & Koenigsberg, H. W.: The clinical significance of command hallucinations. Am. J. Psychiatry, 144; 219-225, 1987
68) Helmchen, H.: Ethische Fragen in der Psychiatrie. In: Psychiatrie der Gegnwart. 3 Aufl. Bd. 2 (Hrsg. von Kisker, K. P., Lauter, H., Meyer, J.-E., et al.) Springer, Berlin, 1986
69) Henderson, D. & Batchelor, I. R.: Henderson and Gillepsie's Textbook of Psychiatry. Oxford Univ. Press, London, p. 155, 1962
70) Henneberg, R.: Uber das Gansersche Symptom. Allg. Z. Psychiat., 61; 621-659, 1904
71) (The) Hippocratic oath. In: Psychiatric Ethics, 4 ed. (ed. by Bloch, S. & Green, S. A.). Oxford Univ. Press, Oxford, pp. 511-512, 2009（厚生省医務局医事課監訳：ヒポクラテスの誓い．アメリカ大統領委員会　生命倫理総括レポート．篠原出版，東京，pp. 150-151, 1984）
72) 広瀬貞雄・原田一彦：強盗殺人犯にみられた詐病の一鑑定例．犯罪誌，51; 163-171, 1985
73) 法務省法務総合研究所：平成22年版犯罪白書——重大事犯者の実態と処遇．佐伯印刷，東京，pp. 49, 51, 2010
74) 保崎秀夫：虚偽性障害，詐病．司法精神医学2（総編集　松下正明），刑事事件と精神鑑定（編集　山内俊雄・山上皓・中谷陽二），中山書店，東京，pp. 249-255, 2006
75) 福岡高判平成12・5・9：暴行を受けたことによる心的外傷後ストレス症候群による傷害罪の成立が否定された事例．判例時報，1728; 159-163, 2001
76) 福島章：拘禁反応．現代精神医学大系，第6巻B，神経症と心因反応 II（懸田克躬，大熊輝雄，島薗安雄他編）．中山書店，東京，pp. 115-141, 1976
77) Hundert, E. M.: A model for ethical problem solving in medicine with practical applications. Am. J. Psychiatry, 144; 839-846, 1987
78) Hundert, E. M.: Competing medical and legal ethical values. Balancing problems of the forensic psychiatrist. In: Ethical Practice in Psychiatry and the Law (ed. by

Rosner, R. & Weinstock, R.). Plenum, New York, pp. 53-72, 1990
79) 井上典之：貧しい刑事被告人の精神科医へのアクセスとデュー・プロセス条項――Ake v. Oklahoma, 105SCt1987（1985）．判例タイムズ，611; 112-115, 1986
80) Junginger, J.: Predicting compliance with command hallucinations. Am. J. Psychiatry, 147; 245-247, 1990
81) 加賀乙彦：宣告．新潮社，東京，1979，新潮社文庫，上，中，下，2003
82) 加賀乙彦：死刑囚と無期囚の心理．金剛出版，東京，2008
83) 影山任佐：司法精神医学の基本問題――刑事精神鑑定を中心に．司法精神医学 6（総編集 松下正明），鑑定例集（編集 山内俊雄，山上皓，中谷陽二）．中山書店，東京，pp. 155-161, 2006
84) 加藤新太郎：因果関係の割合的認定．判例タイムズ，633; 46-58, 1987
85) 加藤新太郎・畔柳達雄・前田順司，他（座談会）：民事訴訟における専門的知見の導入――鑑定の効果的利用を中心として．判例タイムズ，1010; 4-41, 1999
86) Kaufmann, A.: Das Problem der Abhängigkeit des Strafrichters von medizinischen Sachverständigen. Juristen Zeitung, 23; 1065-1072, 1985（上田健二訳：刑事裁判官の医学鑑定人依存性の問題．刑法雑誌，27; 681-708, 1986）
87) 河村吉晃：身体に対する加害行為によって生じた損害について被害者の心因的要因が寄与している場合と民法 722 条 2 項の類推適用．判例タイムズ，706; 100-101, 1989
88) 木川統一郎：警鐘――日本の鑑定実務の方向は間違っていないか．判例タイムズ，1141; 72-80, 2004
89) 木川統一郎：2 人の鑑定人が責任能力なしと鑑定している場合に，裁判所が完全責任能力ありと判定することは許されるか．判例タイムズ，1285; 13-21, 2009
90) 菊池道子：司法心理学．司法精神医学 2（総編集 松下正明），刑事事件と精神鑑定（編集 山内俊雄・山上皓・中谷陽二），中山書店，東京，pp. 309-315, 2006
91) 北見公一：交通事故後に PTSD は起こりえるか？賠償科学，27, 91-99, 2002
92) 小木貞孝：拘禁状況の精神病理――とくに異常体験反応を中心として．異常心理学講座 5 社会病理学（井村恒郎・懸田克躬・島崎敏樹他編）みすず書房，東京，pp. 279-347, 1965．小木貞孝：死刑囚と無期囚の心理．金剛出版，東京，1974 所収および文献 82）所収
93) 小木貞孝：拘禁反応の心因性の前書き．小木貞孝：死刑囚と無期囚の心理．金剛出版，東京，p. 6, 1974 および文献 82）の同頁，2008
94) 小泉隆徳：詐病という病識錯誤について．精神医学，10; 801-806, 1968
95) 小西聖子：犯罪被害者の精神的援助について――犯罪により心的外傷を受けた被害者への援助の研究の歴史と実践．犯罪誌，61; 108-121, 1995
96) Kretschmer, E.: Medizinische Psychologie. 10 Aufl. Thieme, Stuttgart, 1950（西丸四方・高橋義夫訳：医学的心理学 I, II．みすず書房，東京，1955）
97) 窪田充見：被害者の素因と寄与度概念の検討――不法行為法上の損害賠償決定過程についての一考察．判例タイムズ，558; 37-65, 1985

98) 窪田充見：鞭打ち症において被害者の心因的要因の寄与を理由として割合的減責が認められた事例．判例時報，1288, 203-207, 1988
99) Kucharski, L. T., Ryan, W., Vogt, J., et al.: Clinical symptom presentation in suspected malingering: An empirical investigation. J. Am. Acad. Psychiatry Law, 26; 579-585, 1998
100) Loftus, E. F.: Eyewitness Testimony. Harvard Univ. Press, Cambridge, 1979（西本武彦訳：目撃者の証言．誠信書房，東京，1987）
101) 前田均・西内布子・鈴木英鷹他：外傷後ストレス障害の賠償医学的問題点──交通事故後の精神障害の鑑定例から．賠償科学，27; 100-109, 2002
102) Mayer-Gross, W., Slater, E., & Roth, M.: Clinical Psychiatry, 2 ed. Cassell, London, p. 290, 1960
103) McGarry, L., et al.: Competency to stand trial and mental illness: Assessment instrument（Natl. Inst. Mental Health, 1973）. In: Law, Psychiatry and the Mental Health System（ed. by Brooks, A. D.）. Little, Brown, Boston, 1974
104) Melton, G. B., Petrila, J., Poythress, N. G., et al.: Competency to be sentenced and executed. In: Psychological Evaluation for the Courts, 2 ed.（ed. by Melton, G. B., Petrila, J., Poythress, N. G., & Slobogin, C.）. Guilford, New York, pp. 180-185, 1997
105) Mendelson, D.: The expert deposes, but the court disposes: The concept of malingering and the function of a medical expert witness in the forensic process. Int. J. Law Psychiatry, 18; 425-436, 1995
106) Menninger, K. A.: Psychology of a certain type of malingering. Arch. Neurol. Psychiatry, 33; 507-515, 1935
107) Merten, T.: Fragen der neuropsychologischen Diagnostik bei Simulationsverdacht. Fortschr. Neurol. Psychiatrie, 70; 126-138, 2002
108) Meyerson, A. T.: Conditions not attributable to a mental disorder. In: Comprehensive Textbook of Psychiatry, V, Vol. 2（ed. by Kaplan, H. I. & Sadock, B. J.）. Williams & Wilkins, Baltimore, pp. 1396-1399, 1989
109) Miller, R. D.: Ethical issues involved in the dual role of the treater and evaluator. In: Ethical Practice in Psychiatry and the Law（ed. by Rosner, R. & Weinstock, R.）. Plenum, New York, pp. 129-150, 1990
110) 三浦百重：大本教事件（鑑定書）．内村祐之・吉益脩夫監修．福島章・中田修・小木貞孝編：日本の精神鑑定，みすず書房，東京，pp. 7-25, 1973
111) 三宅鑛一：監獄と精神病．国家医学雑誌，402; 335-346, 1920
112) 三宅鑛一：佯狂性精神病 Simulationspsychose に就て．医学中央雑誌，19; 161-176, 246-268, 349-364, 417-424, 1921
113) 森健二：交通損害賠償における「あるがまま」．素因減額を中心に．判例タイムズ，1326; 38-53, 2010
114) 森田昭之助：災害によるもの．現代精神医学体系　第6巻B（神経症と心因反応

II）（編集代表者　懸田克躬，編集下坂幸三・諏訪望・西園昌久）．中山書店，東京，pp. 173-195, 1978
115) 森山公夫：心因論批判．現代精神医学解体の論理．岩崎学術出版社，東京，pp. 43-96, 1975
116) 森山成桙：「心的外傷後ストレス障害」の現況．精神医学，32; 458-466, 1990
117) Mossman, D.: Interpreting clinical evidence of malingering: A Bayesian perspective. J. Am. Acad. Psychiatry Law, 28; 293-302, 2000
118) Mossman, D.: Daubert, cognitive malingering, and test accuracy. Law Hum. Behav., 27; 229-249, 2003
119) 村野薫：死刑執行［新版］．洋泉社，東京，1995
120) 中嶋直：死刑執行への精神科医の関与についての文献的調査．精神経誌，104; 229-240, 2002
121) 中嶋聡：「心の傷」は言ったもん勝ち．新潮社新書，2008
122) 中田修：的外れ応答の精神病理について（Vorbeireden の精神病理について．精神医学，5; 789, 1963）．中田修：増補犯罪精神医学．金剛出版，東京，pp. 307-319, 1987 所収．
123) 中田修：的外れ応答とスネル．犯罪誌，36; 156-161, 1973
124) 中田修：古典紹介　解説　ガンゼル著「特異なヒステリー性もうろう状態について」．精神医学，16; 607-609, 1974
125) 中田修：古典紹介　解説．K. ビルンバウム著「詐病と変質性基礎に基づく一過性疾病状態」．精神医学，20; 670-672, 1978
126) 中田修：詐病の精神鑑定について．犯罪誌，52; 88-98, 1986
127) 中田修，小木貞孝：特異な妄想形成を示した拘禁反応の1例——拘禁反応と詐病との関連性について．精神経誌，58; 235-246, 1956．小木貞孝：死刑囚と無期囚の心理．金剛出版，東京，pp. 23-42, 1974 および．文献82）所収．
128) 中田修・山上皓：詐病とヒステリー．臨床精神医学，9; 1199-1205, 1980
129) 中谷陽二：司法精神医学と倫理．臨床精神医学講座，S. 12 精神医学・医療における倫理とインフォームド・コンセント（中根允文・松下正明責任編集）．中山書店，東京，pp. 213-227, 2000
130) Nedopil, R.: Begutachtung als Chance. Mschr. Krim., 72; 109-114, 1989
131) Nedopil, R.: Exkurs: Simulation und Aggravation. In: Forensische Psychiatrie, 2 Aufl., Thieme, Stuttgart, S 126-127, 1996
132) 日本精神神経学会　精神保健・医療・福祉システム検討委員会（委員長：浅井邦彦）：「PTSD の診断と補償」に関する提言．精神経誌，104; 241-243, 2002
133) 日本精神神経学会・精神科用語検討委員会（委員長松下昌雄）：精神神経学用語集　改訂6版，新興医学出版社，東京，p. 96, 2008
134) 新美育文：被害者の心因的要因の寄与と民法722条2項の類推適用．ジュリスト，935; 82-84, 1989
135) 西山詮：心因説の社会的意義とその基礎．精神経誌，78; 529-554, 1976

136) Nishiyama, A.: Ethical issues in criminal forensic evaluation. Jpn. J. Psychiatry Neurol., 48 Suppl.; 63-70, 1994
137) 西山詮：刑事精神鑑定の実際．新興医学出版社，東京，2004
138) 西山詮：詐病——日本の司法精神医学の盲点．臨床精神医学，40; 1213-1222, 2011
139) 西山詮：Ganser症候群の凋落と詐病の台頭——19世紀半ば〜20世紀半ばの詐病の議論を現代に蘇生させる試み．精神科治療学，26; 1183-1190, 2011
140) 西山詮：詐病としての反応性空想虚言症．精神経誌，113; 961-976, 2011
141) Nitsche, P. & Wilmanns, K.: Die Geschichte der Haftpsychosen. Zschr. ges. Neurol. Psychiat Ref. u Erg., 3; 353-382, 1911
142) Nitsche, P. & Wilmanns, K.: Die Geschichte der Haftpsychosen. Zschr. ges. Neurol. Psychiat Ref. u Erg., 3; 497-524, 1911
143) 野村章恒：心因性精神病，殊に拘禁性精神病に関する臨床的知見．精神経誌，41; 121-189, 1937
144) 野村好弘：確率的（割合的）因果関係論．判例タイムズ，782; 53-63, 1992
145) Norris, M. P. & May, M. C.: Screening for malingering in a correctional setting. Law Hum. Behav., 22; 315-323, 1998
146) 能見善久：寄与度減責——被害者の素因の場合を中心として．民法・信託法理論の展開（加藤一郎・水本浩編）．弘文堂，東京，pp. 215-252, 1986
147) 小田晋・森田展彰・薩美由貴他：Ganser症候群および偽痴呆．臨床精神医学，23; 191-198, 1994
148) 小賀野晶一：むち打ち症に対する法的対応——最高裁昭和63年4月21日判決（原審東京高裁昭和58年9月29日判決・判例タイムズ515号143頁，第1審東京地裁昭和51年11月15日判決・交通民集9巻6号1554頁）．法律のひろば，41; 56-65, 1988
149) 小賀野晶一：割合的因果関係論——議論の沿革と判例における割合的判断の定着．判例タイムズ，847; 59-64, 1994
150) 小賀野晶一：「あるがまま判決」の検討．賠償医学，20; 25-30, 1995
151) 小賀野晶一：「あるがまま判決」の批判的検討．交通事故賠償の新たな動向．ぎょうせい，東京，pp. 195-218, 1996
152) Ogloff, J. R. P.: The admissibility of expert testimony regarding malingering and deception. Behav. Sci. Law, 8; 27-43, 1990
153) 太田幸雄：頭部外傷の精神医学．医学書院，東京，pp. 30, 37, 93-96, 1971
154) 王雲海：死刑の比較研究——中国，米国，日本．成文堂，東京，2005
155) 王雲海：日本の刑罰は重いか軽いか．集英社新書，東京，2008
156) Pankratz, L.: A necessary assessment exercise. The Clinical Neurolopsychologist, 4; 384-389, 1990
157) Pellegrino, E. D.: Societal duty and moral complicity: The physician's dilemma of devided loyalty. Int. J. Law Psychiatry, 16; 371-391, 1993

158) プラトン：国家（上）．岩波文庫，東京，pp. 34-35, 39, 1979
159) Pollack, S.: Forensic psychiatry. A specialty. Bull. Am. Acad. Psychiatry Law, 2; 1-6, 1974
160) Quen, J. M.: Law and psychiatry in America over the past 150 years. Hosp. Com. Psychiatry, 45; 1005-1010, 1994
161) Radelet, M. & Barnard, G.: Ethics and the psychiatric determination of competency to be executed. Bull. Am. Acad. Psychiatry Law, 14; 37-53, 1986
162) Rappeport, J. R.: Differences between forensic and general psychiatry. Am. J. Psychiatry, 139; 331-334, 1982
163) Raecke, J.: Beitrag zur Kennkniss des hysterischen Dämmerzustandes. Allg. Zeitschr. Psychiat., 58; 115-163, 1901
164) Raecke, J.: Hysterischer Stupor bei Strafgefangenen. Allg. Zeitschr. Psychiat., 58; 409-446, 1901
165) Reichardt, M.: Die psychogenen Reaktionen, einschliesslich der sogenannten Entschädigungsneurosen. Archiv Psychiat. Nervenkrht., 98; 1-129, 1933
166) Resnick, P. J.: Question diagnosis of malingering. AAPL Newsletter, 14; 11-12, 1989
167) Resnick, P. J.: Malingering. In: Principles and Practice of Forensic Psychiatry (ed. by Rosner, R.). Chapman & Hall, New York, 1994
168) Resnick, P. J.: The detection of malingered psychosis. Psychiatr. Clin. North Am., 22; 159-172, 1999
169) Resnick, P. J.: Malingering. In: Forensic Mental Health Assessment. A Casebook (ed. by Heilbrun, K., Marczyk, G. R., & Dematteo, D.). Oxford Univ. Press, New York, pp. 481-510, 2002
170) Resnick, P. J.: Guidelines for evaluation of malingering in PTSD. In: Posttraumatic Stress Disorder in Litigation. Guidelines for Forensic Assessment, 2 ed. (ed. by Simon, R. I.). Am. Psychiatric Publ., Washington DC, pp. 187-205, 2003
171) Resnick, P. J. & Knoll, J. L.: Malingered psychosis. In: Clinical Assessment of Malingering and Deception, 3 ed. (ed. by Rogers, R.). Guilford, New York, pp. 51-68, 2008
172) Resnick, P. J., West, S., & Payne, J. W.: Malingering of posttraumatic disorders. In: Clinical Assessment of Malingering and Deception, 3 ed. (ed. by Rogers, R.). Guilford, New York, pp. 109-127, 2008
173) Rogers, R.: Development of a new classificatory model of malingering. Bull. Am. Acad. Psychiatry Law, 18; 323-333, 1990
174) Rogers, R.: Structured interview and dissimulation. In: Clinical Assesment of Malingering and Deception, 2 ed. (ed. by Rogers, R.). Guilford, New York, pp. 301-327, 1997
175) Rogers, R.: An introduction to response styles. In: Clinical Assessment of Malin-

gering and Deception, 3 ed. (ed. by Rogers, R.), Guilford, New York, pp. 3-13, 2008
176) Rogers, R.: Structured interview and dissimulation. In: Clinical Assesment of Malingering and Deception, 3 ed. (ed. by Rogers, R.). Guilford, New York, pp. 301-322, 2008
177) Rogers, R.: Detection strategies for malingering and defensiveness. In: Clinical Assessment of Malingering and Deception, 3 ed. (ed. by Rogers, R.), Guilford, New York, pp. 14-35, 2008
178) Rogers, R., Bagby, R. M., & Dickens, S.E.: Structured Interview of Reported Symptoms (SIRS): Professional Manual. Odessa, FL: Psychological Assessment Resources, 1992
179) Rogers, R. & Cruise, K. R.: Assessment of malingering with simulation designs: threats to external validity. Law Hum. Behav., 22; 273-285, 1998
180) Rogers, R., Gillis, J. R., & Bagby, R. M.: The SIRS as a measure of malingering: A validation study with a correctional sample. Behav. Sci. Law, 8; 85-92, 1990
181) Rogers, R., Salekin, R., Sewell, K. W., et al.: A comparison of forensic and nonforensic malingerers: A prototypical analysis of explanatory models. Law Hum. Behav., 22; 353-367, 1998
182) Rogers, R., Sewell, K. W., & Goldstein, A. M.: Explanatory models of malingering. Law Hum., Behav., 18; 543-552, 1994
183) Rogers, R., Sewell, K. W., Grandjean, N. R., et al.: The detection of feigned mental disorders on specific competency measures. Psychol Assessment, 14; 177-183, 2002
184) Rosenhan, D. L.: On being sane in insane places. Science, 172; 250-258, 1973
185) Rosner, R.: Legal regulation of psychiatry and forensic psychiatry. Clarifying categories for clinicians. In: Critical Issues in American Psychiatry and the Law. Vol. 2 (ed. by Rosner, R.). Plenum, New York, pp. 3-17, 1985
186) 佐伯千仭：責任能力の判断について．刑事裁判の諸問題．判例タイムズ社，東京, pp. 3-28, 1982
187) 最高裁第三小法廷決定昭和58・9・13：一　心神喪失又は心神耗弱の判断の性質　二　責任能力判断の前提となる生物学的要素及び心理学的要素についての判断権. 判例時報, 1100, 156-159, 1984
188) 最高裁第一小法廷判決昭和63・4・21：身体に対する加害行為によって生じた損害について被害者の心因的要因が寄与しているときと民法722条2項の類推適用. 判例タイムズ, 667; 99-103, 1988, 同じ表題で判例時報, 1275; 44-49, 1988
189) Schneider, K.: Klinische Psychopathologie. 13 Aufl. Thieme, Stuttgart, 1987（平井静也，鹿子木敏範訳：臨床精神病理学．文光堂，東京，1965．改訂増補第6版の訳）
190) Schorsch, E.: Psychotherapeutische Aspekte bei der forensischen Begutachtung. Psychiat. Prax., 10; 143-146, 1983

191) Schowalter, C. R.: Psychiatric participation in capital sentencing proceedings: Ethical considerations. Int. J. Law Psychiatry, 13; 4, 1990
192) Schowalter, C. R.: Death row inmates: Evaluation and treatment. In: Review of Clinical Psychiatry and the Law, Vol. 3 (ed. by Simon, R. I.). Am. Psychiatric Press, Washington DC, pp. 173-181, 1992
193) Schowalter, C. R. & Bonnie, R. J.: Psychiatrists and capital sentencing; Risks and responsibilities in a unique legal setting. Bull. Am. Acad. Psychiatry Law, 12; 159-167, 1984
194) Schreiber, H.-L.: Juristische Grundlagen. In: Psychiatrische Begutachtung (Hrsg. von Venzlaff U). Fischer, Stuttgart, pp. 3-77, 1986
195) Schwartz, D. W.: The problem of the malingering defendant. In: Critical Issues in American Psychiatry and the Law, Vol. 2 (ed. by Rosner, R.). Plenum, New York, 1985
196) Skeem, J. L., Golding, S. L., Cohn, N. B., et al.: Logic and reliability of evaluations of competence to stand trial. Law Hum. Behav., 22; 519-547, 1998
197) Slovenko, R.: Competence to be executed. In: Psychiatry and Law. Little, Brown, Boston, pp. 114-126, 1973
198) Slovenko, R.: Traumatic neurosis. In: Psychiatry and Law. Little, Brown, Boston, pp. 294-310, 1973
199) Slovenko, R.: To the editor. Am. J. Psychiatry, 155; 308, 1998
200) Slovenko, R.: Introduction. In: Posttraumatic Stress Disorder in Litigation, 2 ed. (ed. by Simon, R. I.). Am, Psychiatric Press, Washington DC, pp. xix-xxix, 2003
201) Smith, G. P.: Brief screening measures for the detection of feigned psychopathology. In: Clinical Assessment of Malingering and Deception, 3 ed. (ed. by Rogers, R.). Guilford, New York, pp. 323-339, 2008
202) Snell, L.: Ueber Simulation von Geistesstörung. Allg. Zeitschr. Psychiatrie, 13; 1-30, 1856
203) Snell, L.: Ueber Simulation der Geistesstörung. Allg. Zeitschr. Psychiatrie, 37; 257-266, 1881
204) Snell, L.: Ueber Simulation der Geistesstörung. Allg. Zeitschr. Psychiatrie, 44; 479-482, 1888
205) Sparr, L. & Pankratz, L. D.: Factitious posttraumatic stress disorder. Am. J. Psychiatry, 140; 1016-1019, 1983
206) Spitzer, R. L.: On pseudoscience in science, logic in remission, and psychiatric diagnosis: a critique of Rosenhan's "On being sane in insane places". J. Abnormal Psychology, 84; 442-452, 1975
207) Stone, A. A.: Competency to stand trial. In: Mental Health and Law. A System in Transition. Jason Aronson, New York, pp. 199-217, 1976
208) Stone, A. A.: Sexual misconduct by psychiatrist: The ethical and clinical dilem-

ma of confidenciality. Am. J. Psychiatry, 140; 195-197, 1983
209) Stone, A. A.: The ethical boundaries of forensic psychiatry: A view from the ivory tower. Bull Am. Acad. Psychiatry Law, 12; 209-219, 1984
210) Stone, A. A.: Post-traumatic stress disorder and the law: Critical review of the frontier. Bull. Am. Acad. Psychiatry Law, 21; 23-36, 1993
211) Strasburger, L. H., Gutheil, T. G., & Brodsky, A.: On wearing two hats: Role conflict in serving as both psychotherapist and expert witness. Am. J. Psychiatry, 154; 448-456, 1997
212) Sträussler, E.: Haftpsychosen, Simulation, Hysterie. Wien Med. Wschr., 80; 329-334, 1930
213) 杉田雅彦：交通事故におけるPTSD（心的外傷後ストレス障害）とRSD（反射性交感神経性萎縮症）の動向と問題点．賠償科学，26; 3-31, 2001
214) 杉田雅彦：PTSD裁判の動向と問題点——混迷を深める「PTSD概念」から脱却の兆し．判例タイムズ，1138; 22-30, 2004
215) 田村幸雄：刑事訴訟法と精神障害．法精神医学．国際医書出版，東京，pp. 81-97, 1980
216) Thompson, Jr. J. W., LeBourgeois, H. W., & Black, F. W.: Malingering. In: Textbook of Forensic Psychiatry (ed. by Simon, R. & Gold, L. H.). Am. Psychiatric Publ. Washington DC, pp. 427-448, 2004
217) 東京地裁判決平成1・9・7：交通事故により頸部捻挫となった被害者が精神的打撃を受け易い人であるため治療が遷延した場合において割合的認定が否定された事例．判例時報，342; 83-88, 1990．ほぼ同じ表題で判例タイムズ，No. 729; 191-196, 1990
218) 東京地裁判決平成14・7・17：交通事故の被害者の神経症状について，PTSD（外傷後ストレス障害）であることが否定された事例．判例時報，1792; 92-99, 2002
219) 東京高裁判決昭和44・3・26：精神分裂病を装っていたことが発覚し，一審の無罪判決が二審で有罪とされた事例——いわゆる三芸プロ事件．判例時報，571; 87-92, 1969
220) 富山地裁判決平成13・4・19：3年以上にわたる嫌がらせ電話により外傷後ストレス障害（PTSD）を負わせた行為につき傷害罪の成立が認められた事例．判例タイムズ，1081; 291-302, 2002
221) 植松正：犯罪人の佯狂に関する一事例．犯罪誌，13; 1-13, 1939
222) 植松正：新版 供述の心理．成文堂，東京，1975
223) 臺弘・市場和男：スガモ・プリズンにおけるB, C級戦犯者の拘禁性精神病．精神医学，37; 527-537, 1995
224) Vallabhajosula, B. & van Gord, W. G.: Post-Daubert admissibility of scientific evidence on malingering of cognitive deficits. J. Am. Acad. Psychiatry Law, 29; 207-215, 2001

225) Venzlaff, U.: Aktuelle Probleme der forensischen Psychiatrie. In: Psychiatrie der Gegenwart, 2 Aufl. Bd. III (Hrsg. von Kisker, K. P., Meyer, J.-E., Muller, C., et al.). Springer, Berlin, S. 883-932, 1975
226) Verdun-Jones, S. N.: Forensic psychiatry, ethics and protective sentencing: What are the limits of psychiatric participation in the criminal justice process? Acta Psychiatr. Scand., 101; 77-82, 2000
227) 若井英樹：原因競合——過失相殺の類推（1）心因性の神経症．別冊ジュリスト，152; 46-47, 1999
228) 渡辺富雄：最高裁昭和63年4月21日判決（本誌1276号44頁）に対する賠償医学的考察．判例時報，1299; 3-11, 1989
229) Weinstein, H. C.: The impartial expert, myth or reality? In: Ethical Practice in Psychiatry and the Law (ed. by Rosner, R. & Weinstock, R.). Plenum, New York, pp. 117-128, 1990
230) Weinstock, R.: Comment on a theory of ethics for forensic psychiatry. J. Am. Acad. Psychiatry Law, 26; 151-156, 1998
231) Weinstock, R.: Commentary: A broadened conception of forensic psychiatric ethics. J. Am. Acad. Psychiatry Law, 29; 180-185, 2001
232) Weinstock, R. & Gold, L. H.: Ethics in forensic psychiatry. In: Textbook of Forensic Psychiatry (ed. by Simon, R. I. & Gold, L. H.). Am Psychiatric Publ. Washington DC, pp. 91-115, 2004
233) Weinstock, R., Leong, G. B., & Silva, J. A.: The role of traditional medical ethics in forensic psychiatry. In: Ethical Practice in Psychiatry and the Law (ed. by Rosner, R. & Weinstock, R.), Plenum, New York, pp. 31-51, 1990
234) Weinstock, R., Leong, G. B., & Silva, J. A.: Opinions by AAPL forensic psychiatrists on controversial ethical guidelines: A survey. Bull. Am. Acad. Psychiatry Law, 19; 237-248, 1991
235) Weinstock, R., Leong, G. B. & Silva, J. A.: The death penalty and Bernard Diamond's approach to forensic psychiatry. Bull. Am. Acad. Psychiatry Law, 20; 197-210, 1992
236) Weinstock, R., Leong, G. B., & Silva, J. A.: Defining forensic psychiatry: Roles and responsibilities. In: Principles and Practice of Forensic Psychiatry (ed. by Rosner, R.). Chapman & Hall, New York, pp. 7-12, 1994
237) Westphal, A.: Über hysterische Dämmerzustände und das Symptom des "Vorbeiredens". Neurol Centralblatt, 22; 7-16, 64-72, 1903
238) Westphal, A.: Ein Fall von traumatischer Hysterie mit eigenartigen Dämmerzuständen und dem Symptom des Vorbeiredens. Deutsch Med. Wschr., 30; 16-17, 1904
239) Wiley, S.: Deception and detection in psychiatric diagnosis. Psychiatr. Clin. North Am., 21; 809-893, 1998

240) Wilmanns, K.: Die Abhängigkeit der Haftpsychosen vom Zeitgeist. Mschr. Krim., 15; 308-333, 1924
241) Wilmanns, K.: Die sogenannte verminderte Zurechnungsfähigkeit. Springer, Berlin, 1927
242) World Health Organization: The ICD-10 Classification of Mental and Behavioural Disorders. Clinical descriptions and diagnostic guidelines. WHO, 1992（監訳；融道男・中根允文・小見山実：ICD-10 精神および行動の障害．臨床記述と診断ガイドライン．医学書院，東京，p. 230, 1993）
243) 山田治・木村駿：全生活史健忘の臨床的研究補遺——その責任能力，ならびに訴訟能力について．精神医学，7; 614-618, 1965
244) 山上皓：詐病が疑われた一鑑定例．司法精神医学6（総編集　松下正明，編集　山内俊雄・中谷陽二）．中山書店，東京，pp. 232-237, 2006
245) Yates, B. D., Nordquist, C. R., & Schultz-Ross, R. A.: Feigned psychiatric symptoms in the emergency room. Psychiatric Services, 47; 998-1000, 1996
246) 横浜地裁判決平成10・6・8：交通事故から約5年を経て被害者に発現した精神症状が，同交通事故と因果関係を有する心的外傷後ストレス傷害（PTSD）であると認定された事例．判例タイムズ，1002; 221-234, 1999
247) 吉川和男：Q44 精神鑑定の結果，鑑定を受けた人が死刑になることは医師のモラルに反しませんか？（に対する回答）．こころのりんしょうà la carte, 28; 438, 2009
248) Yudorfsky, S. C.: Malingering. In: Comprehensive Textbook of Psychiatry, IV (ed. by Kaplan, H. J. & Sadock, B. J.). Williams & Wilkins, Baltimore, pp. 1862-1865, 1985

第 2 編

詐病の事例または詐病が強く疑われる事例

1

「拘禁精神病」の詐病
——あるいは反応性空想虚言症という詐病——

解説 1

　職人（左官）の長男として生れた被告人は，中学卒業後，父を見習って左官になった。20歳頃から社交ダンスに熱中し，29歳頃には「家督」を次男に譲って50万円を手にし，左官店を開業したが思うように行かず，他の左官店に勤めながら細々と仕事を取っていた。間もなく眼に怪我をして眼科病院に入院したところ，被害者の一人である三田明と親しくなり，退院後は時々三田宅を訪れるようになった。犯行の年の前年の暮れから働く気が失せ，犯行の年であるX（西暦）年2月にはサラ金の借金が18万円あり，家賃も2ヵ月分滞納していた。

　犯行に際して被告人は前以てさまざまな準備をし，数回思い止まったあげく，三田明に借金を申出て挑発し，三田に侮辱されたのを心のバネとして，用意していた鉄棒で三田の頭部等を滅多打ちにして殺害し，間もなく外出から帰宅した三田の妻正枝の頭部を上記鉄棒で殴って殺害した。両人の死体をビニールシートに包み，海岸の松林に捨てた。家屋を物色したが夢に見た大金はなく，預金通帳などを持ち去った。

　起訴前の簡易鑑定（石井厚）では，被告人に特に異常な点は認められなかった。第一審鑑定（保崎秀夫）では，拘禁反応と診断され，知的にやや劣ることと顕揚性性格が指摘された。第二審鑑定（小田晋）では拘禁反応と診断され，境界線級の知能と演技性人格障害・境界性人格障害・分裂病型人格障害（混合性人格障害）が指摘された。一審も二審も判決は死刑であった。被告人は上告したが，X+6年3月27日上告取下書を作成して提出した。しかし，被告人には上告取下げの効果を認識していないような言動があったので，当時の精神状態を鑑定する必要が生じた。これが福島第一次鑑定（福島章）である。鑑定人は当時の被告人の精神状態を精神病的であるとし，妄想を抱いていること，

幻聴を体験していること，的外し応答や滅裂思考，観念奔逸などの思考の形式障害が認められること，更に，幻聴に支配された奇行が認められることから拘禁精神病と診断し，統合失調症と詐病を除外して，訴訟無能力を示唆した。最高裁判所はX＋7年5月に公判手続の停止を決定し，被告人は八王子医療刑務所に移送された。福島第二次鑑定書はX＋11年12月に提出され，被告人の精神状態はほぼ正常な状態にあると述べた。被告人はその後も医療刑務所にいたが，X＋12年には無罪妄想，翌年には国の神であるというような誇大妄想もみられる。その後も数年に渡ってでたらめな話が多い（空想虚言）が，相変らず無罪を主張し，あるいは釈放を要求し，再審を請求するといっていた。被告人はX＋16年11月に医療刑務所からA拘置支所に移監されたが，精神状態は同様だったようである。X＋17年8月18日付鑑定申立補充書に付された意見書（岡崎伸郎）にも同様の症状が記載され，「長期間にわたる拘禁反応の中で統合失調症が発症したという可能性も十分あり得る」と述べている。

　著者の鑑定書を以下に掲げる。裁判所には鑑定書の一部につき詳細に説明するため「鑑定書補充書」を提出したが，長くなるのでその掲載を略す。鑑定書の趣旨に変更はない。

　なお，被告人，家族，友人，就職先，地名，大学名の一部などの名を変え，生年月日などにも必要な変更を施して，被告人らが特定できないようにし，年号は西暦に直し犯行の年をX年とした。それ以外の文章は変更していない。事件に関った法律家と鑑定人，意見書提出者の氏名は実名とした。鑑定人などの肩書きは鑑定書などに従った。第2編の鑑定書または意見書については全てそのようにしたことをここで断っておく。ただし，これらが法律雑誌などにおいてすでに伏せてある時は，わざわざ実名を探索することはしなかった。

鑑定書（西山詮）

X＋5年（あ）第519号
　強盗殺人，死体遺棄被告事件被告人　細川一郎　精神状態鑑定書

　緒　言
　私はX＋17年9月16日，最高裁判所第二小法廷裁判長裁判官北川弘治より，同所裁判官室において，X＋5年（あ）第519号強盗殺人，死体遺棄被告事件被告人細川一郎について下記事項の鑑定を命じられ，宣誓の上これを拝命した。

　鑑定事項
　1　被告人細川一郎の現在の精神状態。
　2　その他，同被告人の精神状態につき参考となる事項。

　よって鑑定人は同日より鑑定に従事し，陽和病院（東京都練馬区大泉町2-17-1所在）の医師木村一優を鑑定補助者とした。両人は裁判所から提供された裁判記録を精読し，鑑定人はX＋17年10月8日，同月15日，同月20日，同月28日，11月12日，同月26日，12月9日の7回にわたり，東京拘置所を訪ねて被告人に面接し，鑑定補助者は同年10月15日，同月20日，11月7日の3回にわたり，同所を訪ねて被告人の面接を行った。同年11月10日には被告人を錦糸町クボタクリニック（東京都墨田区錦糸2-6-10所在）に連行させ，同クリニックの臨床心理士中村裕子が心理検査を実施したほか，血液生化学，血算，検尿等の検査を行った。同月28日には被告人を陽和病院に連行させ，身体の理学的検査，脳波検査，頭部CT等の諸検査を実施した。
　鑑定人は鑑定に際し，これは裁判所の命令による心身の検査であって，通常の診療とは異なることを告げて，被告人の納得を得た。

　公訴事実
　A地方検察庁検察官検事宮崎明雄の作成したX年3月20日付起訴状によ

ると，以下の通りである．
　本　　籍　　A市横井字＊＊＊66番地
　住　　所　　同市生田字＊＊＊36番地
　職　　業　　左官

　　　　　　　　　　　　　　　　　　　細　川　一　郎
　　　　　　　　　　　　　　　　　　　　1951年1月1日生

　被告人は
第一　三田明（当時82年），三田正枝（当時75年）の両名を殺害して金品
　　を強取しようと企て
　　一　X年2月20日午後2時ころ，A市南ヶ丘2丁目2番21号右三田
　　　明方において，同人の頭部等を鉄筋の棒（長さ約34.5センチメー
　　　トル，太さ約2センチメートル，重さ約765グラム）及び日本刀
　　　（全長約105センチメートル，重さ約765グラム）の峰で10数回強
　　　打した上，さらに電気コードを同人の頚部に巻きつけて絞めるなど
　　　し，よって，そのころ，同所において，同人を頭蓋骨複雑骨折等に
　　　よる外傷性脳障害により死亡させて殺害し
　　二　同日午後2時30分ころ，同所において，三田正枝の頭部を前記鉄
　　　筋の棒で数回強打し，よって，そのころ，同所において，同女を頭
　　　蓋骨粉砕骨折等による外傷性脳障害により死亡させて殺害し
　　　　　同人方にあった郵便貯金証書12通（金額合計370万円），銀行預
　　　金通帳，郵便貯金通帳各1冊（残金合計83万8,397円），印鑑2
　　　本（時価約1,000円相当）及び有価証券の預り証2通等在中のスー
　　　ツケース1個（時価約1,000円相当）を強取し

　　第二　同日午後10時ころ，右三田明方において，同人及び右三田正枝の
　　各死体をビニールシートに包み，普通貨物自動車に乗せて，同日午後11時
　　ころ，同市＊＊字＊＊1番地の1ホテル宇治原跡地の松林内に運搬し，同所
　　に右両名の死体を投棄して遺棄したものである．

I　家族歴

　被告人によれば，父方祖父は百姓で，博労もしていた。鶏，山羊，牛など沢山の動物を飼育しては売りに出していた。生計は中流であったが，この祖父が借金を残して死んだため，一家は貧乏になったという。被告人は父方祖父母に大切に育てられ，バアチャン子であった。祖父は被告人が10歳ころ死亡した。祖母は1965年ころから呆け始め，「たっぷり呆けた」すえ，1969年ころ死亡した。

　母方祖父は母きみが生後2ヵ月で死亡し，母方祖母はきみが9歳の時死亡した。きみは親類などで育てられ，小学校を卒業した後は奉公（子守）に出た。きみは25歳ころ太郎と結婚した。

　被告人の父太郎は1923年4月30日の生れで，きみ（1924年5月1日生）と結婚したときは茅葺職人で，給料が安かった。きみによれば，水田から獲れる米は義父（被告人の祖父）の道楽に消えた。その後太郎は左官職人となり，被告人と一緒に働いたこともある。1969年ころまでは貧乏で，米や味噌にも困り，きみが近所の農家で働き，米5升をもらって食い繋いだが，太郎が怪我をして休業すると，生活保護を受けざるを得なかった。代々の町内会長によれば，太郎は大人しく，働くのが趣味のような男であり，きみは若いころから苦労してよく働くが，気性は激しいといわれている。

　被告人の同胞は5人である。長男が被告人であるが，これについては本人歴で述べる。次男二郎は1953年7月1日の生れで，中学校を卒業し，成績は中以下であった。左官職人である。X－6年ころ，被告人が「家督」を放棄したとき，これを引き継ぎ，以後一切財産の要求をしないという念書を取って，50万円を被告人に支払った。X年3月当時，妻松子（1957年2月28日生）との間に長男正（2歳）があった。二郎の月収20万円のうち15万円を，妻の手取り8万円のうち7万円をきみに渡し，家計の切り盛りは一切きみがしていた。太郎にも14,5万円の月収があり，生計は中流程度であった。被告人によれば，二郎は「しっかりしている。車も30キロしか出さない。親父みたいなものだ。車をとばさない。慎重で，がむしゃらなところがない。芸もない。友達もないし，金貯めているだけだ」とのことである。

三男三郎は 1956 年 3 月 1 日の生れである。中学校を卒業して，成績は中以下であった。現在大工を生業としている。被告人によれば独身のようである。
　長女竹子は生後 2，3 ヵ月で死亡した。
　四男四郎は 1960 年 6 月 30 日に生れた。高等学校商業科を卒業して，某社に勤めている。被告人によれば独身のようである。
　裁判記録および被告人の陳述による限り，父方祖母が晩年に認知症状態を呈したのみで，被告人の近い血族に精神障害者，知的障害者はいないようである。

II　本人歴
II-1　幼少年期（出産から中学まで）
　被告人は 1951 年 1 月 1 日，太郎ときみの長男として生まれた。生下時 720 匁で，出産は正常であった（太郎：甲 472，きみ：甲 473）。被告人自身は「産湯をつかっていたとき呼吸しなくなり，産婆が私の頬をピシャピシャ殴ったら助かった」と供述調書（乙 12）で述べている。石井厚鑑定書および福島章第一次鑑定書は後者を採用したのであろう，出生時仮死分娩であったとしている。福島第一次鑑定書では「出産時，720 匁（約 2700 g）で，仮死分娩だった。生れた時は呼吸をせず顔が黒かって（ママ）いたが，しばらくして息を吹き返し，顔にも赤みが出てきた」とある。保崎秀夫鑑定書は「出生時仮死分娩（？）」と書いている。小田晋鑑定書はこの問題に言及していない。これについては両親の供述を採用すべきであろう。被告人による生活史の改変（空想虚言）である。
　3 歳時の熱性疾患にも疑問がある。石井鑑定書は，被告人のいう「幼少時高熱性疾患［中略］以来のみこみが悪くなった」ことについては，「事の真偽を判断するだけの根拠がない」としている。保崎鑑定書には「三才頃高熱を出して物忘れをするようになったと親がいっている」とある。小田鑑定書はこれについて，ただ「三歳頃高熱を出したという」と記すのみである。福島第一次鑑定書には，「本人によると，3 歳ころまで元気だったが，このころに高熱を出し，それから物忘れをするようになったという。この時には水着を着た女性が天井に現れるのが見えたという。熱性せん妄による幻視も疑われる」とある。このたび鑑定人が「3 歳の時，熱の出る病気になったとか？」と尋ねたのに対

し，被告人は「夜起きた。笑われるけど，大蛇がいた。マリリンモンローがいた。水着姿で，梁に横になっていた。右手枕をしていた。きれいに覚えている。父の背中に負ぶわれて医者に行った」と答えた。初期には親から聞いた話であったのが，「物忘れをするようになった」とか「見えた」と語るようになり，最近では「きれいに覚えている」と言いきるのである。3歳のとき熱性疾患に罹患して，物事ののみこみが悪くなったとか，物忘れするようになったという比較考量は，罹患した当人にできるはずがない。「水着を着た女性」や右手枕のマリリンモンローは，3歳児の幻視の記憶にしては具体的かつ詳細に過ぎ，内容が過度に大人じみている。これらは現在の被告人による空想虚言であろう。

きみの原審証人尋問調書によれば，1956年3月，三男を生んで寝ていたとき，被告人が熱を出し，天井に蛇がいたと騒いだことがあるという。この具体的な陳述は信用してよかろう。すなわち被告人は［著者注：数え年］6歳のとき一過性の熱性せん妄を呈したのである。これは保崎鑑定書では「小学校一〜二年ごろ」のこととして述べられている。小田鑑定書には，接見の弁護人に語ったこととして，「小学校に入学する前に熱が出たとき，白い大きなヘビが出たことがある」と記されている。福島第一次鑑定書は，これにつき「本鑑定では『便所の裏に30センチほどの白い蛇がいたので大人に知らせにいったが，戻ってみると既にいなかった。神様の蛇だと思った。その時特に熱はなかった』と供述が変わっている」と述べている。鑑定人が，6歳のころにも熱の出る病気をしたかと尋ねたのに対して，被告人は「それは分からない」と答え，上記きみの証言を聞かせても「うーん」と唸るのみであった。被告人は，6歳時の熱性せん妄による幻視を今日覚えていないのである。

小田鑑定書には，接見の弁護人に語ったこととして，「小学校の頃，空を拝むと空が曇ってくることがあった」とある。福島第一次鑑定書では，「被告人が一心に空を見て手を合わせて祈ると黒い雲が出て来た。それで気持ちが悪くて止めた。雲になれ，と念じると雨雲がニョキニョキ出てきた」と記されており，福島はこれを「一種の神秘体験と思われる」と述べている。被告人は，鑑定人に対しても同様の話を聞かせたが，そういう不思議な力が幼いときから自分にはあると付け加えた。果してこれが幼少期の「体験」であるか，近年の空想虚言であるかが問題になるが，特別な能力（「不思議な力」）を備えていたと

いうのであるから，単なる個別体験ではない。空想虚言と考えるのが妥当であろう。被告人が小学生のころ「ラジオのアナウンスのような声が聞こえてくることがあった」ということは，小田鑑定書および福島第一次鑑定書が紹介している。原審被告人供述調書においては，弁護人の質問に対して，幼い頃複数の女の声が聞こえたことがある等の回答をしているが，聞えた内容も状況もはっきりしない。幼少年期の幻聴であるのか，原審時の妄想追想（妄想による過去の歪曲，改変）であるか，現在の空想虚言であるか，いずれであるかを決定するに十分な資料がない。しかし，特別な疾患もなく，また睡眠との関連もなしに，小学生に幻覚，とりわけ幻聴が現れるのは極めて異例のことである。本鑑定では，小学校5-6年ころ，街頭ラジオが設置されてあり，それが聞こえてきたのであって，幻聴やテレパシーではないと述べている。それでいて，中学生のころ全身写真を撮ったところ，下半身が写らなかったことがある，と何気なく付け加えた。これは空想虚言である。中学校卒業後はそのような不思議なことはないという。

　被告人は1957年4月A市立八里小学校に入学し，1963年に同校を卒業して，同市立八里中学校に入学し，1966年3月にこれを卒業した。学業成績は9年間を通じて最低の部類に属したようで，全教科評価点の過半を1が占め，残りの大部分は2で，4以上はない。学習意欲に乏しいことが両校で繰り返し指摘されている。在学中施行された知能検査を見ると，1959年の鈴木・ビネー式IQ＝76，1960年の田中・ビネー式IQ＝76，1964年施行の田中・ビネー式IQ＝54であった。被告人の知能指数は76程度と見るのがよかろう。欠席日数は少ない。行動の所見は，小学校ではさまざまで一定しないが，中学校では，知能的に劣っているので意識的行動はとれない（1年），温和で気が弱い（2年），内気であり，物ごとに自信を喪失している（3年）と評価されている。

　以上から顕著なことは，本人歴が空想虚言症によって歪められていることであるが，これについては現在症で述べる。

II-2　青少年期（中卒より家を出るまで）

　1966年3月，被告人は中学校を卒業し，同年4月からA市＊＊町の吉丸左官店（佐田四郎経営）に住み込みで勤めた。当時は太郎も同店で働いていた。

被告人の月給は6000円程度で，仕事の覚えは普通，性格は内向的，意思表示のない男と見られている。翌年7月には作業中約5メートルの高さから転落し，落下の途中櫓の丸太に左頭頂骨を打撲した。意識喪失はなかった。M大学医学部附属病院に3週間ほど入院し，頭蓋骨陥凹骨折および硬膜外血腫の治療を受け，完治したと考えられている。

　X－16年3月まで同店に勤め，井村板金店でアルバイトをした後，太郎に誘われ同年8月から山川左官店に通いで勤めた。働くほど金が入ってくるので，嬉しくて働いたという。2年間は真面目に働いたが，バイクを購入した上，月々のガソリン代を払うと給料の残りはない始末であった。スピード違反で何回か警察に捕まり，最後には保護観察処分に付された。

　X－15年の夏ころ，被告人は畑中ダンス教室に入会した。被告人によれば，教室には女性が多く，男性は貴重な存在であった。昼は左官業，夜はダンスの生活となったが，「ダンスは姿勢を正しくする。足を使う。左官は身体丸めて，腕一本だ」と被告人もいうように，この二つは両立し難かった。毎日のようにダンスに通うようになり，講習料が高価な上，お洒落にも費用が掛かった。「金取るより，金遣う方が面白くなった」という。「よき人生でした。同じくらいの年で，男も女も。カラーのレインコート，キルトのを着ましてね。頭をリーゼントにして，ネクタイ締めて，靴は舶来品を履いていた」（以上は数回の問答の回答部分を鑑定人が編集したものである）というように，ダンスの魅力に夢中になった余り，それを母親らがどんな気持で見ていたかには少しも気が付かなかった。女性に対する赤面恐怖も，ダンスの間は克服できた。女性といくらか交際してみたが，どれも長続きしなかった。被告人は「自分がまだ子供だった」と述懐している。被告人が供述調書（乙11）で「命の次に大切にしているアルバム」といっているのは，誕生からこのダンス時代に至る被告人の写真集である。

　きみ（甲473）によれば，被告人は「自分で貰った金は自分で使う子で，食い扶持も入れなかった。X－13年7月に家を新築したときにも，二郎は100万円（二郎によれば50万円：鑑定人注）寄こしたが，一郎は1円もよこさず，貯金もしていなかった」という。原審におけるきみの証人尋問調書には，「一郎が仕事行って注意されると行かなくなる。私がうんと注意した。何日もたっ

てから家を出ると，家を出るから二郎を家督にしろという話だった」とある。今日，被告人によれば「次男は賢い。金貯めて，……二番目の方がいいと会社の社長が言った。母に真面目に勤めてくれと言われたけど，できないと言った」というのである。被告人が作成した念書（X－6年7月23日付）が残っており，これには「一身上の都合により家督相続を放棄するにあたり，叔父立会いの上50万円を受領。今後一切金銭財産（土地家屋）に対し要求致しません」と記されている。X－9年5月から2年余り山川左官店に勤めていたころ，被告人の給料は月額税込みで158,100円であった。同店は被告人に関し，「左官職としての腕前はふつう。性格はちゃらんぽらんで仕事に熱意がなく，ずる休みをすることがあった」と評している。

II-3 独立期（家を出てから犯行まで）

被告人はX－6年7月家を出て，家賃月額2万円の借家に住んだ。多少は知人の手蔓もあり，自分で仕事を取った方が儲かると助言する人もいて，自力で商売をするつもりで家を出た。しかし，実際にやってみると事情が違う。「金はいっぱい入ってくる。入ってくると出て行くのも多い」のである。独立するに当って手渡された50万円も，電話設置，電気洗濯機購入等により，瞬く間に消え失せた。仕事の種は間もなく尽き，他の左官店に勤めながら，自分でも細々と仕事を取っていた。いずれ自分も社長にというような「野心のあったのは15，6歳のころで，30歳になると先が見えてくる。大きくやるという気はなかった」という。なお，被告人は30歳ころ結婚を考えたことがある。当時ある女性が「通ってきたが，生活能力がないということで見合わせたいと，振られた」という。

篠崎という友人のうちに7歳と2歳の二人の女の子がいて，これが死んだ妹のような気がした。度々行っては可愛がっていたところ，X－5年10月，女に手を出したと誤解され，夜寝ているところを篠崎の雇ったヤクザ2名に襲われ，殴る蹴るの暴行を受けた。その際，左眼底出血を起こし，A市の古田・木下眼科に約1ヵ月入院した。ここへ被害者の一人三田明が，白内障の治療のため10日遅れて入院してきて，5人部屋で被告人と同室になった。明は，かつて静岡の役所（国鉄）に勤めて，下山総裁に可愛がられたこと，戦地に行っ

たこと，国鉄を退職して第三セクターを作ったこと，さまざまな会社の立て直しをしたこと等の自慢話をしたほか，山登り，山菜，薬草，健康法などありとあらゆることを教えてくれた。明は話し好きなうえ話上手で，被告人は毎日のように長い話を聞き，これは博識で偉い人だと感心した。同室に和田シャッターの事業部長で，鼾の高い人がいたが，この鼾をカセットで録音して当人に聞かせるなどの悪戯をするような茶目っ気も，明にはあった。高齢の見舞い客が多く，明はいかにも金を貯めているような感じがした。被告人は明から名刺を貰い，「退院したら来いよ」といわれた。被告人は退院しても1ヵ月は仕事ができなかった。被告人はX－4年初めころから三田宅を訪れ，月に1ないし2度は行ったという。三田宅は山を崩して開いた宅地に建った新しい家で，10坪くらいの庭が付いていた。明は声涙ともにくだる話上手で，下山総裁のこと，下山事件迷宮入りのこと，戦地のことなど，飽きることなく繰り返し話した。こうして話を聞いていると馴染みができ，よい仕事の話がくるだろうと思った。明はけちで，尋ねて行ってもほとんどいつも空茶であった。けちな人は貯め込んでいるに違いないと思われた。妻の正枝は台所にひっそりといて，めったに客の前に姿を現さなかったが，稀に茶菓子を出してくれたことがある。1度だけ食事を振る舞われたが，それはカレーライスで，老人食のせいか肉が薄くて柔らかかった。

　時期は明らかでないが，被告人は30歳を過ぎてからダンスサークルを結成し，講習料月額1000円ほどを取って，ダンスを数人に教えていた。楽しみの傍らダンスが繋ぎになって，仕事が取れればよいと考えていた。

　X－3年には大山教団（被告人は従来これを大仙教団またはタイサン教団と称してきた）に入信した。この年のある日，友人広野幸夫の屋敷にお化けが出て，彼が怯えて被告人を尋ねてきた。教団に行った方がよいというある人の勧めに従って，広野に同行して教会に行った。女の人が自殺して浮かばれないでいたということであった。被告人がふと見ると，先祖の塔婆が上がっていた。そこで先祖供養する気になった。「神を拝まずして御先祖を供養しましたね」という。

　X－3年4月6日から6月4日まで，被告人は内科八村病院に入院した。病院での診断名は慢性膵炎などであったが，体の具合が悪かったわけではなく，

金銭が欲しくて入院したという。従来の供述から見れば大きな変化である。この入院により保険金30万円が下りた。被告人はこれを引越しその他の費用に当て，瞬く間に費消した。入院していたころ桑野式姓名判断を教えられ，被告人はこれに熱中した。「桑野式姓名判断を信仰していると，いろいろ得をする。いつ大変なことが起こるかが分かる」というのである。被告人は同年7月1日に生田の借家（犯行時の住居）に転居し，家賃は32,000円となった。新しい借家に入って間もなく，家の中で寒気がするので，供養してもらったところ，それが治った。「小さい90センチくらいの身体で，レーザーのようになって，竹子の霊かと思った。すーと消えましたけどね」という。原審におけるきみの証人尋問調書によれば，被告人は「生田の家を借りるとき神様頼んで拝んで入った。そんな人初めてだと大家に言われた」とあり，さらに被告人は「生田に行ってから車に乗って歩くと，目の前に死人が出てくる，目が見えるとうちに来て言ったことがある」と記されている。被告人は同年同月，同年齢の真田天の経営する矢車ホームに雇われ，部長の肩書きをもらった。翌X－2年6月には交通事故により頭部・前胸部打撲のため，飯野外科医院で治療を受けた。後遺症はない。

　X－1年春ころ，軽トラックを運転していて乗用車に側面衝突し，被告人は近くの店にトラックを突っ込み，フロントガラスを破り，1ヵ月入院した。その事故の直前フロントガラスの前に霊のようなものが映った。ピンポン玉くらいの大きさの顔で，2, 3人の霊がフロントガラスを前方から押していたという。ただし，この事故と前年の事故とが明瞭に区別できない。

　被告人の矢車ホームにおける勤務は，X－3年は7月1日から半年，X－2年は11月と12月，X－1年は1年間，X年は休みがちというように不規則なものであった。同年1月13日，被告人は作業現場に行くと真田に約束しておきながら，現場に現れなかった。同年2月9日に真田が給与を渡すため被告人宅を尋ねて行った。返事がないにもかかわらず，被告人が在宅している様子があったので窓から入ったところ，被告人が寝ていた。給与等を渡したが，被告人はほとんど話に応じなかったという。真田はその後被告人と連絡が取れないので，2月19日に心配な様子をきみに電話で知らせた。なお，真田は被告人の性格につき，「気持が小さいくせに見栄張りでかつ都合が悪いことは平気で

嘘をつくし，仕事に対して集中力に欠けているうえ責任感の薄い男です。たとえば仕事をずる休みして嘘とわかるような言訳を平気で言うことがありました。［中略］臆病で小心な反面，平気で見知らぬ人に声をかけて何年来の友達のようにして話をする大胆なところもありました」（甲500）と述べている。なお，被告人によれば，真田天は「がめつい。酒も飲まない。女遊びもしない。付合って面白くない。中卒のくせに頭がいい。左官業が主だが，2級建築士の資格を持っている」という。

　被告人が自分の友人として真っ先に名前を挙げるのは，同年齢の広野幸夫である。両人はダンス教室で出会った。被告人によれば，広野は「大工の店を構えていた。いい人ですね。金遣いがいい。酒も飲む。奢ってくれる。面倒見がいいんですね」といい，「広野は色々の仕事に手をつけていた。スナックをやっていた。マスターをしていた」とも述べている。広野（甲503）は，被告人に「1，2回左官の仕事を頼んだ事がありますけど，それが雑なので頼まなくなった」といい，被告人の性格については「がさつなところがあり気持も小さいところがあった」と見ていたという。

　被告人は，X－1年12月は20日ほど働いたが，同月下旬から働く気が失せた。X年1月は3日ほど働いた。同月13日は上述のように真田との約束をすっぽかした。同年2月は1日しか働いていない。サラ金の借金も残金として18万円があった。家賃も2ヵ月分滞納していた。

　X年1月27日，被告人は風邪を引き，発熱して寝込んだ。建設組合健康保険は脱退して，金もないので病院にも行けず，三田明に電話して風邪の治し方を教わった。教えられた通り実行すると，風邪は1夜で治った。このとき同人から東江台の土地の活用について悩んでいるような話を聞いた。同月29日，被告人は三田宅を訪れ，土地を駐車場にするよう提案したが，三田は話に乗ってこなかった。被告人が洋間の油絵を誉めたところ，こういう絵がもっとあるといって，仏壇の鎮座する中の間（以下，中の間と呼ぶ）に通された。段ボールの箱に入っている絵は百万円もすると聞いた。その傍に日本刀が立ててあった。床の間には豪華な掛け軸が下がり，柱も桐の和箪笥も立派なら，襖も豪奢で，畳は青く，よい香りがし，中央に赤っぽい色のテーブルが据えてあった。これは大した金持ちだと感動した。見たわけでもないのに，襖の奥（北側）に

もう一つ部屋（以下，奥の間と呼ぶ）があり，そこにずっしりとした金庫があって，現金で2000ないし3000万円，定期貯金，株券などを合わせると7000万円くらいがあるのではないかと想像した。この頃からマル優制度が改正されていたため，家に現金を置いているに違いないと思われた。

II-4　犯行およびその前後（起訴まで）

1月29日の帰途，被告人が東江台の方に向かったところ，工事現場があり，バイクを止めて見ると，鉄筋の棒（以下，鉄棒と呼ぶ）が落ちていた。拾ったところズシッと重かった。この鉄棒で三田夫妻を殴って殺し7000万円を奪おうかと思った。三田方の立派な家具を見てすっかり心変わりし，三田夫妻を殺してでも7000万円を手に入れたいと思った。これを機会に金持ちになって楽しい生活ができると考えた。翌30日，甲伸精肉店の隣の金物屋でガムテープを買ってきて，鉄棒にテープを巻きつけた。被告人は血を見るのが嫌で，鉄棒の表面を滑らかにするために巻いたのである。7000万円が頭から離れず，奪う前からこれを如何に使うかとさまざまに空想した。借金の申出をして，これを断られたら自分も憤激して，相手を殴り殺せると考えた。

2月4日三田宅を訪ねて20万円の借金を申し込んで断られたが，明の顔を見ているとかわいそうになり殺すのを止めた。同月7日に行ったところ，明は洋間を掃除していた。テーブルの下に緑色のバッグがあった。明が現金や通帳をこれに積めているのではないかと思ったが，9日には東京から来客があると聞いて早期発覚を恐れ，殺す気になれなかった。12日にも行ったが，目の前に老夫婦を見てかわいそうになり，なんとしても殺してやるという気になれなかった。桑野式易学で三田と自分の運勢を占ってみた結果，決行の日は2月20日と出た。

19日には午前中きみが来て，「なんだ一郎……これで何か買って食え」といい，寝ていてまともな返事をしない被告人に，3万円を置いて去った。被告人はその後，吉野寿司を訪ね，バー・ブーケで水割りを飲み，食堂でカツ丼等を食べ，帰宅した。

2月20日は午前10時に起床し，鉄棒，ガムテープ，軍手を入れた赤いバッグとアルバムを入れた風呂敷包みを持って，午前11時ころ家を出た。近くの

甲伸精肉店に行き，甲坂からカローラを借りた。今日はなんとしてでも殺す，三田を怒らせれば自分にも心の踏ん切りがつく，と意気込んだ。三田宅では，明からいきなり親切な言葉を掛けられて意気が挫けそうになり，車に鍵を掛け忘れたと嘘をついて車に戻った。しばらく迷って決心を固め，1時半少し前ころ，赤いバッグを持って洋間に入った。正枝は不在であった。被告人は，まず駐車場の話を持ち掛けたが，相手が乗ってこないので，20万円貸して下さいと頼んだ。明は「どこかに借金でもあるの」とか，「君仕事をしているの」と，きつい調子で聞いてくる。「したりしなかったりして休んでいる」と答えると，「君，働きもしないでどうしてお金返せるの」と問い詰めて，明のけちな本性を現した。「返しますから貸して下さいと頼んでいるんですよ」といい返すと，「君は金を借りるために今まで来てたのか」と明がいきり立った。もっと腹を立てなければと思って話を聞く被告人に，「そんな男に金を貸すバカはいない。貸さないから帰れ」と明が浴びせ掛けてきた。見たこともないほど目を吊り上げ，青筋を立てて怒鳴った。明が前屈みになったとき，被告人は鉄棒を掴んで立ち上がり，バッグを蹴飛ばし，「なに語るこのじじいくたばれ」と叫び，力一杯明の項部を3回殴った。明は絨毯の上に倒れた。「オーオー」とうめき，「こんなことをしてもすぐ捕まるぞ」といい，更に「オーイ，オーイ」と人を呼び，右手をついて立ち上がろうとした。明の頭を所かまわずめちゃくちゃに殴ったが，なお死なない。ガムテープを鉄棒から10センチほど剥がし，その先で明の頭を数回殴った。明が「死ぬ」と叫び，頭から血がどんどん流れ出てきた。ガムテープで明の頭をぐるぐる巻きにした。このとき軍手を右手にはめた。「ゴーゴー」という明の鼾様の声が響いた。明の頭を鉄棒で5-6回殴ったが鼾は変わらない。中の間に行き日本刀を持ってきて刀の峰で頭や背中を思いきり殴った。その後も「スースー」と息をしている。電気コードがあったので，これを明の首に2回巻き，20秒くらい締めたら息が止まった。カーテンを閉め，ストーブを消し，台所に行って水を飲み，血の着いた両手を洗った。軍手，ブレーザーの両袖口，ワイシャツの両袖口を水で洗った。洋間に入ると血の臭いが強く鼻を襲った。換気扇のスイッチを入れ，灯油を持ってきて死体やテーブルの上に振り撒いた。臭いが消えないのでバケツに水を汲んできて，死体とテーブルの上に撒いた。点々と血の足跡が着いていた。スリッパを履き，雑巾

で玄関フロアーや中の間の足跡を拭いた。毛布を取りに奥の間に入った。そこがただの寝室で、金庫がないのでひどく落胆した。毛布様のものを2枚洋間に持って行き、死体とテーブルに掛けた。戸外に出て電話のヒューズを1本外した。洋間に戻り年賀状、住所録を探した。やがて表で正枝の話し声が聞えたので、玄関のサッシ戸に内鍵を掛けた。洋間に戻り、鉄棒をブレーザーの内ポケットに隠し、台所の出刃をブレーザーの左脇の下に挿みこんだ。正枝は玄関から台所に回って入ってきた。被告人は引戸を少しだけ開け、笑顔を作って挨拶をして台所に入り、勝手口の内鍵を掛けた。被告人は正枝の肩に右手を掛けて、奥の間の方に歩いた。一寸待ってという正枝を奥の間に連れ込み、出刃を突きつけて「銭を出してくれ」といった。「冗談言わないで」などという正枝に「銭を出せ」と強く迫った。正枝が「これしかないのよ」といって1万2000円を差し出すので、「バカたれ。7000万あるんだろ。早く銭出せ」と更に迫った。「私は知らないよ。おじいちゃんがしまっているんだから」という正枝を、けちな明と同じだと思い、鉄棒を握ってその額を思い切り殴った。「キャー何するのよ」という正枝を、重ねて2～3回殴りつけた。仰向けに倒れた正枝の頭をバンバンと殴った。頭から血が流れ、「ゴーゴー」という鼾が響いた。布団を出すため押入れを開いた。今度こそ間違いなくあると思った金庫はなく、心底がっかりした。4～5枚の布団を出して、正枝の身体の上に山積みにした。出刃をもとに戻し、水を飲んだ。両手とも素手で家中探し回り、結局正枝のがま口から1万2000円、洋間から通帳などの入った緑色のバッグ、印鑑3本を取った。バッグには定期貯金証書などがあったので、ついに大金を見つけたと思って嬉しくなった。逃げ出すのを急いだ余り、赤いバッグ、鉄棒、軍手を持ち帰るのを忘れた。

　帰宅すると風呂を沸かし、ぬるま湯で衣類についた血を洗い、茶の間のストーブで乾かした。緑色のバッグを開けて見ると、貯金証書、通帳、その他の書類ばかりでがっかりした。風呂に入り、今夜もう一度行って、赤いバッグなどを持ち帰り、死体をどこかに捨て、再度家捜ししなければならないと考えた。当日のダンス教室が終わったら岡島山夫の貨物自動車を借りて三田方に行こうと思い、岡島に電話して快諾を得た。乾いた下着、ワイシャツ、ブレーザー、ズボンを身につけネクタイをし、ワイシャツの上に赤いベストを着た。ベスト

と靴下のほかは犯行時と同じ服装である。午後6時ころ甲伸精肉店に行き，カローラを返した。店の隣の金物屋で青色ビニールシート2枚と黒色ゴム手袋1双を買った。八里のコミュニティセンターに行ったが，一寸踊ってはすぐ休むという有様で，休んでばかりいた。午後8時半ころ，ようやくダンスが終わり，岡島方に行って車とスコップを借りた。三田方には南側縁側からサッシ戸を開けて土足で入った。電灯をつけ，玄関のフロアーにビニールシートを広げた。明の足を両手で摑んで引張り，シートの上に乗せて包んだ。中の間にビニールシートを敷き，奥の間から正枝の死体の足を摑んで引張り，シートに包み，これを縁側廊下に出した。車を三田方門前に横付けし，明の死体と正枝の死体を運び込んだ。赤いバッグのほか，箱に入った年賀葉書等を縁側に集め，軍手，ガムテープの切れ端と残り，鉄棒を有合わせのビニール袋に入れた。布切れを使って，指紋を消して歩いた。明かりを全て消し，最後に雨戸を引いて締めた。

　車を運転して美浜地内の松林に行き，砂地をスコップで掘ろうとしたが，砂地が凍っていてスコップが入らなかった。死体をビニールシートごと松林の中に棄てた。鉄棒を海の方の松林に放り投げた。これらは午後11時から11時半の間のことと思われる。寝ると悪い夢をみてうなされると思い，あちらこちら車で走り回った。江田方面に行き，日本造船の所でUターンし，そこで明の印鑑ケースと水晶印を道路脇に捨てた。死体を棄てた現場に戻ると，道路脇にダンスシューズが並んで置いてあった。朝になったので帰宅し，荷物を下ろした。緑色のバッグを車に載せ，千代橋に行き，橋の中央辺りでバッグ，ブレザー，葉書を箱ごと投げ捨てた。午前9時前ころ岡島方に着き，車とスコップを返した。1時間ほど炬燵に入って寝かせてもらった。

　21日またはその翌日，定期貯金証書を郵便局に持って行ったが現金化できなかった。24日夜には，二人の死体が発見され，死者の名前まで放送されるのをテレビで見た。7枚の定期貯金証書を焼き，丸い印鑑を便壺に棄てた。靴下の片方，ガムテープの残り，軍手片方，風呂敷，ワイシャツは，23日夜ごみ捨て場に捨てた。残った靴下の片方は東隣の庭に放り捨てた。ブーツは自宅の堀に捨て，丸首の下着の両袖は肘辺りからちぎって便壺の中に捨てた。赤いバッグとアルバムは家に置いた。28日午前7時半ころ刑事2名が訪ねてきて，同行を求められた。警察署で指紋を取られ，短い取調べの後，自分がやりまし

たと自白し，同日夕方逮捕された。

　3月19日には，M大学医学部附属病院神経科精神科医師石井厚の簡易鑑定が行われ，被疑者の犯行当時の精神状態は普通人と変わらず，弁識能力および制御能力のいずれも正常であり，現在も同様の状態にあると判定された。翌20日，強盗殺人，死体遺棄被告事件としてA地方裁判所に起訴された。

II-5　一審判決まで（保崎鑑定を中心に）

　その後被告人はA拘置支所に収監された。X＋1年2月4日には慶応大学医学部精神神経科医師保崎秀夫の精神鑑定が始まり，被告人は同年3月24日東京拘置所に移監された。東京拘置所における診療状況によれば，入所当初から「軽度の息苦しさ，めまい感及び嘔気を訴え」ており，6月4日には「身体のふらつき感と発汗の訴え」，8月20日には「焦燥感の訴え」，10月5日には「頭痛と動悸の訴え」があった。服薬状況によれば，当初はニトラゼパム10 mgのみであったが，4月8日からジアゼパム15 mgとレボメプロマジン5 mgが追加され，同月23日からジアゼパム15 mgのみとなり，9月24日からクロルジアゼポキシド15 mgに変わり，10月1日からジアゼパム5 mgとニトラゼパム10 mgとなった。要するに，被告人は不安・心気的状態にあり，抗不安薬と睡眠薬の通常量が処方されていたのである。

　保崎は同年4月23日，9月12日，同月24日に面接を行っている。最初の面接では何ら問題はなかったようであるが，9月の面接では，被告人は8月ころから「妙な調子」だといい，不安・心気的訴えのほか，「パンとか菓子の中にいろんな薬や油が入っている。どこまでも俺をねたんでいる」とか，「A拘置所とつながっているんですよ，Aの係長が首つり自殺をしたとか。あいつをおかしくしてやると言っているんですよ」と訴え，「この間ねていたところ，弁護士さんが面会にきたらどういう弁解をするんだといわれてそのとき細川を別なところへ送れという情報があったんです」などと述べている。保崎も要約しているように，「不安・心気的で被害妄想的な訴えが中心となっている」のであるが，これらの訴えをよく見ると，「つながっている」「言っている」「情報があった」という言い回しが目立つ。後の幻聴またはテレパシーの前駆形態と見ることができよう。

身体的所見については，「左半身の知覚鈍麻を訴えているが，神経学的検査ではとくに大脳の巣病状を疑わす所見はない」とある。頭部 CT 所見および脳波所見も正常範囲であった。

　心理検査では，WAIS によれば，言語性 IQ＝76，動作性 IQ＝80，全検査 IQ＝75 であった。このほかクレペリン精神作業検査，CMI，Y-G 性格検査，P-F スタディ，SCT，ロールシャッハ・テストが行われている。結局，「心理検査上からは知的な水準の低さと，人格発達の未熟さ，及び偏りが問題と思われる」ということであった。

　保崎鑑定書の考察の大部分は，被告人の生活史の要約ならびに真田天ほか 8 名および被告人の警面調書からの引用で占められている。本鑑定に関連する鑑定事項（一，三）とこれに対する保崎鑑定の主文の要点を挙げると以下のようである。

　一．被告人の性格の特性及びその形成原因

　被告人は，知的にやや劣っており，未熟な性格で凝り性である反面あきっぽく，虚栄心（顕揚性性格）が強く，短気である。小学校時代よりすでにこれらの傾向は認められている。頭部外傷は被告人のそれまでの性格傾向を強めるのに影響していると思われる。

　三．犯行当時及び現在の被告人の精神状態（被告人の知能及びそれが本件犯行に与えた影響の有無，内容を含めて）

　犯行は上記一の知能，性格の上に行われたもので，とくに精神病状態にあったとは思われない。現在の精神状態は不安，心気，被害妄想的な訴えが中心となった拘禁反応の状態にあると考えられ，この状態は更に増悪する可能性もある。

　被告人は X＋1 年 10 月 6 日に A 拘置支所に移監された。保崎鑑定書は同年 12 月 25 日に作成された。翌 X＋2 年 4 月 25 日には鑑定人尋問が行われたが，その証人尋問調書によれば，保崎は被告人の訴訟能力に疑問があると述べている。

　X＋2 年 6 月 3 日付の供述調書（乙 28）によると，訴訟能力に疑問があるという上記証言について，保崎は「被告人の精神状態を推測したにすぎない」と註釈している。更に，その後の A 拘置支所における診療録，5 月 20 日の被告

人質問の速記録等を読んだ結果，保崎は以下のような意見を述べた。保崎の鑑定時，A拘置支所において処方されていた抗精神病薬ハロペリドール（15 mg, 分3）はその後中止されたが，病状に顕著な変化はなく，拘禁反応はむしろ改善している。裁判上の利害得失を判断し，自己の防御をなす能力に欠けるところはないものと思われる。また，頭痛，不眠，声が聞こえる等の訴えについては，拘禁反応の症状であり，聞えてくる内容が自己の生命に関することに限られていることなどからも，裁判上の刑を気にしての拘禁反応と考えられ，精神分裂病状態とは考えられないというのである。

X＋2年9月12日，A地方裁判所第一刑事部は被告人を死刑に処するとの判決を下した。

II-6　原審判決まで（小田鑑定を中心に）

被告人は今日，控訴は「自分はしないが弁護士がした。同意はしましたよ」という言い方をする。原審における筑波大学社会医学系医師医学博士小田晋による精神鑑定は，X＋3年6月22日から翌X＋4年4月28日に掛けて行われた。この間被告人は土浦拘置支所に在監し，同年4月10日にA拘置支所に戻った。以下は主として小田鑑定書（五．現在証および七．総括と説明）による。

身体所見には異常が認められないとあるが，X＋3年7月20日の面接で，被告人は「たまに右手が振える」と訴えている。今日常態的に認められる右手振戦の先駆と考えられる。飲酒試験でも異常な酩酊は認められなかった。

X＋3年9月12日の問診記録から一部を引用する。

〈拘置所にいてなにか不思議なことが〉耳鳴りするとか，見えないものが聞こえるとか，妄想的なものが聞こえるとか……そういう事はあります
〈見えないものが聞こえる？〉頭が痛くなるとか，……手が振えるとか
〈見えないものが聞こえるというのは？〉見えないのだから，説明のしようがない……
〈聞こえるというのはなにが？〉男の声とか，女の声とか……余り気がおちつきません
〈男の声は？〉のらりくらりですから……よくもう……忘れました
〈女の声は？〉人をだますような，狐のような，声のような……

〈いつ頃から？〉小さい時からですよ——幼い時から……最初はラジオのアナウンサーのような声が聞こえてくるのではじまった。小学校もまだ上がらない時ですねえ
〈どんな声？〉ラジオの声じゃなくて，アナウンサーのような女の声です……
〈どんなことを言っていた？〉それは……わかりませんねえ
〈"妄想的なもの"が聞こえるとは？〉どんなことですかね。忘れましたけど……言葉では言えませんね
〈じゃなぜ妄想？〉現実には聞こえないものが聞こえるんです。テレパシーみたいです。この2〜3年は通信が可能になるような状況で，頭が著しく摩耗すると言うか，損なわれるのです。悪い狐でも憑いているのですかねえ……
〈逮捕されてから？〉それは……拘置所に入ってから，それまでは一方的でしたね。何かものに左右されるような状況ですねえ

　小田は，同日の面接結果の纏めとして，次のように書いている。「すなわち被告人は鑑定時，不眠，頭痛，及び耳鳴などを訴え，さらに，『現実にはないものが聞こえる』『霊能はありませんが何か大きなものに左右されている』『テレパシーで発信されている』『霊が写る』等と述べている。恰も幻覚妄想状態が存在するようでもあり，しかもその起始があるいは幼少時であり，あるいは21〜2歳であると言い，あるいは『拘置所に入ってからですよ』といい，一定せず，判断に苦しむのであるが，①前々回の石井厚鑑定，前回の保崎秀夫鑑定で，いずれも幻覚妄想体験，精神病症状は記載されていない。②訴えが誇張されているようであり，細かく問診すると正体がぼやけてしまったり，過去の話になったりする点から，拘禁反応であり，それは死刑判決をうけて拘禁されているという状況から理解可能であると考えられる。被告人は問診記録全体からわかるように犯行についてもよく記憶しており，犯行動機およびその前後の心理状態についての自己の言い分も十分述べるのであって，現在，受審能力を失っているような精神病状態にあるとは思われない」
　鑑定も末のX＋4年4月5日の問診結果によると，被告人は身体的には快調で，幻聴，自我障害症状，幻視はなく，テレパシーも薄れてきて，服薬もしていないといっている。
　臨床診断的問題としては，まず境界線級の知能を指摘し，1967年の頭部外

傷による人格変化を否定した。次いで被告人の訴える症状を5群に分けている。(a) 幼児期及び小学校時代，高熱を出して白い蛇が見えたり，空を拝むと空が曇って見えたことがあったとか，ひとりでにラジオのアナウンスのような声が聞こえてくることがあったこと，(b) X－3年4月6日より三村病院に入院した前後，朝方に先祖の霊が骸骨のように出現してきたのが見えたこと及び壁などになにかが見えるとか誰かに見られている感じがあったこと，(c) X－1年8月ころから「頭がゴーッと唸るような事があり，仕事をして汗をかくと治まる」と述べており，同年10月ころ「狐が自分の身体に入りAの三番町をぐるぐる回し，目的地に着かず，煙草を一服すったらスーッと霊が身体から出ていった」こと，(d)「同年11月に大仙教団の供養をしていると透明人間のような者が来て，廊下をクルクル歩き回るのを感じた」こと，(e)「この2～3年は通信が可能になるような状況で頭が著しく摩耗するとか損なわれる。悪い狐でも憑いているのですかねえ」ということである。

小田はアメリカ精神医学会の精神障害診断と統計の手引第3版改訂版（DSM-III-R）によって鑑別診断を行い，精神分裂病（今日では統合失調症と呼ぶ）の必要基準を満たさないとして，これを除外した。次いで，上記（a）は熱性せん妄，（b）はアルコール中毒の退薬症状，（c）と（d）は大仙教団の影響下におきた祈禱性反応，（e）は拘禁反応と解するのがよいと述べている。そして，こうしたことが繰り返し起こってくるのはなぜかと問うて，被告人の性格を問題とし，「主観的・作話的傾向，現実遊離の傾向」，「受動的で依存的傾向」を指摘している。

今日，鑑定人から見ると次のようになる。（a）のうち，6歳の時の熱性せん妄は事実らしいが，他は空想虚言である。（b）については，すでに述べた通り，被告人は保険金を手に入れるための入院であったと今日述べており，アルコール依存はない。（c）の狐については，X－1年頃の憑依体験であったか，鑑定当時の空想虚言であったかは決め難い。（d）は，小田のいう通り，祈禱性反応であった可能性がある。（e）は拘禁反応の症状と思われるが，供述に誇張ないし不明瞭な点が多い。

小田は，被告人の人格を上記DSM-III-Rの基準により検討した結果，「部分的にでも当てはまるのは，演技性人格障害・境界性人格障害・分裂病型人格

障害の三つである」とし、これら3種からなる混合性人格障害と判定した。保崎の指摘する顕揚性性格は演技性人格と同義であり、いわゆるヒステリー性格であると説明を加えている。小田は「視覚心像が実体性をおびる傾向、空想や夢が現実性をおびる傾向、気分の変わりやすさ、未熟性などを持って夢幻様体験を反復する傾向をもつ人格」を「夢幻様人格（オネイロイド・パーソナリティ）」と呼ぶことを提唱しているが、被告人もこれに該当し得るという。

　次に、犯罪心理的問題に関しては、弁護人が疑問点としてあげた15ヵ条につき解明する形で考察を試みている。ここで犯行は「情性欠如性性格（冷情性）の表現である」が、「被告人の性格には冷情性の傾向はあるけれども、［中略］情性欠如性精神病質という程度に達しているとは思われない」という。

　結局、被告人は本件犯行当時、境界級知能と混合性（演技性―境界性―分裂病型）人格障害があったに過ぎないところ、犯行は利得目的の財産犯的暴力犯であるから、被告人はその可罰的違法性を十分に認識していたと判定された。また、「被告人が現在訴えているいくつかの精神症状は、上記性格傾向に第一審で死刑の判決を受けて拘禁されているという状況より生じた拘禁反応である。それは受刑能力に影響を及ぼしたり、受審能力を低下させるという程度のものではない」というのが小田の結論である。

　最高裁判所第二小法廷の照会に対するA拘置支所長の回答（X＋6年5月7日付）によれば、X＋4年4月10日に土浦拘置支所から再入所した被告人は、内科的に異常なく、精神科的にはいくらか不安、緊張状態であったが、幻覚、妄想はなく、睡眠も良好で、投薬せずに経過観察をしているとのことであった。

　原審における被告人供述調書（第6回公判調書、X＋4年10月5日）によると、弁護人の質問に答えて「いよいよおれにも運が向いてきた。なんとか三田さんに頼って仕事を世話してもらって、今よりもいい生活をしたいという気持が起きた」と述べ、更に「押入れの中の金庫には7000万円位があるに違いないと思った」ことを認め、三田夫婦を殺して7000万円を取ろうと思ったのは、「中の間に通されたとき」であると答えている。「何故やったんだと思っているか」との裁判官の質問に対して「金欲しさに殺したのかと」と答え、また「三田さんは仕事をまわすと言っておきながら、いやあれはただ口先だけで、実際はその気は全くないんだと、被告人は思ったことはないか」と問われて

「そういう心は一切ありませんでした」と答えている。「鉄筋を拾ってから3回殺してやろうと思って行ったけどできなかった。やんないでよかったと思った。にもかかわらず心にむち打って本件犯行を犯したのはなぜか」と裁判官に問われて，「普通の人間より残酷というか，妄想にふけりやすいタイプなんですね。自分自身は」と述べ，「弱い心にむち打つというのは三田さんを殺せない，その心にむち打って，殺すようにしようと，こういうことか」と裁判長に問われて，「全く同感です」と答えている。これも被告人の情性欠如性が著しいといえない根拠となろう。著しい情性欠如者であれば「弱い心にむち打つ」必要もないからである。

一方で，弁護人や裁判官の質問に対して幻聴の存在を認め，複数の女の声だとか，「子供のような，要するに，声ですね」などと言い，具体的内容については「何か口からスパッと出ません」とか，「この世の人とは思えぬ，人形のような鳴き声です。何か，人類が違うような，地球人じゃないような話の仕方ですね」と模索している。この点が通常の幻聴とは異なる。また，「よく聞こえるのはここ2年位前からです」と答えている。

上記回答によると，X＋4年10月18日，被告人は食事を摂らず，起立性眩暈と低血圧があるので，職員が食事を勧めたが，「宇宙人からのメッセージで，それ以上食べるな」といわれると述べた。以後，宇宙人や神仏などの声で「クソを食え」，「お前は人を殺していない」，「被害者は生きている」，「俺は殺していない，人形を痛めつけただけだ」などの幻聴や妄想を訴えるところから，「心因反応（拘禁反応）の疑い」という診断が付せられ，朝はクロールプロマジン40 mg，プロメタジン40 mg，夕はクロールプロマジン30 mg，プロメタジン30 mg，ニトラゼパム5 mgの処方が出された。同月25日には職員に対し「死んだはずの三田さんが宇宙人なんかを通じてテレパシーで話しかけてくる」といい，11月1日にも職員に対し「殺してねえから釈放だって，上（天井）から言ってくる」と告げ，以降も時々「三田さんは生きている。殺したのは人形で」などと訴えた。遅くともX＋4年10月には，明瞭な幻聴が生じていたようである。

11月5日の診療録では，被告人は2年前から聞こえるようになったといっているが，同月頃はさまざまな幻聴が活発にあったようである。この頃には，

被害者が生きているという妄想があり,「多少の思考滅裂性」も認められている.

　X＋4年11月7日の被告人尋問調書（第7回公判調書）によれば,被告人がきみ宛に10月29日に送った電報と手紙が弁護人より提示され,これについて尋問が行われた.電文は「みたはいきている,くることねがう.いちろう」というものである.弁護人が手紙を示して,「前々より思うことを夜となく昼となく頭を悩ますこと多くあり,口に出さずじまいでありました.私が人を二名,三田明・正枝さんを殺したことは,はっきり言って,この世の世界の人ではなく,えいぞうゆうきたいの人間ではありません」と書いてあるが,これはどういう意味かと尋ねたのに対し,被告人は次のように答えている.「これは口が,どのように釈明したらよいか考える所存でありますけれども,人間は映像的物体という,その中に魂が入ると,服を着た状態でも,人間と同じ荷物を持つことができる状況なんですね.状態というか,そういう人間がいるということです」というのである.これは精神医学でいう滅裂思考に近似している.そのほか「二年前から,お前は人を殺していない,早くここから出ろというような,神の声がよどみなく聞こえる」とか,「私は殺したと思う三田明・正枝さんは南ヶ丘二丁目にふつうにくらしています」とか,「夜遺体持ち帰って投げる時に,三田明の血が三倍位大きくなっていたんです」などといい,最近の健康状態を訊かれて,1日3回服薬しているが,夜は眠れるし,「一切心も平穏でして,争い事は何もありません」,「澄み切っております,心は」と答えている.更に,「遺骨には犬の骨とのっておりました」とか,「現に去年の法廷にも出ていましたよ,三田明は」などといい,「あなたは自分でそう言っていることについて,おかしいなという気はしていないんですか」と問う検察官に対して,「いや,しません.おかしいのは国家公安でして,自分自体はおかしいとは思いません」と述べている.病識欠如といってもよかろうが,空想虚言症の場合にも,病識の失われることがしばしばある.

　X＋5年2月5日の診療録によると,幻聴またはテレパシーが活発なようで,「生きているのにいることはない.いる方がおかしい」とか,「一郎,お前はモルモットであって,見せるための商品だ」などと聞こえたことがある.「現在の被害者は自分です」と呟いたり,「ミタとは誰？」と尋ねられて,「強盗殺人,

死体遺棄の……加害者です」と答えている。更に，考想伝播様の訴えがあり，また「頭がけずられるというか，水となって流される。この世の有難い神様です」と唐突にいうことがある。一部は異常体感様の叙述であるが，全体としては滅裂思考に似る。このころの処方はジアゼパム 6 mg，クロールプロマジン 30 mg，レボメプロマジン 10 mg，プロメタジン 30 mg で，少量の薬物が投与されていた。

　X＋6年 3月 29日，A 高等裁判所第二刑事部は「本件控訴を棄却する」との判決を下した。

II-7　原審判決後上告取下げまで（福島第一次鑑定を中心に）

　原審判決が言渡された後，A 拘置支所に帰って昼食を摂っていた際，被告人は「最後の飯ですから，おいしくいただいています」と言い，係長の面接に対しては，死刑は当然であり，霊体として肉体から遊離して御仏のもとへいくだけですね，と述べ，翌 30 日には「上訴権放棄したい」と職員に訴えた。

　3月 31日には職員に対して，「担当さん 5年間お世話になりました。29日に判決がありましたから，弁護士のせいなんですよ。2月の弁論のとき，俺が死刑になればいいようなことを言っていたから」とか，「三田が生きていると御仏が騒いでいるんですよ」と告げた。4月1日には係長面接を願い出て，次のように言っている。「今回の判決は，しっかりと受けとめるつもりでいる。ただ，今回の事件は，何者かに仕組まれたもので，本当は私がやったものではない。このことは裁判所と拘置所の一部の人間が知っている。弁護士にも上告しないと伝えました。三田さんにはあの世でよく謝ってくるつもりです。ただ事件の真相だけは，他の人に分かってもらいたかったのです。法務大臣に早くハンコを押してもらいたいですね。そうすれば肉体から離れ，楽になれるんですよ。」

　4月初旬には「三田 2名のいるあの世に旅立ちます。残る人生を国に捧げます」とか，「三田は生きているんですよ。面会にくる母は国家の工作員で変装している。これは国の行事で工作員による罠なのです。このまま劇が続くようじゃ，私は死刑を受けてやりますよ。死刑というのは国家の行事でしてね。お祭りですよ。私をここから出してくれるよう国に言ってくださいよ」といって

いる。「三田2名のいるあの世」と「三田は生きている」とは矛盾している。現実認識と願望との矛盾を反映したものであろう。「面会にくる母は国家の工作員云々」は変装妄想(フレゴリの錯覚)と呼ばれる症状である。

5月中旬には,保安課長面接を願い出た。「自分は本当は人を殺したんですよ。でも被害者は生きているという声が聞こえる。あのくらいやったのだから,息絶えたと思うが,生きているという声が聞こえる。医師に相談しても駄目ですね。薬よりも大便の方が効くという声が聞こえて,最近は大便を食べているんですよ。上告を取下げるにはどうしたらよいですか」と問うている。同月下旬から「ここはどこですか」「細胞は殺したけど,生物は殺していない」「天井から声が聞こえて,せんずりをするよう命令されたり,クソも命令されるから仕方なく食った」などと訴えたが,日常生活は,新聞を読んだり,ノートに写経などをして過ごしていた。被告人においては,自己の異常性をアピールする傾向が著しい。

9月初旬には「私は,もとより人を殺しました。弁護士がこの前来て,死亡診断書を見せられました。本当は,生きた生物は殺していないんです。殺したのはビニコン(?)です。国の行為で死刑だとすれば,潔く死にます」などと述べた。同月は室内で写経をしたり,経を読んで過ごした。

10月初旬,11月初旬,同月下旬,および12月初旬には,「俺は無罪だ。早く釈放しろ」とか,「いつまでここに入れておくんだ」とか,「早く出せよ。これは芝居だ」などと叫ぶことが多かったが,それ以外は写経をしたり,新聞を読んだり,ぼんやりして過ごした。

X+6年1月から3月中旬まで異常な言動はなく,罪を認める言葉さえ認められた。X+6年3月24日には職員に対し「先生,いつまでここにいるのかね。ここはどこですか」と尋ね,同月26日朝には職員に対し,「私は,人を殺していないのにいつまでもここに居るんですか。係長に面接したいので願箋をください」と申出ている。26日午後弁護人3名と面会した。27日には担当職員に対し,「昨日,弁護士の先生と話をしたんですが,私はつとめに行きますから,上告を取下げします」との申出があったが,取下げの効果を認識していないような言動であったため,担当職員が係長に報告し,係長が面接して意思確認を行った。取下書の交付を担当職員に執拗に求めたので,職員がこれを交

付したところ，自ら作成して，27日午前提出した。同日午後保安課長が面接し，意思確認をした。被告人は「二審判決が，X＋5年3月29日に有期，無期を減ずるという内容の判決だったが，4月10日ごろ弁護士が上告した。有期，無期というのは10年つとめれば社会に出られるということです」などと述べるので，課長が説明し，「取下げれば，裁判は終わって，細川は死刑判決が確定する。社会に出られることはなくなる。撤回する意志はないか」と質したのに対し，被告人は「撤回する意志はない。心静かに生活したいんです」と述べた。同日，舟木友比古弁護士の面会を拒否し，舟木弁護士と母親の接見申込を拒否した。同日午後4時保安課長が被告人に面接し，意思確認をした。被告人は願箋を書き，署名指印した。

　X＋6年3月28日午前，安田好弘弁護士の面会を拒否したが，職員の説得に応じて接見した。3月30日には「取下げはやめない。気持ちに変わりはない」と課長に返事をした。4月3日には馬場亨弁護士と面会して「やりなおし裁判」を希望し，民営の南出弁護士に依頼すると述べた。4月には，ときどき職員に対し，「私は人殺しです」，「ここはどこですか」，「いつまでここに入れておくんですか」などと言った。読書，写経少なく，ぼんやりして過ごすことが多いとの記載がある。

　こうして被告人の上告取下書提出（X＋6年3月27日）当時の精神状態を鑑定する必要が生じた。最高裁判所は上智大学文学部心理学科教授福島章医師に鑑定を命じた。福島第一次鑑定はX＋6年6月29日に開始され，鑑定結果は翌X＋7年2月10日付鑑定書として提出された。以下にはこの鑑定書の「第5章　現在証」以降の重要な部分を摘録するが，必要最小限の鑑定人の解説を加えた。

　まず，「第一節　身体所見」を見ると，内科的理学的検査に異常なく，神経学的検査では，バヨネット・フィンガーが陽性であった他には，明らかな病的所見はない。なお，バヨネット・フィンガーに関する福島の解説は第1指に関する限り正しいが，第2ないし第5指に関しては間違っている。すなわち後者では，基関節を伸展させた状態で，中関節を屈曲させ，末関節を伸展させることができるのでなければならない。そのようにして初めて銃剣指の形が生ずるのである。いずれにしても今日これに特別な病理学的意義を付する人は稀であ

る。

　頭部 X 線単純撮影に特別な異常がない。頭部 CT 像は「全体としては正常範囲の所見であるが，右側の側頭葉前極の萎縮像が認められ，また左側の側脳室の拡大が著しい」という。頭部 MRI 像もほぼ同様である。これらの所見により脳自体にもかなりの問題があることが明らかになったとしている。

　脳波検査では，左右差を伴う基礎律動の異常，睡眠脳波における基礎律動の異常と誘発瘤波の波形異常，律動性および孤立性刺波の出現（てんかん性異常）が認められ，総合判定は異常脳波である。

　血液検査所見には著しい異常はない。

　「第二節　心理テスト所見」は次の通りである。まず，東京大学脳研究所式知能検査の合計得点が 40 点で，境界域の知能を示した。

　ロールシャッハ・テストは次のようになる。思考がかなり混乱しており，主観的な判断や作話的な概念化が著しく，不適切な論理が多く，思考に一貫性がない。認知の調節や知覚の不正確さが認められる。対人関係は表面的で，気質は内向的な性格であり，感情・情緒の動きは単純で原始的である。以上から，反応は明らかに精神病的であるが，精神分裂病に固有の特徴はあまりない。

　その他，ベンダー・ゲシュタルト・テスト（BGT），内田クレペリン精神作業検査，矢田部ギルフォード性格検査（Y-G），文章完成テスト，MAPS も行われているが，これらについては略す。

　なお，保崎鑑定および小田鑑定における各心理検査結果と比較を試み，「前 2 鑑定と比較すると，本鑑定では知能や精神作業などの知的側面ではほとんど変化が認められないのに対して，情意面では著明な精神病的な人格変化が認められる点」に注目している。

　「第三節　面接所見」を纏めると次の通りである。初回面接（X＋6 年 7 月 20 日）では，「一見して異様な印象は受けた。目がカッと大きく見開かれて，瞬きも少なく，反り返るような姿勢で鑑定人に相対していた」という。被告人は最初から人見知りせず，早口で，自ら積極的によく喋り，多弁であった。しかも話題がくるくると変わり，話の中には独り合点で，相手には理解しがたい内容が多々あった。不快気分，目眩，頭痛，幻聴，排泄物を口にするなど異常行動が存在することをうかがわせる発言があり，幻聴とそれに基づく妄想体系

のあることが明らかになった。自分が死刑囚であることの一応の認識はあったが，自己の弁護士については南出一夫の名を挙げた。1年前に上告したが，今年の3月28日に取下げたとおおむね正しい記憶を持っていたが，「いまいち。自分を泣かせるのが関の山。初めからこの事件は最高裁じゃない」などといい，一部に意味が取れない供述があり，当時の訴訟の進行状況には大いに不満を示し，事実とは食い違った認識も示した。訴訟に関する話題になると，了解が困難な説明が多くなった。すなわち，連想が飛躍し，一方的な物言いとなり，対話者との疎通性が失われるのである。無罪妄想と拘禁が長引いていることへの苛立ちがあり，上告の手続きと意味についての誤解があった。最高裁判所第二小法廷は知っているが，「Aの地裁で洗い直しの裁判をしたい」とか，「もう上告は取り下げたので今の自分には関係がない」などといい，その第二小法廷が今被告人の取下げの有効性について審理しているという説明は飲み込めないようであった。

　第2回（7月24日）の面接所見は録音テープから再現されている。これによれば，被告人の話は滅裂，観念奔逸的で，独特の造語なども認められる。にもかかわらず，被告人には願望充足的で，「心の拠り所」となる，無罪妄想と赦免妄想があり，最高裁への上告を取り下げたのは，その無罪妄想に強く支配された行為であることが推測できる。また被告人は，長期の拘禁にストレスを感じ，「最高裁は時間がかかりすぎる」ので，地裁で事件の洗い直しをしてほしいと思っていることも分かるのである。

　その後（9月11日）も基本的な精神状態像は変わっておらず，幻聴，テレパシー，無罪妄想などは持続していた。話の途中で唐突に「ここはどこですか？」「私は誰ですか？」「拘置所ですか，精神病院ですか？」「殺しているときは別人です，人形を殺したんだ」などと言い出すことがあった。これは，意識障害を呈して当惑しているのではなくて，自分がここに拘禁されていることを不満として，相手にその不当性を確認する語調であった。話題は相変わらずくるくる変わり，話は作話的な印象が強い。しかし，前2回に比べて一方的に自分の主張，すなわち願望を事実として訴える傾向が強い。上告取り下げの時の精神状態については「興奮していました」ともいい，「冷静に取り下げしています」ともいって，一定しなかった。

第4回面接（10月15日）でも，相変わらず非現実的な主張が繰り返された。被告人の現実の状況や裁判の手続きを説明しても，聞く耳を全く持たなかった。さまざまな妄想や幻覚の報告からは，被告人の願望や空想が，直ちに確信として事実と盲信されたり，知覚の性質を帯びて幻聴となって聞こえてくることがよく分かるというのである。

　第5回面接（X+7年1月6日）では，これまでになく落ち着いた，さっぱりした態度に変わっていたが，無罪妄想は相変わらず堅固であった。本件犯行については，途中まで事実を認めるようなことを言ったり，あるいは否認に傾いたり，微妙な動揺が認められた。幻聴（テレパシー，放電会）については病識がなく，願望が声となって知覚されていることがうかがわれた。精神鑑定のために東京拘置所にいることは分かっているが，どこか自分の好きな地裁で「洗い直し」の裁判ができると考えていた。

　次に，「第六章　診断と考察」の「第一節　精神医学的診断」の「(1) 現在の精神状態」をみよう。福島によれば，被告人は当時「拘禁精神病による幻覚妄想状態」にあった。そして，「その基礎にある被告人の精神状態は，境界域の知能をもち，過去に精神発作の体験を持つてんかん者であり，その病前性格は類てんかん病質である」という。

　まず，てんかんである。てんかん性の脳波が認められたのは確かであろう。福島はこの脳波異常の起源として外因性の病因を想定している。しかし，彼が病因として挙げる仮死分娩および3歳時の高熱疾患については，それらが存在することに疑問があることはすでに述べた。バヨネット・フィンガーに関する福島の理解にも疑問があり，またこの徴候に過大な病理学的意義を付加することもできない。いずれにしても，今日この徴候が存在しないことは後に述べる。被告人のてんかんの発作型が精神運動発作であるという証拠はどこにも提示されていない。脳波を判読した駒込神経クリニック院長齋藤陽一は，「てんかん源性の活動」について，「頭皮上の焦点は左右頭頂領，左中心領，正中線上にあるが，辺縁系への拡大の可能性もあり得る」と考えて，その可能性を指摘したまでに過ぎない。焦点から辺縁系または全脳に拡大したことも，臨床発作を生じたことも証明されていない。また，6歳のときの幻視はてんかんとは関係のない熱性せん妄であると考えるのが妥当である。小学生時代の幻聴はにわか

には信じ難い。そうすると精神発作があったとすべき明らかな証拠もない。「被告人が小学校1, 2年生まで小便を漏らし，5年位まで夜尿を示していた事実」が，てんかんの1症状である可能性は極小であろう。X－3年以降の「幻視」，「パレイドリア」等は，「空想を生き生きと描き出しやすい性格」（小田鑑定書）もさることながら，大山教団の影響が大きいと考えられる。そうすると，存在するのはてんかん性の脳波異常のみである。被告人をてんかんと診断する十分な根拠はない。

　被告人の知能は境界域の知能である。

　被告人の性格について福島は，「被告人をてんかん者と診断すると，被告人の性格としては『類てんかん性格』が考えられる」というが，この命題自体に問題がある。てんかん者はいつも一定の性格を持つわけではないからである。すでに述べたように，被告人をてんかん者と診断できないから，上記命題の前提条件も存在しない。福島が「これは被告人の行動上の特徴とよく一致する」といって例示する真田天の供述も，保崎のSCTの解釈も，小田のSCTの解釈も，「類てんかん性格」に特徴的といわれる行動特徴ではない。レーマーの記述する「てんかん病質」も，ウィルマンスのいわゆる「類てんかん変質」も，今日これらを信じる者は稀である。ヤンツのてんかん分類に関連して，福島は「被告人の幻視体験などは，知られている限り覚醒後1～2時間以内に起こる覚醒発作が多い」と述べているが，そのような調査は福島第一次鑑定書のどこにも行われていない。現に小田鑑定では，「先祖の骸骨」が出てくるのは「夜寝ていた」時のほか，「日中も」あるといい，それが最初に出たのは「目のさめる前」ともいっている。安永浩の「中心気質」を持ち出しても，被告人の性格を個別的に記述するのに役立たない。

　大熊輝雄によれば次のようである。「このような人格特徴（粘着性，爆発性：鑑定人注）は，従来はてんかん，とくに特発性てんかんに特有なある程度生来的のものと考えられてきた。しかし，発作回数の少ない特発性全般てんかんでは，特別の人格障害を示さない場合が多く，上記のような人格特徴は一部の患者にみられるにすぎない。また上記のような人格特徴は器質脳障害のさいにみられる人格障害との共通点が多いこと，複雑部分発作（側頭葉発作）をもつ患者に出現しやすいことなどから，このような人格特徴をてんかん特有なも

のとすることには反対意見が多い。［中略］また，最近では，特発性てんかんに多い覚醒てんかん者に共通した人格特徴として，粘着性や爆発性ではなく，不安定，思慮の乏しさ，被影響性，忍耐の欠如，誇大傾向，幼稚さなどがあげられ（ヤンツ），これは『大人になった子供』（テレンバッハ）とも表現され，対象や状況にたいして無媒介的，直接的にかかわる傾向として要約されている。これにたいして症候性てんかんに多い睡眠てんかん者では粘着性がめだつという見方もある」（現代臨床精神医学．改訂第8版，金原出版）。ヤンツの挙げる人格特徴は，例えばヒステリー者にもみられるであろう。福島は被告人の中に外因性の，つまり症候性のてんかんを求めたが，症候性てんかんに覚醒てんかんは少ない。また症候性てんかんの病因として早幼児期脳障害を推定したが，その証明に成功しなかったことは既述の通りである。

　小田が被告人をDSM-III-Rにより混合性人格障害と判定したのに対し，福島は，そもそも被告人がDSM-III-Rにいう「人格障害」に当るかどうかという検討が十分でないと指摘したのは正しい。その他，被告人は情性希薄な傾向があり，しばしば無断欠勤をし，平気で嘘をつくことはあるが，シュナイダーの「精神病質」類型のどれにも当らないとしている。

　更に福島は，怠業のエピソードについてのみならず，本件犯行時についても自生的・周期的な気分変調の存在が疑われるとし，「この気分変調の中でこそ強盗殺人という犯罪が唐突に発想され，この不機嫌状態を背景にして凄惨な本件犯行が遂行されたのではないかという疑問を禁じ得ない」という。また，「X−3年の八村病院入院前にも，幻視体験や生活の乱れが見出される。この時期にも気分変調と意識水準の動揺などが起こっていたと思われる」ともいう。これらはいずれも理論上可能な想定である。しかし，この想定を事実として主張するためには，満たさなければならない多くの条件がある。すなわち，被告人がある特定のタイプのてんかん者であること，てんかん素質者にしばしば見られるという自生的・周期的な気分変調や不機嫌状態が実際に起こっていたこと，しかもその気分変調，周期性不機嫌状態の中で意識水準の動揺が起こっていたことである。これらはいずれも証明されていない。また，犯行は「唐突に発想され」たものでもない。

　次は「(2) 被告人の拘禁反応」である。被告人に幻聴や妄想があるのはひと

まず認めるのが妥当であろう。しかし,「幻聴の指示に支配されて自分の糞を食うとか, 騒いで懲罰を受けるといった異常な行動をとっている」と判断するのは慎重を要する。この食糞は, 被告人からしばしば主張されるが, 一度として職員が明確な形で観察したことがない。わずかに一度八王子医療刑務所において, X+9年10月18日「人糞のにおいがする」という記載があるのみである。こうした奇行は詐病者等からも主張されることが多い。また大声を出したり, 門扉を蹴って騒ぐのも, 必ずしも幻聴の指示が人格を支配することを要しない行動であり, 不安・焦燥状態にある人間にまま見られることである。無罪妄想や再審妄想も願望充足的な妄想である。とはいえ, 被告人は軽躁状態にあり, 思考は滅裂ないし意想奔逸的, 話は一方的で, 対話はほとんど成立しない時が多いというのであるから, 拘禁反応の中でも拘禁精神病と診断したのはひとまず妥当であろう。

　福島の要約によれば, 拘禁反応はX+1年9月ころから東京拘置所において発症した。不安・心気症状, 関係妄想・被害妄想を主な症状とするもので, 拘禁神経症と呼ぶのが適切である。X+2年5月にはハロペリドールのような抗精神病薬が相当量処方されているところから, 拘禁反応が重症化したのではないかと考えられるが, 詳細は不明である。同年9月にはA地方裁判所において死刑の判決を宣告されたが, これは被告人に大きな衝撃を与えたと考えられる。X+3年6月から原審における小田鑑定が始まり, 当初から不安・心気症状ないしヒステリー症状が訴えられ, 同年9月になると不眠, 耳鳴, 手指振戦のほか, 幻視, テレパシー, 幻聴のような明らかに精神病的な症状が訴えられるようになった。しかしこの精神病的症状はX+4年4月ころには消失している。同年10月には「幻聴による行動の支配」, 無罪妄想が始まり, 11月には釈放を告げる幻聴を訴えている。医師との対話においても支離滅裂, 意想奔逸が認められた。X+5年3月29日の原審判決に対して, 被告人は, 死刑判決の重みや意味を十分に理解し, 最高裁判所への上告の道があることも認識しているような話をしている。翌30日には上訴権を放棄するとの申出をし, 翌31日には「死刑判決は弁護士のせい」というような不満を述べた。その後も, しばしば幻聴が活発に訴えられ, 無罪妄想から「釈放しろ」「ここから出せ」と叫んだり, 門扉を蹴ったりする反則が頻発するようになった。X+6年1月か

ら3月中旬までは平穏に過ぎ，2月には係長との面接において，「罪を犯した私ですが，階段を一つひとつ上がっている気持です」などと言っていたが，3月中旬から職員に対し「人を殺していないのにいつまでもここに居るんですか」と強い不満をぶつけるようになった。この不満は3月26日弁護人の接見で頂点に達し，最高裁の判断に時間がかかることに不満を述べ，「死刑にするというなら一刻も早く死刑にしてもらった方がよい，死刑にしてもらえれば，その日の内に生き返ってくるんだから」などというに至った。被告人においては長期の拘禁による苦痛およびこれに対する憤懣の念が強く，これが死刑願望につながったと考えられる。しかし一方では無罪妄想にもとらわれており，更には「罪一等を減じられて10年以上の有期，無期になり懲役でやって行く」とか，「取り下げれば無期になる」などといっていた。

　上告を取り下げたX+6年3月27日前後の被告人の精神状態は精神病的である。その診断の根拠は，第一に，被告人は妄想を抱いている。これはその発生が心理学的に了解できる心因性（願望充足性）の妄想ではあるものの，強い主観的確信であり，説得や説明によって訂正が不可能な誤った観念である。第二に，被告人は幻聴を体験している。被告人の妄想は，発生時期も内容もこの幻聴と密接に関連し，表裏一体となって被告人を誤った観念世界に導いている。第三に，被告人は緊張と不安が高く，多弁・早口で，的外し応答や滅裂思考，観念奔逸などの思考の形式障害が認められる。更に，幻聴に支配された奇矯な行動が認められる。自我が纏った機能を保持している精神状態とは言い難い。

　すなわち，被告人の拘禁反応はX+1年に拘禁神経症としておもむろに始まり，X+4年10月に上記のような拘禁精神病に発展し，今日（X+7年2月）に至ったのである。

　福島は鑑別診断を行い，精神分裂病と詐病を否定し，てんかんについては「拘禁精神病の症状や精神状態を修飾し賦活するものとしててんかん性の素質が働いているかもしれない」というに止めた。

　以上の診断に基づき，福島は精神能力に言及している。被告人は，幻覚妄想に支配されていたこと，自己の精神活動を統合し，理性的に意思決定することができないこと，供述も滅裂思考となっていたこと，自我が統合性・一貫性を欠いていたことを挙げ，「自己の行為の重大な利害得失を認識し，刑事被告人

としての自己を防衛する事は不可能であった」と判断した。上告取下書提出時および現在（鑑定当時）のいずれの精神状態についても心神喪失を示唆した。

最後に，福島は処遇についても意見を述べている。被告人には治療が必要である。拘禁精神病にもっとも有効なのは，未決拘禁の状態から解放して精神病院などに移送し，開放的な雰囲気の中で治療することである。しかしこれはまず困難である。次善の処遇は被告人を医療刑務所などに移監して，治療することである。そうすれば「数ヵ月ないし数年の治療の後に，おそらく被告人は拘禁精神病から回復し，自分のおかれた状況を理性的に判断した上で，冷静に意志決定することができるようになるであろう」と予測した。

最高裁判所はX+7年5月30日に被告人の公判手続の停止を決定した。同年6月17日，被告人は東京拘置所から八王子医療刑務所に移送された。

II-8　八王子医療刑務所において

医療刑務所の病床日誌を見ると，6月17日，被告人は不精髭を生やしているが，鈍さはなく，むしろ鋭さ，抜け目ない目配りを感じさせた。身のこなしも滑らか，俊敏であった。正視せず，顔を斜めに向け，時折こちらを向く。言葉遣いははきはきして，意外に要領を得た返事が返ってくる。無罪であること，死んだといわれる人が生きていることなどに関する，時に要領を得ない返事になることがあった。幻聴のあることを率直に認める。「このごろテレパシーは消えた」ともいう。「自分は何もやっていないのです」等というが，「母は私が殺したといっています」とか，「裁判でどうなるか分からない」ともいう。7月にはテレパシーが絶えずあり，冤罪ということをいってくると答えている。「早く裁判を受けたい。決着をつけて解放されたい。だめ（死刑）ならだめでいい。その時はやりなおしをしてもらうから……」ともいう。「ここはどこだ」と繰り返し叫び，房扉を足蹴にすることも頻繁で，特室に収容されることもしばしばであった。8月には，かつては罪を認めていた，10年位の刑かと思っていた，ところが死刑の宣告であった，しばらくしてテレパシーが始まった，などと話している。「ここはどこだ」，「僕は無罪だ」等と大声を挙げ，ドアを足蹴にする不穏状態が認められる。9月には，仕事は好きでない，怠け心が強い方で，金についても困っていた，などの話をしている。テレパシーは相変わ

らずだというが，これにつき「あれは自分の内部の問題です」と意味深長なことをいっている。強盗殺人は事実だが，結果としては人形だったという。房扉蹴りと大声（「ここはどこだ」）も相変わらずある。10月にも同様の不穏状態が見られる。裁判に決着をつけて欲しい，しかし死刑は困るという気持が絶えずあるらしい，と記されている。11月にも「ドアをバンバン蹴る」とある。12月には，テレパシーが出てくるまで罪を認めていた，テレパシーが無罪だと教えてくれた，精神鑑定があったのだから10年，長くて15年と思っていた，ところが死刑だ，判決を聞いてどん底ですよ，などと述べている。

X＋8年もほぼ同様の状態が続いている。1月には，「裁判官自身が"気は確かか"と疑問を持ったのでまだ上告取下げは確定していない」と説明されて，「一応分かります」とはいうものの，「先生は死刑で死んでしまえというんですか」などと混乱したことをいい始めるのである。裁判制度や医療刑務所にいる意味について何度か説明を受けている。同年9月には，「頭は死刑で心は無罪なのだ」といっている。12月には「自分は生れながらの重要人物なんだそうです。35歳のときにそれがわかりました。それをみんなに教えるためのトリックだったんです。死んだのはロボットです。三田さんは生きています。面会にもきました」と述べている。

X＋9年も，「年始早々奇声房扉連打あり」で，春頃まで不穏状態が続いている。4月には幻聴が活発で，「おまえはだれだ」「ここはどこだ」などと叫び，ドアを蹴っている。7月には，「拘禁反応の疑い」から「拘禁反応」に病名が変更された。「早く裁判を受けたい。しかし結果はこわい。あれは人形だった」などといっている。9月にも「裁判を早く受けたい」といい，「死刑ですからね。人間ですから生きていたいですよ」とも述べている。10月18日には「人糞のにおいがする」と記されている。これが食糞のせいかどうかは明らかにされていないが，食糞の可能性を示唆する観察者の記載としては唯一のものである。

X＋10年2月には，八王子にいたい気持（裁判がストップしていて安心）と裁判を受けたい気持とがある，と述べられている。7月には，「自分は無罪だといいながら，生活史にふれるとあっさりと自分から犯行を話しはじめる」そして，「はじめは金を狙った。そのうち殺人自体に執心。自分が一本になっ

てしまった」とある。9月から11月にかけて気分が安定していた。11月には「食事のときに『飯に唾液が入っている』などときこえる。飯がぬれている。気味がわるい」と訴えている。12月12日には，「裁判は受ける。判決の見通しは『死刑』。しかし，再審請求をする。自分が殴ったのは人形。テレパシーが『被害者は生きている』という。証人として法廷にも出てもらう。国家によって監禁されている。監禁罪で訴える。国は金をばらまいて人をあやつる。裁判はペテンだ」と記されている。

X＋11年1月，テレパシーで「食事に栄養剤を入れた」ときこえたと訴えている。「テレパシーが活発のよう」とある。被告人は「どうせ殴ったのは人形だから」ともいっている。「テレパシーが教えてくれたが，自分は神であるという」と記されている。2月には次のような問答をしている。〈いま裁判がどうなっているか分かる〉ストップしています。〈なぜ〉治療を受けているからです。〈拘置所に戻ると再開する〉はい。〈きみは裁判に何を主張している？〉出廷はしないんでしょ。〈上告のときに〉無罪をです。〈事件はなかった〉はい，そうです。

福島第二次鑑定はX＋11年6月12日から行われ，同年12月8日付で鑑定書が提出されている。面接は八王子医療刑務所において7月7日と10月16日に行われ，その間に心理テスト9種が実施された。以下にその結果を要約する。

被告人は，知的には境界知，性格的には類てんかん病質（爆発性と粘着性とからなる異常性格）者である。無罪妄想の名残はあるが真性妄想はなく，反則行為もない。上告中であったが，精神病のため現在は公判手続きを停止中であるとの認識もある。裁判で決着をつけたいとの気持もあるが，これには減刑の期待も関与している。現在の状態が続いていつまでも死刑が確定しない方がよいという正反対の気持も抱いている。現在の被告人の精神状態は多少とも不安定で両価的であり，願望充足的な妄想様観念をときどき口にする。しかし妄想に支配されることもなく，状況誤認もない。すなわち精神病状態を脱して，ほぼ正常な精神状態にある。ただし，現在の改善所見は，薬物療法等を受け，医療刑務所の治療的環境に置かれ，公判手続き停止中という，裁判に関してはひとまず安心できる状況などによって初めてもたらされた「正常性」である。

精神病の状態からはすでに脱しているので，弁護人と協力して自分の法律上

の利益を防御する能力を期待することができないとはいえない。特に最高裁判所の審理は書類審理が主となるから，被告人に要求される能力は，上告審を受けることの意味がある程度理解できれば足りると考えられる。被告人はこの能力を十分に備えている。

幻覚妄想状態が再燃する可能性がないとはいえない。特に被告人の場合，未決の死刑囚という現在の境遇，過去の拘禁精神病の既往，脳の障害の存在などから考えて，再燃する危険性がかなり高いといわざるをえない。しかし，いつまで待ったら完全に安定した精神状態になるかは予測できない。漠然と経過観察をしているだけでは被告人の疾病逃避を容認することになり，正義に反することにもなる。拘禁精神病も拘禁反応も，拘禁という不快な環境や，自分の生死にかかわる深刻な宣告から逃避したいという，意識的・無意識的願望から生ずる目的反応である。目的反応という意味では詐病と区別できないとする学説もある。

公判手続き停止を解除して審理を進めるべきだという考え方にも一理がある。ただしその場合，現在の治療を中断して移監すれば，直ちに症状が悪化する可能性が高い。それゆえ，公判手続き停止を解いた後も，被告人を八王子刑務所に置いたまま審理を進めるのがもっとも安全であろう。

II-9 その後の被告人の病状

福島第二次鑑定後の病床日誌は与えられていないから，被告人が発信した信書から重要と思われるところを摘録する。

X+12年7月21日付 「わたしははじめよりむざいです。はやくここからだして下さい」

X+13年4月22日付 「[前略]わたしはハハのぼたいに，はいっているはんとしまえより，くにをみ，そのげんどうりょくのもとばしらになってきました。いまわ36ねんかんものあいだくにのかみとしてちいってきのひとしい，いっしんでなにもしらず，わたしはくににつくしてきました。わたしは39さいで。かみであることをしりました。このじけんの，はいけいをしりました。わたしはじじょう，さいこうの。トクムによってくにの，いちいんになっています。かみがさずけた。サイボークの，ゆーたいをわたしは，ころしました。でも「おかねは」とってをりません。はい。

[中略] やくにんはかねをとり。のらりくらりと，わたしをけいむしょにいれて，しらんふりです。わたしがきくと，なにもしらないといっています。そのすじかきは，わたしがかいた，ハハにだした，てがみ，さいこうさいにだしたてかみによってあきらがです。かみもおおかみです。いまのわたしのきもちは，トクムとしていりょうけいむしょよりだして，しゃくほうしてください。わたしはだれもころしてをりません，くにわあまりよくばらずかねをとらないほうがよいのでは」

X＋13年5月13日付 「[前略] さいこうさいばんしょわ，とくむよりいくらおかねをもらっているのですか。わたしは，うまれながらにして，かみとして，うまれてきました。くにのおおきな，もとばしらになってくにのこうじょうはってんのためにつくしてきました。わたしは，けいむしょのきびしい，ほうりつにしばられてくらしています」

X＋13年6月24日受付 「こおちしょわ，さいこうさいが，いれておくかぎりこよりださないということです。しかし，さいこうさいわも，おわりました，それなのになぜ，つきに，いちどの，こうりゅうこうしんがくるのでしょうか，さいこうさいは，いつになったらここよりだしてもらえるのでしょうか，それとも，こうちしょが，しゃくほうするのでしょうか，わたしは，はじめより，むざいのみです，も，14ねも，こうち，しょにはいっています」

以下は読みやすいように漢字を用い，文章も大幅に省略し，適当に句読点を補充または削除し，送り仮名等を修正した。基本的な文体は残してある。

X＋13年9月9日受付 私は国のスパイです。今の弁護士は嘘の弁護士です。解任して下さい。私が拘置所にきたので，母は2億円もらいました。私は生まれながらに法務省に監視されている身です。そして私は生まれながらにして，てれぱしいも使えます。

X＋13年10月27日付 国の工作員より。私はスリです。昨日係長さんと面会をしました。すると最高裁が終わると，もう一度裁判をやるそうです。つまり「さいしん」です。私は初めより無罪できているのです。今の弁護士を解任して，別の弁護士をお願いします。最高裁ものらりくらりでは工作員も困ります。

X＋14年4月17日付 最高裁は2年前に終わりました。私をいつ釈放してもらえるのでしょうか。スリで入っています。

X＋14年5月1日付 再審をして下さい。国の工作員AQより。私はスリです。

志願してきました。も，14年にもなります。この辺で釈放をして下さい。国の神官より。

　X＋15年10月31日付　初めよりの無罪できております。もう16年近くにもなり，ほどほどここより出れなくて困っております。私は時のしじん（？）です。早急に釈放して下さい。

　X＋15年12月17日および21日付　裁判をしたいので弁護士を紹介して下さい。

　X＋16年4月24日受付　早く裁判しろ。

　X＋16年5月22日付　この国最高の神より。私は自分を知るために拘置所に入り，はや20年になります。私は自分自身を知り，頭，脳に深く命ぜられました。裁判官，これが私のしょたい（正体？）です。釈放して下さい。

　X＋16年7月3日付　国の工作員AQより。裁判して下さい。罪は横領です。

　X＋16年7月12日付　文部省の工作員より。じょうがん（？）を受けている。6月12日まだ足踏状態だ。出してくれ。

　X＋16年7月18日付　私は強盗殺人罪です。もう20年も刑務所にいます。19年で監禁罪です。

　X＋16年8月25日付　私は，無罪の身で，17年も拘置所にいます。裁判をして，私を出して下さい。

　X＋16年10月7日付　これからは，どうなるのでしょうか。ほんとうに，

　X＋17（正しくはX＋16）年11月19日付　もう6年前より言っている，ここより出せと。裁判をしたい，早く出して，別の拘置所に入るかしてやってほしい。

　被告人はX＋16年11月28日，八王子医療刑務所からA拘置支所に移監となった。

　X＋16年12月16日付　私は初めよりの無罪です。殺したはずの三田明，正枝さんは，初めより生きております。なぜ知ったかといえば，二審でA拘置所に私に面会に来られたのです。三田明は私に3度，マサエさんは1度，それも二人夫婦で来られたのです。A拘置所や東京拘置所で大へんな目にあいました。A拘置所では神経ガスを受け，20キロも痩せ，大汗かいたのです。東京拘置所では弁当の中「御飯」に薬が入っており，その弁当を3度も食べました。すると，右耳の上より血が流れて，口の歯茎を伝わって流れてくるのです。それが2ヵ月も続き，最後にはがっくりして寝込んでしまいました。それから弁護士宛に遺言状も書きましたが，それは取り消されました。また，A拘置所では，青酸カリ弾を受け，胸が痛くなり，苦しくなり，口より血が流れてくるのです。また，毒入りの夕食を受けテレパシーで食うなと言われ，それを担当に試食させました。担当は一口大スプーンで食べ，すると，全力で東の方向に走って行き，ギャーと大声でお叫びを挙げたのです。次の日，担当は何もなかったように涼しい顔できたのです。私は人を殺し，母に2億円も入ったのです。3

人も家を建ててもらった。3年間一審で国だったのです。今は一般人です。八王子医療刑務所では刑務官みんなに裁判は足踏みといわれ，がっかりしました。私の裁判をみんなに聞くと，同じような声が聞こえてくるのです。みんなテレパシーで聞いて，輪ができているのだとおもいます。そのうち最高裁が終わってしまい，私のところに1通の信書が手元にきました。持ってきた刑務官からもう最高裁は終ったのだと小声で知らされました。最高裁の取消しの処分が来たのです。面接では，その取消しの信書を見せると，これは，最高裁が始まる意味だよといわれました。いま私は医療刑務所を出て，11月28日A拘置所入りです。最後に私の心を述べると，私は偉大なる神です。それも国民の大きな原動力なのです。もうこんな茶番な，狂った生活はもう御免です。この事件の初めをみると，X年2月20日の事件です。もう18年も過ぎ，国民年金では81まで納めているとのことです。私は何かの間違いできているのです。

　X＋17年3月10日受付電報　さいばんしとくれ

　X＋17年3月12日受付　私は無罪の身です。早く釈放して下さい。昭和80年3月。

　同日受付電報　さいばんしろ

　X＋17年3月18日受付電報　はやく　しゃくほ　しろ

　なお，この間，最高裁判所の照会に対する八王子医療刑務所長のX＋16年11月1日付の回答書によると，以下の通りである。

　被告人の現在の精神状態について：(1) 現在は，幻覚や妄想は目立たず，自己の裁判が再開されることおよび主任弁護人が選出されたことなどを正当に認識している。(2) 自分の犯した犯罪について認識しているが，えん罪であると主張している。(3) 身だしなみは，やや不整であるが，特に問題行動は見られない。

　また，その他参考事項について：現在ハロマンス100 mgを3週間に1回筋肉注射しており，継続する必要がある。

　最高裁判所の照会に対するA拘置支所長のX＋17年4月3日付回答書によると，以下の通りである。

　X＋16年11月28日以降の被告人の精神状態については，全般的には落ちついていると思われるが，現状（病状）認識能力が低下しており，自分の精神安定を図るための投薬治療に関しても容易に了解せず，拒絶傾向が見られてい

る。また，不眠の訴えもある。同日以降の診療・投薬状況については，定期的に診察を行っており，投薬は本人希望の眠剤を処方しているほか，精神の安定を目的とした筋肉注射を3週間に1回実施している。

A拘置支所長のX＋17年4月11日付回答書（補充）は，上記回答書とほぼ同様である。

A拘置支所長のX＋17年4月30日付回答書の要点は以下の通りである。

1　X＋16年11月28日以降の本人に対する診療，投薬状況については，本人からの訴えとしては，不眠及びイライラ感が断続的に見られる（診察のたびに訴えることはない。）ほか，著明な訴えはない。
2　本年4月11日の本人の言動について
(1)　当時の状況及び言動
　　当日の朝，担当職員が申し出の受付をしていた際，突然，「取下げしてくれるように言ってくれたか」と申し出てきたため，弁護人に相談するよう指導したところ，本人は「いいんだ，弁護士もこないし，自分で決められることになってるんだ」と聞き入れなかったため，担当職員はこのことを上司に報告した。
(2)　当支所の対応について
　　担当職員の報告に基づき検討した結果，弁護人と相談するよう指導するとともに，本人から取下げの申し出があったことについて弁護人に連絡した。なお，本年4月15日，弁護人との接見が実施されたが，その後，本人から取下げの申し出はなされていない。
3　現在までの被告人の精神状態について
(1)　全体的な状態及び起床から就寝までの状況については特記すべきことがない。
(2)　本人の精神状態を示す特別な言動については，イライラ感により，「アー」と奇声を発する動静が3度，扉を蹴る動静が1度見られた。いずれも単発で繰り返すことはなく，職員が注意すると「いやあ，長くなるとイライラするんで」，「すいませんでした」等と謝っていた。

A拘置支所長のX＋17年5月16日付回答書（補充）によると，X＋16年11月28日，被告人は質問に対しては概ね適切に答えることができているが，無罪妄想が見られる。服薬には拒否的だが，注射に対しては強い拒否は見られ

ない。現在，内的体験はあるものの，落ち着いている。拒絶もさほどつよくない。ハロマンス（デカン酸ハロペリトール）100 mg の筋肉注射を 3 週間に 1 回と記されている。X＋16 年 12 月 18 日ハロマンス 100 mg の筋肉注射，X＋17 年 1 月 30 日ハロマンス 100 mg の筋肉注射などの記載がある。

　X＋12 年以降の被告人の精神状態を纏めると以下のようになる。

　無罪妄想や誇大妄想が続いている。犯行については，これを肯定することもあるが，否定（無罪，スリ，横領）することが多い。上告審については終了したおよび再開されたという矛盾した情報を持ち合わせている。上告審終了に関しては，再審を要求することがある。上告審再開に関連して度々裁判を督促しているが，つねに無罪が前提となっている。三田夫妻は生きている，拘置所に面会にきたという主張も続いている。弁護人や裁判所に対して不満があるが，家族に対しても不満があるようである。拘置所でさまざまな被害を受けているとして，空想虚言を広げている。八王子医療刑務所長によれば，幻覚や妄想は目立たず，裁判再開および主任弁護人選定などを正当に認識している。犯行について認識しているが，冤罪であると主張している。特に問題行動は見られないという。A 拘置支所長によれば，被告人は全般的には落ち着いているが，病状認識が低下しており，投薬に拒否傾向が見られるが，抗精神病薬の筋肉注射を 3 週間に 1 回施行している。内的体験はあるものの落ち着いている。X＋17 年 4 月 11 日被告人が突然「取下げしてくれるよう言ってくれたか」と申し出たので，弁護人と相談するよう指示した。その後被告人から取下げの申出はない。

　さて，最高裁判所第二小法廷に宛てた主任弁護人舟木友比古作成にかかる鑑定の申立（X＋17 年 1 月 4 日付）の「第 2　申立の理由　1　申立に至る経緯」を要約すると以下の通りである。

　X＋16 年 11 月 7 日，主任弁護人舟木が八王子医療刑務所で接見したとき，被告人は躁状態で，目をぎらぎらさせ，右手が終始振える状態で，以下のようなことを述べた。「やっていない。無罪だ。自分には特別な能力・脳があってわかる。三田が生きている。面会にも来たし，傍聴もしている。看守にも合わせている」，「最高裁も調査してわかっている。全てバレている。なぜ自分はここにいるのか？」，「最高裁はすでに終わっている。最高裁には東西南北とあっ

て，前は東がやった。今度は西がついた。西から今回通知がきた。何回も最高裁に手紙を書いたら，やっと通知が来た」というのである。

昭和79年11月24日付の加藤年子弁護士宛の私信が舟木の事務所に届いた。内容は「私を早く出して下さい。（F）拘置所に入れて下さい」というものであるが，加藤年子弁護士は実在しない。昭和79年12月12日付の私信には「私は18年，無罪の身で座っている。私は人を2名ころしているが，実は生きている」とある。同年同月19日付の長文の私信は「無罪の身であること，三田夫婦が生きていること，テレパシーのこと，自分が偉大な神であることなどである」と要約されている。

舟木がX＋16年12月27日，A拘置支所で接見したところによると，被告人は11月7日と同様に興奮気味であった。「加藤年子弁護士」のことはテレパシーで知った旨説明し，事件については「殺った。しかし本当は殺していない。無実だ」と述べた。更に「自分は特別の脳を持っている。脳の中に脳がある」とも唱えていた。

舟木のX＋17年8月18日付鑑定申立補充書には，A市精神保健福祉総合センター所長・精神保健指定医岡崎伸郎の意見書が添付されている。以下にこの意見書を要約する。

（1） 関係資料から

被告人は主任弁護人舟木友比古宛と思われる書簡を何度か発信している。書簡の宛先は正しく舟木法律事務所の所在地であるが，宛名が「加藤年子弁護士」（X＋16年11月24日付，X＋17年5月7日付）という実在しない人の名前であったり，「舟木ともかず」（X＋16年12月12日付）または「舟木友此」（X＋16年12月19日付，X＋17年3月2日付）であったりして，まちまちである。被告人にとって重要な位置にある主任弁護人の名前を銘記していないのは極めて不自然である。また，全く架空の人物名が登場するのは異常である。また書簡の日付も「昭和79年11月24日」，「平成17年3月2日」等，でたらめである。以下，書簡の抜粋があるが，長いので読みやすい形で要約する。

① X＋16年12月12日付書簡

私は18年無罪の身で座っている。私は人を2名殺したが，彼らは生きて

いる。

② X＋16年12月19日付書簡

初めから無罪だ。私はX年2月20日，三田明，正枝殺しだが，金は取っていない。原審のとき，正枝は1度夫婦で，明は3度面会にきた。A拘置所では神経ガスを浴び，20キロ痩せた。東京拘置所では食事に薬が入っていて，それを食べると右耳から血がにじみ出て，口から流れ出た。A拘置所では銀の皿に銀のスプーンで食事が出たが，テレパシーがそれにはのり（脳裏？）を侵す薬が入っているので食うなと指示した。この食事を担当に食べさせたところ，担当は東の方へ走り外に出て雄叫びを挙げた。国側もこのようなことをしてよいものか。三田夫妻は生きている。私は生まれながらにして偉大なる神である。それも国の原動力であり，元柱である。

③ X＋17年3月2日付書簡

私は無罪の身である。謎の怪奇現象により拘置所に入った。私は国の大きな原動力という神，偉大な神である。それも，国家として生まれ，幼いころより国にのおり（脳裏？）を捧げてきた。自分を知ったのは12年前のことで，私のことは法務省のコンピューターに，時のしじん（？）としてある。

④ X＋17年5月7日付書簡

私は進んで死刑になる。[中略]私は何度もこの世に生まれ変わる。私ののり（脳裏？）に神の声が聞こえる。お前は無罪だと。ここの職員も，全ての被告人も，全て嘘とのことだ。4月3日裁判所から，ひゃくほうのしきそ（？）がきたが，誰も持ってこない。1週間待ち4月10日に上告を取消した。4月18日にテレパシーで，死刑だ。カツ丼の中に薬が入っていた。[鑑定人注：ひゃくほうのしきそは釈放の指揮書の意か。]

さらに，意見書によれば，X＋17年4月11日，被告人が突然「上告を取り下げる」といったことを受けて接見した舟木が思いとどまるよう説得したのに対しては，「なぜ死刑か。殺していない。なぜこんなに長くいるのか」と反発し，上告取り下げ→裁判終了→釈放という，奇妙な論理を振りかざす言動（X＋17年5月30日付上告趣意補充書）が認められたという。

最高裁判所の照会に対するX＋17年4月3日付A拘置支所長の回答書，同じく4月11日付回答書（補充），同じく5月16日付回答書（補充）もこ

の意見書に紹介されているが，鑑定人がすでに提示したものと重複するので省略する。

(2) 筆者との接見時の状態から

X＋17年6月25日午後，約1時間にわたる岡崎の接見により得られた所見である。被告人は概ね平穏であり，質問に率直に応じた。会話内容は幻覚や妄想等の病的体験に支配されていることを示し，思考の纏りも悪く，連合弛緩の症状を呈していた。接見中一貫して両手の振戦が認められた。

次に，岡崎と被告人との問答から，被告人の応答の若干を取り上げる。

被告人は「X＋4年頃，三田さんが夫婦で面会に来たんだ。自分が殺したことは殺したんだ。それが生きているんだ。トリックを仕掛けられたんだ」等と話し，トリックとはどういう意味かと問われて，「A拘置所がトリックを仕掛けたんだ。『替え玉』なんだ。俺に会いにきたのは替え玉のサイボーグなんだ。細川が神様であるというようなことを教えるために，脳が，サイボーグを派遣したんです。……」と答えている。考えていることが余所に洩れるような感じは？　と尋ねられて，「あります。こうやって話していること自体，聞かれている。洩れているね。国中に考えていることが伝わっていると思う。テレパシーだから。……自分が神様だということも，最近になってわかった」と答えている。続いて，なぜ自分が神様だと問われて，「自分の大便を食っても，臭いにおいとかが全然しないんだもの。小便も全然においしない」といい，なぜそのような異常なことをするのかと重ねて問われて，「ミタッチからの命令で，食わざるを得ないんだ。自分の意志じゃあないのに，テレパシーの命令に従って手足も動かしちゃうんだ。何度もこの世に生まれて，死んで，同じことをするんだ」と答えている。

(3) 精神医学的考察

まず，自分は無罪であるという病的確信があり，殺したはずの三田氏が透明人間になっているとか，A拘置所がトリックを仕掛けて「替え玉」のサイボーグを派遣したといった病的観念が互いに連絡して一つの妄想体系を構築している。この「替え玉」はカプグラ症候群と呼ばれるが，この症状は統合失調症

（精神分裂病）にも，拘禁反応にも見られる。被告人を支配するもう一つの妄想は，自分が国家の原動力でもあるような偉大な神であるという誇大的色彩を持った妄想であるが，この妄想も統合失調症でも拘禁反応でも見られる。さらに，加藤年子弁護士なる架空の人物を捻出し，被害ないし被毒妄想を訴える。

こうした妄想を強化しているのが活発な幻聴である。命令，批判，干渉，対話という形式の幻聴および「思考吹入」が認められ，「思考伝播」や「作為体験（させられ体験）」も存在するようである。これらは統合失調症の一級症状に相当する。また，被告人は自分の大小便を飲食するというが，この異食症は重篤な統合失調症の患者で人格の解体が進むと生ずることがある。

さらに被告人の思考は論理的一貫性を欠き，連合弛緩が認められる。その顕著なものは滅裂思考と呼ばれ，統合失調症に見られるが，拘禁反応にも生じうる。

以上の精神症状はかなり重篤であり，少なくともここ数ヵ月はこうした病的体験に人格全体が支配された結果，正常な精神活動，特に論理的思考が強く障害され，病識も大きく損なわれている。この状態は，かつて公判手続き停止決定の根拠となった第一次福島鑑定の認めた精神状態と比べても，少なくとも同程度か，部分的にはそれ以上に悪化している可能性が大いにある。従って，裁判に必要な訴訟能力ないし防御能力にも重大な支障が生じていることは疑いを入れない。

診断については，断定的な見解は控えなければならないとしつつ，従来の拘禁精神病の範疇のみで現在の病状を説明することができるかどうか再度綿密に判定する必要がある，つまり長期間にわたる拘禁反応の中で統合失調症が発症したという可能性も十分あり得るというのである。

(4) 結 論

大部分は上記要約と重複するので省略するが，最後に，専門的医療機関での本格的な治療を要すると思われる，と結んでいる。

この岡崎意見書はもっとも新しい医学的所見と考察であるので，これに対する鑑定人の意見をここで述べておく。

まず，被告人の書簡であるが，これらの宛名はいつも正しくないのに宛先がつねに正しく書かれており，いずれも主任弁護人舟木の手に渡ったということが重要である。的を狙っていながら，少しだけ的を外してあるという意味で，的外し現象と呼んでよかろう。拘禁反応に特徴的な症状と考えられている的外し応答は，的外し現象の一つである。なお，加藤年子弁護士は，被告人によれば優れた私選弁護人との由である。被告人の願望が生み出した架空（空想虚言）の人物と考えられる。

　無罪妄想が願望充足的な妄想であることは，すでに福島が指摘している。それは，極端な形態を取ってはいるが，元来は正常な願望（死刑はなんとしても避けたい）から生じた観念である。次に，カプグラ症候群は替玉妄想または瓜二つの錯覚と呼ばれるが，これは通常親密な関係にある人々（例えば家族）がいつの間にか瓜二つの替玉に置き換わった，とする人物誤認である（大原貢：［縮刷版］精神医学事典．115頁，弘文堂）。被告人が現実に三田に会って，「この人は替玉に置き換わっている」と主張したとすれば，まさしくそれは替玉妄想であるが，被告人は現実の三田に会うことなしに，「替玉のサイボーグなんだ」と主張しているに過ぎない。それは人物誤認ではなくて，空想虚言である。拘置所における被害・被毒観念も空想虚言である。

　自分が神様だと考える理由を問われて，自己の異常性を真っ先に述べているが，ここからは自己の異常性を強調しようとする意図が透けて見える。統合失調症においても人格解体が進行して初めて生ずる異食症が，人格解体のない被告人に現れるとすれば，まさに不自然といわねばならない。

　幻聴や統合失調症のいわゆる一級症状にしても，果してそれらが「体験」症状であるのか，作話や虚言等の可能性はないかの検討を要するであろう。これについては後に述べる。

　被告人には死刑の判決を受け，そのために勾留されているという現実認識はあり，他方ではこの現実から逃れたいとの強い願望がある。これら現実と願望は互いに相容れない。被告人の言表が論理的一貫性を欠くのは，思考の基本にこのような矛盾を孕んでいるからである。

II-10 性格

　性格（人格，パーソナリティ）はいわば歴史的に形成されるものであるから，本人歴の末尾に置くことにした。

　きみ（甲473）によると，幼少期の被告人は大人しく，女の子のようで，人形を好み，外に行くとすぐに泣かされて帰ってきた。二郎（甲474）も，被告人は大人しく，兄弟とも喧嘩をしなかったといっている。きみは原審証人尋問調書（X＋3年6月22日）において，被告人は幼い性格で，乱暴はなく，いじめられる方であり，嘘をいったり，人と争ったりすることはなかったと述べている。

　中学校の行動の所見を見ると，知的に劣っているので意識的行動は取れない，温和で気が弱い，内気であり，物事に自信を喪失している，と評価されている。

　佐田左官店の佐田勝夫（甲498）は，被告人につき，仕事の覚えは普通であったが，性格は内向的で，意思表示のない男であったと述べている。山川左官店の工事部長木村武雄（甲498）によれば，被告人は，左官職人としての腕前は普通であったが，性格がちゃらんぽらんで，仕事に熱意がなく，ずる休みをすることがあったという。

　20歳ころから付き合いのある広野幸夫（甲500）は，被告人の性格について次のように述べている。「細川一郎は気持が小さいくせに見栄張りで，かつ都合が悪いことは平気で嘘をつくし，仕事に対して集中力に欠けているうえ，責任感の薄い男です。たとえば仕事をずる休みすると，嘘とわかるような言訳を平気で言うことがありました。更に細川一郎は臆病で小心な反面，平気で見知らぬ人に声をかけて，何年来の友達のようにして話をする大胆なところもありました。」

　ダンス教室の経営者である畑中順子（甲505）は，被告人の性格を「まじめで明るい」と評しており，引越しの理由に幽霊が出ることを挙げるところから，臆病な人なのだろうと考えていた。吉野寿司の店主平山昇（甲506）は，被告人は「腰が軽く，明るい人間でした」とか，「見知らぬ客にも声をかけて，話しをするような明るい男でした」と述べている。

　きみ（甲473）によると，被告人は自分で稼いだ金は自分で全部遣う子で，食い扶持も殆ど入れなかった。昭和48年7月に家を新築した際にも，次男二

郎は蓄えの中から100万円を拠出したが，被告人は1円も寄越さず，貯金もしないでいたという。父親や二郎のようにひたすら備蓄する生活を嫌悪し，ダンスとおしゃれに夢中になり，青年期に消費生活の享楽の味を覚えたのである。

　保崎鑑定書では，被告人の性格につき，未熟で，虚栄心（顕揚性性格）が強く，短気であると述べている。小田鑑定書では，被告人が自分自身につき，小心で，赤面恐怖があったこと，ひがみが強くて，ヒステリックなところもあること，備蓄するのが好きでなく，仕事に飽きやすいこと等を述べている。小田は，被告人につき，主観的・作話的傾向，現実遊離の傾向があり，受動的で依存的傾向も以前から認められていることを指摘し，また「空想的で思い込みの強い人格」とも表現している。被告人は赤面恐怖，とりわけ女性恐怖が甚だしく，ピンクサロン等で性欲を満たすことはできたが，女性と親密な交際をすることができなかった。薬物濫用はなく，アルコールを飲用するが，その依存はない。少年時代にオートバイによるスピード違反が何度かあり，保護処分に付せられたが，その後は交通事犯もなく，その他の犯罪歴もない。

　X－6年7月，いわゆる家督を次男に譲って家を出たという出来事について，被告人（乙1）は母親と意見が合わなくて家を出たという。きみの証人尋問調書（X+3年6月22日）によると，こうである。被告人が仕事先で強く注意されると仕事に行かなくなる。そこできみが働きに行くようきつく注意する。そういうことがあって何日か経ってから，突然家を出るという話が被告人から出たというのである。小田鑑定書（25頁）では，被告人はこの間の事情を，「母に反対されて……自分で商売することは諦めろと……地味に他人に使われた方が良い……と言われて……"給料取りが良い"と言われて，かんぜんと立ち上ったんです」と語っている。母親のリアリズムは，被告人自身よりも被告人をよく見ているように思われる。自分を実際以上に見せようとし，しばしば自らも自分に実際以上の価値があると思い込み，向上心には欠ける場合を，顕揚性性格と呼んでいる。被告人にはそのような傾向がある。

　ダンス熱が冷めるとともに華美な世界は遠ざかり，家を出たものの間もなく商売で独立することに失敗し，信頼できる友人もなかった。借家に通ってくる女性も一人いたが，被告人の生活力のなさに呆れて，被告人を去った。被告人はX－3年頃から，しばしば大山教団（大仙教団ともいっている）に通うよう

になり，天照大神から因幡の白兎までを有難がり，とりわけ先祖供養を熱心にした。同年7月には「今住んでいる家には幽霊が出る」（甲505）といって，生田に移住した。きみ（証人尋問調書，X+3年6月22日）によれば，被告人は生田の家を借りる時，神様を頼んで拝んで入ったが，そういう人は初めてだと大家にいわれたという。また，被告人が生田に移ってから，車を運転している時，「何ていうか死人というだか何だか出て来るような，目さ見えるということをうちさ来て語った」ことがあるという。被告人は今日でも，X−2年ころ軽トラックでブルーバードに衝突した時，事故の直前，ピンポン玉位の大きさの顔をした霊が数個，トラックのフロントガラスを前方から押していたとか，また同じころ，トラックのタイヤが路肩から外れたとき，はみ出したタイヤを霊が片手で支えていたなどと真顔で語る。家族に見放され，事業に失敗し，男女に拠るべき友もない，人間関係の空虚を，水子の霊や先祖霊または被告人のいう宗教が埋めていたのであろう。てんかん者に発作の前兆（アウラ）としてみられる神秘体験は見当らない。いくらか神秘性を帯びた体験もあったようであるが，被告人の話には空想性，虚言性が著しい。

　以上から，第一には，未熟，未開で，内向性と無遠慮が同居し，人間関係において適切な距離を取るということができないこと，第二に，自己顕示傾向，空想的・作話的性向が認められ，したがって現実から遊離または逃避する傾向があること，第三に，怠惰で，仕事に飽きやすく，責任と自尊心を維持することができず，現在を享楽するのを好む余り，将来に備えて財産や実力を蓄積することができないことが，被告人の人格特徴として纏められる。このような特徴はあるが，犯行までは大きな破綻もなく日常の社会生活に適応しているところから，人格障害とするには無理がある。また，類てんかん病質とする根拠もない。

III　現在症

III-1　身体的現在症

　結論を先に述べると，精神機能に影響を与えるような病的所見は認められない。

　身長は170 cm，体重は73 kgで，肥満している。血圧は94〜76 mmHgで，

低めではあるが正常範囲にある。眼球結膜に貧血を認めず，眼球に黄疸を認めない。頸部リンパ節および甲状腺を触知しない。聴診上，心音に雑音はなく，呼吸音は清で，ラ音を認めない。腹部に筋満はなく，腸の蠕動音に異常はない。腫瘤を触れず，肝脾も触知しない。四肢および顔面に浮腫を認めない。

　神経学的所見は以下の通りである。瞳孔は左右不同で，左側の対光反射を欠いている。右側の対光反射は敏速かつ十分である。輻輳反射は両側とも迅速かつ十分である。眼球運動は正常で，眼振もない。顔面神経麻痺は認められない。カーテン徴候は陰性である。舌の偏倚はなく，運動は正常である。脳神経は，左側眼底出血の後遺症（弱視）を除いて，特記すべき所見はない。深部反射はアキレス腱反射が若干低下し，膝蓋腱反射がやや亢進しているが，病的な変化ではない。右手指に粗大な振戦を認めるが，企図振戦はないので，字を書き，箸を使うには支障がない。バヨネットフィンガーはどの手指にも認められない。ロンベルク徴候は陰性で，ステッピングテストも陰性である。指鼻テスト，踵膝テスト，鼻指鼻テストはいずれも陰性である。ジアドコキネーゼは巧みである。片足立ちは，最初は問題ないが，しばらくすると揺れ始める。これは失調ではなくて，下肢の筋力の低下を示すと考えられる。以上から小脳性失調は認められない。バビンスキー反射，チャドック反射などの病的反射も認められない。

　血算，電解質，血液生化学検査は全て正常である。内分泌検査では甲状腺機能に異常はない。B型肝炎ウイルスの抗原および抗体は陰性で，C型肝炎ウイルスの抗体も陰性である。B型肝炎およびC型肝炎の感染は認められない。尿検査に異常なく，心電図検査にも異常はない。

　頭部CTでは，左側のシルビウス裂の拡大が見られるほかは，年齢相当の所見である。

　脳波では，10 Hz, 30 μVのα波が頭頂後頭部優位に中等量出現し，開眼により抑制される。徐波が一時的に出現する。光刺激賦活によると頭頂後頭部優位に6 Hzで6 Hzの，9 Hzで9 Hzの，12 Hzで9 Hzの，15 Hzで15 Hzの光駆動が見られた。過呼吸賦活による変化はない。ペントバルビタールカルシウム100 mgを服用させたが入眠するに至らなかった。光過敏性が亢進しており，刺激に対する脳の反応の高いことが考えられる。てんかん性異常波は認められ

なかった。以上から境界域の異常脳波と考えられる。

　なお，身体所見について，血圧や脳波のように容易に変動するものは別にしても，従来の鑑定との間に異同がある。瞳孔については，保崎鑑定書は「右は正円，左は不正円，対光反射はある」と記しており，小田鑑定書は「左右の瞳孔は正円，等大であり，［中略］対光反射は速・充分である」と書いている。福島第一次鑑定書は「瞳孔は正円でやや小，左右同大で，対光反射は敏速かつ十分，輻輳反射も正常である」と言っている。

　右手の振戦については，小田鑑定に際して被告人が訴えているが，小田鑑定書は身体所見としてこれを確認していない。福島第一次鑑定書は「手指に震えはない」と記している。

　バヨネットフィンガーは，第一次福島鑑定書で，左右の第1, 2, 3指で陽性，左右の第4指と左第5指で擬陽性と判定されていた。

III-2　精神的現在症

III-2-a　一般的観察——初回面接の時（X+17年10月8日），被告人の姓名を確かめ，鑑定人の姓名を名乗ると，直ちに「弁護士ですか」と勢いよく訊いてくる。弁護士，弁護人ではなく鑑定人であり，最高裁判所の命令を受けてあなたの精神鑑定をすることになったと告げると，あからさまにがっかりした顔をする。服装はほぼ整っており，髪は短く刈り込まれている。歯はときどき磨くという。入浴は週2回，髭剃りも週2回，拘置所の規則に従って行っている。

　調室にはいつもスタスタと歩いてきて遠慮なく着席し，背筋を伸ばす。身動きは少ない。ほぼ正視している。平静な態度・表情である。両手を軽く机の上に置いていることが多い。右手が絶えず粗大な振えを呈しており，両手を組むと両手が振える。字を書く時や箸を持つ時は大丈夫だといって，本人は一向に苦にしていない。

　自ら話しかけてくることは稀であるが，質問には直ちに返事が返ってくる。喋り方は単調，ぶっきらぼうで，やや早口である。ときどき長い返事になり，記録が間に合わないことがある。そのような時，少し待たせて，言葉を確認したり，改めて問い返しながら筆記するのを，嫌な顔もせず待っている。

　1週間後の第2回の面接時に，鑑定人の名前を覚えているかと問うと，「あ，

覚えていません。忘れました」と答えて，躊躇がなく，想起しようという努力もない。第6回面接時（11月26日），第7回面接時（12月9日）にも鑑定人の名前を言えなかった。2時間余りの面接の間に6回前後（4回〜9回），音を立てて大きな溜息をついたが，不快または苦悩等の表情を伴わず，返事の仕方にも変化がない。この溜息は第5回以降の面接ではほとんど聞かれなくなった。

　鑑定人がペンを擱いて問診をすると，被告人の態度は和やかになり，話しも滑らかになる。笑顔さえ時々現れる。寛いだ話ができ，奇異な言葉も全くなくなる。事件になってから小学校の教科書や漢和辞典を使って勉強をしたこと，漢字を大分覚えたことなどを得々として話す。悩みや苦痛を訴える傾向に乏しく，どちらかといえば陽気な話になる傾向がある。面接の最初に挨拶のない日でも，別れ際（鑑定人は問診の最後にペンを擱くことが多い）には笑顔で「それじゃ」と挨拶する。顔貌は一見したところ粗野と見えるが，笑うと愛嬌が現れる。

　記憶，理解，見当識に問題はなく，意識障害は認められない。躁またはうつあるいは不機嫌等の気分変調も認められない。楽しみは寝ることと食べることだというが，肥満防止のため1日1食ないし2食にすることが多い。自殺については過去に考えたこともなく，今も考えないとはっきりいう。

III-2-b　問診所見──
1)　病理と正常　その1

　一般的所見については，問診の結果を本人歴に取り込んであるが，一部問診の具体的様子を初回面接（10月8日）から提示しておく。

　　　山川左官は面白かった──面白かったですよ。若い者がいっぱいいて，壁の塗り方が人によっていろいろ違う。勉強になった。
　　　早く上手になろうと──ええ，2年過ぎると社交ダンスをやるようになった。2年は真面目にやった。
　　　ダンスすると仕事が疎かになる──合わないですね。ダンスは姿勢を正しくする。足を使う。左官は身体丸めて腕一本だ。
　　　昼は左官で──夜遊びに行く。
　　　仕事は仕事でやっていたの──やってましたね。

しかし，熱心でなくなる――仕事をサボるようになった。
　ダンスが面白くなった――金取るより，金遣う方が面白くなった。
　ダンスは金が掛かる――講習料が高い。
　飲み食いもする――20代はしませんでした。
　ダンスに打ち込んでいた――よき人生でした。同じくらいの年で，男も女も。カラーのレインコート，キルトのを着ましてね。
　［中略］
　ダンスに夢中になると左官の仕事ができない。左官に熱心になるとダンスが上達しない――そうですね。統一ができなかった。
　お洒落するから家でも目立つ――頭をリーゼントにして，ネクタイ締めて。
　背広着て――背広はなかった。ジャンパー着てた。
　靴はいいのでないといけない――そうですね。靴は舶来品を履いていた。
　ダンスしていると母親はいい顔しないでしょう――それが分かんなかった。
　夢中だったからですか――ええ，夢中でした。30歳になって家を出た。
　家を出るとは――長男を降りる。次男は賢い。金貯めて，……二番目のほうがいいと会社の社長がいった。母に真面目に勤めてくれといわれたけど，できないといった。
　ダンスをしたいからですか――自分で商売したいから。人を知っているし，自分でやった方が儲かるという人もいた。実際やって見ると違う。金がいっぱい入ってくる。入ってくると，出て行くのが多い。
　だから商売やるのは大変で，難しいんだ――ええ。
　看板出したのですか――名刺を作った。細川左官店というね。そのあいだ他の左官店にも勤めた。
　ちょこちょこと勤めながら，自分でも仕事を取っていた――はい。そのうち3x歳になってから人殺しを始めましてね。数えで3x歳（大きな溜息）。

　すなわち，赤面恐怖・女性恐怖に捕われた被告人が，ダンスでは自由自在になり，給料をはたいて最大限のお洒落をし，同年齢の男女との「よき人生」に夢中になり，自分を評価・査定する母親や社長の現実的な目に気付かなかったほどである。父も次男も他人に雇われた備蓄家であり，家政は母親が采配を振るっていた。享楽の世界を知った被告人にとって，奴隷のような労働ともっぱらの備蓄は嫌悪すべきものであり，堅実な生活を強いる家を桎梏と感じたというようなことを率直に語るのである。会話は滑らかに進み，思考障害は認めら

れない。こうした生活史の話から，最後の回答がそうであるように，犯行に関する打明け話に自然に移行することがある。

2）病理と正常　その2
会話の豹変①（初回面接）
通常の話題から裁判に関連する話題に変えると，以下のごとく会話が変化する。

　（学校時代）いい先生もいたんじゃないの——いましたね。小学校くらいのもの。中学にはいなかった。
　いじめはどうですか——なかった。みな素直で，農家だからぼーっとして，気の長いのばかりだった。
　みんな人が好いわけ——うん，人が好いですね。
　ところで私は主な裁判記録は読んでいますよ——人を殺していない。自分を誰だか教えるために，いやが上にも正体を知るんですよ。偉大な神ということを。国の原動力だという。ノウリを捧げてきた。
　ノウリのリは何のこと——リですよ。考え，かな。小さいころは日本とアメリカを見ていた。脳が。
　小さいころとは——生まれて間もなく。法務省がばらした。こういう男がいると。アメリカも神によって知った。細川一郎が生まれるということを予言した。
　アメリカの誰がですか——上院議員。

会話の豹変②（第6回面接，11月26日）
この日最後の会話を以下に示す。

　（独立して店を構えることに）失敗した原因は——運ですね。運のいい方だけど，運が取られるんですね。細川一人が悪ければ国はよかった。
　あなたが悪くなった分，国がよくなった——そうですね。
　そのようにして国に尽くしたということですか——そうですね。生まれる前から尽くしていた。日露戦争あたりから尽くしていた。
　日露戦争はいつごろ——明治の初めごろ。ソビエトのバルチック艦隊を破ったのも神のせいですね。

大仙教団で教わったのですか——脳が言うんです。

大仙じゃなくてタイサンですか——タイサン。登山のサン，大抵のタイ。インド仏教なんです。

大山教には輪廻があるんだ——うーん，供養が主です。

日露戦争は明治の初めじゃなく，終りの方でしょう——40年頃ですか。

明治37年から38年まで——90年頃ですかね。

ここでペンを擱き，速記録を止めて問診を続けると，以下の通りである。

きみさんによると，事件当時，一郎の財産といえばオートバイだけだと——（笑って）オートバイとステレオがありましたね。

前の年の12月ごろから働く気がなくなったとか——ええ。特に1月，それも27日からですね。

風邪を引いて寝込んだ日ですか——そう。三田に電話しましてね。そのころからですね。もう殺すことばかり考えてましたからね。オートバイで死体をどこに捨てようかとあちこち走り回ったんですよ。

仕事どころじゃないね——ええ。川に捨てようか，どこに掘って埋めようかとね。もう頭の中はそういうことで一杯だった。

そのころから一所懸命だったんですか——もう，頭を摑まれたというかね。

以上の①と②のように，裁判に関係のない話は滑らかに進み，奇矯な言葉や滅裂思考が一切現れない。ところが裁判の話に変わると（話題を変えることによって対話状況を変化させると），話し方が一変することが分かる。裁判に直接関係のない問診をすることによって，あるいは速記録を中止することによって対話状況をかえると，被告人の話は和やかで自然になり，自白に沿った打明け話までするのである。裁判の話に変わると，途端に犯行を否定し，奇矯な言葉や言い回しが次々に現れ，滅裂思考の様相を呈しさえする。多少とも裁判に関連する生活史の陳述にも，奇妙な話，衒奇的またはでたらめな回答が多く混じるが，速記を止めると直ちに滑らかで，自然な話し方に豹変することが確かめられた。このような変化が完全に無意識に行われるとは考え難い。

なお，最後の「頭を摑まれた」という表現は，通常の思考においても，思考の主体が自己から外部に移り得ることを示している。いわば思考の自己疎外である。それは自然な対話の中では単なる比喩とみなされる範囲に止まるが，対話状況（話題の性質，速記録，追及的問診）が変わると，容易に病的思考の表現になる。「頭を摑まれた」は，「思考が外部から影響を受ける」または「思考が外から操作される」（以上は思考のさせられ体験）となり，「他人の考えが吹き込まれた」（考想吹入）となるであろう。思考の究極の疎外は妄想であり，幻聴である。被告人の場合は，その疎外が自己の強い願望に沿って行われるのが特徴である。

3) 的外れ現象

被告人は信書の日付けにおいて，X＋15年等と正しく書くこともあるが，例えば最高裁判所 X＋16年12月19日受付の信書の末尾に，昭和79年12月16日付けとして，平成を昭和に換算して何年か進ませている。このように年数は間違っても，月日はほぼいつも正しい（東京拘置所入所日10月2日を10月1日と言い続けた例外はある）。

初回面接で，改まって「今日の日付け」を問うと「X＋18年10月8日」と答えた。月日は正答であるが，年数は1年進んでいる。なにげない会話の中では「今年は X＋17年だ，西暦では」と正しくいうことがある。第5回面接では以下の通りである。

> いま平成何年ですか——平成 y 年です。
> 平成 $y-1$ 年です——平成 y 年じゃないですか。
> 平成 $y-1$ 年です。今日は平成 $y-1$ 年11月12日——ええ。
> y 年じゃなくて $y-1$ 年——ええ，そうですね。
> 昭和でいうと——z 年ですね，$z+26$ 年，$z+27$ 年です。

最後の応答では，最初は正答から大きく外し，次いで正答し，最終的には僅かに外して回答している。的外れ応答である。

信書の宛名・宛先も同様の性格を持っている。鑑定の申立（X＋17年1月4

日付）の資料1に掲げられた信書は，加藤年子という架空の弁護士に宛てたものであるが，宛先は正確なのであろう。ともかく舟木弁護人はこれを受け取ることができた。資料2の信書は「船木ともかず弁護士」宛になっているが，ここでも宛先はほぼ正確のようである。資料3についても同様のことがいえる。いずれも的外れ現象である。

以下に，第6回面接（11月26日）の最初の会話を示す。なお，被告人は11月10日に錦糸町クボタクリニックで心理検査等を受けている。鑑定人はクボタクリニックの名を告げたことはない。

　　私の名前を覚えていますか――クボタ先生ですね。クリニックの。弁護士の先生ですね，紹介された。
　　弁護士ではないよ，私は――あ，違いますか。
　　あなたの精神鑑定をしている医者ですよ――あ，医者ですか。あ，ほんと。最初は弁護士と聞いたからね。
　　誰から聞きましたか――クボタ先生から。
　　それで私の名前は――あ，クボタ……クボタですね。
　　ニシヤマといいます――あ，ニシヤマ先生ですか。
　　同日，しばらく後の問診は以下の通りである。
　　筑波大の鑑定では若い先生とも話をしたのですか――しませんよ。肥った女の先生だった。
　　鑑定する先生は男だったでしょう――女です。今回も女の先生でしょ。動物の絵を見せたり。
　　鑑定しているのは私ですよ――そうですか。
　　女の先生は心理テストをやってくれた――あ，そうですか。

被告人は記憶力がよい方ではないが，繰り返し教えても鑑定人の姓が覚えられないほど記憶薄弱とは考えられない。現にクボタは一度クリニックを訪れただけで，要請もしないのに覚えているのである。また，被告人は鑑定人が誰かが，つまりニシヤマか心理検査者かが分からないほど理解力が低いとは考えられない。いずれも的外れ応答である。的外れ応答も大きく的を外すと，でまかせ応答に近くなる。更に，被告人の場合は，空想作話ないし空想虚言がしばし

ば認められた。

4) 病的体験症状
テレパシーの性質について　第7回面接（12月9日，火曜日）

　細川さんのテレパシーは今でもできるのですか──できますよ。この事件が終わるとテレパシーがなくってしまいます。
　どうしてですか──細川一郎一人のためにある。
　だからなくなるの──そう，なくなる。
　［中略］
　今舟木弁護人と話しができますか──え，いないようですね。弁護士は朝起きるのが遅いね。ゆったりしている。寝るのも早いし。
　検察官の方はテレパシーではどうですか──ときどき聞こえてくる。騒げば聞こえてくる。テレパシーは誰にでもあるようですね。
　私にはない──うん，あ，うーん。
　裁判官はどうですか──聞こえてくるようですよ。八王子にいたころ，本担当のテレパシーが聞こえてくる。
　裁判官からテレパシーがくるのですか──きます。細川一郎が国であると。2月20日の事件で国ということになっている。そういわれた。
　それはいつごろいわれたのですか──二審になってから。
　今の裁判官のテレパシーはどうですか──くるようですね。釈放ですって。
　そう言っているんですか──言っている。刑務所に17年10ヵ月も入っていれば，釈放ですね。金も取っていないしね。

　以上から，被告人のいうテレパシーは，事件（裁判）の間だけ必要で，ときには自由に使用することができる，あたかも通信システム（例えば電話）のように観念されていることが分かる。しかもそれは「細川一郎一人のためにある」というもので，「この事件が終わると」消失するのである。
　考想伝播，考想奪取について（第7回面接）

　細川さんが心の中で考えていることが他人に分かってしまうことがあるのですか

――ありますよ。寝る時に分かってしまう。

　あなたが寝る時にあなたの考えが他人に分かっちゃうの――分かっちゃう。寝ている時に録音されているんですよ。

　ものをいわなきゃ録音できないでしょう――動作まで入っちゃう。感情まで入っちゃう。凄いテープなんですね。

　話が急に変わるんだけど，今日は何年何月何日何曜日ですか――X＋17年12月9日火曜日。

　［中略］

　細川さんには他人の心が読めますか――読めません。テレパシーが届きません。

　自分の考えていることが他人には伝わるんだね――分かります。

　自分の考えているその考えを誰かに抜き取られるというのは――あります。小さい時から。

　小さい時からとは――小学校に入ったころからですね。勉強している時，思いつきを取られちゃうんですね。考えを。そうすると脳が増えるんですね。

　要するに，考想伝播とはいうものの，それは被告人が寝ている時に「凄いテープ」で録音されることをいい，被告人のいう考想奪取とは「勉強している時，思いつきを取られちゃう」ことで，小学生のころからあったというのである。いずれも統合失調症の一級症状とは認められない。これらも「体験」ではなく空想作話ないし空想虚言の性格を持っている。ついでながら時間的見当識は正確である。

5）　犯行について

　犯行時の精神状態は本鑑定の対象でないが，被告人が現在犯行をどのように考えているかは，被告人の現在の精神状態と深く関連しているので，これについても若干検討しておくことにする。

a)　犯行に対する現在の態度　第4回面接（10月28日）

　2月10日の事件のことは忘れられない――そうですね。2月20日ですよ。首を絞められ，追い込まれている。

今がそうですか——今の考えでは，やってよかったと思ったな。自分を知ることができたしね。いろんな面で自分を知ることができた。国のために役に立ってきましたしね。
　三田さんを殴ったのは大変なこと——大変でした。悪いことをするんではなく，いいことをするんだと，心がうきうきしていた。そういうことができたんですね。
　普通できないことでしょう——できないことですね。
　三田さんを殴った後，足にきたといっていた——「もうだめだ」と三田がいった後，センレイが逃げて行く時に，自分の頭がドンと爆発した。ノウリ，脳味噌がよくなった。今までゴーと渦巻いていたのがすっきりして，頭のリが立った。一瞬にして禍が取れたと思った。
　そこでショックを受けた感じ——それがショックですね。ドカーンというね。右足が一瞬後ろに下がった。
　よろよろとした——よろよろとしましたね。霊が出てチッチというキキョウが乗り移った。体内に入った。
　誰の体内に——三田の。それが操作していた。歩いたり座ったりしていた。その日は火事を起こすところだった。石油を撒いたから。石油ストーブの火を止めた。
　三田さんを殴ったのはショックではない——そうですね。二人殴っているんですね。
　それ自体がショックじゃないの——それはないですね。
　殴った三田さんが夢に出てくることは——寝ているところに来た。「このやろ。嘘ばかりついている」と。謝った。話をしてから殴ったことになっているけれど違うんですよ。（大きな溜息）「どうも済みませんでした」と謝って，それいらい出てこない。
　夢に悩まされることは——それはないですね。

　一方では裁判により自己が追い詰められているという認識があることが分かる。他方で，「やってよかった」，「自分を知ることができた」，「国のために役に立ってきました」というような自己礼賛ないし誇大傾向があり，こちらの方が強大である。被害者に決定的な打撃を与え，頭が爆発してすっきりしたといっているが，仕事を捨てて寝込んでしまうような犯行前の迷いから，実行を決意し，現に実行に移り，とうとうやったという，行動による一種の解放感があったと思われる。ルビコン河を渡ったのである。
　なお，上記の誇大的な話も空想虚言であるが，A拘置支所の刑務官であるチッチ（別名キキョウ）が三田明に乗り移り，三田を操作していたという空想

虚言があり，更に，問答には示していないが，A拘置支所の刑務官が正枝に変装して特殊任務を遂行したという空想虚言等もある。

b) 幻聴（テレパシー）世界の開始時期　第3回面接　第5回面接

　　その白状は正しいの——正しいですね。
　　一所懸命正直に喋ったのですか——喋ったです。
　　殺したのは認めている——殺した。人造人間を殺した。この世の人間じゃない。あの世の人間なんです。
　　細川さんはあの世の人間が分かる——見て分かる。色が黒い。
　　20日の時点で分かった——その時は分からなかったけど，後で分かった。
　　その時は分からないからこの世の人間を殺したと——そうです。写経もした，2〜3年は。平成になってからテレパシーが入ってきて分かった。
　　テレパシーの初めはX+3年ですか——そうです。

被告人は，第3回面接では以上のように，犯行およびその後の3年ほどは現実であるが，X+3年にテレパシーの開始とともに，自分の無実が判明し，自分が殺したのは人造人間であったという。つまりX+3年までは現実世界の出来事だったというのである。

第5回面接（11月12日）では以下の通りである。

　　（収監も1u年を過ぎると）何を許してくれるの——罪を。無罪といってもやったことが残虐だから。
　　無罪だけどもやったことはやったということですか——そうですね。幻を見たんですね。何というか忘れた。あ，幻聴だ。幻聴の世界ですね。
　　やったことはやったけれど幻聴の世界——そうです。家もそうです。
　　家もそうとは——おうちも作られた世界なんですね。初めから幻聴の世界だったんですね。
　　初めからというのはいつから——三田を見た時からですね。2月20日行った時。1度怖くなって逃げた。気持に塩を振って，その時から幻聴の世界が始まった。初めは着物だったのが2度目見た時はズボン穿いていた。1分も経たない内に。ズボンを丹

前の紐で結んでいた。けちな奴だと思った。それで作戦行動に移った。

　というのは——左手の方から首をね，叩いたんです。1発でぐらっと来た。殺すまで20分掛かった。なかなか死なないものですね。

　最初はころっと死ぬと思っていた——3発でころっと死ぬと思っていた。金は取っていないんですよ。

　簡単だと思っていた——ええ。

　ところが簡単でなかった——そう。

　血みどろの世界になった——言われましたね，三田に，「何悪いことしたか」と。

　それに対してあなたは何と——お前は死ぬんだと。そのうち死にましたね。

　三田さんが死んで，正枝さんも死んだ——正枝さんは3発くらいで死んだ。物色したけど何もない。嘘をつかれたと思った。

　騙されたという感じですか——ええ。

　拍子抜けですか——拍子が抜けましたね，殺した瞬間に。「だめだー」といって死んだ時，こっちの頭がドーンと爆発して，すっきりした。

第5回面接（上記対話の少し後の問診）

　X年2月20日に殴ったことは確か——確かですね。そのことは三田明は，正枝さんも知らない。1週間くらい夫婦で一緒に暮らせなかった。幻聴の世界で暮らしたらしい。

　2月20日に鉄棒を振るったことは覚えている——あ，覚えてますよ。

　鉄棒を振るったのは何の世界ですか——幻聴の世界ですね。あ，いや，それは現実ですね。

　鉄棒を振るったことは現実で——はい，死んだことも確かです。死体放棄も現実です。

　重いものを運んだのは覚えている——覚えています。

　重かったでしょう——重いです。正枝さんの方がふわふわして重かった。8時間も経っているのにふわふわだった。警察に来た時死体がむっくり起き上がって，警察がびっくりしたらしい。

　正枝さんが起き上がったということ——正枝さんは特殊任務を遂行した。正枝さんはA拘置所の人間だった。変装していたんですよ。

　出てきた三田さんが着物を着てきたのは現実ですか——現実です。姿勢が正しい。それに対して，別のズボンをはいた三田は身体を斜めにして歩いた。1分の間に変わ

ったんですよ。
　それは現実じゃないのですか——それも現実なんです。
　現実の和服の三田さんから現実のズボンの三田さんに1分で変わった——変わった。自分のいないうちに。
　あなたが自動車に行っているうちにですか——そうです。

　被告人は第3回面接ではX＋3年から幻聴の世界が始まったと述べていたが，第5回面接では幻聴世界の始まりは，X年2月20日三田明を最初に見た時，または1度逃げて決意を固めた時であると語り，問診のしばらく後には，鉄棒を振るったのも，「死体放棄」も現実であったといっている。すなわち短い時間のうちに，幻聴世界の開始つまり現実世界と幻聴世界の境界が，容易に変動するのである。また，幻聴世界には人のみならず家屋等も含まれ，全体が情景として述べられている。統合失調症の場合がそうであるように，現実世界の中に幻聴が生ずる，というのではない。人や物を含んだ世界全体が幻聴世界に変化するというのであるから，それはもはや物語の世界である。死体（正枝）が警察にきた時むっくり起き上がったなどというのは，臆面もない空想虚言である。

6) 　裁判に関して
a) 　弁護人に関する作話・虚言・願望思考　第2回面接（10月15日）

　あなたの弁護人は——加藤年子。
　ほかには——馬場幸彦
　あなたの弁護人は，そうすると——年子だけです。
　馬場という人は——二審の時の弁護士。
　一審のときの弁護人は——吉田幸彦。名前だけでなく顔も似ている。
　お二人は国選弁護人ですか——国選。今は私選ですけどね。
　私選弁護人の費用は誰が——実家です。
　実家の誰ですか，費用を出すのは——親父。
　実家の財布を握っているのは——母親。
　二郎じゃないですか——四つ下で，52歳くらい。

もう家の当主でしょう——なっている。
　[中略]
　それで，私選弁護人の費用は——親父。最後に国が金払ってくれる。今仮に実家が払っている。
　弁護人の舟木友比古という人は——Aで3回くらい会っている。
　これはあなたの弁護人だね——ええ，弁護士です。サイシンの。
　サイシンというのは——最高裁の裁と新しいの新と書くんですね。洗い直しのことです。
　洗い直しは誰がやるの——弁護士がやる。

　被告人によれば，加藤年子弁護士は私選弁護人である。被告人は国選弁護人に不満および不安を持っている。自分の裁判は私選弁護人によって進めてほしいという，被告人の強い願望から生み出された架空の人物が加藤年子である。上記問答には含まれていないが，私選弁護人の費用は月額20万円といい，目下は実家がこれを負担しているが，これはいずれ「国を訴えて，慰謝料を，賠償責任でね，取ろうと思っている」（同日）というのである。ここにも臆面もない空想虚言が見られる。

　b)　現実と願望との葛藤　願望の幻覚妄想化①　第3回面接（10月20日）

　裁判で困っていること——のらりくらりでなく，正しい判決をしてほしい。
　裁判には弁護士の力が要る——そうですよ。
　上告取下を申し出ている——今月4日，却下してくれと担当にいった。弁護士がきた。却下すると死刑になるといわれた。八王子からAにきた時無罪できている。それで上告却下してくれといった。夜中に脳味噌が教えてくれる。5月12日に首吊りした。5月24日電気死刑やった。
　それでも生き延びている——生き延びている。それで上告している。
　たっぷりいるから早く裁判したい——やりば（？）あれば早い。
　一審，二審で死刑になっている。最高裁で死刑になる心配は——ないようですね。
　死刑になる心配はあるでしょう——多少ありますね（大きな溜息）。
　心配はあってもやりたい——弁護士と検察官がどういう弁論，論告をやるかだね。

コップ一杯ジュースを飲んで，それで死刑にしてほしい。本当は死刑じゃないですよ。
するといよいよあなたの弁護士と検察官との一騎討ちですか——うん。
あと裁判官がどう考えるか——裁判官がどういう口頭弁論を述べるかだね。
死刑になるかどうかというのが重大——いや，無罪でしょ。
無罪はどうして分かるの——全てインチキ。鑑定しても不発に終わる。鑑定が不発に終わることはないはずのものだ。鑑定の失敗だ。鑑定というのは死刑を死刑にしないということでしょ。

　被告人としては正しい判決をしてほしいが，裁判は気になるばかりで，気が進まない。一方では死刑になる心配が「多少あります」と認め，「弁護士と検察官がどういう弁論，論告をやるかだ」と言いながら，他方では死刑の恐怖が大きいから，首吊りや電気死刑をしたとか，コップ一杯のジュースで死刑に替えてほしいなどと，児戯に等しい作話をし，願望を述べている。無罪だ，全てインチキだ，死刑を死刑にしない鑑定の失敗だとさまざまに述べて，自己の願望または願望が満たされない不満をぶちまけている。妄想（無罪）の基礎に願望があることが分かる。前述の加藤年子弁護士が存在するという主張も，言うならば私選弁護人妄想であろう。被告人においては，幻覚妄想は願望の化身である。

　　c）　現実と願望との葛藤　願望の幻覚妄想化②　第4回面接（10月28日）

それ（A拘置支所に雇われた弁護士）が最高裁に入っているのですか——そうですね。X＋12年に取消しの処分がきた，最高裁から，西から。
何を取消したのですか——裁判はないということで，供述書を燃やしたらしいですね。もう終わったと刑務官にいわれた。これは最高裁がやる，始まるという意味だよと刑務官がいってきた。
いつ頃——X＋12年ころ，3月17日。
裁判は始まったことになっているのですか——弁護士によると始まるらしい。8月頃終わりに近いと所長がいう。
所長がいうのですか——今年のですよ（大きな溜息）。
弁護人はこれからと言っているのですか——言ってません。

今年 8 月に終わると所長がいって——8, 9, 10 と経つので，ここの区長に聞いた。
そうしたら——裁判所でない限り釈放できないと。
やはり裁判は終わってないのだね——そうです。情報違いなんですね。
細川さんは死刑判決を覆そうと——え？　そうです。死刑はキンキ。
キンキ——ジュースを飲んで，それが死刑だという。
誰がいうのですか——あのー，テレパシーが。検察官がどう出るか，口頭弁論を聞きたい。本当は。
そこから死刑がなくなっていればよいのですか——うん，そうですね。金取ってないし，生きているし，余りひどいよね。まして国に役立っているし，神以上の者，金の宝の山ですよ。そういう者をとても死刑にはできない。
検察官の冒頭陳述がどうなるか——それを聞きたい。自分が何であるかを分かってほしい。ここがどこかも分かっていないようだから。

最高裁判所から取消しの処分がきたということは，被告人には，一方では裁判は終わったと聞こえるが，裁判が始まるという意味だとも他方で聞こえる。弁護人によると裁判は始まるらしいのであるが，被告人は裁判がもう終わっていてほしいと願っている。検察官がどう出るかにも関心を持たざるをえないが，死刑には決してなりたくないので，死刑にならない根拠を並べてみるのである。葛藤は，被告人の当面する現実とその現実から逃避したい願望との間にあるが，願望の力の方が圧倒的に強い。ここでも，妄想や幻聴（テレパシー）を取り混ぜてはいるが，被告人を支配しているのは，「そういう者をとても死刑にはできない」という被告人自身の願望である。

なお，被告人が「ここがどこかも分かっていないようだから」というのは，自分がそれほどにも無能力な人間であることを説明したものである。被告人がしばしば「ここはどこだ」と叫んだのはそういう意味でのアピールだったのである。

d）現実と願望との間の動揺
第 5 回面接（11 月 12 日）において

① （11 月 4 日に上告取下げをしたというので）上告取下げは以前にもやったね

――ありますね。今年の4月10日ですね。終わったですね。終わったと分かりました。
　何が終わったのですか――裁判が。
　それじゃ今更取下げる必要もない――嫌になったし，バイタリティもない。やる気もない。金もない。食料品買う金もないから。
　だから取下げる――ええ。上告を取下げたんですよ。
　上告を取下げるとどうなるかというと――それを弁護士に聞いたんですよ。
　今細川さんは最高裁で裁判中でしょう――最高裁でいつ下りるか分からない。国にいるから，いつ下りるか分からない。8月に聞いたら，もうすぐ下りるということだった。
　今最高裁で裁判中なんですよね――取下げて全部終わりですよ。
　しかし，正式な手続きをしていなければ終わらない――それ要るんですかね。裁判所に出すんですかね。どうするんですかね。上告するには裁判所に出さないといけない。上告を取下げする場合は関係ないのじゃないか。
　［中略］
　②　世間ではあなたの事件は強盗殺人になっている――強盗殺人に死体遺棄があり，罪が大きい。金取っていないから強盗といえない。死体遺棄ではなく放置だ。
　罪名が違うということですか――違いますね。右手の指紋がなくて，左手が一致した。
　左手が一致すれば確かでしょう――知りませんよ，刑法では。
　右手の指紋がないのは捜査上のミスと言いたいのですか――そうですね。
　証拠不十分ということですね――ええ。
　それは弁護人も知っていますか――弁護士も知っています。去年から話しました。
　去年とは随分遅いね――遅いです。知らん方がよいと思ってね。
　これからは舟木弁護人に頼るしかないでしょう――そうですね。そろそろ返事がきてもよい。
　［中略］
　③　（舟木弁護人に）八王子でも会ったでしょう――あ，会いました。加藤弁護士と比べると実力はないようですね。
　熱心にやってくれているんじゃないですか――そのようですね。
　加藤弁護士は何をしてくれているのですか――……洗い直しをやるように，サイシン（裁新）をするように。
　実際に何をしてくれているの――待っている段階なんです。取消した，取下げたから。

もう加藤弁護士の出る幕はないということですか——なくなったようですね。
［中略］
④　弁護人がきて裁判をしようと言ったら——好みません，裁判は。そのまま出してもらった方がよい。

弁護人は裁判をしなければならないと言うのじゃないですか——どう思っていますかね。結果論がこない。足踏み状態で待合わせしている。

弁護人が頑張って裁判を止めているのですか——裁判を止めているのはこっちなんだよね。それとも拘置所が裁判をしないのかね。拘置所がしないんですね。裁判に出さないんですね。

拘置所が細川さんを守っているわけですか——拘置所が出さないんだな。

拘置所が裁判に出さない，それとも細川さんをシャバに出さないということ——裁判に出さない。

拘置所が何で出さないのですか——知りません。

［中略］
⑤　細川さんは第一審，第二審で殺したと認めている——認めています。

その時は認めてもよいと思っていた——そうですね。

一審，二審のときは幻聴の世界に入っていたのですか——その時はこの世，現実にいました。モルモットにされた。

モルモットにしたのは誰——刑務官。薬など入れて研究されました。

上告を取下げたいわけね——いや，取下げました

理由はもう裁判をしたくないということですか——したくないですね。民事でやりたい。出たらね。

刑事裁判をしないと出られない——無罪の場合は釈放しなくてはならない。

これまでの裁判所は無罪と思っていない——思っています。裁判所はこれないわけがある。何かの理由でこれない。テレパシーによると，釈放が出ているけども，刑務官が嫌がって持ってこないらしいですね。

それはテレパシーによるとですか——ほとんどがテレパシーを使える。全てが終わると，3日目にしてテレパシーがなくなる。

全てが終わるとはどういうこと——家に帰されるのですね。

国選弁護人では十分でないという感じがあるのですか——そうですね。

面会にきてくれる回数が少ないのですか——そうですね。月2度ですね，国選は。

一審や二審でのことですかそれは——ええ。

今回は取下げたから加藤弁護士の出る幕はないのですか——ないですね。舟木ですね。

[中略]

⑥　面会したり，手紙を出したりしているという点では，舟木弁護人が細川さんのことに詳しいのでしょう——ええ。そうですね。

上告取下げすると自由になるのですか——自由になる。

それがどういう風に——刑法14条，2週間以上閉じ込めておけない。2週間以内なんですね。

それによって出られる——ええ。

舟木弁護人はそれに賛成するかな——どういう回答をしてくるか。

取下げれば自由になるという細川さんの考え方だと——早く終わる。国がどうにもならないんですよね。

細川さんのその考え方は世間に通じるかな——かなり有名ですよ。テレビやラジオで出ているらしいですよ。細川を長く入れるなと。

[中略]

⑦　舟木弁護人は信用できますか——ええ，できます。

何かで確かめたのですか——テレパシーの会話です。通じてるんです。

誰と——舟木弁護士と。

話ができるのですか——できます。誰とでもできます。

私とはしてないでしょう——知りませんね。

第6回面接（11月26日）

⑧　裁判はするらしいと——うん，するらしいですね。

最高裁だからあなたは出廷しなくてもよいのかな——最高裁じゃないらしいですよ。民事で，地方らしいと。

舟木弁護人は最高裁で仕事しているから，最高裁でしょう——最高裁ですかね。最高裁で検事がどんなことを喋るのか聞きたいと思うんですよ。

弁護人の弁論も聞きたいでしょう——そうですね。

以上から次のことがわかる。

①では，無罪を前提に上告を取り下げて裁判は終わりにしたいという願望と，バイタリティもない，やる気もないといって裁判を厭う本音とが現れている。上告を取り下げるとどうなるかという現実的な危惧も残っている。上告取下げの正式な手続をするのをためらっている。

②では，裁判をする場合には自分にも言い分があることを述べている。言い

分は児戯に等しいものの，殺したのは人形だというような主張に比べれば，いくらか現実的である。

③では，弁護人に対する不安が現れている。有能な私選弁護士加藤にも期待できそうもないことをいくらか認めている。私選弁護士妄想も動揺している。

④では，裁判を厭う気持が直截に現れている。「裁判を止めているのはこっちなんだよね」と本心（被告人の現実認識）を漏らすが，すぐに拘置所に「足踏み状態」の責任を転嫁する。

⑤では，二審まで現実であったと認めながら，自分が無罪釈放の身であるという強い願望（無罪妄想）に縋り付いている。ここでも国選弁護人に不安を持つことを認めながら，幻想の加藤弁護士を諦めようとしている。テレパシーの目的性格も現れている。

⑥では，上告を取り下げれば自由になるといういつもの主張をし，それは刑法14条が無罪の人間を2週間以上閉じ込めておくことを禁じているからだという。もちろん無罪で釈放になっているはずだという願望が前提にある。刑法14条云々は幼く拙いが空想虚言である。自分は有名人で，長期勾留がラジオやテレビで問題にされているという誇大観念も認められる。これも願望の所産で，空想虚言である。他方で，自分が上告取下げをすると「国がどうにもならない」とは状況に対する鋭い洞察である。

⑦で，被告人は，舟木弁護人は信用できるといい，テレパシーで通話している，テレパシーによる通話は誰とでもできるというが，鑑定人にも通じるとは言わない。被告人にとってテレパシーとは，例えば電話のような通信システムの一種であり，いろいろのところから掛かってくるが，被告人の方からも掛けることが可能である。この点は統合失調症者の幻聴と決定的に異なる。テレパシーは体験ではなくて創作である。

⑧では，上告審ではなくて釈放後の地方裁判所における民事裁判を欲しているが，舟木弁護人が仕事をしているのは最高裁判所であることを想起させれば，最高裁判所における検事の論告に関心が戻る。無罪釈放が必ずしも病的確信とはいえない所以である。

これを要するに，被告人においては，押し隠しても押し隠しても不安を伴って現れてくる現実（死刑を確定し得る裁判）と，これから逃れたいまたはこれ

を否定したいという願望とがあって，この二つが精神生活の中で葛藤している。被告人の場合は願望が圧倒的に優勢に立っているから，願望は空想作話ないし空想虚言となり，更に極端な表現を取る時は幻覚や妄想の様相を呈する。願望を助長せず，現実を想起させるように仕向けると，徐々に現実的な態度を取り戻すことができるのである。

次に，被告人の最近の信書および東京拘置所における動静を見ておく。

主任弁護人舟木の上申書（X＋17年11月14日付）に付せられた同年同月6日付の信書を見ると，宛先および宛名ともほぼ正確である。内容は，一方では上告取下げを知らせ，無罪を主張している。しかし他方では，「これから先どうすれば良いか，又，私はどうなるのでしょうか，おしえて下さい。れんらくを，まってます」と現実的な不安を訴え，弁護人の助言を乞うているのである。

同じく上申書（X＋17年12月1日付）に付せられた昭和81年11月27日付の信書は，宛先および宛名ともほぼ正確であるが，年号と年数が正しくない。的外し現象である。内容は同様の願望妄想が続いていることを示しているが，他方では「裁判を，するのでしょうか私は，鑑定を，国に来て5回も受けて居身です，いずれも，3回で完って居のです，早くしてください，れんらくを，まっております」というように現実的な心配や要求もしている。いずれの信書にも願望妄想と現実認識が併存していることが分かる。

最高裁判所の照会に対する東京拘置所長中野始の回答書（X＋17年12月18日付）によると，以下の通りである。同年10月2日，被告人は入所時健康診断を受け，「要精神科診察」と判定された。被告人は入所した際に「自分の正体を知るために来た。自分は神だから」と述べた。10月3日には精神科診察が実施され，「いらいらする，幻聴は今はない，被害妄想はあると述べる」とあり，ジアゼパム3mg，10回分の処方（頓服，いらいら時服用）がなされた。同月6日にも精神科診察が実施され「幻聴やテレパシーは，今はそんなにないと述べる」とあり，ニトラゼパム10mg，ハロペリドール2mg，プロメタジン50mgが就寝前に投薬されている。被告人が，「最高裁がすぐ終わると聞いていたが，まだ終わらないのか」として10月8日には所長面接願を，同月20日には区長面接願を提出したので，同日「当所は裁判の進行に関知していない」と回答した由である。なお，上記就寝前薬は10月16日以降も変更なく回

答日現在（X＋17年12月18日）も継続投与しているとのことである。懲罰に値する言動はなかった。以上を要するに，少量の抗精神病薬と睡眠薬が継続投与されているが，幻覚妄想は活発でないということである。

III-2-c　心理検査──
1)　ウェクスラー成人知能検査改訂版（WAIS-R）

これは言語性検査6項目，動作性検査5項目の全11項目からなる知能検査であり，それぞれの知能指数（VIQ, PIQ）と全検査IQを算出することができる。

検査態度は，おおむね素直に応じており，協力的であった。ただ，多少困難な設問に当たると，じっくりと考えることがなく，答えることをすぐに諦めてしまうことが殆どであった。また右手の震えや，視力が弱いことなどが，符号など動作性検査の結果に，かなり影響を及ぼしていると思われる。

IQは正常と軽度精神発達遅滞との境界域にある。言語性IQ＞動作性IQであり，較差が13と大きく，有意差があるが，これには上記の影響が寄与していると思われる。

言語性検査：被検者の場合，乳幼児期の生育環境に恵まれず（初期環境の豊かさ△W），学校での学習が苦手であり，習得知識が平均より劣っており，長期間にわたって記憶を保持する能力や必要に応じてそれを再生する能力が低い（長期記憶△W）。またそれに伴って，知的な好奇心が働くことが少なく，学習に対する努力もあまりなされなかったと考えられる。

注意の持続や集中が困難で，聴覚刺激を保持することが難しい（数唱，算数△W）。

また，物事の表面的，外見的な特徴に囚われる傾向（過度の具体的思考△S）が認められる。

動作性検査：単純作業で物を完成させることは得意で（組み立て△S），行動の結果や作業の完成状態を視覚的イメージで予測することができ，非言語的な推理もある程度はできる。視覚と運動の協調運動の速度は遅い。しかし確信がもてない場合には，応答を控える傾向があり，これがテスト結果に影響を及ぼしていると思われる。

表6

言語性検査		評価点	動作性検査		評価点
1	知識	5	2	絵画完成	3
3	数唱	5	4	絵画配列	7
5	単語	6	6	積み木	6
7	算数	5	8	組み合わせ	5
9	理解	7	10	符号	2
11	類似	9			

言語性 IQ＝76，動作性 IQ＝63，全検査 IQ＝67

両検査：物事を系統的に処理することが苦手で，多くの情報を覚えやすい形に変換して，課題を解決することが不得意（系列処理△W）である。数を処理する能力も低い。

また周囲の些細な刺激に注意を惹かれ，目前の課題から逸れて無関係な反応をしたり，よそ見などをする傾向もある（不安，被転導性△W）。世の中に対する関心は低く，環境への敏感さはないが，人間の行動における因果関係の理解はできると思われる。

まとめ：「知識」が5,「単語」が6と共に低く，これが被検者本来の知能の程度であると思われる。知的好奇心がなく，学習意欲もない。また注意の持続や集中が困難で，聴覚刺激や視覚刺激を保持することが難しく，数を処理する能力も低い。

一方，物事を外見的な特徴で捉えることは容易で，本来，単純作業でものを完成させることは得意であるが，手の震えや弱視のため，視覚と運動からなる協調運動が難しく，速度も遅い。

環境への敏感さはないが，人間の行動の因果関係は理解でき，見通しを立てる能力はある。

2） ロールシャッハテスト

これは，10枚のインクブロットが印刷されたカードを提示して，「何に見えるか」を答えてもらうテストである。その反応から，被検者の認知や自我機能，情緒的側面，耐性，自己知覚，対人関係などの性格特徴を総合的に把握する，投影法心理テストである。クロッパー式により，テストを施行し，解釈を行っ

た。

態度：検査には素直に応じていたが，一つ回答するとすぐに反応を終えてしまい，「他には？」と問いかけても，「ありません」と答え，取り付く島がない。

反応数：12と少ない。

初発反応時間：黒色カード6秒，色彩カード15秒と，10秒近い差があり，色彩ショックが認められる。

カード回転：なし

反応領域：W%＝42，D%＝58　ややD型に片寄っている。

決定因：形態反応＝11，通景反応＝1で，2種類のみとなっており，極端にバリエーションが少ない。

反応内容：人間反応＝2，動物反応＝8，植物反応＝2，と3種類のみで，こちらもバリエーションが少ない。

平凡反応：2つと少ない。

体験型：ΣC：M＝0：0で，収縮型である。

　F＋%＝36

　R＋%＝42

　感情カテゴリー：不快反応＝9（不安＝4，敵意＝5），快反応＝0，

　その他＝2

結果の解釈

不安への耐性が低く，自信がない。慣れない場面や心的圧力を避けたがり（R＝12），自発性や創造性に欠けており（回転無し），抑うつ傾向があると思われる。

精神発達が未成熟であり，情緒面に障害があるために，外界の明白な事実について正確な知的理解をすることが難しい（形態水準の低いD型）。想像力を働かそうとしないで，ややもすると防衛的な態度をとる。パーソナリティーに目立った特徴を示さず，何かにつけて表面的な態度をとり，将来に対して無関心で，直接的な環境に支配される（F＝92%）。

想像力や独創性などの知的活動が不活発で，無難でありふれた思考をする傾向がある（A%＝67）。子供の頃学業不振であったり，社会的競争場面において能力を充分に発揮することが難しかったと思われる。また常識を無視した自

己中心的な思考をして，慣習に配慮しない傾向も見られる（P＝2）。

パーソナリティーが硬く，内面生活が空虚で，現実への積極的な関心が見られない（収縮型）。豊かな情緒生活を持った経験が少なく，興味の範囲が限られていて，生活空間が狭い。これには，拘置所で生活している影響が大きいと思われる。

外界からの情緒刺激によって，情緒の安定性を失いやすく，思考力や問題を処理する能力を失いやすい（カラーショック）。持久力が欠如し，疲労を感じやすい状態にあり，神経症的な症状が見られる可能性もある（IXカード反応拒否）。

対人関係で不安を感じやすく，他人の存在を認めようとせず，人間関係への配慮を欠くことが多い。情緒刺激を受ける場面に適応していく能力を欠いている。

人間運動反応が皆無である。知能が低く，洞察力がなく，自己中心的で，他人への共感性を欠き，現在の欲求のままに行動する傾向がある。

その他，父親あるいは母親への恐れが般化されて，外界への潜在的敵意となり，成熟した人間関係を持てないこと（(Hd)）や，負の自己イメージを抱いていること（落ち葉）が考えられる。

全体を通じて，反応数が少なく，濃淡反応や人間運動反応が０で，形態水準の低い反応が多く，体験型が収縮型で，動物反応が多く，平凡反応が少ないなどの特徴は，精神発達遅滞者の反応特徴と重なるものである。思考障害など統合失調症者の反応特徴は認められなかった。

3) 文章完成法検査（SCT）

未完成の文章を与え，その続きを記入して文章を完成させる投影法テストの一つであり，文章のスタイルやその内容から，被検者の性格や精神世界を理解する試みである。

まず形式面から見ると，文字はほとんどが平仮名で，大きく乱雑に記入されている。これは利き腕の右手が震えて，自由に動かせないことと，視力が弱く，自分の記入している文字でさえよく確認できない状態にあることが影響していると思われる。そのため，文章も短く，簡単にせざるを得なかったのであろう。

しかし，そういった要因を抜きにしても，誤字や脱字が目立ち，「女　いる」「死　ない」など文法的に正しくない言い回しや，連想する言葉を繋げただけの文章が殆どであり，知的に低いことが明らかである。
　次に内容について見ると，「私の兄弟は4人」，「私の母が死んだら困る」など，具体的，現実的な内容に留まる文章が殆どで，抽象的な内容や深い情緒について触れたものは見当らない。共感性に乏しく，思考力や内省力，想像力に著しく欠けると考えられる。
　感情面について述べられた言葉は，「時々私はいやになる」，「私はよくようきになる」という二つの文章のみであり，より細やかな感情に触れたものはなく，敢えて情緒的な内容を記入することを避けたのではないかと思われる。これは，ロールシャッハテストで，色彩を避けて反応していたこととも符合する特徴である。
　子供の頃は「よくおやに，しかられた」ことや，「がっこうではできなかった」ことなどが，負の自己イメージを抱くに至った理由の一部ではないかと思われる。
　またロールシャッハで検出された興味の範囲の狭さに関連するものとして，「私の気持ち　ひんじゃくだ」と自ら述べているのも興味深い。
　金銭に対しての執着があるようで，「大金もちになったらよい」とか，「金あったほうがよい」といった文章が印象的である。
　家族に対しては「あまりきてくれない」と愛情を求める気持ちが感じられる。
　目を引くのは「私の頭脳はかみのあたまをしている」，「わたしはよくようきになる」といった風変わりな文章で，何らかの思考障害を示唆しているのではないかと考えられる。

4）　統合型HTP絵画検査
　これは，一枚の画用紙に家と木と人という三つの項目を入れて，統合して自由に絵を画いてもらうもので，投影法テストの一種である。
　家も木も人も，ほとんど一筆書きのようにさっと描き，描画時間は数秒を出ない。そのため，当然のことながら作品は簡略化されており，三つの項目をただ紙の上に並べただけで，これらを統合するということがないに等しい。

筆圧は普通であるが，描線はかなり雑に引かれている。これにも手の震えや弱視が影響した可能性がある。

サイズは紙面の大きさに比してかなり小さい。自分が環境に適応しておらず，微小な存在であると感じ，自分を抑制し，引きこもりがちであることを示している。すなわち自尊心が弱く，自分について無力感や劣等感を持ち，不安が強く，活動性の低い状態にあることが考えられる。

また画用紙上の描画の位置は，ほぼ中央の上部にあり，このことから，空想に耽りがちで，自分の存在が不確実で，宙に浮いていると感じている様子が伺える。

次に各項目について検討する。

家屋画：環境との相互作用が行われる部分である扉も窓も省略されている。このような絵が，正常な大人によって描かれることはまずない。被検者の人間関係への態度が象徴されている。つまり家族やその他の人々との精神的な交流がなく，外界への関心が薄く，周囲の人々に敵意を抱いていたり，あるいは引きこもりがちであることを表しているのである。これは，現在被告人が拘置所に長らく収容されていることと深い関連があるであろう。

樹木画：幹と樹冠のみで描かれ，枝や根，葉などは描かれていない。このことは，現在，環境に満足を求めたり，他人と交流したり，何かを達成しようと試みることが自由にできない状態にあることを表していると思われる。

人物画：これも他の絵と同様に小さく，簡略化され，棒人間として描かれている。これはテストに対して自己防衛的な態度をとり，警戒心を抱いていることが考えられる。また自己概念が確立しておらず，人間関係において不安を抱き，他人に対して敵意を持ち，人間関係を避ける状態にあると思われる。

5） 心理テスト所見のまとめ

どのテストに対しても，比較的素直に応じ，協力的であった。手の震えや弱視がテストの結果に影響を及ぼした可能性がある。

知的には，境界域にあり（全IQ＝67），学習意欲がなく，注意の持続や集中が困難である。物事を表面的に捉えることはできるが，系統的に処理することが苦手である。また世の中の動きに対して関心が薄い。

精神的に未成熟で，対人関係において不安を感じやすい。情緒刺激によって制御不能の精神状態になりやすく，問題を処理する能力を失いがちである。創造性や自発性に欠けた状態にあり，一種の抑うつ状態にあると思われる。

自分自身に対しては，負の自己イメージを抱いており，無気力で活動性が低く，不適応に陥り易い。自己中心的で常識を無視したところはあるが，統合失調症の思考障害は認められない。

IV 説明と考察
IV-1 精神医学的診断
IV-1-a 知能と性格——被告人の知能については，小学校4学年の時，田中B式知能検査でIQ＝76であった。保崎鑑定でIQ＝75（WAIS），小田鑑定でIQ＝74（WAIS），福島第二次鑑定でIQ＝66（WAIS-R），本鑑定でIQ＝67（WAIS-R）で，つねに正常と知的障害との境界域にある。学業成績，その他の心理検査の結果，問診時の臨床的査定にもよく一致している。

被告人の性格については，本鑑定は，裁判所から提供された鑑定資料と鑑定によって得られた所見事実をもとに，以下の三つの傾向に纏めた。第一は，未熟未開で，内向性と無遠慮とが同居し，人間関係において適切な距離をとることができない傾向，第二は，自己顕示的，空想的・作話的，現実逃避的傾向，第三は，怠惰で，飽きやすく，責任感が薄く，将来に備えず現在を楽しむ傾向である。これらはいずれも犯行前から，とりわけ青少年期から認められる持続的な傾向であるが，犯行までは大きな破綻もなく日常生活に適応しており，世界保健機関（WHO）の定める国際疾病分類の診断基準にいう「ある特定の文化における平均的な人間が知覚し，考え，感じ，そしてとりわけ他人に関わる仕方からの極端な，あるいは際立った偏り」（融道男他訳：ICD-10 精神および行動の障害。208頁，医学書院）を示すものではないから，人格障害とするには当らない。なお，アメリカ精神医学会が作成して世界に広がった「DSM-IV 精神疾患の診断・統計マニュアル」（高橋三郎他訳。633頁，医学書院）もICD-10とほぼ同様の趣旨であるので繰り返さない。

保崎鑑定は被告人の性格を，未熟，虚栄心（顕揚性性格）が強く，短気であるとしたが，鑑定人は短気の傾向を認めない。その他は上記第一と第二の傾向

に含まれる。小田鑑定は主観的・作話的傾向，現実遊離の傾向と受動的で依存的傾向を認めているが，鑑定人は後者の傾向をとくに認めなかった。前者の傾向は上記第二の傾向に含まれる。小田は更にDSM-III-R（上掲マニュアル第3版改訂版）に従い，完全には適合しない混合性（境界性・演技性・分裂病型）人格障害としたが，すでに福島の指摘しているように，人格障害の基準を満たさないのでこの診断は適切でない。但し，不完全な演技性人格障害つまり演技性人格傾向は上記第二の傾向に含まれる。福島は被告人の性格を類てんかん病質と診断したが，これを支持する証拠はない。特に第二次鑑定では類てんかん病質を「爆発性（衝動性）と粘着性（固執性，保続）の両極からなる異常性格を意味」するとしているが，そのような特徴を示す証拠は被告人に関して乏しいのである。粘着性を否定した第一次鑑定にも矛盾する。また，類てんかん病質が爆発性と粘着性を特徴とするという学説には，近時批判が多いことはすでに示した。

IV-1-b　精神病様症状

鑑定書は学術論文ではなく実用文書であるので，広汎な理解を得るため，本人歴や現在症においても鑑定人の説明や考察を随時挿入してきた。ここではそれらを含めて，もう一度纏め直して見よう。

1)　病状の精神症候学

a)　症状の対話状況依存性

被告人は生活史のいわば無難な話，例えばダンスに夢中になっていた頃の回顧談であれば，理解はよく，談話は滑らかで，奇異な言葉や言い回しもなく，思考障害の片鱗も窺われない。きわめて自然な語り口で，「そのうち3x歳になってから人殺しを始めましてね」というような打明け話まで始めるのである。ところがIII-2-b「問診所見」で示したように，話題を変えて，このような無難な話から裁判に関する話に移すと，途端に犯行否認，誇大観念，奇異な造語，空想作話ないし空想虚言などを繰出し，内容が妄想的になるばかりか，これら観念の間の関連も弛緩してきて，滅裂思考の様相を呈するのである。

対話状況は，話題ばかりでなく速記のペンを擱くことによっても変化する。

それまで細川一人が悪ければ国はよかったとか，生まれる前，日露戦争あたりから国に尽くしていたとか，バルチック艦隊を破ったのも神のせいとか，そういうことを脳が言うとか，日露戦争は（明治37～38年と教えても）90年頃ですかねというような，誇大観念，自己美化，奇矯な言い回し，的外し応答に満ちた応答をしていた被告人が，鑑定人がペンを擱くと，話題は犯行直前の事情聴取であるにもかかわらず，笑顔を見せ，率直な回答をし，話し方は滑らかで，朗らかになり，自白に沿った打明け話をする。すなわち，内容的にも，形式的にも，思考障害と見えた症状が，跡形もなく姿を消すのを目の当たりにすることができるのである。

以上の通りであるから，これまで無罪妄想，釈放妄想，誇大妄想，被害妄想，被毒妄想などと呼んできたものは，妄想としての資格に疑問があるので，妄想様観念と呼ぶのが適切である。今後も従来との関連で単に妄想と呼称することがあるが，その殆どは妄想様観念である。また，思考の形式的障害は客観的に捉えられ易いので診断学上重視されるのが一般であるが，明瞭な滅裂思考も状況に応じて可変的であることが明らかになった。被告人の場合は滅裂様思考と呼ぶのが妥当である。

症状の内容・形式・有無・強弱が対話状況に依存するということは，状況を構成する環境，とりわけ人々の態度・言動が，被告人の症状に影響を与えることを示している。被告人の症状に強い影響を与えているのは，拘禁状況（裁判状況を含めて）であろうが，これについては後に論ずる。鑑定人も影響を与えているであろう。鑑定人の問診は被告人の精神状態を知るために最も重要な技能であるが，これがまた，どのような言動に病的価値があるかについて，被告人にヒントを与える可能性があるからである。裁判官も検察官も弁護人も，その態度言動が，症状誘発的または症状抑制的に作用する可能性がある。特に弁護人は被告人と十分な疎通性を持つことになるであろうから，弁護人が被告人の精神症状に与える影響は小さくないと思われる。

b）的外し現象

拘禁反応に特徴的な現象として的外し応答が知られている。中田修は病気に見られたいという願望を重視する説や，知りたくない（Nichtwissenwollen）

という多少とも意識的な願望が自己暗示によって知らない（Nictwissen）になったものであるとする説を紹介しつつ，ヒステリー性もうろう状態の一例を分析し，その的外し応答が知りたいと知りたくないとの対立する願望の均衡の上に成立していることを示した（「まとはずれ応答の精神病理について」増補犯罪精神医学．307頁，金剛出版）。拘禁反応の症状の基礎に願望ないし意志的なものがあることを明らかにしたもので，重要な指摘である。

　被告人にも的外し応答またはこれに類似の現象がしばしば認められた。時間的見当識に障害がないにもかかわらず，現在の年月日，とりわけ年数を僅かに誤答することがしばしばであったし，記憶力もさほど低いわけでもないのに鑑定人の姓を覚えず，たまたま一度きたことのあるクリニックの名クボタで答えたり，対人的見当識障害も理解障害もないのに，一度だけ会った心理検査者が鑑定人だと称したりする。

　更に意味深長なのは主任弁護人に宛てた信書である。これらを見ると，宛先は正しいのに宛名が架空の人物加藤年子弁護士であったり，主任弁護人の姓は正しいのに名が間違っていたりする。これは知りたくないという多少とも意識的な願望が間違った（知らない）宛名に現れたと考えられる。中田の分析によれば，こうした現象は対立する二つの願望の均衡の上に成り立っている。知りたくないという願望は宛名に現れ，知りたいという願望は宛先に現れ，全体として的外しになっているが，信書が主任弁護人に届くほどには的に近いのである。

　被告人が何を知りたくないと願い，何を知りたいと願っているか，あるいは何を知ってしまっているかといえば，それは現実（裁判状況）である。被告人の主任弁護人に対する態度は両価的である。被告人にとって上告審は死刑を確実にする蓋然性が極めて高いと感知されているに違いない。裁判を受けたくない被告人にとって弁護人は不要である。しかし，どんなに押し隠し，否定しようと試みても，自己が上告審の中に在るという認識は意識に確実に残っており，この意識が弁護人を必要と感じさせる。万一裁判が避けられない場合には，弁護人は有力または有能な私選弁護人でなければならない。こうして願望が再び膨らみ，架空の私選弁護人加藤年子を生み出すのである。すなわち，的外し現象の中に空想虚言が使用されている。

c） その他の病的症状

① 被告人の中心症状のひとつがテレパシーである。初期（小田鑑定，X＋3年9月）には「見えないものが聞こえる」とか，「人をだますような，狐のような，声のような」などと答え，開始時期に関しても，小さい時からとか，拘置所に入ってからとさまざまに答えて曖昧であったが，X＋4年10月には宇宙人や神仏の声で，「お前は人を殺していない」，「被害者は生きている」などと聞こえると言うに至り，「俺は殺していない，人形を痛めつけただけだ」と主張するようになった。テレパシー（幻聴）と無実・無罪妄想とは一体をなしている。

今日でもこのテレパシーまたは幻聴について聞いてみると，その始まりは犯行時であったり，拘置所に入って間もなくであったり，平成X＋3年であったりして，いろいろである。また，被告人のいう幻聴の世界は，「幻を見た」とか，「おうちも作られた世界なんですね」と表現されるように情景的であり，あたかも芝居や映画あるいは物語のように，全体が情景的に構成されている。現実世界の中に幻聴が生ずるのではなくて，人や物を含む世界全体が幻聴の世界だというのである。この幻聴の世界は見方を変えれば空想虚言である。

更に，「今舟木弁護人と話ができますか」と問うと，「え，いないようですね。弁護士は朝起きるのが遅いね。ゆったりしている。寝るのも早いし」と答えるところをみると，被告人はテレパシーをあたかも電話のような交信手段と見なしていることが分かる。だからこそ，誰にでもあるというテレパシーを「私にはない」と鑑定人が否定すると，電話を付設していない相手には電話をしないのと同様に，鑑定人とはテレパシーの交信をしないのである。

それだけではない。被告人は「この事件が終わるとテレパシーがなくなってしまいます」とか，テレパシーは「細川一郎一人のためにある」とか，「全てが終わると，3日目にしてテレパシーがなくなる」などというが，これはテレパシーの存在理由を被告人自身が明かしたものであろう。テレパシーもまた被告人の願望の産物であり，目的性格が歴然としているのである。

② その他の症状も願望（無実・無罪）から出て，願望を充足するという目的性格を持っている。自分は無実・無罪であるという観念を，外から聞こえると知覚様に主張すればテレパシー（幻聴）であるが，自己の主観的確信として

主張すると通常は妄想とみなされる。自分はスリまたは横領で入っているとか，金は取っていないし死体遺棄ではなくて放置だとか，1u年もいれば釈放だとか，神以上のもの，金の宝の山であるような者を死刑にできないなどと被告人はいろいろに訴えているが，被告人の願望を端的に表出したのが無実・無罪であり，これに対応するテレパシーが「お前は人を殺していない」および「三田は生きている」であった。無実・無罪妄想および幻聴は被告人の究極の願望を表している。

考想伝播については，それに沿った教科書的な質問をすると，被告人はこれを肯定する。質問者がそれだけで満足すると，考想伝播という体験症状があるとみなされるのであるが，これを少しでも追及してみると，夜間被告人が寝ている間に言語のみか動作，感情まで録音する「凄いテープ」がある，という話になる。これは空想虚言である。また，「自分の考えているその考えを誰かに抜き取られるというのは？」と定石通り尋ねると，被告人は言下に「あります」と答える。これも少し追及してみると，小学校に入った時から存在する現象で，勉強している時，思いつきを取られることだと答えるのである。そうであれば，それは正常な現象の想起か，または空想虚言等であろう。いずれも統合失調症の一級症状には当らない。

精神医学の教科書には普通書かれていないことであるが，通常人の思考にも病的に発展し得るさまざまな契機が含まれていることは心得ておくべきである。被告人が犯行計画を考えて「もう頭の中はそういうことで一杯だった」と述べ，これを言い換えて「もう，頭を掴まれたというかね」と表現している。ある考え（観念）に取り付かれることは誰にもしばしばあることであるし，自分が考えたに他ならない科学的着想でさえ，天啓のように閃くことがあるといわれる。これらは思考の主体が自己から外部に移り得ることを示している。簡単にいえば，思考の自己疎外である。人が何かに熱中している時，追い詰められた時（自分で自分を追い詰めた時），能力の限界まで考え抜いた時，こういうことは起こりやすい。被告人の「頭を掴まれた」という表現が，状況によっては，「他人の考えが吹き込まれる」，「思考が外から操作される」（以上は思考のさせられ体験）とか，「他人の考えが吹き込まれる」（考想吹入）というような病的思考の表現を取ることも容易に考えられる。精神医学でいう支配観念（感情を

伴って精神界を専有する固定観念）は正常な思考と異常な思考（妄想）との中間にあるが，これもまた思考の自律性が奪われた時の思考内容すなわち観念である。

　思考内容は個人が容易に創作することができるが，異常な思考形式を作り出すのは難しいので，診断学上も異常な思考形式は重視される。こうして滅裂思考は統合失調症に特徴的な症状である。しかし既にみてきたように，被告人においては対話状況を変化させることによって，たちまち滅裂思考を出現させたり，あるいは抑制することが可能であった。これが一見異常な思考形式の対話状況依存性として証明したものであるが，このような態度の迅速な変更の基には，状況の変化を敏速に見て取る健全な認知能力と対処能力があると考えられる。このように明らかに意識的に遂行される滅裂思考を，滅裂様思考と呼んだのである。それは恐らく被告人の内部で，意（願望）余って言葉（言語と論理）足らずの状況が形成されるからであろうと考えられる。

　今日ヒステリー概念は，社会的に負のイメージに汚染されているため，使用されなくなっている。かつてのヒステリー性格は今日演技性人格障害と呼ばれ，ヒステリー反応はストレス反応等と呼びかえられている。しかし，ヒステリー概念が全く間違っていたというわけではない。K. ボンフェッファーは，心因反応に対してヒステリー反応の幅を狭め，病的な意志傾向または願望要因をヒステリーに本質的なものとして，その概念構成の中心に据えた。つまりヒステリー反応を心因反応の一つの下位形態としたのである。彼の説明によるとこうである。「教師の平手打ちの結果生じた少女の機能性聾とガンゼルの仮性痴呆の状態を，同じようにヒステリー性だと呼ぶきっかけを与えるものは何か。われわれにヒステリー性と見えるものは，情動性でもなければ，被影響性一般でもなく，無意識または半意識への分離や沈下への一般的傾向でもない。それというのも，これらの症状は他の変質状態においても見られるからである。ヒステリー型に特徴的な色調を与えるものは，精神的コンプレックスの分離が，内容的に一定の性質をもった意志的方向の影響の下に生ずる，という事情である。病像の中に，このような意志方向が透けて見えるということこそ，格別ヒステリー的であるとの印象をわれわれに与える当のものである。ヒステリー性の意志方向の最も頻繁な形態は，疾病への意志（Wille zur Krankheit）である」と

いう（西山詮：心因説の社会的意義とその基礎．精神経誌，78 巻，529 頁）。意志方向は願望と言い換えてもよい。S. フロイトはこれを「疾病への逃避（Flucht in die Krankheit）」と呼んでいる。

　なんとしても死刑を回避したい，その前段階としての裁判を回避したいという被告人の意志傾向は明らかである。そして，被告人のさまざまな「病像の中に，このような意志傾向が透けて見える」ということが，被告人の病像が格別ヒステリー的であるとの印象をわれわれに与えるのである。テレパシーと無実・無罪妄想，的外し現象，その他の精神症状の全てに，こうした疾病への意志傾向ないし願望を見て取ることができる。被告人の病像が拘禁反応，とりわけヒステリー反応であると考えられる所以である。そして，この精神病様反応の殆ど全てが，症候学的には空想虚言症であることを説明してきた。

　2）　病状の病態発生
　次に被告人の現在の病状がどのように形成され，発展してきたかを検討する。
　X 年 3 月に行われた石井鑑定では，鑑定当時，被告人は通常人と変わらない状態にあると判定された。保崎鑑定においても，X＋1 年 4 月の面接時には何ら問題がなかったが，被告人は同年 8 月ころから変調をきたしたようである。すなわち，不安，心気，被害妄想的な訴えが明らかになり，更に，「……とつながっている」，「……と言っている」，「情報があった」というような言い回しの中に，後の幻聴またはテレパシーの先駆形態を見ることができる。X＋2 年 6 月 3 日付の供述調書において保崎は，同年 5 月頃から「声が聞こえる等の訴え」があることを認めている。
　X＋2 年 9 月 12 日には，A 地方裁判所で死刑判決が宣告された。
　控訴審における小田鑑定によれば，被告人は，X＋3 年 9 月頃から，不眠，耳鳴，幻視，テレパシー（幻聴）を訴えていたが，例えばテレパシーについては，「見えないものが聞こえる」とか，「幼い時から……ラジオのアナウンサーのような声が聞こえてくるので始まった」というような模索的で，あいまいな供述に終始し，X＋4 年 4 月鑑定が終了する頃にはこの訴えも消失していた。
　X＋4 年 10 月から，宇宙人や神仏の声で「お前は人を殺していない」，「被害者は生きている」，「クソを食え」と聞こえてくるといい，「俺は殺していな

い，人形を痛めつけただけだ」との無実・無罪妄想を訴えるようになった。X＋4年11月7日第7回公判における被告人の供述には滅裂様思考が認められる。

　X＋5年3月29日には，A高等裁判所において控訴棄却の判決が下された。

　X＋5年3月より翌X＋6年4月までは，一方では「死刑は当然」とか「人を殺した」と言って罪を認めながら，他方では「三田が生きている」，「殺していない」と主張して無実や釈放を要求し，死刑受容と無罪釈放との間を揺れていた。X＋6年3月27日，被告人は上告取下げ書を作成した。

　X＋6年6月から翌X＋7年2月にかけて行われた福島第一次鑑定は，被告人に幻聴，およびこれと表裏一体の妄想，的外れ応答，滅裂思考などの思考の形式障害，幻聴に支配された奇矯な行動を認め，拘禁精神病との診断を示し，訴訟能力については心神喪失を示唆した。

　この鑑定中は，被告人の病状経過の中でもその極点にあったと考えられるが，その症状には特徴がある。すなわち，ロールシャッハテストも主観的な判断や作話的な概念化が著しいことを示しており，問診も，訴訟に関する話題になると，了解困難な説明が多くなり，連想が飛躍し，対話者との疎通性が失われるという事情を明らかにし，無罪妄想が願望充足的で，「心の拠り所」となっていること，話は作話的な印象が強く，願望を事実として訴える傾向が強いことを指摘し，被告人の願望や空想が直ちに確信として事実と盲信されたり，知覚の性質を帯びて幻聴となって聞こえてくることを解明している。これらはまさに病像の中に疾病への意志または現実回避の意志傾向が透けて見えることを示している。すなわち当時の被告人はヒステリー性の精神病様状態にあったのである。福島は，上告取下げは無罪妄想に強く支配された行為であると推測しているが，無罪妄想は，これを端的に言えば，被告人の強い願望であるから，上記推測は，被告人が自己の強固な願望に支配されたということの言い換えに過ぎない。

　X＋7年5月30日には公判手続きの停止が決定され，同年6月，被告人は八王子医療刑務所に移監された。X＋8年には，被告人は「頭は死刑で，心は無罪なのだ」といっている。あいかわらず現実（頭）と願望（心）との間に葛藤があることを示している。X＋10年12月，被告人は「裁判は受ける。判決

の見通しは『死刑』。しかし，再審請求をする。自分が殴ったのは人形。テレパシーが『被害者は生きている』という。証人として法廷にも出てもらう。国家によって監禁されている。監禁罪で訴える。国は金をばらまいて人をあやつる。裁判はペテンだ」と述べているが，これはほぼ今日の被告人の考えに近い。X＋11年1月には自分は神であると主張している。

　福島第二次鑑定は，妄想の名残（願望充足的な妄想様観念）を認めたが，妄想による支配も状況誤認もなく，精神病状態を脱していると判断した。

　その後も無実・無罪妄想，誇大妄想等が続き，裁判は終了したという主張と裁判督促が繰り返し見られる。X＋16年12月16日付の長文の書簡にも，無実・無罪妄想（三田は生きている），上告審に対する迷い（裁判は終わったおよび始まる），誇大妄想が認められるが，拘置所で身に受けたという被害に関する空想虚言が活発である。

　以上のような経過を見ると，X＋1年8月頃から拘禁神経症が始まり，死刑判決の前後からテレパシーが出没するようになり，X＋4年の10月以降，幻聴，無実・無罪妄想，滅裂思考が認められるところより，このころから拘禁反応が精神病様状態を呈したと考えられる。X＋6年頃には躁状態，疎通性の障害も加わった。医療刑務所で治療を受け，X＋10年ころから幻覚妄想状態は鎮静に向かい，妄想の名残が認められる状態となった。奇異な言動が時々見られたが，人格解体は認められなかった。しかし，いわゆる幻覚妄想状態はその後も継続および発展し，現在の精神病様状態を再現するに至ったことは既に述べた通りである。

IV-1-d　鑑別診断

　ほとんど鑑別診断を要しないほどに診断は明らかである。しかし，被告人の病像は表面的に症状を拾ってくると，統合失調症に酷似していると見られよう。実際に，福島第一次鑑定において，精神分裂病（統合失調症）および詐病との鑑別診断が行われており，最近でもやはり，拘禁環境の下で発病した統合失調症ではないかという可能性が，岡崎によって指摘されている。

1） 統合失調症

国際疾病分類の診断基準（融道男他監訳：ICD-10精神および行動の障害。98頁，医学書院）によると，以下の通りである。

厳密な意味での病態特異的な症状は確認できないが，実際的な目的から，統合失調症の諸症状を，診断上に特別な重要性をもち，しばしば同時に生じるものとして，以下のようなグループに分ける。

（a） 考想化声，考想吹入あるいは考想奪取，考想伝播。

（b） 支配される，影響される，あるいは抵抗できないという妄想で，身体や四肢の運動や特定の思考，行動あるいは感覚に明らかに関連づけられているもの，および妄想知覚。

（c） 患者の行動に絶えず註釈を加えたり，仲間たちの間で患者のことを話題にしたりする幻声，あるいは身体のある部分から発せられるという他のタイプの幻声。

（d） 宗教的あるいは政治的な身分，超個人的な力や能力といった，文化的に不適切で全く不可能な，他のタイプの持続的な妄想（たとえば，天候をコントロールできるとか別世界の宇宙人と交信しているといったもの）。

（e） どのような種類であれ，持続的な幻覚が，明らかな感情的内容を欠いた浮動性の妄想か部分的な妄想，あるいは持続的な支配観念をともなったり，あるいは数週間か数ヵ月間毎日継続的に生じているとき。

（f） 思考の流れに途絶や挿入があり，その結果，まとまりのない，あるいは関連性を欠いた話し方をしたり，言語新作がみられたりするもの。

（g） 興奮，常同姿勢あるいはろう屈症，拒絶症，緘黙，および昏迷などの緊張病性行動。

（h） 著しい無気力，会話の貧困，および情動的反応の鈍麻あるいは不適切さのような，ふつうには社会的ひきこもりや社会的能力の低下をもたらす，「陰性症状」。これらは抑うつや向精神薬の投与によるものでないことが明らかでなければならない。

（i） 関心喪失，目的欠如，無為，自分のことだけに没頭した態度，および社会的ひきこもりとして明らかになる，個人的行動のいくつかの局面の全般的な質に見られる，著明で一貫した変化。

診断ガイドライン――統合失調症の診断のために通常必要とされるのは，上記の（a）から（d）までにあげられた中のいずれか1つに属するもので，少なくとも1つのきわめて明らかな症状（十分に明らかでなければ，ふつう2つ以上であること），あるいは（e）から（h）にあげられた中から少なくとも2つからなる症状が，1ヵ月以上の期間，ほとんどいつも明らかに存在していなければならない。上記の症状（i）は単純型統合失調症（F20.6）の診断にだけ該当させ，少なくとも1年以上の持続が必要である。

被告人の場合，（a）は，考想伝播や考想奪取を例にとって解析した通り，空想虚言であって内的体験ではない。（b）はさせられ体験と妄想知覚であるが，このような体験も被告人には認められない。尿や便を飲食するという行為は，させられ体験としては訴えられず，むしろ病状または異常を誇示するアピール性格を持っている。（c）は存在しない。（d）については，自分は神である，神以上の存在である，生れる前から国に尽してきた等の主張があるが，これらは自分が死刑にふさわしくないことを示すという目的を持っていることが明らかである。いずれも空想虚言というべきである。また，被告人は宇宙人から一方的なメッセージを受け取ったことはあるが，交信をしていない。被告人がテレパシーによって今日交信する相手は，主として裁判関係者などであり，その態様はあたかも電話のごとく実用的である。従って（a）から（d）までの中に一つとして該当する症状はない。

次に，（e）の持続的な幻覚といえば，被告人の場合，テレパシー（幻聴）が問題になるであろう。しかし，このテレパシーの性質に問題がある。それは細川一郎一人のためにあり，事件が終わるとなくなってしまうと被告人がいう。しかもこの仮定の話はよく了解できる。実際に拘禁精神病者を一般の精神病院に移すと，急速に症状が消失することが知られている。裁判回避のためにのみ存在するテレパシーが果たして幻覚といえるかには強い疑問がある。（f）に関しては，被告人の言語新作を含むいわゆる滅裂思考は著しく対話状況に依存的であり，人工的に発生させたり消失させることができる。そういうものを鑑定人は真の滅裂思考と区別して滅裂様思考と呼んだ。（g）（h）（i）はいずれも存在しない。従って，存在するかもしれないと思われるのは（e）のみであるが，

これもはなはだ疑わしい所見である。
　以上によって，被告人が統合失調症である可能性は否定してよい。

　2）　虚偽性障害および詐病
　国際疾病分類の基準（上掲書 230 頁）は「F68.1 症状あるいは能力低下の意図的産出あるいは偽装，身体的あるいは心理的なもの（虚偽性障害）」を挙げている。これは，病院はしご症候群，ミュンヒハウゼン症候群，あるいは医者巡りをする患者などと呼ばれている。その説明は以下の通りである。
　「確認された身体的あるいは精神的な障害，疾病あるいは機能不全がないのに，患者は繰り返し，一貫して症状を偽装する。身体症状では自ら切傷やすり傷を作って出血をさせたり，毒物を自分に注入したりすることさえある。苦痛の模倣や出血があるという主張がきわめて説得的で執拗なため，そのつど所見がないにもかかわらず，いくつもの病院や診療所で繰り返し検査や手術が行われることがある。この行動の動機はほとんどいつも不明瞭で，おそらくは内的なものであるが，その状態は病気による行動と病人の役割の障害として最も適切に解釈される。この行動パターンをもつ患者は，通常，人格および対人関係における多数の他の著しい異常の徴候を示す」。アメリカ精神医学会の診断基準 DSM-IV はもっと明快で，「虚偽性障害の診断基準は，第一に，身体的または精神的症状の意図的産出であり，第二に，その行動の動機は病者の役割を演じること自体にあり，第三に，行動の外的動機が欠如していることにある」（高橋三郎他訳：DSM-IV 精神疾患の診断統計マニュアル。477 頁，医学書院）被告人の場合はこれに該当しない。
　これに対して，身体的または心理的な症状の偽装あるいは意図的な産出と定義される詐病で，外的なストレスあるいは刺激によって動機付けられるものは，ICD-10 の「Z76.5 詐病」に分類する。そして，「詐病の最もありふれた外的な動機は，刑事訴訟を避けること，不正な薬物を手に入れること，徴兵や危険な軍務を逃れること，そして病気であることの利得，あるいは住まいのような生活条件の改善を得ようと試みることが含まれる」のである。DSM-IV（上掲書 681 頁）には社会病質を強調するような特異な点があるが，本質的には ICD-10 に付け加えることはない。

被告人の呈しているような拘禁反応については，ICD-10 や DSM-IV のような近年開発中の診断基準が，十分な考慮を払っているとは言えない。拘禁反応は一種のストレス反応と考えられるが，これらの診断基準のストレス反応には拘禁反応に該当する適切な項目がない。そこで被告人の呈している拘禁反応をこれら基準に無造作に当てはめると，症状の意図的産出と外的動機の存在から詐病と診断するしかない。しかし被告人の拘禁反応の症状が完全に意図的産出といえるほど意識的であるかには疑問があり得る。そこには全く意識的とはいえないが，完全に無意識的ともいえない症状の産出が認められる余地があるからである。

　被告人の拘禁反応は，既述のようにひとまずヒステリー反応と見るのが適切であろう。しかし，かつて論じられたように，詐病者は病気の装いを取ろうとする（will ... scheinen）のに対して，ヒステリー者は端的に病気であろうとする（will ... sein）。ヒステリーという病気であることによって，患者が願望し，目指したものが患者の手に入る。というのは，患者はまさに患者であることによって自動的に，わずらわしい生存闘争から解放され，競技場（法廷または弁護人との共闘）に姿を見せないことに対する言訳が得られる。しかもその際，この不快な病気さえなければ，自分も相当のことをやってのけただろうに，という考えが背後にあって彼を慰める。彼は病人としての配慮を獲得し，あるいは要求する。そうすることによって身近な人々を絶えざる騒動，興奮または絶望の中に落としこむ。そしてこれら全てがヒステリー者にある程度の満足，否それどころか救済をもたらす。そしてこの救済こそヒステリー者の目指した目標である。それは場合によっては極度の自己欺瞞によって贖われるが，そこに紛れ込む他者の欺瞞は決して目標ではなく，ただことのついでに取り込まれたに過ぎない（西山詮：前掲論文）。これに対して詐病者は他者欺瞞を目標にしている。そうであるとすれば，被告人の場合は，ひとまずヒステリー反応と見なしたが，症状はその殆どが意識的な偽造であり，動機から見ても，症候学的分析（対話状況依存性，空想虚言症）から見ても，他者欺瞞の傾向が著しいのである。

　いささかくどいが，E. クレッチマーの学説からヒステリーを理解してみよう。彼によれば，ヒステリーの本質は二つの主要部分に分けられる。一方では，

「ヒステリー性症状は発生学的に準備された欲動性精神的基底の反応様式である」。他面,「ヒステリーの症候群には一つの傾向,すなわち『疾病への意欲』『疾病への逃避』『疾病への意図』『不純なもの』『健康良心の欠陥』が潜んでいる」(吉益脩夫訳：ヒステリーの心理。みすず書房)。かくして,ヒステリー性反応型は一方において誇張と詐病（疾患傾向が見え透いているが,予め準備された機制を余り用いない場合）に隣接し,他方において急性の驚愕ないし恐慌症候群（準備された機制が出現するけれども,傾向が明瞭でない場合）に隣接する。つまり,ヒステリーは誇張や詐病（傾向的なもの）と驚愕や恐慌反応（反射的なもの）との間にあって,両者の本質を併せ持っている。この考え方からしても,被告人の場合は,前者の傾向が著しいのに対して,反射的なものは極めて少ない。

　以上によって,被告人の場合は,ひとまず拘禁反応（ヒステリー反応）と呼ぶことができるが,その中では極めて詐病に近い状態というべきである。

　症候学的検討によって被告人の症状の殆どは空想虚言であることが明らかになった。空想作話については次のような説明がある。すなわち「転々と変化し,一瞬も固定しないか,あるいは短時間しか固定しない追想妄想を作話と呼び,これをさらに当惑作話,空想作話などに区別することもある。[中略] 空想作話では,小説的な空想世界を際限もなく発展させて行くが,その内容は質問者の暗示や誘導を受けて変化し,時にはまったく新しい物語を自ら信じ込んでしまうこともある」(福島章：[縮刷版] 精神医学事典。181頁,弘文堂)。空想虚言とは次のようなものである。「架空の事柄が,細部にまでわたって,いかにも本当らしく生き生きと物語られること。そのため,聞き手だけでなく,語り手自身すら,その話が事実であるかのように信じ込んでしまうという現象である。ただし時には,虚言であるという意識と真実である意識との二重見当識をもつことがある。[中略] 中には,完全に架空の物語というわけではなく,一部が事実にもとづきながら,大げさな尾鰭がつく場合もある。また,現実との矛盾に直面すると,容易に細部が修飾・改変され消失する点では妄想と区別される。このような空想虚言の特徴は,話者自身が,空想された架空の立場・役割になりきり,言動があまりにも自然なので,社会的経験の豊な人も欺かれることが稀でなく,犯罪学的には高級詐欺師・欺瞞者などの類型にあたることが多い」

（福島章：上掲書180頁）。

　被告人は生来才能に乏しく，特別に目立った人格障害もない。従って空想の翼は弱小で，物語の構成力にも乏しいが，精神病を連想させるような奇異な症状を臆面もなく語り，自らも信じているように見えるので，実際に幻覚や妄想があると聞き手も信じてしまうのである。犯行前にはこのような傾向はなかった。ふつう空想虚言症というと，高等詐欺師を代表とするような特有の性格者を指していうのであるが，詐欺師にもさまざまなタイプのあることが知られている。そして空想虚言症をある種の性格者に限らねばならない理由はない。被告人の場合は，拘禁反応としての空想虚言症と言うことができよう。

IV-2　訴訟能力等

　被告人の知能は境界域にあることがこれまで繰り返し確かめられている。人格的には人格障害とするほどに顕著な偏りはないが，未熟，未開で，対人関係において適切な距離をとることができないこと，自己顕示的，空想的傾向があること，怠惰で責任感が薄く，刹那主義的傾向があることを指摘した。

　また，被告人は現在，拘禁反応の状態にあり，無実・無罪を訴え，テレパシー，考想伝播，考想奪取，的外れ現象，滅裂思考などが認められるところから，拘禁反応は精神病の域に達しているとひとまず考えられる。しかし，個々に検討すると，これらが果して真の精神病症状であるかについては強い疑問があることを述べてきた。

　無実・無罪の主張は従来無罪妄想と捉えられてきたものであるが，これは被告人が置かれたストレス状況から容易に了解できる観念である。無実・無罪の主張はいわば被告人の不退転の決意であり，最強の願望と考えられる。すなわち無実・無罪妄想は願望妄想（極端な願望すなわち妄想様願望）である。これと表裏一体をなすテレパシーについても同様のことが言えるのであって，テレパシーは願望幻聴，すなわち幻聴様願望に他ならない。無罪妄想やテレパシーに被告人の人格が支配されるとは，自己の強い願望や欲望に自己が支配されるというに過ぎず，主張や表現はいかに極端であっても，それ自体は病理学的意義に乏しい。それのみか無罪妄想やテレパシーの内容の多くは空想虚言からなっており，妄想建築と見えるものの大部分は空想虚言の物語である。上告取下

げをすると自由になるという被告人の主張も，直ちに状況誤認と考えるべきではなく，無実・無罪を前提とした妄想様願望と考えられる。上告取下げと精神病様状態との組合せが裁判を停止させ得ることも被告人によって理解されている。

考想伝播，考想奪取のような，一見したところ自我障害を思わせる症状も，体験症状ではなくて一種の創作，つまり空想虚言である。的外れ現象は，既によく知られているように，知りたくない（現実否認）という願望と知りたい（現実容認）という願望との対立的均衡から生ずるが，ここにも現実逃避の傾向を見ることができる。一般には客観的所見と考えられる思考の形式障害である滅裂思考でさえ，著しく状況依存的で，話題が裁判に関係するかどうか，鑑定人が速記をするかどうかによって，現れたり消えたりする。このことは，被告人が状況を敏感に察知し，これに従って言動をする能力があることを示す所見である。

以上から，被告人の供述（精神症状）を文字通りに取ることは二重の意味で危険であることが分かる。一つは，そのことによって被告人の病状を過度に病的に捉えることになるからであり，他は，そうすることによって被告人の空想性を助長するからである。鑑定人がこの危険を犯すと医原性疾患を作り出すか，あるいは詐病を助長することになろう。被告人にかかわり合う他の人々も同様の注意をしなければならない。

被告人は現在もテレパシーがあると言い，無実・無罪を主張し，上告取下げをしたとか，裁判は終わったなどといい，架空の加藤年子弁護士を完全には諦め切れないでいる。しかし，被告人の空想を抑制し，現実に話を戻せば，テレパシーが鑑定人には通じないことを覚り，裁判が再開されたという情報も持っており，加藤弁護士ではなく現実の主任弁護人に頼るほかないことを認める。検察官の冒頭陳述に関心を戻しさえするのである。被告人の精神内界では，現実認識とこれに対立する願望思考とが対立しつつ併存しているから，そこから矛盾した観念が湧出するのは異とするに足りない。

被告人の知能は境界域にあるとはいえ，上告を取り下げると死刑が確定するという理屈が理解できないとは考えられない。精神病状態と認定されても医療刑務所に長年（10年近く）収容されるだけであることが判明している。裁判にどれだけの希望が持てるかについて被告人は危ぶんでいる。

しばしば引用される判例では，訴訟能力について「一定の訴訟行為をなすにあたり，その行為の意義を理解し，自己の権利を守る能力」（最決昭和29年7月30日）であると判示している。団藤重光は，このように個々の訴訟行為ごとに訴訟能力を考えるのが妥当かどうかは疑問であるとしつつ，「訴訟能力とは，被告人ないし被疑者としての重要な利害を理解し，それにしたがって相当な防御をすることのできる能力である」（新刑事訴訟法概要。七訂版，112頁，創文社）と言っている。松尾浩也は，訴訟能力に関して「被告人が訴訟の状況を理解し，防御上必要なコミュニケーションを行なう能力をもっているかどうかも考えなければならない」（刑事訴訟法。上212頁，弘文堂）と述べている。
　被告人の場合はこのコミュニケーション能力が重要となろう。とりわけ弁護人との間の疎通性である。鑑定人が試みたように，事件関係の話題に移ると，被告人の話は言語新作を伴った滅裂様思考の様相を呈しがちで，奇異な言葉や言い回しに惑わされ，唐突で関連の薄い話題に翻弄されることがあった。長時間をかけて話をして，僅かな収穫しか得られないことになる。被告人においては，その他の話題に関する場合であれば対話が軽快にできるのに，まさに事件に関連した話題について語ろうとすると，話が滑らかに進まない。要約すれば，訴訟能力以外の能力は十分あるのに，訴訟能力に限って薄弱のように見えるのである。そして，その薄弱と見える訴訟能力は，知的障害や痴呆のためではなく，被告人の無実・無罪願望と同根の裁判逃避願望からきていることが明らかである。言い換えれば，被告人は訴訟をすることはできないのではなくて，訴訟をすることを望んでいないのである。
　ビンスワンガーによれば，「フロイトは，患者の『わたしはできない』をつねに『わたしは欲しない』というふうに，それゆえ我－非我－関係を，我－自己自身－関係として了解することを，われわれに教えてきました」（荻野恒一他訳：現象学的人間学。209頁，みすず書房）という。これはヒステリー学説が教えるところによく一致しているとともに詐病にも通じる。すなわち，一見能力（Können）の問題と見えるものを意志（Wollen）の問題と読みかえること，これがヒステリーを理解する基本であり，精神療法の基礎だというものである。こうして失立，失歩，失声は，立ちたくない，歩きたくない，ものを言いたくないと読みかえられる。同様に能力の問題を意思の問題に戻して見ることは詐

病検出の一方法である。被告人は訴訟能力がない（Verhandlungsunfähig）のではなくて訴訟をしたくない（Verhandlungsunwillig）と読み解くことが詐病検出の端緒にもなり得るのである。

　現在の被告人の訴訟能力は，福島第二次鑑定の頃に比べて，減弱していると見えるかもしれない。しかし，福島第一次鑑定の頃に比べると，被告人は軽躁状態にはなく，落ち着いており，滅裂様思考についても外部から制御することが可能である。最も重要なことは，被告人の呈する幻覚妄想状態を詳細に分析すると，その病的意義が極めて乏しいことが明らかになるということである。それはひとまず拘禁反応（ヒステリー反応）と捉えられるが，詐病に近接するヒステリー反応と見なければならない。そうすると訴訟能力に影響を与えるべき精神症状は殆ど存在しないということになろう。

V　鑑定主文

　1　被告人は現在拘禁反応の状態にあり，症候学的には空想虚言症を呈している。一見したところテレパシー（幻聴），無実無罪妄想，その他の病的体験，滅裂思考などのように精神病的とみえる症状は，いずれも被告人の願望より出て，願望を充足する目的を持っており，被告人の置かれた状況から容易に了解することができる。

　2　上記の病状は大局的には訴訟状況に依存しており，また個々には被告人に接する人の言動に依存している。被告人の空想性を助長せず，根気よく対話を継続するならば，意義ある訴訟行為をなすことが可能であろう。

　以上の通り鑑定する。

　　　平成X＋17年12月24日　　　　所属　錦糸町クボタクリニック
　　　　　　　　　　　　　　　　　　　　　院長　西　山　詮

最高裁判所第二小法廷
　裁判長裁判官　北　川　弘　治　殿

　なお，本鑑定に要した日数は，平成X＋17年9月16日から同年12月24日までの100日である。

解説2

A　詐病学の見地から見た考察

　石井鑑定（起訴前簡易鑑定）の時は正常であった被告人の精神状態は，一審の保崎鑑定の時は拘禁神経症とも呼ぶべき拘禁反応の状態にあり，二審の小田鑑定の時もまだ模索的な精神病様の訴えはあったが拘禁反応と診断されている。上告取下書を提出した頃，すなわち福島第一次鑑定の頃は，妄想，幻聴，滅裂思考，幻聴の支配等の症状から拘禁精神病と診断され，訴訟無能力が示唆された。公判手続が停止され，被告人は医療刑務所の処遇を受け，数年後，すなわち福島第二次鑑定の頃には無罪妄想の名残を認めるのみで「正常性」を取り戻した。しかし，間もなく医療刑務所在監中に無罪妄想等が復活し，誇大妄想（自分は国の神である）等も加わり，釈放を要求するようになった。9年半にわたる医療刑務所の処遇を受けてA拘置支所に帰ってからも精神病様状態が続き，岡崎意見書によれば，滅裂思考，無罪妄想を中心とする妄想体系，幻聴，思考伝播，大小便の飲食などから，拘禁反応のみならず統合失調症の可能性も十分あり得るということであった。

　著者の鑑定結果も基本的には拘禁反応（ヒステリー反応）であり，その点では従来の鑑定結果の延長線上にあるといえるであろう。しかし，拘禁反応（ヒステリー反応）の中では極めて詐病に近いものとした。現在症において詐病の証拠をとなる所見を多数採取し，考察において詐病の証明を志したにもかかわらず，この当時はどのようにすれば詐病を証明することができるかを知らず，ヒステリー学説を持ち出したのである。鑑定主文，とくにその2を読むと羞恥のために顔が火を吹く思いである。おそらく哄笑を禁じえない人もいるであろう。

　今回改めてこの点を検討してみる。先ず症候学が重要である。

　滅裂思考のような思考の形式的障害は，内容的障害（妄想等）に比して詐病には稀であるとされている（Resnick, P. J., 1999年[8]）。被告人の場合はこの症状が顕著であることが認められる。しかし，既に詳述したように，この思考の形式的障害は話題が裁判に関係するか否か，鑑定人が筆記をするか止めるかによって，たちどころに現われたり消えたりするのである。このことは被告人が対話状況を鋭敏に察知し，これに応じて対処することが可能であることを示し

ている。すなわちこのような応答は思考障害ではなく，意識的，意図的な行為であることが確実である。従って鑑定書では滅裂様思考と呼ぶことにした。すなわちこれは確実な仮装（feigning）である。

テレパシーは幻聴とも言い換えられる時もあるが，それは鑑定人の前であたかも電話のように掛けて見せることもできる性質のもので，一種の交信システムである電話のように観念されている。これは被告人の創作であり，体験症状ではない。この事件が終わるとテレパシーがなくなるといい，それは「細川一郎一人のためにある」というのは，その目的性格を露呈したものである。このテレパシー（幻聴）も明らかな仮装である。

考想伝播についても詳しく問診してみると，それは「動作まで入っちゃう。感情まで入っちゃう。凄いテープ」によって録音されることなのである。この「症状」もまた体験ではなく被告人の創作（虚言）の一端である。言い換えればこれもまた仮装である。

被告人のいう「幻聴世界」には，声が聞こえるだけでなく，人も家も含まれ，要するに世界全体（現実世界）が幻聴世界になるという。現実の中に幻声が聞こえてくるのではなく，意識障害はないのに現実そのものが全体として幻聴世界に変転するというのである。また，幻聴世界の開始の時期も問診の度に変わり，犯行直前であったり，犯行の数年後であったり，曖昧な言い逃れをするなど様々である。真の異常体験ではなくて作られた物語であるから，その始期も容易に変動するものと考えられる。この幻聴世界も仮装である。

被告人には的外し現象が見られる。的外し現象の代表は的外し応答であり，これは Ganser 症候群（ヒステリー性朦朧状態）の最も中心的な症状であると考えられてきた。しかし，本書第1編（I-1-c）でも示したように，この的外し応答はヒステリー性反応にも現われるかもしれないが，詐病に好んで現われることが確実である。被告人に見られるように，的外し現象の出現には朦朧状態やその他の意識障害を必要としない。相反する意思の均衡が必須の条件と考えられる。裁判状況（自分の運命）を知りたいという強固な意思（Wissen-Wollen）と犯行も裁判も否認したいという強い意思（Nicht-Wissen-Wollen）との葛藤である。相反する意思の均衡を取るというような高度の作業が行なわれている。そうした中で，上告取下げ時に明らかになったように，一方の意思（知

りたいという意思)を選択すること(上告取下)が,弁護人の説得により中止されたとはいえ,被告人には可能であった。今日被告人は他の意思を選択している。これらは強い感情を伴うとはいえ,無意識の行為とは異なる高度の合理的行為である。

大小便を飲食することに関し,「この異食症は重篤な統合失調症の患者で人格の解体が進むと生ずることがある」(岡崎意見書)というのであるが,この「異食症」は問われもしないのに本人が主張するのみで,記録(付随情報)によれば誰も見た者がいない。そして被告人に人格の解体は認められない。そもそもこの問題は「なぜ自分が神様だと?」と問われた際に,被告人が「自分の大便を食っても,臭いにおいとかが全然しないんだもの。小便も全然おいしくない」と答えたことに始まるが,統合失調症者は仮に異食症があったとしても,上記のように自分の奇行を宣伝はしないものである。この応答も自己の異常性を過剰に主張する仮装(feigning)と考えられる。

無実・無罪妄想と呼ばれてきたものは犯行否認の願望から出たもので,妄信と見えるのは主張が激しく強固であるからであろう。

以上から,Merten, T.の方式(第1編 VII-4-d 参照)に従って詐病の証明をする。外的動機(死刑を免れたい)が明白である上,被告人の精神病様症状の主要なものは全て仮装であることが明らかになった,このような仮装を説明することができる精神障害(例えば ICD-10 の F0 ないし F9)は存在しないから,被告人の場合は詐病と考えるのが妥当である。

B 反応性の空想虚言症

空想虚言症については,稀な現象であるにもかかわらず今日に至るまで研究が続けられている。それらのほとんど全ては現象の基礎に素因要因(変質者,中間者,異常性格者,精神病質者など),稀に脳疾患を求めるものであった。著者はここに反応性の空想虚言症が存在することを明らかにし,それが拘禁反応または詐病として現われることに注意を喚起したい。

B-1 脳動脈瘤に合併した空想作話

まず作話から話を始める。Mercer, B. ら(1977年[5])によると,各種病態に

よる健忘症候群11例（うち作話例6例）を分析した結果，作話は言わないでいることができない，自己の応答をモニターすることができない，および言語的な自己矯正が用意できないことを特徴として挙げている。これに対して前田・大川[4]は，「言わないでいられないから作話するわけであるが，何故言わないでいられないのかが実は作話の一番の問題点であって，これについてはわれわれも全く適切と思える答えは持たない」と告白している。実際これは重要な問題である。

　生きているということ，すなわち現実は辛いものであるから，われわれは何とかしてこの現実を越え，あるいは現実から離れ，または何かに逃避しないではいられない。現実を超越することや現実を否認することは，全ての人の基本的欲求または努力，あるいは内的衝動の一つといってもよいのではなかろうか。こうして人々は各種芸術や宗教のようなものを求めるが，もっと日常身辺的には夢や空想を抱き，嘘をつかずにはいられないのである。作話や虚言というような現象も，こうした願望や欲求に根差していると考えても不思議はないであろう。この問題は Mercer のように医学的に考えるよりも，「何故人は嘘をいわないでいることができないか」と問うてみることから始めた方がよいかもしれない。

　前田・大川は，脳動脈瘤に合併した精神症状のうち，著明な作話を示した33例を臨床的に分析している。いずれも意識障害のないことが確かめられ，全例が Korsakoff 症候群を示した。彼らは作話と病前人格ないし人格変化との関係については，一義的な関係を否定している。大部分は3ヵ月以内に消褪したが，7年を越えてなお軽い作話傾向を残している例も2例あった。彼らは，「作話症状からみて，コルサコフ症状群の基本障害は健忘よりも見当識障害，それも生活史における現在の自己の存在を時間的状況に正しく順序づけてとらえる見当識の障害が問題である」と結論している。

　Bonhoeffer, K.（1904年[1]）が作話を当惑作話と空想作話に分けたことはよく知られている。前田・大川はその当惑作話に関連して，「重要なことは，昼食の直後に，今ご飯をたべたのか，うどんをたべたのかも思い出せない患者が，作話に関しては昨日，一昨日，或は1週間前と同様に今九州で働いていると話す。作話の内容がその都度全く変わってしまうことは滅多になく，作話が続い

ている期間を通じてほぼ同一である。従って作話は決してその場の思いつきでもないし，単純な健忘の埋め合せでもないと考えざるを得ない」というのである。このことは，健忘はもちろん特殊な見当識で説明することができるものであろうか。

　前田・大川は作話をその内容と語られる場面から，(1)応答作話，(2)追想作話，(3)空想作話，(4)妄想作話の四つに分けた。

　(1)　応答作話は「従来当惑作話と呼ばれていたものにほぼ一致するが，この語を使用しない理由は，問いに対し速かに，ときに当意即答といった印象を受けるほど速やかに応答し，ためらい，とまどいといったニュアンスはあまり感じられないことによる」といい，「最もポピュラーな作話と言えるだろう」という。これに属するのは11例であるが，挙げられた症例4を見ると次のようである。「しかし手術をして2日しか経たないのに4週間経ったと答える。昨日何をしたかの問いに，『昨日歩いて田圃のそばまで行ったよ，東の方で土建屋のおやじにあった，昨日面会に来たのは姉ごと弟と○○と××と……』と全く違うことを言った。日頃全く行ったこともないのに病室で再三競輪の話をし，1週間後にも『今朝7時半に起きて競輪場へ行って来た』とか『昨日は電車と汽車に乗って違う病院へ行って精神鑑定して来た，帰ってから採血した，そのあと皆で競輪に行った』などの作話がみられた」という。これは空想作話ないし空想虚言といっていいのではなかろうか。「当意即答」(的外し応答)を連想させるというのも興味深い。一面から見れば障害なのであるが，これら作話は逃避であれ，熱望または欲求であれ，何か切実なものを感じさせる。

　(2)　追想作話は「現在自分がいる場所，自分が置かれている状況に関する作話で，今自分が全く別な所で全く別なことをしているというものであるが，事実にせよ願望を加味したものにせよ，自己の生活史における出来ごとが，追想錯誤のような形で現在と時を同じくして現われるための作話と考えられる」という。これには16例が属し，4例が挙げてあるが，どの症例にも空想作話ないし空想虚言といえるような物語が含まれており，前田・大川自身が症例27については「空想的要因が強く，次に述べる空想作話に含めることも出来るだろう」と述べている。この型の作話の際，「特定の体験が選ばれる意味は多くは了解できる。[中略]しかし，何故そのような作話をしたのか自分自身

理解に苦しむ内容の場合も少なくない。これについてはいろいろな解釈が出来るだろうが，推測の域をでない」という。作話材料の選択に解釈は要らないのではないか。あらゆる人に通有のそれぞれの表出を求める願望ないし衝動を想定するほかはないと思われる。

(3) 空想作話は「空想的な記憶錯誤にもとづいて作話が行われる場合」であり，「作話の内容が空想的で，全く経験したこともなく，自分自身について事実と全く異なることを，恰も経験したかのように，事実であるかのように作話するものである」といい，「空想虚言に似ている」ともいっている。これに属するのは3例である。「自己の願望のようなことが多少抑制が取れたまま言葉に出てくるという印象を受ける」といい，「強くてもよさそうな人格変化はむしろ目立たない場合が多い」というのである。

(4) 妄想作話は説明が明瞭でない。たまたま内容が被害的であるだけで妄想とするには無理がある。これに属するのは3例である。症例が2例挙げてあるが，いずれも空想作話と区別がつかない。実際，「作話とも妄想とも決めがたいような状態」と述べてある。

以上のように，作話はどの型の作話も多少の差はあれ空想を含んでいる。それは当然といえば当然であろう。作話は一種の創作であり，いかなる方向であれ現実（脳動脈瘤およびその手術後に構成された世界）を越え出ようとする努力の産物であるから，何ほどかの空想の翼を必要とするのである。脳動脈瘤に合併した作話は，意識障害を必要とせず，病前人格や人格変化とも明らかな関係なしに生じ，大部分が間もなく消失する，つまり反応性の創作であるということが重要である。

B-2 脱髄脳炎後の空想虚言症

狂犬病予防ワクチンによる広汎な脱髄脳炎後に典型的な空想虚言症が起こり得ることに関しては，春原（1956年[2]），内村・吉益（1957年[12]）の報告がある。ワクチン注射後，急性症状（外因反応型）を経た後に，長年月にわたる著しい人格変化が残る例が多い。内村・吉益の報告はまさに脱髄脳炎後の空想虚言症者の精神鑑定書を学会誌に発表したものである。著者は吉田とともにその司法精神医学的な考察と結論に異議を唱えている（1972年[13]）が，脳炎後の

空想虚言症の記述を評価するのに吝かではない。ただその報告があまりに長いので，同一例を臨床的に扱った春原の報告から要点を摘録する。

症例7　S. H.　発病当時34歳の男子。画家。病前は社交的で積極的な反面，利己的，虚栄的，派手な性格であったが，その性格も正常の範囲のものであった。ワクチン注射をした後，数ヵ月の急性期を経過した後に，著明な人格変化が現われてきた。この変化は病後30年を経た今日（論文当時）まで変ることなく続いている。病後の性格特徴は，これを一言で言えば，著しい大言癖と虚言癖である。しかもその大言や虚言は多くの場合，誰も信じないような無邪気な法螺であり，そのためにあとになって自分が不利な立場に陥ることなどを全く顧慮しない，衝動的とさえ思われるものが多く，いわゆる空想虚言症といえるものであった。例えば，彼は病後自分がKorsakow氏病になったことを自慢し，「この病気は天才病だ」とか，「この病気にかかった者は日本にまだ3人しかいない」などと言いふらして得意になっていた。また，たまたま辻強盗に出会ったことからヒントを得て，自己の名声を高めるため，この強盗を説諭したあげく金まで与えてやったためにその男が改心したという美談をつくりあげ，その後数年間も，自ら警視庁にその強盗と偽って投書したり，新聞社に吹聴したことがあった。更に今次の戦争中には，たまたま脳裡に浮かんだ空想観念から，船底塗料を発明したと称し，今に海軍から高額で権利を買いにくるとか，会社を設立して大金持ちになるなどと，真面目になって宣伝して歩いたこともある。そしてこれらの虚言は，悪辣な詐欺行為ではなく，むしろ他人を喜ばせることや，自己満足を目的とするようなものが多いことが特徴であった。しかし，なかには，例えば再三にわたって銀行通帳を騙取してこれを偽造するといったような普通の詐欺としか思われないことも行っている。内村・吉益の鑑定時にも，異常体験などは認められないが，芝居気たっぷりに，見え透いたような嘘を平然としゃべり，また記銘力や記憶力や知能等に粗大な障害はないにもかかわらず，種々のテストに一貫した誠実な態度を欠き，作為を疑わしめる点が随所に認められた。

なお，春原の主な研究資料32例のうち，症例8は，病前は非社交的な真面目で勤勉な医学生であったが，病後大学を卒業して医師になったものの，高等感情の低下が目立ち，平気で嘘をついたり，医師としての良心に恥じるような

言動が現われ，更に積極性，自発性の減退が認められた。症例 9 は発病当時 33 歳の主婦である。急性期症状が経過した後も Korsakow 症状群が前景に立っており，とくに作話あるいは当意即答の傾向が著明であった。例えば「ここはニューヨークのカリフォルニア」といったり，医師に対して，「貴方は私のパパ，私ジャパニーズ大嫌い」といったかと思うと「明治天皇が足にかみついた」と大声で泣き出すこともあった。幻聴と体感異常も存在するというが，「その幻聴の内容とか妄想の有無などを質しても疎通性がつきにくく，かつ作話のために明らかでない」というのである。全般的な性格変化も目立っており，「病前は温良な家庭の主婦であったのに，非常に子供っぽくなり，その反面強情，我侭，手前勝手で，気分も変り易く，ちょっとでも機嫌が悪いと一言もしゃべらない始末で，主人も手を焼いている。家事など全然できないし，またする気もない」という状態である。

脱髄性脳炎後には継続的な人格変化が残るものが多く，そこに見られる嘘や作話および空想虚言症も持続的である。作話や虚言はこの人格変化に基づくと考えられているようである。

B-3 Delbrück の空想虚言症

さて，病的虚言の研究の幕は Delbrück, A. によって切って落された。1891 年に刊行された彼の著書の題名は長い。Pathologische Lüge und die psychisch abnormen Schwindler. Eine Untersuchung über den allmählichen Übergang eines normalen psychischen Vorgangs in ein pathologisches Symptom. すなわち「病的虚言と精神異常性欺瞞者。正常心理過程から病的症候への漸進的移行に関する研究」である。菅又（1953 年[10]）によれば，病的虚言者の研究の中心は何といっても Delbrück の「空想虚言症（Pseudologia phantastica）であり，彼により，病的虚言の本質が明らかにされ，ほとんど余すところなく彼一人によってまとめられた感すらある」というのである。研究の始まりが研究の中心になって今日に至っているということであろう。

菅又によるこの書の詳細な紹介を極小にまで切り詰めて示すと，次のようになる。

序章では正常者と精神病者の中間の者が存在し，これが司法精神医学上重要

であることを述べている。

　第1章では第1例の詳細な記述がある。某伯爵家に20歳頃女中として入ったが，その頃から自分がスペインの皇女であり，大きな財産と城をもらうことになっているとの誇大的な法螺を吹くようになった。伯爵家では全く仕事をせず，叱られて痙攣を起こし，入院させられたが，欺瞞者であるとして矯正院に送られた。その頃から血統妄想と同時に被害的な考えが発生している。自分に莫大な財産があるからだというのである。1885年ブルクヘルツリにて精神鑑定を受けて，詐病と虚言とされた。次いでクラフトエビング（Krafft-Ebing）の鑑定を受け，originäre Paranoia（本来性パラノイア）と診断された。これに対してDelbrückの考察は次の通りである。ブルクヘルツリとクラフトエビングの鑑定結果は異なるが，どちらの観察も不十分で，真実はその中間にある。すなわち完全な詐病ないし虚言かといえば，その確信の程度が異常に強く，全くの意識的なものともいい切れない。一方完全な妄想としてのパラノイアかというと，さほど固定されたものでもなく，また系統だってもいなく，幻覚も真の幻覚でなくヒステリー性の幻覚であり，偽の手紙（名門出の証拠）の件は明らかに意識的な欺瞞であり，パラノイアとも決定できない。更に詳細な分析が続くが，要するに欺瞞（虚言）とパラノイアとの中間にあり，両者の特徴を兼ね備えているというのである。

　第2章は詐病について概説し，それは①病気であると，②意識的に偽った場合であるが，後者の「意識的に」という点は完全なところから全くないところまで移行するのが現実だといっている。

　第3章は第2例を提示している。20歳から28歳の間に前科8件があるという女性である。ヒステリーとてんかんの発作のほかに認知症もあり，「結局虚言を言う病的な衝動と空想癖が強く，一方に痴呆がある為言うこと為すことが全くでたらめ」という状態である。

　第4章は第3例（27歳，男性）である。23歳頃から誇大的，派手になり，法螺を吹き，行状定まらず浪費し，膨大な借金をし，身分を偽り，結婚詐欺をした。この例について，「患者の言を引用して，彼が自分で言ったり，行ったことが頭では嘘であることはわかっておっても，感情では必ずそうなると確信し，従って欺く気持は全くなく手紙の偽造なども全く衝動的に自然にやってし

まい，本当にその人になり切って書いたと述べさせておる」という。「病名は決し難い」由である。

　第5章は第4例（28歳，男性）で，子供の頃から派手で華美を好み，虚言が上手で，盗癖がみられた。大学に入ると嘘をついて借金をし，詐病で入院し，非常に贅沢な病院生活を送った。その後も虚言を重ね，浪費は限りなく，莫大な借金を作った。ブルクヘルツリの病院に入院した時はモルフィン中毒であった。一人の看護人と同性愛に陥った。Delbrück は「性欲倒錯を基礎に持った素質性精神病（konstitutionelle Psychose）」とし，はっきりした病名はつけられないと述べている。

　第6章は第5例（男性）で，25歳の時詐欺で勾留を受けたことがある。その後さまざまな事業を手掛け，実に沢山の人と関係を結び，各種詐欺（全て自分の身分や財産を詐称して信用貸を受け，返済しないものであった）をし，58歳の時勾留されてブルクヘルツリへ鑑定のため移送された。刑に対する恐怖が強く，時に仮性認知症を呈し，暗示にかかりやすかったが，根本的には楽天的な自信に満ちた見方に終始したという。

　最終章は結論であり，以上の症例を総括して「空想虚言症」（Pseudologia phantastica）という名称を提唱し，「この症状がある例では全く病的な程度に高まり，虚言と妄想ないし回想錯誤との混合型を来たすのである。これを虚言と名づけても正しくないし，また誤りとか妄想ないし回想錯誤と名づけても正しくない」と述べている。そして，「次いで彼以前のこの症状に関する文献を一瞥しておる。先ずこの概念が文学作品に示されておる1例として，ドーデーの『タラスコンのタルターラン』，ゴットフリート・ケラーの『緑のハインリッヒ』，ゲーテの『詩と真実』の第2冊をあげて，病的欺瞞者と詩人や偉大な芸術家がこの空想虚言症について全く共通のものを持っており，唯精神能力が調和されて発達されておるか否かによると言っておる」というのも興味深い。しかし，既に述べたように，質の高低，規模の大小の差はあれ，創作（空想，作話，虚言）は万人のものであり，誰もがしないではいられないものである。

　Redlich, J.（1900年[7]）によれば，Delbrück のいう「正常者と精神病者の中間の者」が明らかになる。すなわち彼によれば，病的虚言はさまざまな病像において現れ，とくにヒステリー者，アルコール者，知的障害者，Magnan の変

質者に現われるという。更に，「時として，変質者，平衡障害者，精神病質的低格者，体質的精神病質者，または道徳的白痴と呼ばれる人々において，この症状が全病像を支配して，前景に押し出されてきて，他の症状があまり目立たないような場合，『その重要なものより名称は生ず（a potiori fit denominatio）』の原則に従って，全病像を Pseudologia phantastica と呼ぶことができるといっても恐らく不当ではあるまい」というのである。「中間の者」とは一言でいえば変質者，あるいは先年まで精神病質者と呼ばれてきた者であることが明瞭であろう。

B-4 菅又の空想虚言症

菅又（1956年[11]）は詐欺累犯者232例（全て男性）の分析によって，虚言性精神病質人格の研究を行った。彼は虚言者の類型を構成するに当たり，病的虚言の本質，すなわち意識的な虚言と欺く意識のない誤謬ないし妄想との混合あるいは移行を目標とした分類でなければならないとして，詐欺累犯者を7群に分けた。（I）空想虚言者型（7例），（II）空想虚言・欺瞞混合者型（21例），（III）欺瞞者型（96例），（IV）欺瞞・盗犯混合者型（33例），（V）盗犯型（56例），（VI）暴力犯型（17例），（VII）その他（7例）がそれである。

第I型（空想虚言者）は素質的な人格の偏倚の最も高度なもので，環境的因子は関係が少ない。典型的な空想虚言者として掲げられた例2（26歳）は，小学校時代から空想的傾向が強く，法螺吹きで虚言性が強かった。16歳で窃盗，詐欺が始まる。少尉，公爵，少佐の弟などといい，自動車で負傷したと詐病して借金をした。東大の学生で〇〇大将の息子などと身分を詐称して借金をする。府中刑務所の職員を煙に巻く。放浪癖と浪費癖も顕著である。初めはあの手この手を考えてやっている。相手が信じてくると自分も本気になって，なり切ってしまう。半分は打算的，半分は知らずにやってしまう。しかしどちらが本当だったかわからなくなることはない。菅又によれば，見え透いた嘘らしい大法螺が出てこないところが発揚情性の法螺吹き屋と異なるという。診断は顕揚欲性，空想性の精神病質である。

第II型（空想虚言・欺瞞混合者）は詐欺の専門家で，高等詐欺師（Hochstapler）は大部分がこの型である。顕揚欲性もあるが，発揚情性が一番ここ

に集中している。第Ⅰ型の空想虚言が空想性の色彩の濃い虚言であるのに反し，第Ⅱ型の空想虚言は renommistisch（大言壮語的）で，積極的に法螺を吹く。自己過信の強い，誇大妄想的な自己暗示による虚言である。その心理学的基礎は顕揚欲性ではなく，発揚情性にある。例5（40歳）はいわゆる高等詐欺師の型で，12, 3歳頃からおしゃれ，浪費癖が始まっている。欺瞞的なものも多々あるが，自己過信からの自己顕示的な誇大という一種の空想虚言も相当に混じっており，この両傾向の混合型である。この場合の空想虚言は（第Ⅰ型のものとは異なり）空想的遊戯から来るものではなく，発揚情性の奔放さと自己過信と楽天性から来るもので，これも騙そうという意識が曖昧となるものである。診断は典型的な発揚情性の精神病質であった。

　第Ⅲ型（欺瞞者）は利益が目的で，嘘は方便に過ぎない。狡猾さが明らかである。意志欠如性が増えるが，顕揚欲性と発揚情性がやはり目立つ。犯罪には無銭飲食がかなり含まれる。例7（28歳）は幼時からおしゃれで盗癖があったが，初犯（窃盗，詐欺）は23歳である。面接してみると，話上手，実に社交巧みであり，感情は豊かである。しかし「言うことは全部嘘と言ってよいくらいの虚言者である。出まかせでいいかげんのことを無責任に言うし，またそれを恥かしいとも思わない」というのである。「大体自己宣伝的な誇大な嘘が多く，やはり狭義の顕揚欲性というより，renommistisch な自己顕示であり，最大の特徴は発揚情性であると理解すべきである」という。診断は発揚情性の精神病質である。

　第Ⅳ型（欺瞞・盗犯混合者）はⅢとⅤの中間の位置をなす特徴を示すという。挙示された例9（30歳）を見ると，例えば初犯（19歳）は，友人に宿泊料を支払うよう依頼された金をカフェー等に使用してしまった（横領）とか，自転車預り所へ行き「持主より受取を依頼された」と全くの虚言で自転車を騙取した（詐欺）というものである。あまり手の込まない意識的な欺瞞が主であり，窃盗の心理に近い騙しである。診断は意志欠如性の精神病質で情性欠如と多少の顕揚欲性も蔵しているという。

　第Ⅴ型以下は空想虚言症から遠ざかるので略す。

　菅又は類型間の統計的な比較と詳細な症例研究を行ったわけであるが，その結論のうち我々に必要な部分のみ摘録しておく。まず，空想虚言者は虚言の心

理および人格からみて二つに分けられる。これは類型の第Ⅰ型と第Ⅱ型とで，前者は空想虚言症が比較的純粋な形であるもので，後者はこれに多少とも欺瞞性の傾向の混合したものである。第Ⅰ型には人格として顕揚欲性が圧倒的に重要であるのに反して，第Ⅱ型では発揚情性が最も重要である。そして第Ⅰ型の空想虚言症は空想的，自己暗示からくる虚言で，ちょっと聞くと大言壮語のあまり目立たず，自然に騙されてしまうような虚言であるのに，第Ⅱ型の空想虚言症は発揚情性より発する自己過信的，自己宣伝的な，あからさまな余り疑いを持たせるような大言壮語をする形をとる。次に，素質と環境に関しては，第Ⅰ，第Ⅱ，第Ⅲ型等の病的な虚言者群，特に空想虚言者型では素質が圧倒的に重要であり，環境とは無関係に異常虚言の生活に入っている。これを要するに，空想虚言者とは異常な素質者であり，空想虚言症はこの異常な素質から発生するというのである。

B-5　反応性の防衛的空想虚言

ところで，Schneider, K.（1950年[9]）はこの空想虚言症に，その著書の発揚情性型精神病質人の章でも触れているが，自己顕示欲型精神病質人の章の叙述の多くをこれに当てている。次のような考察は興味深い。「家庭の側から，特に男子の側からの理解のない強圧的な取りあつかいは，自己顕示欲型の性格が少しも問題にならないような人の場合でも自己顕示欲反応に追いやることがある。実際よりよく見られたいと欲しはしないが，病院というようなところで与えられるような顧慮，いや，一般に悩みを持つ人々に対して与えられるような風に顧慮してもらうことを望んでいるのである」。そうであれば空想虚言症も環境に対する反応として生じることもあるであろう。実際，Schneider は「各種の異常な体験反応との親近性は高い。クレペリンは単純な作話から欲動性欺瞞を通り，かなり鋭く限界づけられている心因性朦朧状態にいたるまであらゆる移行のあることを示した」ともいうのである。Jaspers, K. がヒステリー性格者（Schneider はこれを自己顕示欲型の人と呼ぶ）に発見した一つの根本特徴，すなわち当人が実際ある以上に見えることは，虚栄，自慢，誇示の方向ばかりでなく，実際よりも治療的，同情的顧慮に値すると見えるという方向を取ることも稀でないと考えてよかろう。

この点に関して，King, B. H. & Ford, C. V.（1988年[3]）が紹介する Wile, I.（1942）の分類は，King & Ford のいうとおり，臨床的見地から見てきわめて有用である。Wile は虚言を積極的虚言（aggressive lies）と防衛的虚言（defensive lies）とに2分した。彼によれば，積極的虚言は虚栄，復讐，誇張，および虚偽の告訴に由来する虚言を含むのに対して，防衛的虚言は同情を確保するかまたは刑罰を回避するための隠蔽および否認によって構成される。King & Ford が文献レビューによって得た空想虚言症の72例を Wile の2分法によって分類すると，全例が積極的虚言をしていたのに，防衛的虚言をしていたのは9％に過ぎなかった。頻度は低く「典型的」ではないけれども，防衛的虚言というものが存在することを無視してはならない。そのかなりの部分が詐病と考えられるからである。

　長い回り道をしてきたが，以上によって，空想虚言症がその大本は万人の持つ創作欲求（現実超克欲求）に根差していること，脳病後の状況変化または人格変化によってその発生が促進されることもあるが，顕示欲性，発揚情性などの性格が原動力になることもあること，また，本人の脳病や性格のみならず，環境もまた「自己顕示欲反応」を引き起こす力があること，空想虚言には積極的虚言のみならず防衛的虚言も含めることが妥当であることを述べた。

　本章に掲示した被告人の空想虚言症は，異常な（非凡な）人格にも，脳病にもよらず，ひとえに裁判状況を含む拘禁状況から生じたものであり，空想虚言の性質は防衛的である。しかもそれは意識的な創作という面が強いことが証明できたので，この空想虚言による"病像"を言い換えて，詐病と呼ぶことも至当であろう。

　なお，空想虚言の症状は確かに比較的稀なものではあるが，未決囚にはさほど稀有な症状ではない。どの程度性格に基づくか反応性かが確かめられていないが，次章の中田・小木の1例が空想虚言症であり，中田・山上の1例にも「空想的虚言」が認められる。中田の詐病例22例中8例に「空想虚言」が認められている（第1編 I-2参照）。

　細川一郎を症例とする防衛型の反応性空想虚言症＝詐病については，詐病の証明に重点をおいてもっと簡単に纏めた（西山，2011年[6]）。重複するところが多いが，参照されれば幸いである。

文 献

1) Bonhoeffer, K.：Der Korsakowsche Symptomenkomplex in seinen Beziehungen zu den verschiedenen Krankheitsformen. Allg. Zeitschr. Psychiatrie, 61; 744-752, 1904
2) 春原千秋：狂犬病予防注射による脳炎の精神神経障害について．精神経誌，58; 355-394, 1956
3) King, B. H., & Ford, C. V.：Pseudologia fantastica. Acta Psychiatr. Scand, 77; 1-6, 1988
4) 前田進・大川匡子：作話の臨床的研究――脳動脈瘤に合併した33例について．精神経誌，80; 43-64, 1978
5) Mercer, B., Wapner, W., Gardner, H., et al.：A study of confabulation. Arch Neurol, 34; 429-433, 1977
6) 西山詮：詐病としての反応性空想虚言症．精神経誌，113; 961-976, 2011
7) Redlich, J.：Ein Beitrag zur Kenntnis der Pseudologia phantastica. Allg. Zeitschr. Psychiatrie, 57; 65-86, 1900
8) Resnick, P. J.：The detection of malingered psychosis. Psychiatr. Clin. North Am., 22; 159-172, 1999
9) Schneider, K.：Die psychopatischen Persönlichkeiten. Franz Deuticke, Wien, 1950.（懸田克躬，鰭崎轍訳：精神病質人格．みすず書房，東京，1954）
10) 菅又淳：病的虚言症に関する研究の諸問題．犯罪誌，19; 149-155, 1953
11) 菅又淳：詐欺累犯者の精神医学的・犯罪生物学的研究――虚言性精神病質人格の類型とその社会的予後に対する一寄与．精神経誌，58; 458-509, 1956
12) 内村祐之，吉益脩夫：脱髄脳炎後の空想虚言症とその刑事責任能力について――大量殺人事件被告人の精神鑑定．精神経誌，59; 380-426, 1957
13) 吉田哲雄，西山詮：脳器質患者の刑事責任能力について――狂犬病予防注射による脳炎後の1例に関する内村・吉益鑑定の批判をふくめて．精神経誌，74; 1-15, 1972

2

「特異な妄想形成」(中田・小木)と
みなされた詐病

解説1

　これは，中田・小木の共著論文「特異な妄想形成を示した拘禁反応の一例――拘禁反応と詐病との関連性について[11]」に対する討論という形を取って，その一例が詐病であることを論じたものである。論文の筆頭者は中田であるが，小木[9)]または加賀[7)]によれば論文は小木の処女論文であるとのことである。

　捜査官に対して強盗殺人等の犯罪を自白した被告人が，拘置所に移監されて間もなく，犯人は別にいて自分は無実であるという「創作」[著者注：空想虚言]を内容とする具体的かつ浩瀚な上申書を裁判所に提出したものの，裁判は不利と見て，さまざまな様相（創作→幻覚性朦朧状態→無罪妄想）を呈しながらではあるが，終始一貫して無罪を主張し続けた。それらは強い願望から出た強固な主張または激烈な実演ではあるが，妄想または幻覚などというべきものではない。詐病と考えるほかはない症例である。

　以下にこの論文を要約して紹介し，批判的考察を行う。なお，引用およびその頁数は雑誌論文による。

I　事例の概要
I-1　本人歴

　被告人（大石光雄）の家族歴に特記することはない。昭和2年8月，静岡に生まれ，郷里の高等小学校を中位の成績で卒業した。素直，勤勉で，家事手伝いをよくし，村の模範青年といわれた。青年学校では生徒長として友達の信望も厚かった。ところが敗戦を機として家を飛び出し，各地を転々として職業を変えた。長兄が病死したのを機にその古物商を引継いだ。1年半の間に37万円の借金を作った。昭和25年に結婚し，夫婦で上京し，池袋で古物商を始めたがこれがままならず，山口県の妻の親戚に一時引きこもった。その後妻と離

縁し，昭和27年同地で知り合った美津子を伴って上京し，赤羽のパチンコ屋に勤めた。そのうち出資者を見つけて自らパチンコ屋を経営したが，数ヵ月で失敗し，多額の借金を作って同28年6月頃夜逃げした。その後は美津子と別れ，単身放浪生活を送っていた。

次に犯罪歴を要約する。被告人は9件の詐欺事件を供述しているが，公訴の対象となったのは2件である。内1件を紹介する。被告人は昭和28年4月頃，知り合った洋服問屋××から洋服地85本を担保に25万円の融資の依頼を受けた。被告人は受け取った洋服地の一部を担保として某洋品店から15万円を借り受け，残り20本を赤羽のパチンコ屋中川に担保に入れて5万円を借り受け，こうして作った計20万円を上記洋服問屋××に渡した。××はすっかり被告人を信用するに至り，被告人はこれにつけこんで××から紺サージ20本を借り受け，35万円で売却し，××には不渡り手形を渡して，熱海に逃げた。

窃盗は省略して，拘禁反応と関連がある強盗殺人について述べる。被告人は昭和28年8月頃前記中川に会い，借金6万円の返済を迫られ，返済の約束をした。しかし返済の見込みもないので，前に中川に担保に入れておいた紺サージを騙して取り出そうと考えた。同年9月23日中川方を訪ねたところ中川と店員がいた。店員が邪魔になるので，架空の宛名の手紙と地図を書いて，それを持たせて店員を追い出した。中川と二人きりになったので，被告人は担保の生地を渡してくれるよう話しかけたり，偽名で振り出した小切手を出してみたりしたが，相手は受け取ろうとしない。二人は口論となり，被告人は，「警察に訴えるぞ！」と立ち上がった中川を押し倒し，傍らにあった金槌でその頭部を滅多打ちにして殺害し，中二階に上がり，預金通帳，現金2600円などを奪って逃げ，同月28日逮捕された。

I-2 臨床経過

昭和28年11月5日，被告人大石光雄は強盗殺人，窃盗，詐欺事件の被告人として東京拘置所に入所した。同月9日には検事宛に召喚願いを提出し，12月1日検事の取調べにおいて強盗殺人に関する犯行の一切を否定した。中川の殺害者は幹本某であり，首謀者は内海某だというのである。同様の内容の上申書を裁判長宛にも提出した。同月26日の第1回公判において，被告人の立場

は不利であった。

　翌29年4月頃から精神異常（扉を蹴る，拒食，痙攣発作など）が始まり，出廷不能となった。以後もしばしば発作的に興奮し，拒食，自傷行為があった。

　同年10月下旬，被告人は松澤病院に移送された。全身を小さく振わせ，おどおどした表情で外来診察室に来たが，「ウウウウ，アアアア」という唸り声があるのみで，問診は不能であった。病棟へ連行中大暴れを始めたので狂躁病棟に収容された。頭を壁にぶつけ，戸を叩き，叫び声を挙げて暴れていたが，間もなく平静になった。ところが翌日午前1時半頃，突然仁王立ちになり大声で叫びだした。意味が分からないが，何者かに対して憤怒し，あたかも眼前に人でもいるかのように盛んに追いかけている様子であった。2時頃には興奮はますます激烈となったが，急に仰向けに倒れ，全身の硬直性痙攣が2,3回みられた。1〜2分後うつ伏せとなり，顔面を床に打ちつけるので，保護衣を着せられた。3時過ぎになって興奮は沈静した。

　この日は室内で茫乎として立っていることが多かった。医師が近づくとすぐ視線を向けたが，とぼけた表情であった。名前を聞くと，「オ，オ，イ，チ」と子供じみた回らぬ舌で一語一語区切って発音した。診察室に呼ぶと，不安げに落ち着きなく辺りを窺う。年齢を聞くと，10分位して，「ネ，ン」と答え，繰り返して聞くと，「ジュウ，ネ，ン」と答える。生年月日その他を聞いても同じ答えであった。右手を出せと命ずると，両手を出した。煙草を与えマッチに火をつけて差し出すと，怖がって体をよけたり，鍵束を前に置くと，「ケ，イ，サ，ツの人よ」といって逃げ出そうとした。話が犯罪関係，とくに殺人のことになるや，激しい体動と感情の興奮が見られた。「君は殺さなかったのか」というと，大きく頷き，やや安心して坐る。以上より，児戯症，失声症を伴う仮性認知症（Ganser症候群）の状態にあることが認められた。

　ついで麻酔分析が行われた。イソミタールソーダ0.1gを静注し終わった頃，突如顔面紅潮し，全身の力を振り絞って暴れ始めた。さらに0.2g追加すると，猛烈な歯軋りを始め，脚で蹴上げる。「野郎！　ジュンこい！」と叫ぶ。子供っぽいとぼけたようなところがなくなり，凄みのある荒々しい面が現れる。しばらくして平静になり，問診が可能になる。その言うところは要するに，「おれは真犯人ではない。ジュンという男が殺したのだ。ジュンというのは第三国

人で，日本名は内海というのだが，この男は麻薬の密輸入をやっている。おれは奴にうまく利用されて百万円やるから代りに罪をきろ，後から助け出すという約束で警察につかまってやった。ところがジュンは，そのおれに百万円もよこさず，俺を助け出しにも来ない」というのであった。ジュンの名をいうと歯ぎしりし，天井の一角をにらみ，眼前に人が見えるかのように，猛烈にはね起きてつかみかかろうとした。試みに，「君がや（殺）つたんじゃないか」ときくと，大声で「なにをいう！」とどなり，顔面を紅潮させ，全身をよじり，凶暴な状態となる。最後には「おれも男だ。ジュンにだまされるとはなさけない」と泣きだした。1時間後，イソミタールの効果がなくなり注射前の状態に復した。数日後，再び麻酔分析を行ったが，ほぼ同様な反応を示した。

　昭和29年11月4日と8日の2回電撃療法が施行された。8日夕方から発語障害が消失し，翌日より殆ど正常の会話が可能となった。身体的には右半身に非解剖学的な感覚鈍麻，右耳に難聴を訴えるほかは異常がなかった。

　入院当夜の興奮状態について尋ねると，「傍らに内海，幹本が現れて自分を嘲笑したので，『手前たちが殺ったんじゃねえか！』となぐりつけた。すると二人の姿がすっと後ろに遠のいた。立ち上がってあとを追いかけると壁のむこうに二人が消えて，自分は額をしたたか壁にぶつけてしまった。こんどは後ろから内海の声がするのでふり向くと，内海が腕組みしてにやにや笑っている。あとは夢中で内海らと大格闘をやっているつもりだったが，気がつくと自分は床に倒れて鼻血をだし，そばに看護人が立ってみていた。このようなことは最近段々と少なくなり，とくに電撃療法を受けてからは自分で気持ちを抑えると見えなくなった」という。したがって入院当夜の激しい興奮は，幻覚に支配されたものであることが明らかになった。

　被告人は前記上申書の原稿を見せた。これはミノ紙［著者注：半紙より一回り大きい］52枚に細々とペンで書かれていた。昭和27年10月，被告人が働いていたパチンコ屋で幹本と知り合ったことから，犯行時のことまでが，逐一具体的に細部にわたって書かれてあった。上申書の内容には小説的なスリルがあり，本人が内海ら一味に脅迫されて，無理に殺人罪の罪を着せられた点が，充分納得のいくように記述されていた。上申書の抜粋から一部を引用しておこう。

店員を追い出してからのことである。「私は中川さんに『一寸出て来ますから』といって戸を半分位閉めて外へ出ました。直ぐ赤羽駅南側の所定の場所へ行きましたが，そこで待っている筈の幹本の姿がみえませんでした。私は2,3回呼んでみましたが返事がありませんでした。私は急に胸さわぎがし，雨道の暗がりをあちこち探しましたが，誰も居ませんでした。[中略]一時中川さんの所へとって帰し，置いてきた雨傘をもって一人で帰ってしまうつもりで，駅前の道を行きました。その時映画館前の暗い角に自動車が1台とまって居て誰かが私を呼んでおりました。自動車は鼠色の高級車で，中に内海と女がいました。私が近寄って行くと内海は『何しているのだ』とするどく言ひましたので，私は『幹本はどうしました。あそこに待って居ると言ふから行ってみたら居ないが』と言ふと『何を言ふ，皆もう行ったのだ。早く行って手伝へ』ととげとげ言ひました。……」中川の家にきてみると，開けて出た戸が閉まっていた。ガラス戸を叩いて呼ぶと，洋坊（内海の運転手）が戸を開けてくれた。「その時奥の方から大きなうなり声が聞こえてきました。パチンコの機械が1台はずしてありその奥に幹本が立って居ました。そのまえに顔中真赤になった人が倒れてうなって居ました。幹本は手が真赤でした。私はそれをみておどろき『ああ大変だ』ととび出そうと思って2,3歩後へさがって行きましたが運わるく自分でかぎをかけて戸が開きませんでした。その時私の横に居た洋坊がいきなり私に近寄って来て拳銃をつきつけ『さわぐな逃げると殺すぞ』と言いました。私はあまり突差のことで直ぐには声も出ず只おどおどして居ました」とある。それから3人は密輸入品の入った箱とともに茶箱，預金通帳，現金を取って逃げた。大石は内海のかくれ家に監禁され「お前が罪をきれば百万円やり，1ヶ月以内に警察から助け出してやる。さもないと殺す」と脅かされ承諾せざるを得なかったというのである。

　昭和29年11月末，日常生活もほぼ常態に復して，他の病棟へ移された。相変らず犯罪関係のこととなると刺激的となり，手を振わせ顔面を紅潮させるが，以前ほど激しくはなくなった。麻酔分析では前2回と全く同様の猛烈な興奮状態がみられた。12月中旬から，今まで読めなかった新聞，雑誌も読めるようになり，文字の健忘も消失した。

　同年12月末，受持医等は東京地裁および地検の好意により一件書類を閲読する機会を得た。驚くべきことに，入院以来，被告人のいう内海，幹本なる人物は全く架空の人物であることが分かった。警察での第三者の陳述，実地検証，法廷での証人の発言の全てが，内海，幹本の存在を否定し，事件当夜彼らが持

ち出した密輸品の入った箱も実在しないことを明らかにしていた。

　そこで経過を検討し直して見ると，次のようになる。被告人は逮捕後，刑事や検事に対して真実を自白した。しかし，東京拘置所に入所後，何とかして刑罰を逃れようと考えたのであろう。当時はまだ冷静な状態にあったので，周到な思慮のもとに上申書にあるごとき詳細な虚構を創作した。その創作に基づき，犯行を内海，幹本なる人物に転化して自己の無罪を主張し始めたのである。ところが，公判廷において数々の不利な証言や尋問に会い，自己のつくりあげた嘘が一つ一つくずされるのを見て動揺し，遂に心因反応を起すに至ったものであろう。そして失声症，児戯症を伴なう Ganser 状態に至ったものである。［著者注：これに続く長い文章は，記述というよりも考察に属するので省略して，後に検討する。］

　それ以後，受持医は従来の態度を変えて被告人に攻撃的に振る舞う A と，従来通り同情的な態度を取る B とに分かれた。昭和30年1月初旬に A は一件書類をもとに犯罪について詰め寄ると，被告人は段々と険悪な目つきとなり興奮してきたが，遂には「おかしいな，おかしいな」と考え込んでしまった。B は支持的に対応した。問診を重ねる度に A に対してはますます憎悪を示し，B に対してはますます信頼の念を表すようになった。

　昭和30年1月末，麻酔分析（第4回）が行われた。まず，前と同じ薬だといって20％ブドウ糖液を静注しつつ種々の暗示を与えたが何ら反応は見られなかった。ついでイソミタール0.3ｇを静注すると前3回と同様の激烈な反応を示した。その後も，A に会うごとに「脳みそをいれかえられた」と口走ったが，このような陳述は作為あるいは妄想様構想というべきものであろう。

　3月上旬，一連の心理テストを施行したが，いずれも投遺りで，結果は参考にならなかった。被告人は3月15日未明，病院から逃走し，数日後郷里に潜伏中を逮捕された。直ちに東京拘置所に護送されたが，入所の際までに精神異常を示し，「電波をとってくれ」，「A 先生を呼べ」などといい，布団にもぐりこんでしまった。翌日，頭部に紐を巻きつけているのが発見された。「A 先生が死ねといったから死ぬんだ」といっていた。4月，5月と症状は悪化し，電波の房内浸透を防ぐためといって，布団や白衣を窓にかけて房内を真暗にし，全裸となり，大便を顔や手に塗りつけ，房扉を蹴り，奇声を発するようになっ

た。時に痙攣発作があり、鼻出血を来した。5月末拘置所を訪れたAが心因性朦朧状態を認めた。

7月末、被告人は再び松澤病院に入院した。入院当時の所見は5月末の所見とほぼ同様で、問診不能であった。病室へ移すと、やがて全裸になり、大便を体中に塗りつけ、起立不能で、室内をいざって移動した。犯罪に関係のある「内海」「中川」等の言葉にも無反応であった。マッチの火と鍵束に対しては前回入院時と同様の反応を示した。全体として昏迷状態にあったが、外界と全く交渉がないのではなく、常に何らかの注意を周囲にはらって身構えているところが見られた。入院後2週間は同様の状態が続いた。

8月中旬、麻酔分析（第5回）を試みた。従来と同様の物凄い暴れ方となった。「岡田〔著者注：他の入院患者〕が鍵を開けた」という発言があった。これは新たに作られた虚構的妄想が麻酔分析によって明らかにされたものとも考えられる。また「小菅」「革手錠」等の発言から、場所に対する失見当識のあることが知られ、従って現在まで意識障害が存在したと考えられた。

8月19日、22日、23日の3回にわたって電撃療法が施行された。その後段々と周囲との接触が回復して、談話も可能となった。「この朦朧状態が電撃療法によって覚醒したこと、および再入院来ここまでの経過でみると、大石はやはり自動的、無意識的メカニズムに支配された例外状態にあったものと考えられ、単に意識的にそのような状態をつくっていたとは考えられない。この点でBirnbaum等の主張する拘禁反応は心因性詐病精神病（psychogene Simulationspsychose）であるということは妥当であると考えられる」というのである。

これ以後、日常生活はほぼ正常に復した。受持医に対しては警戒的であり、犯行に関する話となると俄然激しい情動の動きがみられた。これらをみると、以前からの無罪妄想がなお強固に存在していることが認められる。

9月上旬には「小菅にいるとき、ガラスをのめば出られると思ってのんだのが背中にまだ残っている」とか、「電気が左手にかかってくる、電気をとめてくれ」とかいう主張が頻繁にあったが、これは一過性のもので、同月中旬には消失した。これらの主張には詐病的意図がより明瞭に感じられる。このような妄想様構想ともいうべき訴えが詐病に近いもの、あるいは詐病そのものである

という可能性が浮かんでくる。Wilmanns は妄想様構想を詐病の中核症状の一つとみているが，本例から彼の意見が納得し得るようにも考えられるという。しかし，中田・小木はこの可能性の検討をこれ以上進めることがなかった。

II　総括と考察の概要および若干の批判的指摘
II-1　病像経過の時期とその特徴

中田・小木は考察を 4 節に分けて述べているが，その前に病像経過を次のような 5 期に分けている。第 I 期は架空の事実を創作してから拘禁反応に至るまでの時期である。その時期は意識的な虚言が前景にあり，漸次虚言が妄想的確信に変化していったというものである。第 II 期は拘禁反応の急性期で，妄想に基づいた幻覚性朦朧状態，Ganser 症候群が前景にあり，非常に多彩な病状を示した。第 III 期は一応平静となり，心因性健忘と無実妄想が前景に出て来た時期である。この時期の終わりには，日常生活は全く平常の状態に復していたが，犯行に関した質問には興奮し，医師に対し「脳をとりかえられた」などの被害的言辞を表明し，作為的な面もかなり出ていたところ，逃走した。第 IV 期は再度の拘禁による再度の急性期で，病状は第 II 期に似ている。第 V 期は再び平静となり第 III 期と同一の無罪妄想と，一過性の妄想様構想と考えられる症状とが前景に現れ，作為的な面がかなり現れた時期である。

中田・小木は時期を明示していないが，第 I 期は昭和 28 年 11 月頃（創作）から翌 29 年 4 月頃（精神異常の発症）まで，第 II 期は同年同月頃から同年 11 月 8 日頃（電撃療法）まで，第 III 期は同年同月同日頃から昭和 30 年 3 月 15 日（逃走）まで，第 IV 期は同年同月下旬頃（再度の勾留）から同年 8 月下旬頃（電撃療法）まで，第 V 期は同年 8 月下旬以降ということであろう。IV は II に，V は III に酷似しているのであるから，経過の基本は I → II → III ということになる。以下には「総括と考察」の要約的紹介とこれに対する批判を示す。

II-2　詐病と拘禁反応との関係

総括と考察の第 1 節冒頭に，「この症例は拘禁反応であることは疑いないが，詐病的色彩がかなり目立つ時期もあった。詐病と拘禁反応との関係についての

従来の見解を検討し，その後にこの例について考察をする必要があろう」とあるが，結局 Braun, Reichardt, Kretschmer の所説を簡単に紹介し，主として Kretshmer の学説を拘禁反応に適用しているに過ぎない。この節では主として急性期について次のように総括している。すなわち，「この例は仮性痴呆，昏迷，幻覚性朦朧状態を主とする急性症状を示したが，その際には疎通性をほとんど欠如し，ときに見当識を失い，しかもほとんど周囲から影響されない恒常的状態であった。さらにその状態は電撃療法という物理的治療によって著しく軽快した。したがってその状態は意識的作為とは考えられず，無意識的なメカニズムに支配された自動的状態であると考えて差支えないであろう」(243頁) というのである。まずこの要約が適切でない。「仮性痴呆，昏迷，幻覚性朦朧状態を主とする急性症状を示した」というが，仮性痴呆も昏迷も定型的でなく，せいぜいそれらの片鱗が認められたに過ぎない。昏迷に至っては第 II 期に指摘がなく，第 IV 期に「全体として昏迷状態にあった」と述べているが，その「7月末の状態」が果たして昏迷に該当するかは疑問である。「幻覚性朦朧状態」が不適切であることは後に述べる。「見当識を失い」は場所的失見当を指すと思われるが，後述するように，これは確実には言えないことである。「周囲から影響されない」も誤りであろう。話が殺人に及ぶと激しい興奮を示している。「恒常的状態」どころか，症状は多彩で変化に富んでいる。麻酔分析時の情動反応を別にしても，拒食，痙攣発作，精神運動興奮，自傷行為，茫乎として佇立，Ganser 症候群などが見られる。このような状態を軽快させるために電撃療法を要しないことについては後に述べる。以上のように，総括は適切でなく，考察には間違いがある。仮に仮性痴呆 (Ganser 症候群)，心因性昏迷，心因性朦朧状態が認められたとしても，第 1 編で述べたように，これらはいずれもそれ自体が詐病性の強いものである。

II-3 妄想形成

総括と考察の第 2 節において，「自らは無罪であると言う主張は，最初は意識的な『創作』であったものが，反復主張している間に妄想的確信に達していったことは，まず異論のないことであった」(244頁) というが，今日これは珍説である。その「発展の過程」には「願望が働いていたものと推察され，その

妄想は願望妄想の範疇に属する」(244頁) といっている．しかし，そもそも創作（空想虚言）自体が強固な願望から出たものである．しかも創作の最初からこれで裁判を切り抜けようという強固な確信または覚悟があったのである．病状経過を見ると，強固な願望に基づく強固な確信が創作の時から働いており，妄想と呼びたくなるほどに強固な願望的確信が一貫してはいる．しかし，妄想を持ち出す必然性も必要もない．創作を繰り返し主張していると妄想になるということについては，確かにそのような説を唱える学者がかつてドイツにいて，その代表の1人がBirnbaumなのであろうが，そうした学説が信ずるに値しないことは本書第1編で検討しておいた．

　前節と同様に，ここでもいくつかの学説をまず概説して，「われわれの例」がこれらのどの特徴に該当するかどうかを検討するというのが中田・小木の基本的方法である．Rüdinの学説は紹介するやたちまち片付けられる．Birnbaumの妄想様構想については，その特徴を「内容」（被害，誇大が多い），「経過」（漸進的進行はまずない．しかし，外的環境に影響されるから多様であり得る），「持続期間」（発作性から一生涯まで．遷延例では動揺と不規則性が著しい），「転帰」（種々．完全回復して病識を生ずるのが最も多い）に分けて「われわれの例」と比較している．この例の"妄想"は進行した様子がなく，急性期を過ぎても確信の常態にある．この例の無罪"妄想"は年余に及ぶが，このことは妄想様構想にもあり得る．またこの遷延は「死刑の判決を受ける可能性が大きいことからも当然理解できることである．したがって経過の面のみをみれば，この例の妄想は妄想様構想に似ている」という．念のためこれを表示してみよう（表7）．確かに，進行性の経過でないことは両者間で似ているであろう．しかし，一方は発作性から生涯にわたるものまでいろいろあるというのに，他方は年余に及ぶというのである．つまり，一方は全部であるのに他方は一部である．従って，「年余に及ぶ」ことが「妄想様構想にもあり得る」（一部は全部に含まれる）のは中田・小木の指摘するとおりである．しかし，このことによって両者が「似ている」といえるであろうか．このいかにも苦しい「比較検討」から，「この例の無罪妄想と妄想様構想とは，発現過程と内容の性質においてかなり相違するが，その後の経過の点では類似することが明らかにされた．したがって，この例の妄想は，拘禁反応としてやや特異なものである

表7 Birnbaumの妄想様構想と中田・小木の症例の比較

	変質者の妄想様構想	中田・小木の特異な妄想形成
内　容	被害，誇大が多い	無罪
経　過	漸進的進行はまずない	進行はない
	外からの影響により多様	確信の常態
持続期間	発作性から生涯に至るまで	年余に及ぶ
	遷延例では動揺・不規則	遷延　確信の常態
転　帰	種々　完全回復が最多	不明

といえよう」（245頁）という。「特異な妄想形成」の「特異」とは，上記のような事情を指していうのである。

　Birnbaumは，慢性進行性，一貫性，強固性を特徴とする妄想病Paranoiaとは異なったものとして，変質者に現われる妄想様空想（wahnhafte Einbildung：著者注；中田・小木によれば妄想様構想）を提唱した。その特徴を一語でいえば浅薄性（Oberflächlichkeit）にあるというように，妄想の「内容」も「経過」も多様であれば，「転帰」も実にさまざまであり，「持続期間」に至っては長短いかほどでもある[2]。そもそもこういうものと自己の一例を比較して，似ているとか似ていないと論ずることに意味があるであろうか。それでも中田・小木は「しかし，この例と類似した症例が皆無であろうか？」（245頁。傍点は著者による。以下同じ）などと問いを発し，「内村，吉益[19]が鑑定した帝銀事件の被告H.S.［著者注：姓名をイニシャルに替えた］の示した症状がこの例に限りなく似ている」と自ら答え，「その他，われわれの例に近いものを探せば皆無とはいえないであろう」（245頁）というのである。これはとても論証と呼べるような作業ではない。「類似した症例」を探し求めるという方法自体が有効とは思われないが，仮にその方法によるとしても，著者にはH.S.の症状が大石のそれに比べて大いに異なっていることは分かるが，両者が限りなく似ているとはとても考えられない。中田・小木は両者のどこが「限りなく似ている」のかを提示してさえいない。

　話をもとに戻すと，表7に見るように，変質者の妄想様構想と「特異な妄想形成」とは，経過の「進行はない」という点で似てはいるが，他の全ての項目において似ていないかあるいは類似を問題にするのが適切でないのである。確実になったのは，「その後の経過の点では類似することが明らかにされた」と

は言えないということである。

II-4　欺瞞者の空想虚言

第3節では「この妄想が虚言から発展したものであり，その精神症状の経過中に多くの詐病的態度がみられた」といい，Birnbaum, Kraepelin, Knigge を引合いに出して，妄想様構想と欺瞞者の空想虚言との密接な関係（両者の類似性とか後者は前者の増悪形態であるとか）を指摘している。そして「この例」は「相当の空想性を持ち，自己もその空想中の人物になりきり，さらに他を欺こうとする。これら種々の点から，その性格は空想虚言症に見られる性格特徴をもっている」としている。これはつまり，虚言（創作）や精神症状に見られた詐病的態度から，被告人は空想虚言症の性格特徴をもっているという結論を引き出す論法である。そうすると，この論法によって空想虚言症の性格特徴が空想虚言症と密接な関係にある妄想様構想（の成立）を補強してくれることになるであろう。ところが，中田・小木が告白しているように，「その［著者注：欺瞞的性格の］形成過程の追及（ママ）はきわめて興味ある問題であるが，詳細に知ることは困難であった」（246頁）のである。つまり，上記の論法は論点先取の誤りを犯している。またこれによって，中田・小木においては，空想虚言症は性格因性でなければならないという観念が牢固としてあることも明らかになった。世には反応性空想虚言症（本編第1章参照）というものも存在するのである。

II-5　麻酔分析と電撃療法の効果

麻酔分析については，これにより「Ganser状態が解けてかなり疎通性が喚起されたことは事実である。しかし，その際の陳述や態度が真実であると考えるのは甚だしく早計で，妄想およびそれに基づく反応である場合がある」という。しかし，これらを妄想等と考えるのもまたはなはだしく早計であろう。麻酔分析によって現れたのは空想虚言（実演）なのであるから。

中田・小木は電撃療法に関する考察を症例記述の中で行っていた。電撃療法は第II期の末および第IV期の末に行われ，それぞれ第III期および第V期を切り開いているので重要なはずである。「この朦朧状態が電撃療法によって覚

醒したこと」が，麻酔分析と並んで，被告人が「自動的，無意識的メカニズムに支配された例外状態にあったものと考え」る決定的な根拠となっている。また，総括と考察の第Ⅰ節でも，「その状態［著者注：急性期症状］は電撃療法という物理的治療によって著しく軽快した。したがってその状態は意識的作為とは考えられず，無意識的なメカニズムに支配された自動的状態であると考えて差支えないであろう」と繰り返し強調している。脳に通電した結果を妄想病の病因論上も非常に重視していることが分かる。

Ⅲ 批判的検討
Ⅲ-1 全体の印象と治療者の役割

論文を読んで誰もが不審に思うのは，中田・小木が被告人と関わった時の身分または資格，松澤病院の受持医との関係等が明らかにされていないことである。この二人は鑑定人ではないらしい（東京地裁および地検の好意により一件書類を閲読する機会を得たというのである）から，病院の受持医すなわち医師AおよびBであろう。

症例提示は，受持医を攻撃的なAと受容的なBに分けるような策略をめぐらしたことを明らかにしている。また，「総括と考察」で病期を5期に分けながら，症例提示においてどの時点で病期を分けるのかが明らかにされていない。それでいて，症例提示の随所に予め考察を潜入させるような，不適切な行為がたびたび行なわれている。

詐病を追究する鑑定人（評価者）の場合は，術策を用いるのもある程度までは許されるといわれている（Resnick, P. J., 2003年[13]，Thompson, J. W. ら，2004年[17]）が，受持医とは治療を受け持った医師すなわち治療者であろう。治療者に許される策略は厳しく限定されたものであるはずである。受持医を攻撃的なAと受容的なBに分けるのは，自白を引き出そうとするときの刑事の役割分担に似ている。Aは「一件書類をもとに犯罪について詰め寄る」か，あるいは「その点を一々具体的に追求し，公判廷での証人の言葉を引用してつめよる」(240頁) ようなこともしている。これは，鑑定人が必要な時は詐病者に対してなすべきであるといわれる対決（confrontation）(Resnick, 2003年[13]）に外形的に似ていないではないが，この場合は治療者である。何のため

にこのような役割分担をして,「つめよる」ようなことをしたのであろうか。治療者の役割を踏み外した可能性がある。さもなければ,正直な告白を得て（詐病を暴いて）後に,裁判に,従ってまたあり得べき刑罰に立ち向かうことができるよう,被告人の精神療法をしようとでも考えていたのであろうか。

III-2 空想虚言と拘禁反応

第Ⅰ期は「架空の事実を創作してから拘禁反応に至るまでの時期」である。架空の事実の創作とは空想虚言を意味するが,この引用文によれば空想虚言は拘禁反応に入らないということであろう。実際,「当時はまだ冷静な状態にあったので,周到な思慮のもとに上申書にあるごとき詳細な虚構を創作した。したがって,その創作は意識的な嘘であるが,その空想力はかなり評価さるべきである。その創作にもとづき,犯行を内海,幹本なる人物に転嫁して自己の無罪を主張し始めたのである」と中田・小木は述べている。そしてこの嘘が裁判で崩されるのを見て動揺し,被告人はついに心因反応を起すに至ったという。

しかも被告人の拘禁反応の特徴は,「失声症,児戯症を伴う Ganser 状態」のみならず,「架空の人物に対する憤怒より発すると思われる幻覚性朦朧発作および麻酔分析時の情動反応」(239 頁) を呈したことである。この要約も間違いであろう。自分を無罪にするために架空の人物を創作し,自分はこれらの人物に騙されたといって怒っていると称するのであるから,この憤怒も架空である。架空の「憤怒より発する」のは,幻覚性朦朧発作（麻酔分析時の情動発作も同様）ではなくて,演技である。ついでながら,「失声症,児戯症を伴う Ganser 状態」も,第 1 編で説明したとおり,詐病性が強い。

さらにこれに継いで,症例提示の途中であるにもかかわらず,次のような考察が加えられる。すなわち,以上の精神内容は Ganser 状態の消褪後も牢固として残り,麻酔分析時の情動反応も Ganser 状態とは無関係に持続した。また,麻酔薬でなくブドウ糖を用いると情動反応は起こらなかった。「このような諸点から,内海,幹本の存在は本人にとって単なる意識的な虚言から妄想的確信に移行していたものと推定して差支えないであろう。したがって,幻覚性朦朧発作や麻酔分析時の情動反応は決して作為ではなく妄想に基づく反応であるといえよう」(239 頁) というのである。

既述のように，人物も架空ならこれに対する「憤怒」も架空の情動であるから，その情動の表出がいかに激しくてもそれは犯行を（架空の）他人に転嫁したいという願望の強さを示すだけで，精神運動興奮状態において「眼前に人が見えるかのように」行動しても，あるいは「あたかも眼前に人でもいるかのように盛んに追いかけている様子」があったとしても，それが幻覚であるという可能性は乏しい。麻酔分析における情動反応も，後述するような根本的問題を持っていて，幻覚の真実性を保証しない。従って「このような諸点」は何の根拠にもならないから，「単なる意識的な虚言」が「妄想的確信」に移行すると推定しなければならない理由がないのである。結局，「幻覚性朦朧発作」は創作（空想虚言）を内容とする精神運動興奮状態，すなわち興奮性の芝居に過ぎない。それも客席から「君がや（殺）つたんじゃないか」と声がかかると，舞台から「何をいう！」とすかさず返事が返ってくる程度の「朦朧状態」なのである。「麻酔分析時の情動反応」も後述する通り同様の精神運動興奮状態であるから，これらをあわせても，「妄想に基づく反応」であるわけはなく，中田・小木のいう通り「自己の無罪を主張」しているだけで，まさに作為のほかの何物でもない。

　症例提示中の考察はさらに続く。「つぎにこの場合いかにして創作（嘘）が妄想に発展したかが問題である。最初は嘘と意識していたが，反復それを主張している間に自己暗示的に確信するようになったものであろう。それには本人の性格の関与するところが大きいであろう」といい，「その性格は欺瞞者あるいは空想虚言者にみられる性格的特徴を持つと考えられる」と付け加える。既に述べたように妄想は存在しないから，上記のような「問題」が生ずる余地はないが，仮にそういう問題があったとして，創作（嘘）を繰り返し主張していると自己暗示的に妄想になるというようなことが精神医学によって認められるであろうか。ちなみに，「自己暗示性」は変質者の主要な性格の一つとしてしばしば引合いに出されたものである。変質論が生きていた時代には，被告人を変質者と見なしさえすれば，そこに自己暗示性が働いていることを当然視することができた。変質論を前提にできなくなった今日，自己暗示性を単に便宜的に使用することは許されない。虚言（無罪願望の表現）をどんなに激しくまたは長く繰り返しても，それはいつまで経っても強い無罪願望であるに過ぎない。

そして,「欺瞞者あるいは空想虚言者にみられる性格特徴」も,既述のとおり,自ら調査した所見ではなく,論点先取の誤りを犯して初めて認められる性格であった。

III-3 麻酔分析と病像

　麻酔分析は5回行われている。どの場合も同様の情動反応が見られた。中田・小木は麻酔分析といい,なるほど麻酔薬(イソミタール)を用いてはいる。しかし,出現したのは麻酔状態でなく精神運動興奮状態である。麻酔薬を用いることがすなわち麻酔分析を意味するのではない。麻酔薬を用いて「半覚半睡状態で面接を行い,情動葛藤の放出や言語化できないでいる心的外傷あるいは内的体験を語らせ,患者の精神内界を明確化しようとする一連の手技を麻酔分析という[8]」のである。中田・小木が「麻酔分析」と称しているのは実は興奮分析であり,彼らが目の当りにしたのは麻酔薬による興奮によって脚本(創作)が実演に移された有様なのである。すなわち,麻酔薬の脱抑制作用と発揚作用が作家(虚言者)である被告人を演技者にしただけのことである。念のために付け加えておけば,被告人が演技者になるのに必ずしも薬物を要しないことは,松澤病院入院時の夜の興奮状態でも明らかである。被告人は病院の中に絶好の劇場を見出したのであろう。病院には観客(精神科医や看護師など)が大勢いるからである。こうして中田・小木のいう「架空の人物に対する憤怒より発すると思われる幻覚性朦朧発作」も「麻酔分析時の情動反応」も,いずれも一見したところ幻覚を伴うかのようにみえる精神運動興奮であるにすぎない。これらは「妄想に基づく反応」ではなく,強烈な逃避願望の実演の繰り返しにほかならない。

　なお,「これらの薬物は自白薬(truth serum)ともなるので,人道的にも被分析者の承諾を得ることが必要で,本法が犯罪者に用いられた場合その自白は法的には無効とされている[8]」のである。法的に無効かどうかは別にしても,そもそも被告人に対して麻酔分析を使用すること自体に倫理的問題があった[14]。ドイツでは1950年代に麻酔分析の反省[6]が既に行われていたにもかかわらず,当時松澤病院で麻酔分析が自白を促進し,その真実性を保証するものとして行われていたことは,いわゆる赤堀事件[16)18)]からも明らかである。この論文でも

中田・小木は「麻酔分析は往々真実を明らかにしてくれるものと考えられている」(238頁)との見解を持っていた。また，「前と同じ薬だといって20%葡萄糖液5ccを静注しつつ種々暗示を与えてみた」というような試みも行っている。倫理的に問題のある行為であるが，その結果は皮肉にも被告人の被暗示性が強くないことを証明している。

以上のように，麻酔分析は被告人に適用すること自体に問題があったが，さらにこの被告人の場合，それが麻酔（半覚半睡状態）をもたらさず，単に興奮を引き起こしていたという事実に中田・小木が気付かなかったということが致命的であった。この認識の欠如が，根拠もなければ必要性もない「幻覚」や「妄想」を持ち出す原因となっている。この場合いわゆる麻酔分析は，抑圧された事実を明らかにするのでなく，既に用意されていた脚本（創作＝空想虚言）を行動に移すのを容易にしただけであるから，虚言から幻覚や妄想への発展も移行も考える必要がないのである。Herman, M.(1985年[5])によると，「正常なボランティア達はアミタール・テクニックの下で嘘を保持することができた。詐病する囚人は正常なボランティアよりも自己の立場を維持する強力な理由をもっていることが確実であり，また自分の立場を維持するであろう」という。これは半覚半睡状態の場合についていったものであるが，精神運動興奮状態の場合にも同じことがいえるのではなかろうか。

III-4　電撃療法と病像

電撃療法は第II期の終わり（昭和29年11月初旬）に2回，第IV期の終わり（昭和30年8月下旬頃）に3回施行され，それぞれの急性症状に対し明瞭な効果を収めている。そこから中田・小木の次のような考察が臨床経過（記述）の中に仕込まれる。すなわち，「この朦朧状態が電撃療法によって覚醒したこと①，および再入院来ここまでの経過②をみると，大石はやはり自動的，無意識的メカニズムに支配された例外状態にあったものと考えられ，単に意識的にそのような病像をつくっていたとは考えられない。この点でBirnbaum等の主張する拘禁反応は心因性詐病精神病（psychogene Simulationspsychose）であるということは妥当であると考えられる」(241頁。引用文中の番号は著者が挿入した)というのである。

まず，①の「この朦朧状態が電撃療法によって覚醒したこと」であるが，心因性またはヒステリー性あるいは詐病性の昏迷やもうろう状態を「覚醒」させるために脳に通電する必要は全くない。Raecke, P. J. (1901年[12]) が昏迷状態の患者において明示しているように（第1編 I-1-d 参照），「前日弱い感応電流を本日のために手に通電［著者注：疼痛が生じる］しておいたところ，患者は今や流れるように話し始める。あらゆる質問によく答える」のであり，「これまで頑固に続いた昏迷が電気療法によって抑えられる迅速な態様」が見て取れるのである。すなわち詐病はもちろん，心因性昏迷であれ心因性朦朧状態（Raeckeは結局前者を後者に含めた）であれ，脳に物理的作用を加えることなしに，ただ皮膚に疼痛を加えるだけで，あるいは単にそれを予告するだけで，心理的にこれを解消させることができるというのが特徴なのである。従って，「電撃療法によって覚醒したこと」は，その病状が「自動的，無意識的メカニズムに支配された例外状態にあった」ことを証明せず，ただ中田・小木が被告人に対し過剰な侵襲を繰り返し加えていたことを証明するのみである。

　②の「再入院来ここまでの経過」とは第IV期の病状のことであり，これは具体的には昏迷（朦朧）状態，麻酔分析による情動反応を指す。これらは第II期の症状と同じであるから，改めて検討する必要はないであろう。そこには幻覚も基礎になる妄想もなく，ただ「何とかして刑罰をのがれよう」（239頁）という強固な願望（創作＝空想虚言）が貫徹しているだけである。いわゆる願望妄想は強固な願望の言い換えに過ぎない。「自動的，無意識的メカニズムに支配された例外状態」というのも学者の作り事である。これらの病像は広い意味で心因性または詐病性ではあろうが，精神病（Psychose）でもなければ精神障害でもない。

　なお，細かいことであるが，中田・小木は，5回目の麻酔分析（第IV期）に際して，「『岡田が鍵をあけた』という自分の逃走を合理化するごとき内容の発言があったことが注意される。これは新たにつくられた虚構的妄想が麻酔分析によって明らかにされたものとも考えられる」といっている。裁判や重い刑罪からの「逃走を合理化する」のは当初の創作以来一貫しているのであるから，同じ病棟にいたと思われる患者が鍵を開けたと被告人が主張したからといって，これを妄想と捉えなければならない（病理を過剰評価する）理由はない。空想

虚言の一環と考えるのが自然であろう。上記文章に続いて，「また『小菅』『革手錠』等の発言から，場所に対する失見当識のあることが知られ，したがって現在まで意識障害が存在したと考えられた」と述べている。このような片言隻句から場所的失見当を疑ってみるのはよいが，そこから問診や観察を進めることなく，単に「発言」から失見当が「知られ」るとするのは妥当でない。従って，これに「したがって」意識障害が存在したと推定するのも安易に過ぎるのである。

III-5　空想虚言の一貫性

以上から症例の経過は次のように纏められよう。

(1)　第I期——最初の危機

第I期は創作（虚言）から拘禁反応（妄想的確信）までを指すと中田・小木はいうが，第I期の終りが臨床経過のどこを指すのか，どこから第II期が始まるのかが曖昧である。

捜査官に強盗殺人，その他の犯罪を自白した被告人は，昭和26年11月5日に東京拘置所に移監されて間もなく検事宛に召喚願いを出し，同年12月1日には検事の取調べに対し，強盗殺人を架空の他人に転嫁する空想虚言を述べた（裁判所宛にも同内容の上申書を出した）のであるから，創作は同年11月にはほぼ完成されていたとみてよいであろう。この第I期こそ，なんとしても強盗殺人の罪だけは免れねばならないという危機意識に染まった時期である。この危機に際し，知的，空想的能力が総動員され，浩瀚な上申書が作成された。

しかし，裁判は被告人にとって不利で，「自分のつくりあげた嘘が一つ一つくずされるのをみて動揺し」，昭和29年4月頃から精神異常（扉を蹴る，拒食，痙攣発作等）が始まり，以後も発作性の興奮，拒食，自傷行為等が続いた。

同年10月下旬には松澤病院に入院となった。外来より病棟へ連行中大暴れとなり，狂躁病棟に収容された。翌日深夜帯には2時間弱にわたる「心因性の痙攣を伴なう昂奮発作」が認められた。「何者かに対して憤怒し，あたかも眼前に人でもいるかのようにさかんに追いかけている様子」もあったが，興奮は激烈で，扉を乱打し，怒号し，全身の強直性痙攣が2,3回みられた。電撃療法後にこの興奮状態について尋ねると，「幹本が現われて」，「二人の姿がすっ

と後に遠のいた」,「こんどは後から内海の声」,「夢中で内海らと大格闘」等と物語り,特に電撃療法を受けてからは「見えなくなった」といったのを中田・小木は真に受けて,上記の興奮が「幻覚に支配されたもの」(238頁)または「幻覚性朦朧発作」(239頁)と判定したのである。上申書すなわち創作の長い抜粋が掲載されている(238-239頁)が,これは解説つきの脚本とでもいうべきもので,情景も織り込み済みである。「昂奮発作」は創作に沿った演技であろう。また,入院当夜には心因性の健忘もあるというのに,激烈な興奮状態に関する記憶想起はきわめて良好である。

　以上がおそらく第Ⅰ期に当るであろう。まず危機反応としての創作(空想虚言)があるが,これは「周到な思慮のもとに」作成されたものである。この創作が裁判によって崩壊の危機に晒されると,精神運動興奮や痙攣が生じ,出廷不能となった。すなわち犯行否認に継ぐ裁判拒否である。これらはいずれもドイツの学者のいう Nichtwissenwollen(知りたくない意思または否認)であろう。要するに空想虚言すなわち強固な否認(無罪願望)が一貫していることが明らかであって,妄想も幻覚も必要でない。

(2)　第Ⅱ期——第二の危機
　第Ⅱ期は急性期で,多彩な病像が見られた(「仮性痴呆,昏迷,幻覚性朦朧状態等を主とする急性症状を示した」243頁)というのであるから,松澤病院入院(昭和29年10月下旬)の頃から電撃療法が行われた同年11月上旬頃または転棟した同月末頃までをいうのであろう。
　入院翌日には「児戯症,失声症の傾向をともなう仮性痴呆(Ganser症状群)の状態」を呈した。そこへ麻酔分析を行うと猛烈な興奮状態となって,またしても空想虚言の内容を激しく物語り,実演もして見せた。「迫真的な強烈さを示した」この反応は1時間で終った。数日後に行われた麻酔分析でも同様の反応がみられた。「入院当夜の興奮状態」が「幻覚性朦朧状態」でもなければ「幻覚に支配されたもの」でもないことは既に述べた。それらの「精神内容」(239頁)は被告人の生命にとって必要な創作(空想虚言)であるから,「平静な状態に復した後も」持続するのが当然であろうし,イソミタールを用いれば,その脱抑制作用と発揚作用によって紙上の虚言が華々しい演技にまで

高められるのである。この演技には，入院というような環境の変化または薬物の作用が必要で，ブドウ糖では足りないのであろう。従って，「単なる意識的な虚言から妄想的確信に移行していた」(239頁)と推定する必要はないし，朦朧発作や麻酔分析時の情動反応が「決して作為ではなく妄想に基づく反応である」(239頁)ともいえない。結局，「要するに，この例の幻覚性朦朧発作その他の情動反応は，その発生の初期に作為的意図が働いていたかもしれないが，現在は妄想に基づく自動的な（作為でない）反応である」(240頁)という結論は誤っているのである。空想虚言とはいえ，裁判およびそれに続く可能性のある重い刑罰に対抗する方法はこれしかないという，自分の行動の大指針として考え抜かれた堅い信念の物語であるから，不変に保たれても何ら不思議はない。重い刑罰を免れたいという外的動機のある限り，空想虚言も強固に続くのである。

(3)　第III期――いわゆる平静期

　第III期は，「一応平静となり，心因性健忘と無実の罪をきせられたという妄想が前景に出てきた時期である。この期のおわりには，日常生活はまったく平常の状態に復したが，犯行に関した質問には昂奮し，かつ医師に対し『脳をとりかえられた』などの被害的言辞を表明し，ついに逃走にいたるのである」(242頁)というのであるから，それは電撃療法から逃走までを指している。

　ここで「心因性健忘」というのは，例えば「入院時看守とともに来たことは覚えていない，受持医に問診を受けたことはぼんやりと覚えている」というような被告人の回答からの推定である。ところがこれに続く深夜の激烈な興奮状態については，「二人の姿」や「内海の声」およびそれらに対する自分の行動を，さらには「そばに看護人が立って見ていた」ことまで，被告人は逐一精細に記憶しているのであるから，このような健忘はきわめて不自然である。しかもこの興奮は，最初は「心因性の痙攣を伴なう昂奮発作」(237頁)と記述されたが，それが電撃療法によって著しく軽快することを主たる理由として，「入院当夜のはげしい昂奮は，幻覚に支配されたものであることが明らかになった」というのである。これらが幻覚ではなく実演の報告に過ぎないことこそが明らかになったことを指摘した。

中田・小木は，Birnbaumの妄想様構想を概説して，その妄想内容は被害および誇大妄想が多いこと，内容の易変性，被影響性等の特徴を挙げ，「この例の妄想は，限局された内容が固定している点で，かなり趣きを異にする」ことを認めている。次に妄想様構想の経過については，単純なものと複雑なものがあること，拘禁環境を中心とする外的状況の変化が経過に影響することを挙げている。また，持続期間については，「発作性のものから，数週間乃至数ヵ月続く単純な経過のもの，稀には年余――数十年――一生涯も続くものもある。遷延例においても著明なことは，種々の経過時期における著しい動揺と不規則性である」といい，さらに転帰については「種々であるが，最も多いのは完全に回復して病識を生ずることである」と紹介している。以上に依りつつ「われわれの例」との比較が始まるが，以下の如くである。「それ［著者注：妄想内容］が真に訂正されていないのか，そういうように作為しているのかちょっと区別がつかないほどであるが，麻酔分析における情動的反応から，やはりかなりの確信の状態にあることが推察される。［中略］本例の無罪妄想はその持続期間が年余に及ぶが，このくらいの持続期間は妄想様構想の遷延型でもあり得ることである。またこのように遷延したことは，強盗殺人という罪名のために死刑の判決を受ける可能性が大きいことからも当然理解できることである。したがって経過の面のみをみれば，この例の妄想は妄想様構想に似ている」というのである。

　相当に苦しい考察であるが，以上の通り，結論は「この例の妄想」がいわゆる妄想様構想にごく僅かながら「似ている」ところがあるということなのである。そもそもこの例の精神内容は妄想様構想のそれとは異なったものであり，その経過は持続期間が妄想様構想には稀な「年余に及ぶ」場合に該当するものでしかない。素直な目で見れば，この例は妄想様構想とは似ていないのである。「麻酔分析」が破綻していることは既に述べた。「情動的反応」は創作（脚本）を実演に移したものに他ならない。実演における精神運動興奮自体は状況因性または薬物因性であるが，精神内容はつねに創作およびその延長である。妄想が存在するという証拠はどこにもない。被告人には無罪願望または無実の主張が強固であること，当初の創作を文書の上で足りなければ行動の上でもこれを貫徹するしか術がないことは，中田・小木のいう通り「死刑の判決を受ける可

能性が大きいことからも当然理解できることである」といえよう。これはすなわち，詐病の外的動機が十分にあることを示している。

　要するに，第Ⅰ期は空想虚言の創作の時期，第Ⅱ期はその実演の時期，第Ⅲ期は空想虚言へのしがみ付きの時期である。第Ⅰ期と第Ⅱ期とは表現形態が異なる（創作と実演）だけで，思想（願望，主張）は同じである。第Ⅲ期は第Ⅰ期の継続である。第Ⅳ期は第Ⅱ期に準じ，第Ⅴ期は第Ⅲ期に準ずるので，検討を繰り返す必要はない。空想虚言と実演が意図的な産出および偽装であること，重い刑罰を回避したいという外的動機があること，以上の根幹を押さえておけば，ICD-10[20]やDSM-IV[1]の詐病の定義（第1編 I-3-eおよびIV-1で述べたように，これら自体が問題を抱えている）を持ち出すまでもなく，この例が詐病であることは明らかであろう。

　ドイツにおいて（Snell, L.のような例外は別として：第1編 I-1-b 参照）と同様わが国には，詐病は証明されなければならないという観念がおよそ欠けていた。ドイツの神経内科医 Merten, T.（2002年[10]）の手順を踏んでおこう。詐病は観察中に自白されたり，本人が仮装（feigning）を中止することによって明らかになることもあるが，さもなければ，詐病の証明は次の3要件を充足させることによって行われる。

　A）　実質的な二次的疾病利得（最近は外的動機と呼ばれる）が存在する。
　B）　仮装（feigning）または歪曲応答（Antwortverzerrungen）を決定的に同定する。
　C）　この仮装（歪曲応答）は，精神医学的，神経学的または発達に基づく要因によって完全に説明することができない。

　Aについては，大石には裁判およびこれに続くと予想される重い刑を回避したいという外的動機がある。Bはいわゆる詐病症状を指していうものであるが，これについては，無罪"妄想"および"幻覚"性朦朧状態などは創作およびその延長を内容にしており，強い無罪願望を創作と共有していること，"朦朧状態"は精神運動興奮状態における創作の過剰演技にほかならないことが挙げられる。Cについては，こうした症状を説明する精神疾患も神経疾患もなく，特有の発達障害もない。すなわちBの症状を説明する精神障害は例えばICD-10のF0ないしF9に存在しない。以上によって詐病が証明されたといっても

よかろう。著者自身が評価した症例でないことを考慮に入れると，大石の場合は詐病の蓋然性がきわめて高いというべき例であると譲ってもよい。

なお，空想虚言症の発生には特有の人格障害または性格特徴を必要とすることを菅又[15]が強調している。確かに，一般にはそのような場合が多いであろう。しかし，空想虚言症は必ずしもそういうものばかりではない。拘禁反応または詐病としての空想虚言症というものが存在することは，第1例（本編 第1章）でも示した。第2例，つまり中田・小木の特異な一例にもその疑いがある。Birnbaum自身[2]は反応性の空想虚言症について特に論じていないが，彼の計109の症例の中には反応性空想虚言症と思われる場合が数例含まれている。

解説2

20世紀の初期，Birnbaumは「精神病に関する知識が進歩するにつれて，精神病の詐病は非常に稀であるという見解がますます普及した」（1909年[3]）と述べている。しかし，第一次世界大戦において詐病が稀でないことが改めて認識された。1930年頃には実業界における困難の増大に呼応して，保険の領域で詐病の途方もない増加を嘆くのがごく一般的なこととなっていた（第1編 Reichardt, M., 1933年）。Birnbaum（1931年[4]）がこのようなときに，心因性詐病精神病を承認することが，詐病問題にアプローチするために実際上もっとも重要で，学問的にもっとも特色のある成果であると自賛したのは，時代錯誤もはなはだしいことであった。

Birnbaumは変質論の信奉者であったから，詐病を論ずるに当たっても，正常者の場合と変質者（具体的には「精神遅滞者，類てんかん者，ヒステリー者，神経衰弱者，あるいは単に心的低格者」（1909年）の場合とを分けた。正常者をきわめて厳格に（潔癖，冷徹で精神の頑健な人だけに）絞った上で，正常者には詐病は稀であるといい，変質者の詐病は実は真正の精神障害であると主張したのである。これでは詐病が稀になるのも当然であろう。

Birnbaum（1908年）によると，「変質者のこうした詐病様表出と正常者の詐病とに共通する唯一のものは，病気と見られたい，少なくとも実際以上に病的と見られたいという初期の願望または意図である」。正常者が詐病するときにはこのような詐病意図がしっかりと意識に昇らなければならず，「正常な精

神的出来事，目的意識的な詐病の遂行，そのためつねにそれに向けられた注意と意志緊張，さらに偽装の間断なき意識」が必須であるが，変質者にこれらを要求することは論外である。変質者の場合は「それ（詐病意図）に続く現象はすべて病的性質のものであり，まさに変質者の異常な素質から生ずるのである」という。

　要するに，正常者も変質者も，精神的出来事（例えば拘禁や不利な裁判）があって，これに対して詐病意図を抱くところまでは同じであるが，それから先がまったく異なる。正常者は意識，注意，意志緊張の連続であるが，変質者は自動的で，無意識的なメカニズム（病的過程）に滑り落ちるという。この二つを分かつものが変質者の異常素質の有無なのである。

　変質論が瓦解した今日，ほかに理由もなく上記のような病的過程を信じることは難しいであろう。にもかかわらず中田・小木の論文はこのようなBirnbaumを基礎にしている。自覚してかどうか，変質論を下敷きにし，（変質者の）詐病意図（創作＝空想虚言）に続くのはもはや自動的な病的過程であるとか，無意識的なメカニズムであるとかを，麻酔分析と電撃療法の効果を用いて論じている。さすがに変質概念を表に押し出すことは憚られるからであろう。しかし，Birnbaumの学説は変質論とともに受容しなければまったく意味をなさない。

　実地では詐病の検出ができないにもかかわらず，こうした理論を偏重する風潮が，ドイツやわが国の詐病学を頓挫させたのである。

文　献

1) American Psychiatric Association：Diagnostic and Statistical Manual of Mental Disorders. 4 ed. APA, Washington DC, p. 683, 1994.（高橋三郎，大野裕，染矢俊幸：DSM-IV 精神疾患の診断・統計マニュアル．医学書院，東京，pp. 681-682, 1996）
2) Birnbaum, K.：Psychosen mit Wahnbildung und wahnhafte Einbildungen bei Degenerativen. Carl Marhold, Halle a S, 1908
3) Birnbaum, K.：Simulation und vorübergehende Krankheitszustände auf degenerativem Boden. Arztl. Sachv-ztg., 15; 48-52, 1909（中田修訳：古典紹介，精神医学，20; 663-672, 1978）
4) Birnbaum, K.：Kriminalpsychopathologie und psychologische Verbrecherkunde.

2 Aufl, Springer, Berlin, 1931
5) Herman, M.：Amytal and the detection of deception. In：Critical Issues in American Psychiatry and the Law. Vol. 2 (ed. by Rosner, R.), Plenum, New York, 1985
6) Huber, G.：Forschungsrichtungen und Lehrmeinungen in der Psychologie (und ihre Bedeutung in foro). In：Handb. der forensischen Psychiatrie I (Bearbeitet von Baumann, J., Brautigam, W., Bresser, P., usw), Springer, Berlin, S. 663-772, 1972
7) 加賀乙彦：死刑囚と無期囚の心理．金剛出版，東京，p. 6, 2008
8) 片山芳郎：麻酔分析および麻酔分析療法．【縮刷版】精神医学事典．編集代表．加藤正明，pp. 740-741, 弘文堂，東京，2001
9) 小木貞孝：死刑囚と無期囚の心理．金剛出版，東京，p. 6, 1974
10) Merten, T.：Fragen der neuropsychologischen Diagnostik bei Simulationsverdacht. Fortschr. Neurol. Psychiat., 70; 126-138, 2002
11) 中田修，小木貞孝：特異な妄想形成を示した拘禁反応の1例——拘禁反応と詐病との関連性について．精神経誌，58; 235-246, 1956（この論文は文献7）および9）に収録されている）
12) Raecke, J.：Hysterischer Stupor bei Strafgefangenen. Allg. Zeitschr. Psychiatrie und psychisch-gerichtl. Medicin, 58; 409-446, 1901
13) Resnick, P. J.：Guidelines for evaluation of malingering in PTSD. In：Posttraumatic Stress Disorder in Litigation. Guidelines for Forensic Assessment (ed. by Simon, R. I.). American Psychiatric Press, 2 ed. Washington DC, pp. 187-205, 2003
14) Stone, A. A.：Mental Health and Law：System in Transition. Jason Aronson, New York, 1976
15) 菅又淳：詐欺累犯の精神医学的・犯罪生物学的研究——虚言性精神病質人格の類型とその社会的予後に関する一寄与．精神経誌，58; 458-509, 1956
16) 鈴木伸治：赤堀裁判における精神鑑定に象徴される精神鑑定状況．精神経誌，81; 259-262, 1979
17) Thompson, J. W., LeBourgeois III, H. W., Black, F. W.：Malingering. In：Textbook of Forensic Psychiatry (ed. by Simon, R., Gold, L. H.). American Psychiatric Publishing, Washington DC, pp. 427-448, 2004
18) 塚崎直樹，橘麻帆，鈴木知亜樹ほか：司法精神鑑定と裁判．精神経誌，81; 242-244, 1979
19) 内村祐之，吉益脩夫：脱髄脳炎後の空想虚言症とその刑事責任能力について——大量殺人事件被告人の精神鑑定．精神経誌，59; 380-426, 1957
20) World Health Organization：The ICD-10 Classification of Mental and Behavioural Disorders. Clinical description and diagnostic guidelines. WHO, p. 223, 1992（融道男，中根允文，小見山実訳：ICD-10 精神および行動の障害——臨床記述と診断ガイドライン．医学書院，東京，p. 230, 1993）

3

犯罪被害者において PTSD の詐病が除外できない例
——詐病に対して無防備な鑑定例——

解説 1

　この事件は原告（控訴人）が被告（被控訴人）からU（西暦）年6月に，山手線電車内で，足を蹴る，下腹部を蹴るという暴力を受けた結果，打撲（下腹部，大腿部等），骨折および PTSD が生じたと主張して，損害賠償を求めたものである。第1審および第2審を通じて最大の争点は，本件暴行によって原告（控訴人）に PTSD が生じたか否かであった。

　第1審が（第2審も）認めた暴力の態様は，JR 電車内において，被告は，座席に座っていた原告の前を通り過ぎようとした際，原告の足が若干通路に出ていたことに腹を立て，原告の足首付近を足蹴りしたほか，座ったままの原告の両大腿部や下腹部を右足で 3, 4 回足蹴りにしたというものである。

　第1審は原告の PTSD の主張に対し，東京医科歯科大学難治疾患研究所社会医学研究部門犯罪被害者相談室の「担当医」中島聡美が，DSM-IV の診断基準に依拠して原告が本件事故により PTSD になったと診断したことにつき検討している。その結果，「中島医師の診断は，原告や夫から聴取した話のみを前提としたため，原告が『恥骨骨折』という傷害を負ったことを前提とし，外傷的な出来事の程度につき実際より過大に認識している点，また，原告が本件事故直後には，被告を逃すまいとして追い掛け，駅事務員に加害者として被告を突き出し，その後の取調べに応じるなど，冷静に対処できていた事実（略）を考慮に入れることができなかった点で，右A（1）及び（2）の基準［著者注：DSM-IV の基準Aを指す］に関する当てはめの部分については，これをそのまま採用することはできない」と判断した。結局，「原告には，本件暴行によって，PTSD 様のいわゆるストレス障害が発症し，後遺症として残存しているものと認めるのが相当である」として，この障害による労働能力の喪失割合1割，労働能力喪失期間を4年間と見積もり，「右ストレス障害の発症に

429

は，原告の心因的な素因も寄与している」と認め，「右素因の寄与度は3分の1程度と評価」した。

　ここで，上記犯罪被害者相談室は診療機関なのか，「担当医」中島と原告との関係は通常の診療関係（原則として守秘義務が必須）なのか，中島の見解はどのような過程（裁判所の命令？）を経て裁判所に提出されたのか，診療上の診断基準としてDSM-IVを用いるのは差し支えがないであろうが，裁判所に提出する見解の基準としてDSM-IVのみを当然の如く用いるのは果たして適切であるかなど，が問題になるが，これらについては判決書からは窺うべくもない。ほかに方法（例えば，裁判所が中立的な鑑定人を指名する）があるにもかかわらず，主治医が意見書提出人あるいは証人（鑑定人性を帯びる）を兼ねてよいかが問題になる。これは裁判所の問題であるとともに，主治医の問題でもあるから，両者の見識が問われる。

　第2審は山上鑑定書を全面的に取り込み，PTSDを認めて，労働能力の喪失割合を40%，労働能力喪失期間を10年と認定し，素因減額を10%に縮小し，大幅な逸失利益及び後遺症慰謝料を認めた。表8に両裁判所の認定した損害額を掲げておく。

　問題は，鑑定人が犯罪被害者支援の著名な活動家の一人であり，東京医科歯科大学難治疾患研究所社会研究部門を主宰し，同部門に属する犯罪被害者相談室の業務と密接な関係にあったということである。鑑定人自身は直接控訴人の治療に携わってはいないであろうが，治療者に加担する犯罪被害者支援者としての立場にあると認めざるをえない。控訴人は「患者」であるとともに犯罪被害者であるから，上記のような立場にある鑑定人は強い党派性を帯びることになるであろう。治療者は自己の患者の鑑定を忌避するのが通常であるように，これに準じて山上も鑑定を遠慮するべきではなかったかとも考えられる。鑑定を忌避することは犯罪被害者支援活動家としては不満足な状態に陥ることになろうが，犯罪被害者相談室とは関係のない中立的な他の鑑定人を裁判所に紹介することは可能であった。そのことによって，安易に鑑定人の指名を行っている裁判所の蒙を啓く必要もあったのである。

　念のため記しておくと，この場合，「患者」である控訴人の代理人としての鑑定人の役割と国家（裁判所）の代理人としての鑑定人の役割との間には，通

表8 東京地裁及び東京高裁の認定した損害賠償額

項　目	第1審	第2審
労働能力の喪失割合	10%	40%
労働能力喪失期間	4年	10年
心的素因の寄与	3分の1	10%
治療関係費	174,340円	263,320円
通院交通費	73,590円	238,110円
休業損害	1,044,000円	2,320,000円
逸失利益	792,272円	9,316,539円
後遺症慰謝料	1,000,000円	5,000,000円
傷害慰謝料	1,000,000円	1,000,000円
諸雑費	4,326円	4,326円
合　計	4,498,528円	19,942,295円
弁護士費用	410,000円	1,800,000円

常はあるべき役割葛藤がなかった．鑑定人が控訴人の支援をすると仮定すると，「患者」の病理を認容することは控訴人の支援に繋がるからである．従って「患者」の詐病を考慮に入れる余地は全くなかったと思われる．以上は仮定の話であるが，実際にそのような心的状況に鑑定人があったことは十分に考えられる．換言すれば，鑑定人の党派性は如何ともしがたいものであったということである．犯罪被害者が上記研究所の相談室に駆け込んで，PTSD症状を訴えて治療を受け，同研究所教授が鑑定人を引き受けると，犯罪被害者の「患者」が治療上も財政上も救済されるシステムが成立するが，このシステムは真の患者のみならず詐病者もまた「救済」する恐れが大きい．

　鑑定の仕方についてもいくつか問題があるので，これについては後述する．

東京地方裁判所U+5年2月17日判決

判決書の写しほか，東京高等裁判所判決書の「参考」として雑誌『判例時報』に掲げられたものを参考にした。事件の起こった日をU（西暦）年としたので，判決書や鑑定書等から「昭和」と「平成」を削除した。

判　決
住所略
　　原　告　伊藤美佐子
　　右訴訟代理人弁護士　　　　　高橋達朗
　　右訴訟復代理人弁護士　　　　多良博明
　　同　　　　　　　　　　　　井上康知
　　右訴訟代理人弁護士　　　　　池田　至
住所略
　　被　告　加山郁夫
　　右訴訟代理人弁護士　　　　　山本昌彦

主　文
一　被告は，原告に対し，金449万8528円およびこれに対するU年6月15日から支払済みまで年5分の割合による金員を支払え。
二　原告のその余の請求を棄却する。
三　訴訟費用は，これを10分し，その9を原告の負担とし，その余を被告の負担とする。
四　この判決は，原告勝訴部分に限り，仮に執行することができる。

事実及び理由
第一　原告の請求
　被告は，原告に対し，金5984万7045円およびこれに対するU年6月15日から支払済みまで年5分の割合による金員を支払え。

第二　事案の概要
　一　事案の要旨
　本件は，原告が被告からJR山手線電車内で，両足や下腹部等を数回足蹴りにする暴行を受け，損害を被ったとして，民法709条に基づき，合計5984万7045円及びこ

れに対する不法行為の日であるU年6月15日から支払済みまで民法所定の年5分の割合による遅延損害金の支払を請求している事案である。

二　争いがない事実―事故の発生（態様については争いがある）〈証拠の表示は一部を除き省略ないし割愛する〉
　U年6月15日午後11時4分ころから午後11時7分ころまでの間，原告と被告との間で，原告を被害者，被告を加害者とする事故が発生した（以下「本件事故」という）。

三　争点
争点1　本件事故の態様はどのようなものであったか
（原告の主張）
　被告は，原告に対し，前記日時に，JR山手線の恵比寿駅から目黒駅への進行中の電車内で，まず，原告の右足を蹴り上げ，次に左足を蹴り，その後吊り革かポールを支えにして踏みつけるように下腹部，股間，太股を数回蹴り下ろす暴行を加えた（以下「本件暴行」という）。
（被告の反論）
　原告主張の本件暴行の事実は否認する。本件事故の態様は，以下のとおりである。
　1　被告は，前記日時ころ，JR山手線の新宿駅から電車の中程に乗車し，乗換駅である目黒駅に近づいてきたので，同駅の改札口に近い前方に向かって電車内の通路を歩いていたところ，原告が足を通路に投げ出して座席に座っていたため，通行の邪魔になると注意をした。ところが，原告が，被告の注意を無視して，通路に足を投げ出したままにしていたため，被告は，そのままにしていると通行するときに足が当たってしまうよと注意しながら通路を通行したが，原告は，通路に投げ出していた足を引っ込めなかった。
　その結果，通路を走行中の被告の足が原告の足を払うような格好になった（以下「本件第一行為」という）が，それは，電車内を普通に歩行している被告の足が原告の足に触れただけであるから，到底傷害が発生するような態様のものではなかった。
　2　被告は，そのうちに，下車駅である目黒駅に到着したので，目黒駅の改札口を出た。すると，原告も，被告を追い掛けて電車を下車し，改札口を出たところで被告に追いついて，「足を蹴られた。警察呼んで」と何回も叫びながら，被告の右腕を摑んだ。
　被告は，このとき初めて，原告が追い掛けてきたことに気付いて驚き，原告の手を振り払おうとしたが，原告は，執拗に被告の腕を摑んで離さなかった。そのため，被

告は，一瞬，利き腕である左手を使って原告を振り払おうと思ったが，手を使って女性の顔に当たったりすると問題になると考え，足で原告を押し返そうとした。その結果，被告の足が原告の腰の当たりを2,3回押すような格好になった（以下「本件第二行為」といい，本件第一行為と併せて「本件各行為」という。）。

しかし，本件第二行為も2,3回であり，しかも腕を摑まれて原告と密着した状態での行為であるから，被告としては，蹴るという認識はなく，単に押し返すという程度の意図しかなかった。現に，原告は，被告の右行為にもかかわらず，被告の腕を放さなかったものである。

争点2 原告に発生した本件事故と相当因果関係にある権利侵害の内容，程度（傷害及び後遺症の内容，程度）はどのようなものか

（原告の主張）

1 傷害

原告が本件暴行により被った傷害と後記「被告の反論」に対する原告の主張は，以下のとおりである。

（一） 恥骨骨折（外科）

異なる医師がたびたび原告を恥骨骨折と診断しており，明白である。なお，恥骨骨折の発見は，レントゲン検査では困難であるため，その発見が遅れたことにも，医学的に相当の理由がある。

（二） 神経因性膀胱及び排尿障害（泌尿器科）

各医師の診断により明らかである。なお，頻尿，膀胱炎と排尿障害とは，明確に異なる病名である。

（三） 卵巣機能不全，不正性器出血及び無排卵症（産婦人科）

原告には，本件事故前には，卵巣機能不全及び無排卵症は全くなかった。また，被告が指摘する本件事故前の不正出血は，明確に不正出血との病名での診断がなされたものではない。なお，原告の無月経，無排卵は，卵巣，子宮等が恥骨部位近傍にあることから，後記PTSDによるものである。

（四） PTSD（外傷後ストレス障害）（精神科）

原告は，電車内で極めて強度な本件暴行を受け，精神的に強い衝撃を受けたことにより，日本のみならず，世界中で広く採用されているDSM-IVの診断基準に当てはまるPTSD（外傷後ストレス障害）になった。

2 後遺症

原告には，本件暴行により，以下のとおりの後遺障害が残存した。そして，原告の後遺症の程度は，（一）ないし（三）の後遺障害は，後遺障害等級12級12号に相当し，（四）の後遺障害は，7級4号に相当すると考えられ，これらを併合し，1級繰り

上げて併合6級と評価するのが相当である。
　（一）　恥骨骨折
　原告は，恥骨骨折の影響として，現在でも，長時間座ることができない，左足内側の付け根に痛みが残り，自転車に乗ったり運動したりしているときは，痛みを感じるなど，未だに痛みが残存しており，日常生活に影響がある。
　（二）　神経因性膀胱，排尿障害
　原告は，現在でも，排尿に勢いがなく，残尿感があり，膀胱付近の痛みも存在しており，トイレから出た後でも漏れることもあるため，聖路加病院に通院している。
　（三）　卵巣機能不全，不正性器出血及び無排卵症
　原告は，現在でも無排卵症が継続しており，性交渉時に痛みを感じるなどの症状が残存しているのみならず，裁判等精神的にストレスを感じざるを得ない出来事があると生理が止まってしまうため，ホルモン注射を打つことで，強制的・人工的に生理を招来させており，現在でもけいゆう病院に通院している。
　（四）　PTSD
　原告は，本件事故の影響で，人間不信にあり，怖くて外出できないため，買い物，ゴミ出し等は原告の夫がやっているのみならず，近所付き合いもできないし，現在でも，電車にも乗れず，通院等のため外出せざるを得ないときには，原告の夫が運転する車でしか移動できない。また，フラッシュバックによる恐怖感や動悸，意欲の低下や無力感，感情調整の障害，強迫観念等が残存し，本人の自立した生活や家事にも極めて大きな影響が生じている。そして，このようなPTSDの治療には，今後相当長期間かかるものであると診断されている。
　PTSDによる後遺障害は，日常生活の行動に強度の制約が伴い，常に人の援助と保護を必要としていることから，神経系統の機能又は精神に障害を残し，軽易な労務以外の労務に服することができない事由（後遺障害等級7級4号）に該当する。
（被告の反論―前記「原告の主張」の番号に対応する）
　本件各行為により発生した結果は，単なる打撲であり，到底，原告が主張するような傷害や後遺症は発生するものではない。
　（一）　一番症状が重い筈の事故直後の診断書には，打撲という程度の記載しかなく，恥骨骨折などという表現はない。一番早く恥骨骨折という診断が出たのは，事故後2か月以上も経過したU年8月24日である。
　（二）及び（三）
　原告には，本件事故以前から，不正性器出血（U−1年6月8日）や排尿障害（U−1年11月2日），下腹部痛（U−5年4月24日）等があった。したがって，仮に原告が主張するような症状があったとしても，本件事故と相当因果関係はない。

(四) 外傷後ストレス障害の原因は，極度の恐怖や苦痛を伴う特異な体験であり，本件各行為のような単なる小競り合いによる打撲等がその原因となり得ないことは明らかである。

争点3　被告に賠償させるべき本件事故と相当因果関係にある原告の損害額は，いくらか（原告の請求額は，後記第三の三で，各項目ごとに掲げ，ここでは，主要なものにつき原告の請求根拠を掲げることにする）。

1　休業損害（請求額232万円）

原告は，U年6月15日から恥骨骨折の治療が終了したU+1年4月23日までの約10か月の間，業としていた家庭教師を行うことができなかった。そこで，1か月の家庭教師の給与23万2000円の10か月分の休業損害232万円を請求する。

2　後遺症逸失利益（請求額3821万1759円）

症状固定時をU+1年10月ころとし，U+1年版賃金センサス女子労働者学歴計平均給与額である年収335万1500円に，労働能力喪失率を67パーセントとし，就労可能年数39年に対応するライプニッツ係数17.0170を乗じて得られた金員3821万1759円を逸失利益として請求する。

第三　主要な争点に対する判断

一　争点1について

1　認定事実

前記第二の二の争いがない事実に加えて，《証拠略》によれば，本件事故の態様につき，以下の事実が認められる。

原告（昭和《年月日略》生で，当時27歳）は，U年6月15日午後11時前ころ，バイオリンの稽古の帰り，友人宅に泊まりに品川駅に向かうため，JR新宿駅から山手線内回り6両編成の電車（以下「本件電車」という）に妹と一緒に乗車し，前から6［著者注：2の誤り］両目の車内の進行方向に向かって右側の3人掛の座席の右端に座っていた。そして，原告は，恵比寿駅で降車し先に帰宅した妹を，座ったまま車内から見送った。他方，被告は，同日午後8時ころから午後10時半ころまでの間，居酒屋で日本酒を3合ないし5合飲み，かなり酔いが回った状態で，JR目黒駅で東急目蒲線に乗り換えて，武蔵小山駅まで乗車して帰宅すべく，JR新宿駅から本件電車真ん中当たりの車両に乗車した。そして，被告は，JR渋谷駅を過ぎたころから，東急目蒲線に乗り換える便宜のため，本件電車の先頭方向に向かって，車内を歩いて移動していた。

そうしたところ，被告は，同日午後11時4分ころ，本件電車が恵比寿駅を発車し，本件電車の2両目で，前記のように妹を見送った後，前記座席に座っていた原告の前

を通り過ぎようとした際，原告の足が若干通路に出ているとして腹を立て，原告の右足首付近を1回蹴って，一旦原告の前を通り過ぎ，原告が座っている座席（右端）と反対側（左側）のドア付近へ行き，原告の方をちらちら見て，車両中央のポールの所へ移動した後，再び原告の前に来て，前回より足を引っ込めていた原告の左足靴の部分を1回右足で蹴って，原告の右側に立った。そこで，この様子を見ていた向かいの座席のサラリーマン風の男性が，「おっさんやめろよ」と被告に注意した。これに対し，被告は，「いいじゃねえか。この野郎」と右男性に怒鳴り返して，原告に近づき，座ったままの原告の両大腿部や下腹部を，右足で連続して力強く，3，4回足蹴りした。

そのうち，本件電車が目黒駅に到着し，前記サラリーマン風の男性が被告を目黒駅のホームに押し出し，原告も被告を逃すまいと本件電車を下りた。原告は，前記男性が再び本件電車に乗り込んだ後，ホーム上で，「誰か駅員を呼んで下さい」と助けを求めたが，無視されたため，被告に対し，「駅事務所まで行って下さい」と告げたところ，被告は，「どこまでも行ってやるよ」と怒鳴りつけた後，ホームの階段を昇り，改札口の方へと歩き始めた。そこで，原告は，被告の後ろに密着して付いて行ったところ，被告は，足早に改札口を通り抜けて出たので，原告も，東急目蒲線目黒駅改札口付近までの約20メートルの間，被告を追って付いて行き，「駅員の所へ行くはずじゃなかったの」などとなじるなどしたため，通行人の人だかりができ，東急目蒲線目黒駅の駅員が駆け付けて来て，被告を同駅の事務所まで連れて行った。まもなく，警察官が急行したので，原告は，本件電車内で被告に足蹴りされた状況を話し，被告を現行犯逮捕してもらった。このとき，被告は，「俺は何もしていない。お前頭がおかしいんじゃねえか」などと，酔いが回った状態で，反抗的な態度をとり続けていた。被告は，まもなく，大崎警察署に連行され，また，原告も同警察署に赴き，両者とも取調べを受けた。以上のとおり認められ（る）。《証拠判断略》

2　判断

前記1の認定事実によれば，被告は，本件電車内で，原告の足首ないし靴付近を左右1回ずつ足蹴りしたほか，座ったままの原告の両大腿部や下腹部を，右足で連続して力強く，3，4回足蹴りする暴行を加えた事実（以下後者の連続した数回にわたる足蹴りによる暴行を改めて「本件暴行」という）が認められる。

被告は，前記争点1「被告の反論」のとおり，本件暴行の事実を否認し，《証拠略》中には，これに沿いあるいは沿うかのような供述部分が存在する。しかしながら，原告の供述中，本件暴行の事実に関する部分は，被害直後（駅事務所及び大崎警察署）から明確かつ具体的に一貫している（なお，原告は，併せて被害直後に，大崎警察署において，警察官を被告の役として，犯行状況の再現も行っている）ところ，右供述内容は，本件事故当時，原告がはいていた白いズボンに付いた，被告の靴の汚れ

の跡の付着状況という，動かしがたい客観的証拠（以下「本件靴跡」という）と概ね一致していることにかんがみると，原告の右供述部分の信用性は高いと評価することができる。これに対し，被告は，本件靴跡につき，JR目黒駅を降りてから，追ってきた原告に右腕を摑まれたので，女性に対し乱暴したと思われないよう，利き手の左手ではなく，足を使って原告を振りほどこうとした際に，ズボンに当たって付着したものであるなどと弁解するけれども，被告が述べる体勢で，原告のズボンに本件靴跡が付くのは不自然であること，また，被告は，逮捕当初は本件暴行の事実を否認していたものの，その後の検察官による時期を置いた2度にわたる取調べの際（平成U+1年6月17日と同年12月14日）には，本件暴行の事実を概ね認めていたことに照らすと，被告の供述中，本件暴行を否認する部分は，容易に採用しがたいというべきである。

二　争点2について
1　認定事実
　原告に発生した本件事故と相当因果関係ある権利侵害の内容，程度を検討するためには，前記一1で認定した本件暴行の態様のほか，原告の症状の推移，診療経過，原告の既往歴等の客観的事実が重要であるので，以下認定する。
　《証拠略》のほか，各本文中や段落末尾に掲げる証拠によれば，以下の事実が認められる。
　（一）　外科
　(1)　関東逓信病院
　原告は，前記一1の本件事故直後の取調べ時に，下腹部がひりひり痛む旨訴えたため，取調べ終了後，大崎警察署の車で関東逓信病院に運ばれ，U年6月16日午前4時35分，同病院外科で急患として受け付けられた。
　初診時，原告は，主訴として，陰部痛，下腹部痛を訴えるとともに，陰部を蹴られ，疼痛が出現し持続するため来院したと説明し，具体的症状としては，少し嘔気があり，腹痛が鈍く残っているものの，腹膜刺激症状はなかった。担当医は，内出血その他の炎症を考え，末梢血液像及び生化学検査，検尿，腹部X線撮影，尿路単純X線撮影の各検査を実施したが，いずれも正常であった。右診療の結果を踏まえ，担当医は，現在は，打撲の所見しか得られないとして，「下腹部打撲」との診断を下し，外科的には明らかな問題はないものと判断して，経過観察とし，自宅安静を指示したのみで，なお，出血，穿通の可能性も否定し得ないので，産婦人科の受診，エコー等による精査を勧めた。
　原告は，同月19日，正中下腹部に鈍痛を訴えて同科を受診し，同月26日には，21

日夜から37度の微熱があり，正中下腹部に鈍痛が常時あると訴えて再び受診し，併せて，食事をすると季肋部痛が生じ，立位でいるのがつらい，坐位で楽になる旨訴えていた。

(2) 青木病院

原告は，6月24日には，青木病院外科を受診し，同月15日に膀胱部を靴で蹴られたと説明したうえで，ことに排尿後に膀胱部に痛みがあり，現在微熱もある旨訴えた。担当医が付けた傷病名は，「急・膀」，すなわち急性膀胱炎であった。

(3) 横浜総合病院

原告は，7月7日には，下腹部痛を訴えて，横浜総合病院外科にも受診した。そして，6月15日に酔っ払いに蹴られたと説明したうえで，36.7度ないし37.2度が続き，今週月曜日にようやく下降した，始めは，下半身が重い，下腹部痛，尿意が増し，だるい，立っていると冷や汗，排尿後痛といった症状があり，最近軽快しているが，だるい，熱っぽい，下腹部，膨満感，排尿時痛があり，食欲がなく，便通も悪い旨訴えた。診察時，右下腹部に圧痛があった。腹部単純X線，超音波検査とも正常であった。同科では，原告に対し抗生剤，鎮痛剤を処方した。

原告は，7月12日にも受診し，その際，初めて骨盤CT検査を受けたが，明らかな血腫等は認められず，結果は正常であった。原告は，右受診時，腹痛が続く旨訴えるとともに，右下腹部と恥骨結合部に圧痛がみられ，まだ微熱と痛みがあると訴えた。

さらに，原告は，同月25日には，1週間前から不正出血が続いている，下半身がボーとする感じがある旨訴えて，同科を受診した。なお，同日，担当医が記載したカルテには，右原告の主訴の記述について「泌尿器科　慢性膀胱炎」との記載がある。

(二) 整形外科

(1) 関東逓信病院

原告は，6月19日には，前記外科と並行して，関東逓信病院の整形外科にも受診した（なお，問診票には，座るとキーンとする，左右の付け根の当たり曲がらない，膝も痛むと記入していた）初診時，原告は，歩行可能だが，左股関節痛，左下肢痛がある，股関節可動域正常だが，動かすと痛みがあった。原告は，両股関節及び左大腿部のX線撮影検査を受けたが，骨折はないと診断され，湿布薬を処方されたのみで，3週間の安静，加療を要すると診断された。

その後，原告は，8月2日と同月10日に同科を受診した。右10日には，座っていて腰を伸ばすと，右臀部痛があり，恥骨部が常時ズンズン，ヒリヒリしている，伸展は問題なく，完全に可能であり，つま先立ち歩行及び踵歩行可能で，恥丘に圧痛があるが腫脹はなかった。その際，担当医は，初診時のX線撮影で骨折を認めなかったことを確認している。

さらに、原告は、同月24日にも同科を受診したが、その際には、6月15日に恥骨部を蹴られて、恥骨部に疼痛があり、股を閉じるときや、腰椎前弯を増強姿勢にするときに疼痛が増強する、同月21日より、寝ているときに疼痛強くなる旨訴えた。そして、原告は、担当医（松本征徳医師）が恥骨結合部右側に触れると非常に痛がったが、股関節可動域正常で痛みもなかった。原告は、同日、再びX線撮影を受けたところ、松本医師は、右写真の右恥骨部に骨膜反応があるとみて、「右恥骨骨折があるか？」と考え、同日、右恥骨骨折との診断名で、骨癒合がみられているが、局所の圧痛があるため、安静を要するとの診断書を原告に対し交付した。

その後、原告は、9月11日には、左恥骨部痛を訴えて、再度同科を受診し、前屈みになると、だいぶ痛い、左下肢を上に組むと痛いと述べた。左恥骨部の圧痛が強く、腫脹もあった。しかし、担当医は、左恥骨には骨折はない、よくわからないと告げた。なお、担当医は、前記初診時以外は、経過観察とし、格別原告に対し治療を行っていない。

(2) 帝京大学附属病院整形外科

原告は、9月22日には、帝京大学附属病院整形外科を受診し、6月15日に酔っ払いに蹴られたことと、恥骨骨折に関する関東逓信病院整形外科での前記(1)の診断結果を告げた。その際、原告には、左恥骨、左大腿内転筋、左大転子部に圧痛がみられた。そして、担当医は、X線撮影により、右恥骨骨折のあとがあると判断し、原告に対し1度股関節専門診でみてもらうよう指示した。

そこで、原告は、9月26日に同科の股関節専門診（担当医は出沢明医師）を受診したところ、恥骨の結合部に圧痛がみられたが、股関節の可動域は正常であった。そして、出沢医師は、前記原告のX線写真をみて、「左恥骨骨折疑」との診断を下し、原告に対しその旨及び向後1か月の加療を要する見込みであるとの診断書（甲三の一）を交付し、薬物、固定安静療法をとった。

その後、原告は、11月7日にも、股関節専門医を受診したが、依然、左恥骨部に圧痛を訴え、他方、右恥骨は骨癒合したものとされた。また、原告は、同月28日にも、歩行時の疼痛を訴えて受診した。

さらに、原告は、U+1年1月30日にも、股関節専門医を受診した。その際には、恥骨に圧痛があったが、MRI検査の結果は正常であった。

その後、原告は、同年4月23日に同科を受診し、依然、恥骨の圧痛を訴えたが、出沢医師から、妊娠、出産のときには問題ないと言われた。また、出沢医師は、同日付けで、傷病名を「骨盤（恥骨）骨折」とし、「症状軽快し、本日をもって完治とする。ただし、向後1年間は妊娠、出産は控えることが望ましい。」と記載した診断書（甲三の三）を原告に交付した。

(3) 医療法人社団広安会劉内科整形外科（以下「劉整形外科」という）

原告は，U年12月13日，劉整形外科も受診し，以後U＋1年6月22日までの間，多数回にわたり通院した。同病院の担当医が付けた原告の傷病名は，右初診時で「根性坐骨神経痛」，「左大腿筋膜炎」，U＋1年4月18日の時点で「筋性腰痛症」，「左大腿筋膜炎」であった。

(三) 泌尿器科

(1) 関東逓信病院

原告は，U年6月27日，酔っ払いに下腹部を蹴られたと言って，関東逓信病院の泌尿器科を受診し，下腹部痛を訴えた。右診察時，下腹部に軽度の膨隆と圧痛，自発痛（中程度）がみられた。このため，担当医（堀夏樹医師）は，初診時の傷病名として「外傷性膀胱周囲血腫の疑」と診断した。なお，原告は，右初診時の問診票に，下腹部の痛みのほか，排尿後に尿が残っている感じがあること（軽度の排尿障害）も申し出るとともに，今までにかかった病気（病名）として，肺炎のほか，「膀胱炎」を記入していた。しかし，右初診時には，尿沈渣は，清澄で，膀胱炎の所見はなかった（このため，堀医師は，原告の右異常が膀胱炎に起因するものとは考えられなかったと述べている。）

原告は，7月10日同科でエコー検査を受けたところ，超音波上固定できる血腫等は認められず，膀胱は正常であった。なお，堀医師は，「外傷性膀胱周囲血腫の疑」につき，症状軽快のため，疑い病名は否定できないとしている。

その後，原告は，同科に，7月20日，8月16日，同月29日，9月19日，10月9日，同月18日，同月22日，11月15日に，それぞれ受診し，尿検査を受けるなどした。その間，堀医師は，8月29日には，「神経因性膀胱機能障害の疑」との傷病名も加えた。また，右期間を通じての担当医の診断は，下腹部に皮下血腫等は認めないが，同部自発痛（中程度）及び軽度の排尿障害を認め，治療としては，尿中細菌の存在に対し抗生剤を投与するとともに，尿流量測定にて，20ミリリットルの排尿において，最大尿流量14.8ミリリットル毎秒，平均7.7ミリリットル毎秒と，遷延性排尿障害を認めたため，原告に対し排尿改善薬（ウブレチド）を42日間投与した。なお，原告は，堀医師から，神経因性膀胱機能障害に関し，その程度をより一層明確にするために，さらなる膀胱機能検査として，経尿道検査の受検を勧められたが，これを拒否した。

(2) 帝京大学附属病院

原告は，U＋1年4月16日，前記関東逓信病院の堀医師の紹介を経て，本件事故で外陰部を蹴られたことや，堀医師による前記診断結果等を告げて，帝京大学附属病院泌尿器科を受診し，本件事故後，排尿時間が長くなり，きれがよくない，排尿後ま

た出る，不快感があり，漏れもあり，尿勢が低下した，早朝の排尿のみ時間がかかり，勢いよくないと訴えた。担当医（矢崎恒忠医師）は，堀医師と同じ傷病名の「神経因性膀胱」と「外傷による排尿障害」の診断をなした。矢崎医師は，同時に，原告に対し，神経内科的に問題があるかどうか検査してもらうため，同病院の神経内科を受診するよう勧めた。

原告は，4月23日，右神経内科を受診したが，神経内科的な異常はなく，蹴られたのが膀胱近辺であることにより，原告の症状は，やはり局所的なものではないかとされた。

その後，原告は，6月10日にも泌尿器科を受診し，5月初め排尿力が低下し，漏れがなくなっていたのが，漏れがあるようになった，また，6月初めには生理直後より数日排尿障害があり，排尿力が低下した旨述べた。さらに，原告は，同月18日にも同科を受診し，排尿力の低下を訴えたため，担当医は，排尿の薬を処方した。これに対し，原告は，右排尿の薬を4月23日に服用して，最初は不安だったが，その後によくなってきたと述べ，右処方をしばらく続けることになった。

その後，原告は，9月17日にも同科を受診し，疲れると排尿力が低下し，昼間は膀胱部の不快感があると訴えた。矢崎医師は，精神科に診てもらうよう助言した。

矢崎医師は，10月1日，原告の依頼を受けて，「神経因性膀胱」，「ショックによる排尿障害」との傷病名で診断書（症状の経過として，排尿時間の延長，尿失禁，常時排尿感，尿勢低下等，排尿に関し運動及び感覚障害が続いている旨記載された）及び後遺障害診断書をしたためた。なお，矢崎医師は，右後遺障害診断書において，精神的ショックが残っているようで，今後の見通しは不明であると記入していた。その後，U+2年6月17日になって，矢崎医師は，原告の夫から，法的処置をとるので，以前書いた前記各診断書の不備なところを書き直して欲しいと要請され，前記各診断書の傷病名のうち，「ショックによる排尿障害」を「外傷による排尿障害」に，また，後遺障害診断書の「精神的ショックが残っている」の部分を「外傷による障害，また，外傷を受けたときの精神的障害」とそれぞれ書き改めた診断書を交付した。

(3) 聖路加国際病院

原告は，U+1年1月17日，本件事故後他院で「神経因性膀胱」と言われ，治療を受けていた旨告げて，聖路加国際病院泌尿器科を受診した（同病院が付けた右同日の傷病名も「神経因性膀胱」となった）。

その後，原告は，同年9月30日に来院し，生理前や体調が悪いとき，朝起きたときに，下腹部の圧迫感や排尿困難があるなど訴えた。

原告は，その後10月9日に来院した後は，しばらく来院していなかったところ，U+2年8月22日になって，余り体調がよくない，調子の悪いときに排尿困難，残

尿感がある旨訴えて，再び来院した。

　原告は，同月26日の来院時には，本件事故後，他院，他科を受診したが，主治医とゆっくり話せないこともあり，医者不信となり，転々と主治医を変えた旨話した。原告は，10月13日の診察時には，以前は，チューブ挿入後の排尿は，尿道痛が強く，排尿ができなかったけれども，今日は抵抗なくできたと，嬉しそうに話していた。

　その後，原告は，10月20日，27日，11月7日，12月19日，U＋3年1月30日，4月15日，5月20日，7月22日，10月5日に来院した。その間の原告の症状は，生理前には排尿困難や残尿感がみられるが，概ね以前と比べて症状は良くなっていた。

　現在，原告は，3か月に1回程度の割合で来院しているが，経過観察が目的で，格別な治療は受けていない。

　(四)　産婦人科
(1)　関東逓信病院

　原告は，6月16日，症状として，足で下腹部を殴られ，鈍い痛み，ひりひりする，下腹痛があると記入し，一番最近の月経につき，5月4日から5,6日間，月経周期につき，やや不順35日から45日位などと問診票に記入し，関東逓信病院の産婦人科も受診した。初診時の所見はなく，超音波検査の結果も正常で，子宮や卵巣の損傷は認められなかった。そのため，同科では，格別治療をしなかった。

　原告は，6月26日にも，同科を受診したが，その際，最終月経は，6月16日から8日間あり，下腹部については，運動時痛があり，泌尿器科へ行くことになった。また，原告は，7月20日には，7月18日から不正性器出血がある旨訴えた。

(2)　帝京大学附属病院

　原告は，9月22日，月経以外の出血がある，おりものが多い，下腹部が痛い，腰が痛い，下腹部を蹴られたため，外陰部にしこりがあると思う，最終月経は8月16日から21日間で，いつもと違うなどと問診票に記入して，帝京大学附属病院の産婦人科を受診した。原告は，初診時，7月7日，8日と同月18日間［ママ］から29日までの間，不正性器出血が少量あり，前記8月16日から21日間の月経の後，9月15日から現在まで不正性器出血がある，1週間前に外陰部にしこりがある旨訴えた。初診時の所見としては，バルトリン線に一致して疼痛あり，しこりは，はっきりしないとされた。

　原告は，10月13日には，不正性器出血が本件事故によるものと立証して欲しいと言って来院した。これに対し，担当医（久野宗一郎医師）が，不正性器出血は，卵巣機能不全のためであると考えている。精神的原因が関与していることについては，完全には否定できないが，本件事故との因果関係は立証できない，もし，不正性器出血が子宮損傷によるものなら，本日処方した薬を内服しても不正性器出血は止まらない，

内服後出血が止まらなければ、子宮鏡、腹腔鏡等を施行してもよいが、現在のところ、前回の内診所見等から子宮損傷は考えにくいという意見を述べたところ、原告は、了解した。なお、久野医師は、同日、「卵巣機能不全」、「不正性器出血」との傷病名で診断書をしたためるとともに、日本赤十字医療センター（以下「日赤」という）宛に紹介状を書いた。

(3) 日赤

原告は、8月16日からの月経以来、婦人体温測定により、無排卵の状態にて月経がなかったため、10月18日、日赤の産婦人科を受診し、無月経に対しプロゲデポーの処方を受け、11月4日より月経が発来した。また、同月15日にも同科を受診し、プロゲデポーにて月経が発来したことを確認し、第1度無月経と診断された。

(4) 財団法人神奈川県警友会けいゆう病院（以下「けいゆう病院」という）

原告は、U年12月6日本件事故後無月経になったと告げて、けいゆう病院産婦人科を受診し、傷病名「無排卵症」との診断を受け、以後U＋1年10月17日までの間、概ね1か月に1回の間隔で通院し、排卵誘発剤、ビタミンE剤の投与を受け続け、排卵を促し月経を発来させていた。

担当医（雨宮清医師）は、U＋1年11月14日、傷病名を「無排卵症」とする後遺障害診断書を交付した。そして、雨宮医師は、原告の症状を「続発性無月経、無排卵症」と診断し、本件事故により外傷を受けたというストレス状態が、間脳—脳下垂体—卵巣系の相互作用を停止させ、結果的に無月経状態（続発性無月経）となったものと説明したうえで、その予後について、本件事故によるストレス、精神的不安状態から脱却できれば、自然回復するものと理解できる、続発性無月経状態が長期間持続したとき、自然回復力も弱まるので、排卵誘発剤等の薬剤によって早く治療することが望ましいと述べている。

原告は、U年11月4日に排卵誘発剤により、月経再開の後、約1年半の治療後、自然月経となった。ちなみに、U＋4年1月ないし3月の間の月経周期は、29日、35日、38日と正常である。

(五) 精神科

本件訴訟は、U＋4年2月16日の第7回弁論準備手続期日において、弁論準備手続を終結し、同年4月21日の口頭弁論期日において、原告、被告各本人尋問を予定していた。ところが、原告は、同月7日には、陳述書を作成するなどして、右尋問の準備をしていたところ、尋問期日の数日前になって、突然、本件事故の光景が目の前に甦ってパニック状態に陥り、右尋問期日に出頭できなくなった。翌日、原告の夫が原告代理人に付き添われて当裁判所を訪れ、右のような原告の状態を説明し、尋問の延期方を強く要請したため、当裁判所は、被告代理人の意見も聴いた上で、口頭弁論

期日を取消し，尋問を延期した。

（当裁判所に顕著な事実）

　原告は，U+4年5月10日，U年6月15日山手線の電車内で下腹部を蹴られ，恥骨骨折などの外傷を負った（以下「①の症状」という）後，精神症状を来すようになった旨訴えて，東京医科歯科大学難治疾患研究所社会医学研究部門犯罪被害者相談室を受診した。原告は，担当医（中島聡美医師）に対し，本件事故の体験は，頭が真っ白になるような恐ろしいものであった（以下「②の症状」という），被害後半年から1年の間は，本件事故についての反復した悪夢があった（以下「③の症状」という）が，現在はおさまりつつあるものの，本件事故の侵入的で苦痛な想起は，思い出さないようにしているにもかかわらず，現在でも続いている，U+3年11月に山手線に乗車した際と本件訴訟の本人尋問準備のために資料を見たときに，本件事故があたかもその場で起こっているような感覚が出現し，強い恐怖感や動悸を感じた（以下「④の症状」という），被告によく似た中年の男性（サラリーマン）が向かってくるような場合には，動悸や不安が瞬時に湧き上がり避ける（以下「⑤の症状」という），本件事故については，常日頃思い出さないようにし，家族とも被害体験そのものについては，話すことを避ける（電車（特に山手線），被告に似た中年男性と向き合うような状況を避ける）（併せて以下「⑥の症状」という），興味関心が減退し，外出困難で，仕事など重要な活動はできない状態にある（以下「⑦の症状」という），他人から理解されないという孤立感，疎外感，及び周囲の人の生活と自分が切り離された疎外感がある（以下「⑧の症状」という），何をしても喜びや楽しみを感じないという感情の縮小がみられる（以下「⑨の症状」という），将来自分は長生きをせず，1年くらいしか生きられないのではないかという未来の短縮感がある（以下「⑩の症状」という），中途覚醒による睡眠の維持の困難や悪夢がみられる（以下「⑪の症状」という），イライラして家族に怒りをぶつけることがあり，そのためU+1年6月には本人が大怪我をした（以下「⑫の症状」という），本を読んでも頭に入らないなどの集中困難がある（以下「⑬の症状」という），周囲への警戒心が強く，物音などに敏感に反応する（以下「⑭の症状」といい，①ないし⑭の症状を併せて「本件各精神症状」という），本件各精神症状は，被害体験後から見られ，1か月以上持続している（以下「⑮の状態」という），本件各精神症状のため，車以外では，1人での外出は困難であり，特に電車の利用に著しい困難がある，被害想起を回避するために，日常絶えず周囲を気にしなくてはならない，何をしても喜びや楽しみの感覚がなく，他人への不信感や孤立感にさいなまれる（以下「⑯の状態」という），⑯の状態は3か月以上続いている（以下「⑰の状態」という）旨話し，夫ともども，本件各精神症状は，本件事故以前にはなかった旨説明した。

中島医師は，本件各精神症状につき，米国精神医学会が作成した診断基準であるDSM-IV（以下「基準」という。）に当てはめると，①及び②の症状が基準のA（1），(2) を，③ないし⑤の症状が基準B (1), (3), (4), (5) を，⑥ないし⑩の症状が基準のC (1) ないし (5) を，⑪ないし⑭の症状が基準のD (1) ないし (5) を，⑮の状態が基準のEを，⑯及び⑰の状態が基準のFを，それぞれ満たしていると判断し，原告には，本件事故を原因として，PTSD（外傷後ストレス障害）が発症したものと診断した。

また，原告は，その後，週に1回程度ずつ，中島医師のもとを訪れ，面接療法を受け続けた（ただし，U+4年6月は，本件事故を思い出すのを避けるため，国外で過ごし，受診していない）。その間，原告は，夫とともに［ママ］，本件各精神症状のほか，慢性的なイライラ感がみられ，本件事故が発生した6月には，激しい怒りや衝動性の高まりから物を投げたり，夫への攻撃がみられ，これらは，本人の意思では制御しにくい（「感情調整の障害」），被害を受けたことによって，自分自身への信頼感や自分の能力への不信感が生じ，自分の意志でものごとを決定することができない，自分の力で何かできると感じることが困難である（「無力感」），被告及びその関係者から自分の電話が聴かれているのではないか，自分の行動が見張られているのではないかという不安がある（「強迫感」），他者への信頼が破壊され，他人特に知らない人と関わることへの恐怖感があり，人を避けようとする（「他者との関係の障害」），睡眠障害や周囲への敏感反応から，不安にさいなまれ，精神的疲労が著しく，意欲の低下があり，特に午前中に活動することが困難である（「意欲の低下」），本件事故後から受診以前まで，「生きていたくない」という気持ちがあった（ただし，現在はほとんど改善されている）（「自殺念慮」）などと述べた。中島医師は，本件各精神症状及びその他の症状を訴える原告との面接結果を踏まえて，原告は，現在でも，新幹線等には乗車できても，都心部で電車に一人で乗れなかったり，混雑する電車に乗れなかったりする，中年男性を見ると，本件事故を思い出し，動悸，冷や汗，頭が真っ白になる感じを体験するので，都心部や人込みを避け，外出が困難である，一人でいることや一人で外出することへの不安，恐怖が生じ，夫が同伴しないと外出が困難である，意欲低下や集中力低下のため，家事労働が十分に行えない，本を集中して読むことができない，以前はこのようなことはなかったため，焦りや，自分が怠けているという自責感がみられる，本件事故後，医療機関で正しい判断がなされず，原告の話をきちんと受け止めてもらえなかったことや，原告の障害，苦痛が周囲になかなか理解されなかったことで，他者に対する不信感が生じ，原告の方でも，自己評価の低下が起こったため，人と交流することの不安やためらいが生じ，社交への参加が減退した，慢性的なイライラや，行き場のない怒り等が夫や家族等周囲に向かいやすくなり，家族との

関係が不安定になった，以上のような状態にあるものと分析した。他方，中島医師は，原告の場合，治療意欲もあり，自分の症状について理性的に話ができるなど，被害体験を想起させないような面接場面では，安定した状態を示しているのに対し，被害体験に関わることでは，不安，恐怖，冷や汗など生理反応を示す状態にあることを指摘している。そのうえで，中島医師は，平成U＋4年10月の段階で，PTSDの程度としては，記憶の侵入的な想起は，それほど顕著ではないが，睡眠障害等，覚醒の亢進症状が4年経った現在も継続していることや，刺激を避ける回避症状が顕著であることから，社会機能に与える影響は大きいと考えられる，今後は，投薬も含めた生理反応の制御も考慮し，生活レベルの改善を行うような治療を行うことが必要であり，長期にわたるものと考えられるとの所見を示している。

（六）既往歴（日赤）

原告は，U－6年11月2日，日赤の産婦人科を受診し，頻尿を訴え，近医にて尿検査を受けて，膀胱炎ではないと言われたと説明した。なお，同日の診療録には，同日の所見として，担当医による「膀胱炎？」というメモ書きが残っている。

また，原告は，U－4年4月24日，同科を受診し，左下腹部痛と月経時卵巣痛を訴えていた。

さらに，原告は，U－1年6月8日にも同科を受診し，不正出血を訴えた。これについては，「中間期出血か」と診断された。

2 判断

（一）恥骨骨折（外科）について

原告は，本件暴行により，恥骨骨折を負った旨主張し，これを肯定する意見書として，「右恥骨骨折」につき，前掲《証拠略》（松元医師作成の診断書），下出真法医師作成の診断書（U＋3年11月27日付け），榊原壤医師作成の意見書，「左恥骨骨折」につき，前記甲三の一（出沢医師作成の診断書。ただし，「疑」病名である），「恥骨骨折」につき前掲甲三の三（出沢医師作成の診断書）が存在する。

しかしながら，まず，前記1の認定事実によれば，「右恥骨骨折」については，松元医師が，U年8月24日に，原告の恥骨結合部右側の圧痛の訴えを受けて，X線撮影検査を行った結果，右恥骨部に骨膜反応があるとみて，「右恥骨骨折があるか？」と考えて，前掲診断書を作成したものであるところ，弁論の全趣旨（送付嘱託）によれば，8月24日実施の右X線撮影にかかる写真で認められる右恥骨の上枝部分の骨膜反応様の肥厚像［ママ］は，本件暴行直後の関東通信病院において6月16日及び同月19日に実施された各X線撮影にかかる写真，横浜総合病院において同年7月7日に実施されたX線撮影にかかる写真，関東通信病院において同年10月9日に実施されたX線撮影にかかる写真，さらにはU＋4年2月12日に帝京大学附属病院におい

て実施されたX線撮影にかかる写真でも，同様の象［著者注：高裁が像と訂正］が認められ，このような骨膜反応様の肥厚部のような骨隆起等の骨変化は，外傷歴がなくても生じ得るものである（原田繁作成の意見書参照）うえ，右各写真を時系列順に並べてみても，通常骨折後に次第に出現してくる筈の仮骨形成や骨癒合変化等の骨形成反応は認めにくい。また，榊原医師が前記意見書で「右恥骨骨折」の根拠の一つとしている，帝京大学附属病院が実施した恥骨正面断層撮影の前面より15ミリのスライス上，右恥骨の上枝部分にみられるという「細い亀裂」も，同医師がいうように「明らかな」亀裂とまでは認められず，これをもってただちに骨折線と認めることはできないし，骨折後3か月余りも経過した9月26日の時点で，骨折による「亀裂」が現存していること自体も，不合理である。（前掲原田医師作成の意見書も同意見）。現に，U年7月12日（本件暴行からの経過日数からして，骨折があっても，未だ骨癒合前の段階で，骨折線が確認できる時点である）に横浜総合病院で実施された，骨折の有無を確認するのに有効な検査であるCT検査の結果は，正常で，恥骨骨折等の異常は認められていない（前記1の認定事実参照）。加えて，前記の1の認定事実によれば，原告は，本件暴行後一貫して，「左股関節痛」，「左下肢痛」（6月19日），「左臀部痛」（8月10日），「左恥骨部痛」（9月11日），「左股関節痛」，「左恥骨部圧痛」（9月22日）等，主として左側の痛みを訴えており，「右恥骨部」という，右側の痛みを明確に訴えたのは，前記8月24日のみであって，しかも，歩行（つま先立ち歩行，踵歩行とも）可能，股関節可動域も正常で，左右とも運動機能に支障はなく，「右恥骨骨折」であれば，本来あるべき原告の主訴や障害もみられなかった点にかんがみると，前記原告の主張に沿う各医師の「右恥骨骨折」との前記各診断は，いずれもただちには採用しがたいといわざるを得ない。

　次に，「左恥骨骨折」についてみると，たしかに，本件事故後の原告の主訴が，一貫して左側にあり，かつ頑固であったことは，前記1で認定し，前段で指摘したとおりであるけれども，前記出沢医師の診断も，正確には「左恥骨骨折疑」の趣旨であることは，前記1で認定したとおりであるところ，前段で掲げた本件暴行後のX線撮影にかかる各写真を時系列順に並べてみても，原告の左恥骨部に骨折線等の明確な骨折像や，骨折後の骨癒合変化の過程を見出すことは困難であるし，前掲CT検査の結果が正常であった点も併せて考えると，出沢医師の「左恥骨骨折」（疑）との診断も，容易に採用できない。

　したがって，本件暴行によって原告が恥骨骨折を負ったと認定することは，困難であるといわざるを得ない。ただし，原告にとって，本件暴行後数か月にわたり，本件暴行を受けた部位のうち，主として左側を中心に，股関節や恥骨部の痛みが頑固であったことは，前記1で認定したとおり事実であるので，この点は，下腹部，大腿部打

撲の傷の内容（本件事故と相当因果関係あるもの）として評価することとする。一方，原告につき「恥骨骨折」の診断をした前記出沢医師も，U＋1年4月23日の段階で，症状軽快し，本日をもって完治とするとしていることは，前記1で認定したとおりであるから，本件事故と相当因果関係ある外科的な後遺障害は，裏づけに乏しく認められないというべきである。

（二）　神経因性膀胱及び排尿障害（泌尿器科）について

原告は，本件暴行により「神経因性膀胱」及び「排尿障害」になった旨主張し，これを肯定する意見書として，両者につき矢崎医師作成の前掲診断書，後遺障害診断書（甲五の一），「神経因性膀胱」につき，堀医師作成の診断書が存在する。

しかしながら，まず，「神経因性膀胱」とは，正確には，脊髄，交感神経幹，陰部神経叢，下腹神経，骨盤神経等の神経障害による排尿障害のことであるところ，前記1の認定事実及び前記2（一）の検討結果によれば，本件暴行の結果原告が受けた外科的な傷害の内容は，打撲（下腹部，大腿部）であり，「骨折」までは認められなかったこと，X線撮影，超音波，CTの各検査結果は正常で，臓器や軟部組織等の内部組織等に異常はみられず，また，理学的所見にも異常はなかったことに照らして考えると，本件暴行によって，原告の諸神経が損傷を受け，神経障害が起きたものと認めることは困難である。

他方，本件全証拠によっても，本件事故以前には，原告に，排尿時間の延長や尿勢の低下等を特徴とする「排尿障害」の症状が出現していた形跡は全く認められないのに対し，前記1の認定事実によれば，原告は，本件事故後まもなくの時期から，残尿感に加えて，排尿時間の延長や尿勢の低下，尿漏れ等を主訴とする排尿障害の症状を訴え続けたことが認められる。そして，右のような本件暴行前後の原告の健康状態の対比に加えて，本件暴行による身体の侵襲部位が膀胱近辺の下腹部であったこと，そして，本件暴行が，前記1で認定したように，故なく突然局部を攻撃するという，原告の人格を無視した理不尽で野蛮なものであり，かつ，本件事故後暴行の事実を否認し，何らの慰藉の措置もないという，その後の被告の対応も誠意のないものであったため，原告にとって，局部の肉体的苦痛とともに，容易には癒しがたい精神的屈辱感や苦痛をもたらすものであったことにかんがみると，原告には，本件暴行がもたらした精神的打撃（ショック）が引き金となって，遷延性排尿障害が発症したものと推認するのが合理的である（矢崎医師が原告の夫の要請で書き換える前に作成していたU＋1年10月1日付けの診断書の「ショックによる排尿障害」との診断（前記1の認定事実参照）は，同趣旨をいうものと理解することができる。なお，野中泰延医師作成の意見書も，同趣旨と解され，同医師が指摘する「心因性膀胱症候群」は，まさしく原告に発症した排尿障害を的確に捉えたものと評価できる）。そして，前記1で

認定した原告の通院状況によれば，原告の排尿障害は，矢崎医師が後遺障害診断書を作成したU＋1年10月1日には症状が固定し，さらに，遅くともU＋3年中には概ね軽快したものと認められる。したがって，排尿障害については，後記三の傷害慰謝料に込めて評価し，後遺障害の中では評価しないこととする。

　なお，前記1の認定事実によれば，原告は，本件事故前，頻尿を訴えて，日赤を受診し，近医には膀胱炎ではないといわれたものの，日赤の担当医は，膀胱炎を疑ったこと，原告自身，本件事故後に受診した関東逓信病院泌尿器科における問診票には，既往症として，「膀胱炎」を記入しており，本件事故後に受診した横浜総合病院外科の平成U年7月25日の診療録にも，「泌尿器科　慢性膀胱炎」との記載があること，原告が本件事故後の同年6月24日に受診した青木病院外科では，急性膀胱炎との傷病名が付けられていたことが認められ，右事実によれば，原告には，泌尿器科系で，過去に膀胱炎に罹ったり，これを疑われたりするような病歴があることが窺われる。しかしながら，本件暴行後原告に現れた「排尿障害」は，いわゆる遷延性排尿障害で，残尿感のほか，排尿時間の延長や尿勢の低下を特色とするものであって，典型的な膀胱炎でみられる「頻尿」や「疼痛」，「膿尿」等を中心とした症状とは，些か異質なものといえる。そして，初診時に膀胱炎の所見はなかったとする堀医師の所見（前記1の認定事実）をも併せて考えると，本件事故後に発症した原告の排尿障害は，膀胱炎等，原告の既往症によるものではないとみるのが合理的である。ただし，本件暴行によって原告に発症した排尿障害は，本件暴行による精神的ショックによるものであるが，原告のような暴行を下腹部に受けた者が皆，これに陥るものとは考えにくく，原告の心因的な要素とともに，泌尿器系統の素因も寄与しているものと推認するのが相当である。したがって，このような原告の素因は，慰謝料額を認定する際に考慮することとする。

　（三）卵巣機能不全，不正性器出血及び無排卵症（産婦人科）について

　原告は，本件暴行により，卵巣機能不全，不正性器出血及び無排卵症になった旨主張する。しかしながら，前記1の認定事実によれば，本件事故後の超音波検査の結果，子宮や卵巣の損傷は認められなかったものであるから，本件暴行によって，原告に「卵巣機能不全」が発症したものと認めることはできない（なお，原告は，もともと月経周期につき，やや不順で35日から45日位と自己申告しており（前記1の認定事実参照），ときには月経周期が最大45日に延長することもあったことになる）。また，本件事故後原告に現れた「不正性器出血」については，「卵巣機能不全」のためと考えられる旨久野医師が述べていること，なお，原告には，本件事故以前にも，「不正出血」がみられたことは，前記1で認定したとおりであり，本件暴行による相当因果関係のある症状と認定することはできない。

これに対し，本件全証拠によっても，本件事故前に原告に「無排卵症」があったことは窺われないところ，前記1の認定事実によれば，原告には，本件事故後，6月16日から8日間，8月16日から21日間の月経が来た後，不正性器出血はあるものの，排卵がない状態で正規の月経が来なくなったため，以後，排卵誘発剤を処方することにより，排卵を起こして月経を発来させていたことが認められる。そして，右のような本件事故後に原告に発症した「無排卵症」は，前記1で認定した本件事故後の原告の精神状態にかんがみると，雨宮医師の見解（前記1の認定事実参照）のように，本件事故による精神的不安状態（ストレス状態）が，間脳-脳下垂体-卵巣系の相互作用を害し，結果的に無排卵状態を起こしたものと推認するのが合理的である。

　したがって，本件事故と相当因果関係ある産婦人科系の傷害としては，「無排卵症」（続発性）のみ認定する（症状固定時は，遅くとも雨宮医師が後遺障害診断書を作成したU+1年11月14日）こととする。そして，右「無排卵症」はしばらく残存したが，前記1で認定しており，U年11月4日から約1年半後には，自然月経となり，U+4年初めには，月経周期も正常となっていることにかんがみると，現在も後遺症として残っているものと認めるのは相当ではない。そこで，「無排卵症」についても，慰謝料に含めて評価することとし，後遺症慰謝料の中では考慮しないこととする。

　（四）　PTSD（外傷後ストレス障害）（精神科）について

　原告は，本件暴行により，DSM-IVの診断基準（＝基準）に当てはまるPTSD（外傷後ストレス障害）になった旨主張し，中島医師は，前記1で認定したとおり，原告との面接による本件事故後の精神状況の聴取とその分析により，原告が本件事故によりPTSDになったとの診断をし，中野医師（内科医師）も，同様の診断をしている。ところで，基準Aは，「その人は，以下の二つが共に認められる外傷的な出来事に暴露されたことがある。(1) 実際にまたは危うく死ぬまたは重症［ママ］をおうような出来事を，一度または数度，または自分または他人の身体の保全に迫る危険を，その人が体験し，目撃し，または直面した。(2) その人の反応は，強い恐怖，無力感または戦慄に関するものである」というものであるところ，中島医師の診断は，原告や夫から聴取した話のみを前提としたため，原告が「恥骨骨折」という傷害を負ったことを前提とし，外傷的な出来事の程度につき実際よりも過大に認識している点，また，原告が本件事故直後には，被告を逃すまいとして追い掛け，駅事務員に加害者として被告を突き出し，その後も取り調べに応じるなど，冷静に対処できていた事実（前記1の認定事実参照）を考慮に入れることができなかった点で，右A(1)及び(2)の基準に関する当てはめの部分については，これをそのまま採用することはできない。したがって，原告に発症している精神症状をいわゆるPTSDそのものと評価

することはできない。

　しかしながら、原告に発症した症状がPTSDそのものに該当するかどうかはともかくとして、原告は、本件事故まで、真面目で健康な生活を送り、結婚を控えていた若い女性であり、本件全証拠によっても、本件事故以前に、前記1で認定したような精神症状がみられたことは、全く窺われないのに対し、本件事故を契機として、DSM-IVのB以下の診断基準に当てはまるような具体的な精神症状が発現することがあるのは事実である。そして、本件暴行が結婚を控えた若い女性である原告にとって、格別落ち度もないのに、安全であるべき電車の中で、突然局部に強い攻撃を受けた理不尽なものであり、しかも、被告がその後加害の事実を否認し、慰藉の措置も全く講じていないなど、本件暴行後の被告の対応も芳しくないものであったことから、原告が本件暴行によって、深刻な精神的衝撃を受け、これを長期間にわたってなかなか払拭しきれず、様々な精神症状に悩み続けたのも、無理もないところというべきである。そして、このような精神症状により、原告には、自己の意思では制御しきれないところで、日常生活や社会機能に少なからぬ障害が出ていることは、前記1で認定したとおりである。したがって、原告には、本件暴行によって、PTSD様のいわゆるストレス障害が発症し、後遺症として残存しているものと認めるのが相当である。ただし、本件暴行の態様（内容、程度）にかんがみると、原告と同じ体験をした者が、すべて原告と同様の症状に陥るものとはみられないから、右ストレス障害の発症には、原告の心因的な素因も寄与しているものと認められる。そして、右素因の寄与度は、3分の1程度と評価するのが相当であって、後記三の賠償額の算定の際、減額要素として考慮することとする。

　三　争点3について
　1　治療関係費（請求額20万0570円）認容額17万4340円
　前記一1の認定事実に加えて《証拠略》によれば、原告は、①U年6月16日からU+1年1月30日までの間、関東逓信病院の外科、整形外科、泌尿器科及び産婦人科で通院治療を受け、その治療費として合計4万4000円を支払い、②U年6月24日に青木病院で通院治療を受け、治療費として1440円を支払い、③U年9月22日から平成U+2年6月17日まで帝京大学附属病院整形外科、泌尿器科、神経内科及び産婦人科で通院治療を受け、治療費として、合計7万8400円（ただし、症状固定後のU+2年6月17日は、文書料として1万2600円を支払った）を支払い、④U年12月6日からU+2年6月23日までけいゆう病院産婦人科で通院治療を受け、治療費として合計3万5970円（ただし、症状固定後のU+2年3月31日と同年6月23日には文書料として、それぞれ1万5450円と5250円を支払った）を支払い、⑤

U+1年1月17日からU+2年8月26日まで聖路加国際病院泌尿器科で通院治療を受け，治療費として合計1万4530円（症状固定後の通院も3回あるが，これらは，「排尿障害」の性質上，医師の指示による継続治療と認める），以上合計17万4340円を支払ったことが認められる。右事実によれば，被告に賠償させるべき本件暴行と相当因果関係にある治療関係費は，17万4340円と認められる。

　これに対し，劉整形外科における通院状況や傷病名は，前記二1で認定したとおりであるところ，「根性坐骨神経痛」，「左大腿筋膜炎」及び「筋性腰痛症」は，原告が本件訴訟で主張する本件暴行による傷害に含まれず，本件暴行との相当因果関係も不明であるから，劉整形外科にかかる治療費は，被告に賠償させるべき損害と認めることはできないというべきである。

　2　通院交通費（請求11万0390円）認容額7万3590円

　前記1の認定事実に加えて，《証拠略》によれば，原告は，前記1①の関東逓信病院への通院交通費（タクシー，電車，駐車場代）として，合計2万7520円（うちタクシー，駐車場代が合計1万5040円）を支払い，前記1②の青木病院への通院交通費（タクシー，電車，バス代）として合計4090円（うちタクシー代が3540円）を支払い，前記1③の帝京大学附属病院への通院交通費（電車，バス代）として1万9320円を支払い，前記1④のけいゆう病院への通院交通費（電車，バス代）として合計1万7160円を支払い，前記1⑤の聖路加国際病院への交通費（電車，バス代）として，合計5500円を支払い，以上合計7万3590円を支払ったことが認められる。右事実によれば，被告に賠償させるべき本件暴行と相当因果関係にある通院交通費は，7万3590円と認められる。

　これに対し，劉整形外科への通院交通費は，前記1と同じ理由により，被告に賠償させるべき損害とは認められない。

　3　休業損害（請求額233万円）認容額104万4000円

　《証拠略》によれば，原告は，本件事故当時，家庭教師の仕事に従事し，平均して1か月23万2000円程度の収入を得ていたこと，しかし，本件事故後，U+1年4月末ころまで右仕事を休んだことが認められる。そして，前記二で認定，検討した本件暴行と相当因果関係ある原告の傷害の内容・程度・治療経過，通院状況，症状の推移等にかんがみると，被告が責めを負い，被告に賠償させるべき本件事故と相当因果関係ある休業損害は，本件事故後3か月分が全休として69万6000円，さらにはその後3か月分が全期間を通じて2分の1の34万8000円，合計104万4000円と認めるのが相当である。

　4　傷害慰謝料（請求額250万）認容額100万円

　前記二で認定，検討した本件暴行と相当因果関係ある原告の傷害内容・程度（下腹

部等打撲による頑固な痛みの継続，精神的打撃による排尿障害，無排卵症〔後二者については，その後しばらく残存した症状固定後の部分も含む〕ストレス障害の発症)，治療経過（特に排尿障害については，治療も羞恥と苦痛を伴うものである点も含む），通院状況等にかんがみると，前記二で指摘した原告の素因（排尿障害とストレス障害に関するもの）も斟酌したうえで，被告に賠償させるべき本件事故と相当因果関係ある傷害慰謝料は，100万円とするのが相当である。

 5　逸失利益（請求額3821万1759円）認容額79万2272円

 前記二で検討したとおり，原告には，傷害慰謝料では評価しきれない後遺症として，PTSD様のいわゆるストレス障害が残存しているものと認められるところ，前記二1の認定事実によれば，右ストレス障害は，他の症状（排尿障害や無排卵症）と同じく，遅くともU+1年中には症状固定に至ったものと認めることができる。そして，原告（右症状固定時には28歳）は，U+2年2月27日には結婚し，主婦となったが，ストレス障害のため，家事労働を行うにしても，少なからぬ支障を来していることが認められるところ，右後遺症の内容，程度にかんがみると被告が責めを負うべき本件暴行と相当因果関係ある労働能力喪失割合は，0.1（10パーセント）に素因減額割合として3分の2を乗じた程度のものと評価するのが相当である。

 ところで，原告は，U+4年5月10日から精神科専門医中島医師の面接療法を受け始めたことが功を奏し，同年10月14日に実施した本人尋問においても，被告も同席する当法廷で，本件事故の状況やその後の治療経過，現在の健康状態等につき，極めて冷静かつ堂々と供述することができるまで回復したことは，当裁判所に顕著であり，判決を契機として，被告が原告に対し心から謝罪し，賠償金も支払うことにより本件が解決すれば，原告自身の努力や家族，専門医等の支援と相俟って，完全に復活することは十分期待できる。したがって，被告が責めを負うべき労働能力喪失期間は，U+2年からU+5年までの4年間とするのが合理的である。

 そうすると，被告が賠償すべき原告の逸失利益は，U+1年版賃金センサス第1巻第1表産業計・企業規模計・学歴計・女子労働者の平均給与額である年収335万1500円に，労働能力喪失割合0.1の3分の2，喪失期間4年に対応するライプニッツ係数3.5459を用いて計算すると，次のとおり79万2272円となる。

 335万1500円×0.1×3分の2×3.5459＝79万2272円（円未満切捨て）

 6　後遺症慰謝料（請求額1100万円）認容額100万円

 これまで判示したように，本件暴行の態様やその後の被告の対応が悪かったこと，加えて，被告による慰藉の措置が何ら講じられないまま推移する中で，原告が受診した医療機関の各科においても，個別の診断は行ったものの，原告が本件暴行の被害者として，心に深く傷を負い，悩んでいることについて，真摯に耳を傾けて，全人格的

に評価して受けとめ，精神面での回復について，適切な指導や援助がなされなかったことも相俟って，原告に残ったストレス障害は，相当深刻なものであったものと認めることができる。他方，前記5で指摘したように，本人尋問を乗り越えた現在の原告には，本件が適切に解決することによる完全回復も期待できるところである。

そこで，原告の後遺症の内容，程度，前記のような本件の特性，今後の見通し等，本件に現れた一切の事情を斟酌し，前記二で指摘した原告の素因面も考慮すると，被告に賠償させるべき後遺症慰謝料は100万円とするのが相当である。

7　諸雑費（請求額4326円）認容額4326円

《証拠略》によれば，原告は，本件暴行により，本件事故時に所持していたバイオリンの弦が破損し，右弦の交換費用として4326円を支払ったことが認められる。

8　弁護士費用（請求額550万円）認容額41万円

前記1ないし7によれば，被告に賠償させるべき損害額は，合計408万8528円となる。そして，本件事案の内容，審理経過，認容損害額等にかんがみると，被告に賠償させるべき弁護士費用は，41万円とするのが相当である。

以上によれば，被告は，原告に対し，449万8528円及びこれに対する不法行為の日であるU年6月15日から支払い済みまで民法所定の年5分の割合による遅延損害金を支払う義務があることになる。

四　むすび

よって，原告の請求は，主文の限度で認容されるべきである。

東京地方裁判所民事第30部
　　裁判官　　徳岡由美子

鑑定書（山上皓）

損害賠償請求控訴事件　控訴人　伊藤美佐子　精神状態鑑定書

［縦書きを横書きにし，目次を略し，できるだけ漢数字を算用数字にした。］

一．緒　言

私は平成 U+5 年 12 月 26 日，東京高等裁判所第 21 民事部八幡紀彦裁判所書記官より，東京地［ママ］裁判所平成 U+5 年（ネ）損害賠償請求事件控訴人伊藤美佐子について，左記の事項について鑑定し，その経過ならびに結果を書面によって報告するよう求められ，これを了承した。

鑑定事項
1. 控訴人伊藤美佐子は PTSD であるか
2. 控訴人はいつ頃から PTSD の症状を来しているか
3. 控訴人は，PTSD により日常生活及び就労上具体的にどのような制約が認められるか
4. 控訴人の労働能力の喪失率は何 % 程度か
5. 控訴人の PTSD に素因が寄与しているか
6. 控訴人が PTSD から回復するのに必要な期間は今後どの程度と見込まれるか

よって鑑定人は東京医科歯科大学難治疾患研究所研究員・精神科医（医学博士）安藤久美子を鑑定助手とし，鑑定人らは同日より本鑑定に着手し，右事件の一件書類を精読するとともに，U+6 年 4 月 18 日，4 月 24 日，4 月 27 日，5 月 7 日，5 月 22 日，6 月 2 日の 6 回に亘って東京医科歯科大学難治疾患研究所に右控訴人の出頭を求めて面接，心理検査を実施した。また，この間に 2 回に亘って控訴人の夫伊藤隆にも出頭を求めて事情を聴取した上で，本鑑定を作成した。なお，心理検査の実施と解釈は，多摩少年院教育調査官藤岡淳子による。

二．暴行被害事件の概要

本訴訟は，控訴人伊藤美佐子が被控訴人加山郁夫から JR 山手線電車内で，両足や下腹部を数回足蹴りにする暴行を受け，損害を被ったとして，民法 709 条に基づき東京地方裁判所に損害賠償請求訴訟を起こし（東京地方裁判所 U+2 年（ワ）第 21586 号），その後東京地方裁判所が下した判決を不服として東京高等裁判所に控訴したものである。

先ず，暴行被害事件（東京簡易裁判所 U+1 年略 447 号）の概要を，当時の起訴状

及び告訴状記載の事実に基づいて記すと，次の通りである．
　　被害者　桜田美佐子（旧姓）
　　生年月日　U-27年4月19日
　　住　　所　――略――
　　職　　業　――略――

　　加害者　加山郁夫
　　生年月日　U-50年8月7日
　　住　　所　――略――
　　職　　業　――略――

　加山郁夫は，U年6月15日午後11時4分ころから同日午後11時7分頃までの間，東京都渋谷区恵比寿南1丁目5番5号東日本旅客鉄道株式会社恵比寿駅から同都品川区上大崎2丁目16番9号同会社目黒駅に向かい進行中の山手線電車内において，桜田美佐子（当27年）に対し，同人の両足や下腹部等を数回足蹴にする暴行を加えたものである．（東京区検の略式命令請求用の起訴状による）
　　罪名及び罰条　　暴行，刑法第208条

　なお，加害者加山郁夫は右の暴行事件により，東京簡易裁判所においてU年12月22日に罰金20万円の略式命令を受けている．

　三．家族歴
　主として控訴人伊藤美佐子の鑑定時の陳述に基づき，これに控訴人の夫伊藤隆の陳述および両名の作成による鑑定人宛補充文書（U+6年7月23日付FAX用紙4枚綴り）記載の事実等をも参考にして記すと，控訴人の家族歴の概要は以下のとおりである．（なお，控訴人の意向もあって，家族歴についての情報は少なく，得られた情報についても必ずしも正確を期すことができなかった．）

〈父系〉
　父方祖父母については早く亡くなっており，詳細は不明である．
　控訴人の父親は桜田良雄という．U-58年4月13日に2人同胞第2子として神奈川県で生育し，最終学歴は産業能率短期大学卒である．成人後，良雄は事業を興すため上京，会社設立のために部屋を借りた店舗ビルの持主が母親の実姉であったことから，控訴人の母親と知り合い結婚した．良雄は「仕事人間」で，色々な仕事をし，バブル経済の後で景気が悪化した時期に1度倒産をしたが，「開拓者精神のある人」で，

10年ほど前に今の新しい商社を設立して多角経営を行い，現在は30～50人位の社員を雇用しているという。

父良雄は「子供の頃によくお土産を買ってきてくれた」けれど，性格には気むずかしいところがあり，控訴人の中学時代にはしばらく家に寄り付かなくなり，別れ話も出て夫婦喧嘩が耐えず［ママ］灰皿のようなものが飛んだときもあり，控訴人が巻き添えにされて父に殴られたこともあった。今は夫婦仲は改善したとのことである。

良雄には姉が1人おり，美佐子はその叔母［ママ］に何回か会ったことはあるけれど，親戚付き合いはあまり無いので，詳細は知らないと言う。

〈母系〉

母方祖父は戦死している。祖母は健在で現在74,5歳であり，控訴人は祖母との付き合いはほとんど無いという。祖母の性格について問うと，控訴人は最初「どんな人といわれても……うーん……」と黙り込んでしまったが，再度問うと「何でもぽんぽん言う感じですかね」と答え，さらに問うと，「社交的です。あまり考えずに話す人です」と答えている。

控訴人の母親は桜田時子という。U－59年2月24日に5人同胞第3子として東京都で出生，生育した。時子は女子美術短期大学を卒業している。控訴人の父伊藤［ママ］良雄の会社が時子の姉が所有する店舗ビルに入ってきたことで，時子は良雄と知り合い，30歳くらいで子供ができたために結婚した。時子は長姉と仲がよく，食事に行ったりすることがある。また，この長姉（控訴人の叔母［ママ］）の夫は寺の住職であるため，今回の事件後控訴人は，死にたくなったとき夫がそばにいないような場合には，この叔母［ママ］の家に泊まりに行ったという。

母時子は，画家として成功し，大変顔の広い人だけれど，自分勝手でヒステリックなところもある子供のような人で，自分の子供の相談などに乗れる人ではないという。控訴人は両親の仲が険悪になったときには，母時子の愚痴の聞き役となり，母に同情して父を悪い人と思い，母に離婚を勧めたこともあった。控訴人はそのことで父に逆恨みされ，父に殴られたこともある。今は，両親の仲も良いようだという。

〈同胞〉

控訴人美佐子には2歳下の同胞が1人おり，桜田順子とい［ママ］，控訴人とは仲がよい。U－25年8月18日に出生した。幼少時は病弱で，川崎病の疑いで入院していたことがある。言葉の発達が遅く，始語は1歳を過ぎてからであったとのことだが，その後の発達に問題はなく，身体的にも健康であったという。地元の小学校，中学校，高校を卒業した後，A短期大学に進学した。その後，米国の大学に留学し，日本に

帰国後はB大学大学院に進学し，卒業後は現在までC研究所に勤務している。

妹順子の性格は，控訴人によると「頑固だけど優しくていい子」である。控訴人よりも要領がよく，家庭の雰囲気が険悪なときでも父にお茶を入れてやるなどし，父に可愛がられたとのことである。「仕事については，すごい頑張り屋」で，「おっちょこちょいで面白く，人に愛される。完璧な感じがするけど間抜けで，いい人に恵まれている」とも言う。

〈家族歴の小括と付記〉

以上の家族歴についての記述は，概ね鑑定助手が聴取した事実に基づくが，知り得た限りでは，控訴人の家族には精神科受診歴のある者はなく，精神医学的な遺伝負因は認められない。

控訴人が中学生の頃，家庭では両親が不仲で夫婦喧嘩が絶えなかった時期があり，控訴人は巻き込まれるのが嫌で，専ら勉強に逃げていたという。とりあえず勉強をしていれば，父も母も控訴人に構わないでいてくれるので，母に買物に誘われても，塾があるとか，勉強があると言って断っていた。学校では英語ができたので結構かってくれる先生もいた。クラスには，悩み事を話せる友達や，家に泊めてもらえる友達がいたという。その頃より控訴人は，早く大学に入って家を出たいと考えていたという。

控訴人の少女時代のこのような劣悪な家庭環境，親子関係に存在した問題点は，控訴人の人格形成を傷害［ママ］した可能性があり，控訴人の性格特徴を理解するのに重要である。

四．本人歴

1．生活史

控訴人美佐子はU-27年4月19日に父親と母親の間に2人同胞第1子として出生した。胎生期，出産時に問題はなく，乳幼児期には著患を知らない。本人によれば，「妹は手が掛かった」が，「自分は何も心配なく」，「言葉や身体の発達も早くて，手が掛からない子だった」ため，親は安心しており，うるさく言われることもなく，比較的放任されていたという。

U-20年にL小学校に入学し，卒業後はL中学校に入学した。本人は，小中学校の頃の自分について，友達は多く活発で，成績は上位であり，「完璧で人を寄せ付けないタイプ」であったが，でも「ワイワイ遊ぶ自分も好き」で，「バランスはとっていたと思う」と述べた。経済的には恵まれていたが，中学以降の家庭の雰囲気は前記した問［ママ］うな理由で良くなく，本人は両親との煩わしい関係から逃げるように，勉強と学校生活に打ち込んだという。中学校ではバスケット部に所属し「できるほう

だったが，弱いチームだったため大会では成績を残せなかった」という。また，「絵もうまくって描けば賞に入るし，作文も書けば都の賞をもらったり……音楽もピアノをやっていて，天才とか言われたこともある。今もピアノはできる。耳がよくって，音感がいいと言われた」とも述べている。

　高校はD高校への進学を希望していたが，不合格となり，E高校に進学した。志望校に行けなかったことで，「それまで好きだった勉強への執着」がなくなり，試験前以外には勉強しなくなったため，以後学業成績は低下したという。部活は「バスケやっても選手になれないけど，ハンドは女子でやっている人は少なかったんでいいかなと思った」という理由でハンドボール部を選んだという。親友もおり，交友関係などはとくに問題なかったようである。

　高校卒業後1年間，F予備校に通った後，U－7年，2次試験でG大学経済学部に合格し，進学した。現在の夫とは予備校時代に知り合い，同大学で同じクラスになったことで，親しくなったという。大学ではサークルに所属し，テニスやスキーなどをして楽しかったという。また，週に数件［ママ］の家庭教師のアルバイトをしていた。

　なお，U－7年（大学1年時）からU－1年の事件直前まで，控訴人は日赤医療センター外来を不定期に受診し（年間数回，U－4年が最多で8回），「陰部掻痒感」，「頻尿」，「下腹部痛」，「不正出血」などの症状を訴え，カンジダ膣炎の診断［ママ］と診断され治療を受けたことがある。同じく大学1年時，交際相手（現在の夫）の車に同乗していて後ろから追突されたことがあり，外傷はなかったが，鞭打ち症となり，その痛みが半年ぐらい続いたため通院していたことがあるという。

　U－4年3月に大学を卒業し，ゼミの教官生［ママ］の紹介で光ケーブルの会社に事務として入った。しかし，好きな職種でなかったこと，パソコンに向かうと涙が出て目が痛くなるということから，1,2ヵ月で退社した。その際，「5,6件［ママ］の眼科を受診した」が器質的な疾患はなく，「極度の疲労だろう」と言われたという。

　退職後は米国の妹をたずね，1,2ヶ月休暇をとった後，帰国し，U－4［ママ］年の夏より家庭教師の仕事をしていた。控訴人は鑑定人との面接で，家庭教師の仕事に関し，次のように述べた。

　「家庭教師は，私は最初，出来る子用専門だった。それが従姉妹の子，中学1年のクラスで1番ビリの子を教えて，英語など教えて次第に成績が上がって行って，クラスで1番にまでなって，とても良かった。それから，学習障害と言われ，親も先生もあきらめていた中学1年の子も教えて，すごくやりがいがあった。頭は悪い子じゃないので，1年ぐらい辛抱強く教えて，中学2年になったらみんなと同じに教科書が読めるようになり，高校は都立に受かった。不可能を可能にしたという思いで，それで家庭教師は私の天職だと思った。塾ではマニュアルに沿って学ばせるけれど，私は

個人をみて，個人にあった勉強の仕方を考える。それで，家庭教師センターでプロの家庭教師として働くようになり，信頼されてじゃんじゃん仕事も来ていた。だから，会社を辞めて，家庭教師専門となってからの3年間は充実していた。」

また，控訴人は，U−4年その年に交際相手が武蔵野に転居したため，自らも近接地域（三鷹）に転居し独居となった。家庭教師による収入は，多いときには月収30万円から50万円あったため，家計は自立していたという。家庭教師の仕事は夜間や休日に仕事をすることが多いため，普段は午前9時から10時くらいに起床し，買物に出かけたり，交際相手とデートをしたりして過ごしていた。25歳でバイオリンをはじめたが，音感がいいので，先生に「すごい」と言われたという。

27歳時，控訴人はバイオリンの稽古の帰りに妹と会い，午後11時過ぎに帰宅途中，山の手線内で本件被害事件に遭った。その後の経過については，鑑定事項と深くかかわるので，項をあらためて述べることとする。

2. 既往歴等
胎生期，出産時に問題はなく，乳幼児期には著患を知らない。
飲酒はするが，付き合い程度である。
U−7年（大学1年次）からU−1年の事件直前まで，控訴人は日赤医療センター外来を不定期に受診し（年間数回，U−4年が最多で8回），「陰部掻痒症」，「頻尿」，「下腹部痛」，「不正出血」などの症状を訴え，カンジダ膣炎の診断［ママ］と診断され治療を受けたことがある（乙第7号証）

同じく大学1年の時，交際相手（現在の夫）の車に同乗していて後ろから追突されたことがある。外傷はなかったが，鞭打ち症となり，その痛みが半年ぐらい続いたため通院していたことがあるという。

U−3年に就職した時には，長時間コンピュータに向かって数字を打ち込む仕事で目を痛め，眼科に5,6軒行ったけれど，別に病気とは言われず，「極度の疲労」と言われた。最後の［ママ］はコンピュータの前に座るだけでも涙が出るようになり，痛くて痛くてたまらなくなって会社を辞めたのだという。

なお，控訴人にとっては，現在の夫伊藤隆は異性として初めての交際相手であったという。同人とは大学時代から性的な関係を持っていたが，その関係は普通で，自分は誘われれば応ずるという程度であったともいう。

五．暴行被害事件と身体症状の経過
U年6月15日に被控訴人［ママ］が受けた暴行被害体験については，被害者と加害者の双方の供述内容が異なり，また，供述内容に時期による変化も見られるので，こ

こに先ずその概要を整理して示したい。

1. 暴行被害事件の概要
1　警視庁大崎警察署の「暴行被疑事件取扱状況報告書（U 年 6 月 16 日付）」記載の事実

「遠藤巡査が通報に基づいて東急目黒駅に急行し，被害者から事情聴取したところ，被害者は被疑者を指さして『JR 山手線恵比寿駅から目黒駅に着くまでの電車内で私が座っていたところ，この男の人が近づいて来ていきなり私の両足や下腹部を5～6回足蹴りしたのです』と訴え，さらに，『この男は電車から降りると JR 目黒駅から東急目蒲線目黒駅まで逃げようとしたので，逃げられないように後を追いかけて東急目蒲線目黒駅の駅員に頼み 110 番をしてもらったのです』とのべた。」

「内海警部が被疑者に対し，『足で蹴ったのは事実か，なぜ電車内で女性を足蹴りしたんだ』と追究したところ，被疑者は『俺は何もやっていない』と，暴行の事実を認めなかったが，被害者の白色ジーンズに被疑者の靴の跡がつき汚れていたことを確認し，暴行の現行犯人と認めて逮捕した。逮捕当時被疑者は顔を赤くし酒臭をさせ，飲酒している状況が認められたので，飲酒検知をしようとしたが，被疑者は『何でこんなことをやらなきゃならないんだ』と言って飲酒検知用風船を膨らまさず飲酒検知を拒否した。」

2　被害者伊藤美佐子の供述
①　被害直後の供述の概要（U 年 6 月 16 日付司法警察員調書より）

「私は昨日妹とともに吉祥寺でヴァイオリンのお稽古を終えて帰る途中，新宿で山手線に乗り換え，妹は恵比寿駅で下車したけれど，私は品川に向かうためそのまま電車内座席に座って妹と別れました。電車が恵比寿駅から発車して，突然，私は右足首付近を見知らぬ 50 歳位の男（加山）に足蹴りされました。私は他人の迷惑になるような座り方はしていなかったので，何故蹴られたのか分からず加山を見ると，加山は知らんぷりしてよたよた電車内を歩き，私の席とは反対側のドア付近に行きました。加山は身長 170 センチ位，年齢 50 歳前後，紺色背広上下，ネクタイを締め革靴を履いた，一見サラリーマン風で，若干酔っぱらった感じの人でした。加山はチラチラと私を見て，ふらふらと動き回りながら，再び私の前に立ちはだかり，再び無言で私の左足靴を右足で蹴っ飛ばしました。私は最初に加山から足蹴りされた後足を引っ込めていたので，この時は偶然ではなく故意に足蹴りされたと判りました。その後加山は私の席の右側に立っていましたが，見ていたサラリーマン風の男の人達が加山に向い『おっさんやめろよ』と注意してくれました。加山は『いいじゃねえか，この野郎

と怒鳴り返し，私の所に近づいたかと思うと，再び座っている私の下腹部，両もも付近を右足で力強く3，4回連続的にバンバンと足蹴りしたのです。』

「私が蹴られた痛みをこらえて座っていると，電車が丁度目黒駅に到着し，ドアが開き，注意してくれたサラリーマン風の男の人が加山を目黒駅ホームに押し出して降車させてくれたのです。私も自分がやられたことで助けて助けて［ママ］もらったので私も目黒駅ホームへ降りて2人のいる所［ママ］行ったのです。すると電車の発車ベルが鳴り，助けてくれたサラリーマン風の男の人達は再び電車に乗り込んでしまいました。ドアが閉まって電車が発車してしまったので，私は目黒駅ホームで加山と2人だけになってしまったのです。『誰か駅員さんを呼んで下さい』と助けを求めても反応してくれず，加山に『駅事務所まで行って下さい』と言うと，加山は『俺は蹴っていない。駅事務所でもどこでも行ってやるよ』と怒鳴りつけ，改札口の方に歩き出してしまった。逃げ出されてはと思ってぴったりくっついて行き，改札口で駅員さんに『警察を呼んで下さい』と叫んだけれども誰も反応してくれなかった。JR目黒駅改札口を通り過ぎて東急目蒲線目黒駅までの約20メートル位追って，加山に『駅員さんの所へ行くはずじゃなかったの』などと言っていると，他の通行人が何事があったのかと人だかりができたところで，東急目黒駅の駅員さんが駆けつけて来てくれ，東急目蒲線目黒駅に加山を連れていってくれました。」

② 原審公判廷での陳述の概要（U+4年10月14日）

（原告代理人の質問への回答要旨）

「電車が恵比寿駅から動き出しとき，座席にすわったまま妹を振り返って見るような形で手を振っていました。身体をねじっていたので，左足が少し先に出ていたかも知れないが，左足をくるぶしからもっと先の方にかけて，思いっきり蹴られました。」

「男が次のドアのあたりまで行って，こちらを睨むような感じで見ていたので，私も『何故蹴られなきゃいけないのか』，『何でこんなに痛いのか』という気持ちで男の顔を見ていました。その間私は何も喋ってはいません。狙われているような感じがして，何かするんではないかと怖い感じがしていました。電車が目黒駅に近づいて減速を始めたとき，男はつかつかと寄ってきたので，私は『ああ，やっぱりこの人はわざとやったのだ。またやられる』と思って，私は咄嗟に足をぱっと引っ込めたんです。それで，左足を軸足にして右足でがんがんという感じで蹴ってきて，最初空振りをして，数回蹴って左足に1回当たったか当たらないかという感じだった。自分は怖くて，何も言えなかった。」

「次に，向い側に座っていたサラリーマンの一人が，『おっさん止めろよ』って言ったら，その言葉に逆上し，『いいじゃねえか，この野郎』とか言って，がんがんと，

上から踏みつけるように数回，私の左足や左の腿や股間を蹴り下ろしてきた。何かに乗り移られたみたいに，がんがん蹴ってきた。私は何もできず，その場で固まっていた。それをやっている最中に，その声をかけたサラリーマン風の人が来て，加山を羽交い絞めにして，丁度目黒駅で開いたドアから出して行った。止めてくれていなかったら，私絶対内臓破裂で死んでいたと思っています。」
（被告代理人の質問への回答要旨）

- 最初に蹴られたのは左足と先に証言したのは記憶違いで，右足であった。（間違いを指摘されて）
- 被害にあった後，事件のことは忘れようと努めていた。U＋4年4月になって本訴訟準備のため事件当時の記憶を想起しようと努めたところ，フラッシュバックが生じ，当時の光景をそのままに思い出した。それで，咄嗟に足を引っ込めたことや，相手が空振りしたことまで想起したが，そのことで自分は取り乱し，裁判はできないということで，半年近く裁判が延びた。
- 最後の方の蹴りが下腹部に当たり，「もう痛いもんじゃないっていう感じ」の痛みを感じ，それで恥骨骨折が生じたと思う。直後には痛みよりも捕まえなければと必死で，警察に行って初めて痛みを感じた。男は駅員室で警察が本当に来ると知ってから，「あの女に会わせろ」などと大声でわめきだした。

③ 鑑定時の陳述

控訴人は，U＋6年5月22日の鑑定人との面接において，本件被害体験について概ね次のように述べた。（以下，〈 〉内に示すのは，鑑定人による質問である）

〈事件にあった日のことを話して下さい〉

その日，三鷹の家に荷物を取りに行き，ヴァイオリンの稽古のため吉祥寺の先生の所に行って，偶々アメリカから帰ってきていた妹と一緒に食事をし，帰って来るところだった。恵比寿で妹が降りて，「バイバーイ」と，座席から後ろに向いて窓越しに手を振って，……足の先がちょっと出ていたと思う。そこを蹴って行った。それがものすごい蹴りで，「何なんだ」といった感じ。「なんでやったんだろう」，「わざとやったんだろうか」などと思って，その男の人を見ていた。

〈じっと見ていた？〉

観察するように。……何故かと思って，

〈それから？〉

それからのことは，裁判にするまでは思い出さないようにしていた。裁判に行くと決まったときに，気合を入れて記録を見て，調書に書かれているのが大さっぱだと感じた。相手の弁護士に2回か3回かなどとやりこめられるかも知れないと思い，正確に思い出そうと頑張った。そうしたらものすごく怖い思いがしてビッ

クリした。本当に，繰り返しその場面を思い出した。その状態になった感じ。悪夢を見るようになって，それで裁判には行けないと，半年延ばしてもらって，悶々と怒りの日々が続いた。

〈どのような場面が浮かんできたの？〉

その時によって違うけれど，……犯人が足を振り上げてくる状態，私は下にいて見上げた状態，山手線の臭い，薄暗いあのときの状態になり，すごく怖くなって，びっくりしちゃった。

〈実際には，どのようにされたの？〉

最初は足を，それから脛のあたり，何回も踏みつけるようにして，反応がないと思って上に上がってきて，最後に若い男の人が「おっさん止めろよ」と言ったら，お腹のところを踏みつけるような形で，またのあたりを何度も蹴った。

〈あなたはどうしたの？〉

びっくりして呆然として，声も出なかった。

〈それで？〉

若い男の人が3〜4人いて，そのうちの1人がやってきて外に出してくれた。悪い人を捕まえてくれると思って，私も外に出た。

〈駅では誰も助けてくれなかった？〉

駅のホームでも，改札でも，誰も来てくれなくて，通りがかりの人が囲んだところで東急の人が来てくれた。犯人を駅員室に連れていって，すぐ警察を呼んでくれた。犯人が「この野郎」とか，「警察来たら言ってみろ」などとものすごい形相で怒鳴りつけ，脅し始めたので，駅員さんが私を奥の駅長室に入れてくれた。

3　加害者加山郁夫の，犯行についての供述の概要

①　酒酔い・酒気帯びカード記載の事実（U年6月15日午後11時59分ごろ記入）

（質問応答状況）

名前は：加山です　　生年月日は：なんかわからんな　　住所は：目黒　　職業は：仕事している　　何歳ですか：49　　いつ飲みましたか：今日飲んだ　　どこで飲みましたか：新宿　　どんな酒を飲みましたか：日本酒，ビール　　どの位飲みましたか：さっき言った。

（見分状況）

言語状況：くどい　　言語の具体的内容：「悪いことはしていない」，「何もしていない」

歩行状況：歩行を拒否　　直立能力：直立を拒否　　酒臭：強い　　顔色：赤い

眼の状態：充血

その他：うがい及び風船をふくらますのを拒否した。　　ネクタイ，ワイシャツが

ゆるんでいた。

② U年6月16日付司法警察員調書

「昨夜は仕事を終えたのが午後8時ごろで，知人らと新宿3丁目の居酒屋に行き，午後10時頃までの間に日本酒3～5合ほど飲み，かなり酔いが廻ったという状態でした。新宿駅で知人らと別れたのが午後10時40分ごろで，帰宅するためJR山手線内廻り電車に乗り込んだ。目黒駅で目蒲線に乗り換える都合を考えて，渋谷駅を通過したあたりから電車の前方に向かって車内を歩き始め，このときに，どの車両だったか覚えていないのですが，座席に座っていた若い女性の足に私の足がぶつかった覚えがあります。しかし，この女性を足でさらに蹴ったりした覚えはありません。しかし，その直後ころ，目蒲線の目黒駅で制服のお巡りさんから事情を聞かれたことは覚えています。相手がどこの女性か名前も分かりませんが，今思えば，私が目黒駅でお巡りさんに事情を聞かれていた際一緒にいた女性だったかもしれません。詳しいことは後日話します。」

③ U年6月17日付検察官調書

「今回つかまった事実は全てそのとおり間違いありません。酔ってはいましたが，その時自分がやったことは大体覚えております。その女性の足がやや通路の［ママ］に出ていたような気がして，こんな座り方をするなと言う気持ちから腹が立って，その足を2回ほど足蹴りしてやったのです。具体的に何をその時その女性が言ったかどうかはっきりしませんが，とにかく何かバカにするようなことをその女性が言ってきたのです。それで益々腹が立って，さらにその女性を3回位足蹴りしてやりました。そのうちその女性の下腹部に当たった足蹴りもあったと思います。」

④ U+4年4月14日付「陳述書」記載要旨

- 事故当日自分としてはとくに飲みすぎたということはなく，泥酔していたわけでもない。事件直後の調書にある「かなり酔っていた」とか「酔って記憶がない」と言う趣旨の供述は，「大した事件ではないから，（酔った上での行為として）素直に認めた方がよい」という看守達のアドバイスにより，警察官達の言動に迎合したためのものである。

- 実際には，私が電車内を移動中，電車が目黒駅に近づいた頃，足を通路に投げ出して座っていた原告が目についたため，一旦立ち止まって注意をした。それでも足を引っ込めなかったため，その前を通る私の右足が原告の足を払う格好になった。原告の前をこうして行き過ぎたところ，原告が何か文句を言ったようなので，「足を出してるから当たってしまうんだよ」と教えるつもりで，再度原告の前を通り，その際も私の足が原告の投げ出した足に当たった。車内で足が当たったのはこの2度だけである。

- 目黒駅は私の乗換駅だから自分の意志で下車したのであり，人から羽交い絞めにして押し出された事実はない。
- 原告が一緒に降りたことには全く気付かず，東急目蒲線の改札口近くで突然原告に右腕を摑まれ，「足蹴られた，警察呼んで」などと大騒ぎをされ，非常に驚いた。咄嗟に手を振り払おうとしたが，執拗に右腕を摑んで離さないので，足で原告を押し返そうとした。原告のズボンに靴跡がついたのは，そのためである。
- 大崎署に連れて行かれ事情を聴取されたた［ママ］ときは，この程度のもめ事ぐらいで身元まで明らかにしなければならないことに納得がいかなかったので，その他の質問にもわざと忘れたなどと反抗的な対応をしてしまったため，1 晩留置場に泊められてしまった。
- 翌日，検察庁で事情聴取を受けた後に釈放された。その際検事から，大したことではないから事実関係を認めてさっさと釈放される方が得策と言われ，心ならずも原告の言い分に迎合したところもある。それなのに 5 ヵ月以上も経ってから多額の損害賠償請求をされ，納得がいかない。それで弁護士を通じて代理人に連絡をとり，損害額の根拠資料を示すよう依頼したところ，原告代理人から，治療継続中なので治療終了後に最終的に返事をすると回答があったと聞いている。しかし，その返事がないまま事故から 2 年近く経過して突然本件訴訟が提起されたもので，大変心外である。

⑤　原審公判定での陳述の概要（U＋4 年 10 月 14 日）

（被告代理人の質問への回答要旨）
- 概ね，右記した「陳述書」と同様のことを述べている。
- 被告は「日本の未来を考える会」という会を作って活動し，その代表として衆議院選挙に出たこともある。中・高生の喫煙や，電車内でのマナーの悪い座り方などを見ると，その場で注意をする主義であり，今回もそのようにした結果こうなった，とも述べている。

（原告代理人等の質問への回答要旨）
- 足が出ているのを知りながら，2 度も避けずに通って当たったとする理由を問われ，「避けるのは彼女の方だ」と答えている。
- 被告は目蒲線の改札口に向かう途中で原告に後ろから右腕にしがみつかれ，右足で原告の股間部分を押すという窮屈な動作を何度かしながら，駅事務室に行ったのだと説明している。
- 原告がしがみついていたとき，手にヴァイオリンをもっていたことは知っているが，他に紙袋 2 つを持っていたことは記憶に無いという。
- 検察官調書には迎合による事実に反する供述が記されているが，検察官に嘘を言

ったわけではないと言う。検察官が「こういう風に書いてそれにサインすればすぐ釈放できる」と言うので，そうしたと述べながら，「でたらめを書いているってことではない」と言う。
- 酒酔い・酒気帯び鑑識カード記載の事実（前記）から，「かなり酔っていたというふうにと［ママ］見るべきだ」という問いには，「そういうことで警察に連れて行かれた，そういう風に調べられること自体がもう心外だったので，反抗的な態度に出たと思います」と答えた。「心外だったら，身の潔白を明かすんじゃないですか」という裁判官の問いには，言いよどんだ末に「初めて留置場に入れられ，2日もいで［ママ］外と連絡が取れないので，とても不安になっていた」と答えている。

2．暴行被害により生じた身体的症状と診察の記録
1　控訴人の陳述による，身体症状の経過
　控訴人は，本鑑定の面接において，被害により生じた身体的症状に関し，鑑定人らに対し，概ね次のように述べた。
　「事件後夜11時半過ぎに，大崎警察署の刑事のいっぱい居る部屋でに［ママ］つれて行かれ，そこでズキズキとお腹が痛み始めたので，『病院に連れていって』と言った。でも相手の男の態度が悪く，検査を拒否したり，名前も名乗らず，ようやく上の姓（加山）だけいうような状態だったので，私の調書を詳しくとる必要があると言われた。ジーパンではきつくてお腹が痛み，何度も痛みを訴えたけれど，ジャージに着替えさせられて，取り調べが続いた。一度婦人警官とトイレに行き，血が出ているかどうか見てもらったけれど，血は出ていなかったので『それでは頑張って』と言われ，朝方まで何回も同じ話を聞かれ，何時間もかけて調書を取られた。座っているとズキズキと圧迫されるみたいに痛むので，お腹を伸ばして，偉い人の椅子を借りて45度位の角度にして，話をした。白いズボンに履き替えて椅子を並べて写真を撮ったりして，朝5時頃にようやく取り調べが終り，関東逓信病院まで刑事の車で送ってもらった。病院では車椅子に乗せてもらい，当直医に診てもらい，日中の普通の外来で診てもらうようにと言われ，車で送ってもらって恵比寿の実家に帰った。実家で，寝ろと言われたけれど，興奮して一睡もできなかった。お腹はジンジンと痛んだけれど，ものすごく痛いという状態ではなかった。」
　「その日彼（現在の夫）が当直明けで迎えに来て，タクシー［ママ］関東逓信病院に行き，内科の先生に診てもらった。歩いて診察を受けたけれど，痛みのため脂汗が出るような状態だった。最初は，恥骨の部分の方が痛む感じだったけれど，出血はない。ごく少量，しみがつく程度の不正出血が，10日くらい，そして一旦止まってまた10

日くらい続いた。ほとんど同じ時期に排尿障害が生じた。出た後にシャーッ」と出るのではなく，ポタッ，ポタッと出る。お腹に力が入らなくて，排尿がなかなか終わらず，自分の体じゃないみたい。あと，婦人科で内視鏡を入れられたとき，痛くて飛び上がり，先生を蹴るような感じになった。膣の周りが痛かった。外傷性血腫の疑いと言われ，レントゲンとCTで，血腫があるようだという話もあった。婦人科では，不正出血がその後何か月か続いた。性器の周りがぴくぴくとなるようなことも続いた。一時生理が止まったけれど，投薬と注射を受け数ヶ月で順調になった。膣内に触れられると強い痛みが生ずるので，セックスはできなくなった。ずーっとあとになって，U+5年に別の婦人科医に相談に行き，ゼリーを塗ることで痛みが軽くなったので，ようやくまたセックスが可能となった。恥骨の部分を押すと痛むのは，その年の8月の頭ぐらいまで続き，お腹の痛みが軽くなったのは次の年明け（U+1年1月）ぐらい，その後3月くらいで，そろそろ大丈夫と思った。」

2　関東逓信病院の診療録写しに基づく初期の診断・治療経過の概要
　裁判記録中にある関東逓信病院の診療録写しに基づいて，被害体験後に生じた症状とその経過の概要を記すと，次の通りである。
① 救急外来（外科）受診時（U年6月16日，午前4時35分）
主訴：陰部痛，下腹部痛
現病歴：昨夜11時頃，電車の中で陰部を蹴られ，疼痛出現し持続するため来院。
現症：腹部は，軟で，平坦。尿路単純X線像は，正常。下腹部に疼痛あり。
診断：下腹部打撲
コメント：現在は打撲の所見しか得られないが，出血，穿通の可能性も否定し得ないので，本日産婦人科を受診し，エコー等により精査するよう話した。又，腹部症状出現時には，外科も受診するように話をした。
• 外科外来（U年6月16日）
本人の訴え：少し嘔気あり。腹痛　鈍く残っている。
所見等：腹部刺激症状なく，自宅安静とする。腹部X線撮影で，フリー・エア無し
② 産婦人科外来
（U年6月16日・初診時）
本人の訴え：恥骨部を電車で強打，疼痛あり。6月15日11時
所見等：正常（超音波検査結果も）。外傷無し。子宮，卵巣に損傷無し。
診断：特記すべきもの無し。
（U年6月26日）

所見等：下腹部痛については泌尿器科へ。
③　泌尿器科
（U年6月27日・初診時）
主訴：U年6月15日に酔っ払いに下腹部を蹴られた。
所見：下腹部やや膨隆（？），下腹部に圧痛，自発痛あり。
診断：膀胱周囲血腫の疑い
（同年7月10日）
超音波診断で，膀胱は正常。
（同年11月7日。東京区検宛診断書提出）
受傷名：膀胱周囲血腫及び神経因性膀胱機能障害の疑い
参考：神経因性膀胱機能障害に対するさらなる膀胱機能検査を施行することにより，その程度がより一層明確になると思われるが，本人の希望により，右記の如き経尿道検査は施行していない。また，超音波検査により明らかな膀胱周囲の器質的変化は認めていない。

④　整形外科
（U年6月19日・初診時）
主訴：6月15日未明（まま）［ママ］に蹴られた。
所見：歩行可能だが，左股関節痛と左下腿痛あり。股関節可動域は正常だが，運動痛あり。X線両股関節部，大腿部写真で骨折を認めず。
傷病名：左大腿，股関節部打撲
（U年8月24日）
所見：恥骨部の疼痛，股を閉じるとときと前屈で疼痛増強。寝ているときに腰痛増強（8月21日より）。恥骨結合部に触れると強度の痛みあり。左恥骨骨折あるか？骨膜反応
診断書（松本征德医師）：恥骨骨折。上記診断にて，骨癒合みられているが，局所の圧通あるため，安静を要する。
（U年11月9日）
診断書：（落合直之医師，東京区検宛）
受傷名と程度：左大腿・股関節部打撲。骨傷なく，独歩可能。局所の運動痛に外用薬処方，経過観察でした。その後，恥骨結合部，左臀部の疼痛を訴え，通院経過観察。

六．受傷後の控訴人の生活と心理
1. 控訴人の夫伊藤隆の鑑定時陳述の概要
控訴人の夫伊藤隆は，受傷の前と後での控訴人の生活と講堂［ママ］の変化について，

鑑定人に対し概ね次のように述べた。

「元来の美佐子の性格は，明るくて活発，行動的。優しくて，思いやりがあり，デートをしても，いつも私のことを先に考えてくれる。それから，学ぶことが好き。英会話や，ヴァイオリンなどを学び，向上心が強い。それと教えることも好きで，家庭教師をして，すごく相手のことを親身に考えてあげた。自然な感じでそうする。自分も楽しんで，同時に他人のことも思いやる。面倒見がよい。それと，人を見る目がある。人と付き合っていて，僕は気付かないことでも，あの人はどうだとか言って，後でその通りと分かることもよくある。それと，真面目。試験の勉強などいつもきちんとやっていた。辛抱強くて，怒ったりすることがなかった。小さなことなど気にせず，私が部屋を散らかしても何も言わず，時に片づけるぐらい。将来は，時間があればもう1度大学に入って，比較文化など勉強してみたいといっていた。子供が大好きで，『赤ちゃんの手は柔らかい』と，触ったりするのが昔から好きでした。2人で，生活がある程度落ち着いたら作りたいと思っていた。」

「事件に遭った朝，私は当直明けで10時頃家につき，タクシーで関東逓信病院に連れて行った。本人は痛そうだったけれど，ちょっと前屈みになって歩いて，内科，外科と診察を受けた。うちでは，寝ていて，起き上がるのも辛い様子だった。下腹部が痛いと言い，車に乗っていると，ちょっとした段差や揺れでも『痛い』と言い，飛ばさないでと言う。下腹部を触られると，飛び上がるくらい痛がった。診察で触れられると，1週間ぐらいずっと痛いという。それから，37度5分ぐらいの微熱がずっと続き，トイレに行くのも辛いと言って，元気が無くなった。最初の半年は動けなくて，動けるようになってからも，外には出られなくなってしまった。元気が無くて，テレビや，楽しいことにも反応しなくなった。夜もしばらくは眠れず，眠れるようになったのは，中島先生に出会ってからだ。最初本人に事件のことを聞いたときには，『蹴られたの』と，重大なことなのにさらっと答えただけだった。後になって警察の調書を見て，『こんなことをされたのか』と，本人のあっさりとした言葉とのギャップに驚いた。」

「事件から半年ぐらいして，お腹の痛みが無くなっても，夜は眠れず，日中も寝たきり，籠もりきりの生活となった。外に出ようとせず，買物にも全く行かなくなった。元気が無く，疲れるのか，ちょっとしたことで具合が悪くなった。それから，イライラして当たり易くなった。ガラスを蹴って，50針も縫う大怪我をしたこともある。悲観的になって，私が当直で居ない時は1日中泣いていたりしたと聞いたこともある。私の前では涙を見せないけれど，私と話していても，分かってもらえない，傷つけられたと思うことがあるみたいで，段々話せなくなったみたいだった。『なんでこんな目にあったか』と，すごく悩んでいた。私が気分転換に誘い，旅行に出ると良いとき

があった。とくに，ハワイに行ったときには，日本にいるときよりも楽しめるように見えた。日本のことを忘れられる，日本人をあまり見ないのがいいみたいだった。最初にハワイに行ったときには，自分からあちこち行こうとそういう意志がすごく出てきた。左足のつけねはいたむみたいだったけれど，ハワイから帰りたくないと言っていた。帰りの飛行機に乗り込んで，日本に着くと，明るさが無くなった。ニューヨークの妹の所に行って，私が1ヵ月後に行ったときには，事件に遭う前のような感じを取り戻していて，あちこち案内してくれた。それでも，帰国の時が近づくと暗くなり，帰国すると元に戻ってしまう。」

「性行為は，すると痛むみたい。本人が嫌がっているのだからと。しばらくは関係をもたなかった。事件前は，本人も積極的に受け入れ，快感を感じることもあったみたい。最近になって，慣らすみたいな感じて［ママ］して，少しずつ戻っている。徐々に慣れては来ても，痛みはあるようで，前のようになることはほとんど無い。本人が痛いと言うこともあり，無理にはしないようにしている。妊娠のことは，先ず自分の健康を回復してからと思っている。」

「本人は，私には症状のことを話すのを嫌う。事件のことも話したがらない。中島先生に出会ってから，少しずつ教えてくれるようになった。口頭弁論の頃は，すごく不安げな感じだった。記録を見ている内に思い出して，1人でわんわん泣いたという。読んでいると，その情景が目の前に浮かんで来て，怖くて止めてしまうことがあると言っていた。話してくれて，驚いた。机で書類を見ていて，家の中の周りが山手線の情景になって，今蹴る，という情景が浮かんできたと言った。『あっ，蹴られる』と思った瞬間に消えたと。その後泣いたり，寝込んで動かなくなったり1日ぼんやりしていたりする。U+4年6月に口頭弁論をし，9月か10月頃から前向きになって，明るさも戻ってき，気持に余裕も出てきたようだ。」

「現在も，夜はなかなか寝付けず，日中に寝ることも多い。外出については，吉祥寺とか中嶋［ママ］先生のところに行った帰りに銀座とか，後自由が丘とかなどで買物をすることができるが，男性に会うのを怖がる。若いカップルとかは大丈夫だけど，おじさんがいると僕の後ろに隠れてしまう。まだ1人で外出するのは難しいと思う。気分は時によって変わりやすく，良い時には，明るく部屋の中を踊り廻るような，スキップしてるような感じで動いていることもある。最近は，明るいときは音楽が好きなんで鼻歌歌ったりテキパキして小走りに何でもやってる。家事とか料理とか，後片づけとか，洗濯とかもしたりしている。」

2. 控訴人の妹桜田順子の陳述書（U＋5年6月25日付）に記されている事実で次のように述べている。

控訴人の妹桜田順子は、U+5年6月25日付陳情書の中で概ね次のように述べている。

「事件により姉の生活は一変しました。事件当初の姉は、其の事件による怪我の痛みから、1日中家で寝て過ごす日が続き、家から出ることすら全く出来ない状態でした。そのため、当然か提供し［ママ］に出向くこともできません。事件後姉は、傷が痛いために今まで受け持っていた生徒達に教えに行くことが出来ず、自分の受け持っていた生徒達を途中で投げ出す形になってしまうことを大変心苦しく思っていたようです。姉は早く自分の怪我を治して、早く家庭教師の仕事を再開したいという焦りと、［ママ］当初［ママ］姉は運転免許を持っていなかったので電車で教えに行くことへの恐怖が、姉を精神的にさらに追いつめて言［ママ］ったと思います。……」

3. 控訴人伊藤美佐子の鑑定時陳述の概要

1　鑑定助手との面接（U+6年4月27日）

「最初、病院とか弁護士とかも分かってくれなくて、ずっと痛かったのも『大袈裟なんじゃないの？』みたいに言われた。警察の対応もひどくって、『まあ、向こうも謝っているんだし……』みたいに言ってきたり、傷害じゃなくて暴行だって言って、捻挫だから暴行だっていうんです。そんな馬鹿な話ないですよ。書き直すのが面倒だかなんだか知らないけど、その3ヶ月はつらかったですよ。3ヶ月まで、ものすごいズタズタにされた。落ち込んだり、眠れなくてもこの人（夫）とか、ふざけて『前世で悪いことしたんじゃない？』とかって言うんだもん。はじめは話したけど、そのうち誰にも話せなくなった。ニューヨークの妹にもモーニングコールみたいのしてたんだけど、『大丈夫』みたいに平気な振りしちゃって。事件からすぐは興奮してたけど、ものすごい痛かったから、何が原因かわからないから、すごい不安と、鉛が入ったような感じがして、起き上がれなかった。でも病院では何ともないって言われるし、医者はたいしたことはないと言うんで不安になって、病院を転々としたりした。関東逓信の医者は信頼できなかった。婦人科の医者は、私がLに住んでいることばっかり聞いてきて、内診で飛び上がるほど痛がってるのに、何ともないとかって言って、……。泌尿器の医者は唯一まともで血腫があるって言ってた。でも他の医者は異常なしとかっていって、痛みはひどいのになんでもないって言われるし……。外科も変で、歩けたけれど痛いって言ってるのに、何でもないからって言われて、1週間後にまた痛いって言ってもほんといい加減で、最後の8月くらいになってから、やっぱ折れてましたとか言われて、もうすっごく頭に来て、こんな医者にみてもらえないって思って、自分で本買ってきて、図解とか見ながら、パンツ下ろしてここが痛いとか、いろいろ調べて恥骨のどこがどうとか研究して、『医者が行く病院』みたいな本も買って

きて，股関節の専門の先生のところに2回行ったんだけど，両方折れてますって言われて，それでホッとした。帝京に行く時も痛くてクッション当ててたし，恥骨が折れてますって言われたときは心的には良かった。大袈裟とか言われてたけど，私は全然大袈裟じゃなかったじゃん，結局私はおかしくなかったって思いがあった。家族も友達もみんな，『医者が大丈夫って言ってるんだから』とかって言われたから……。」

「今までは嘘つき扱いした医者とかに『ざまあ見ろ。ふざけんな』見たいな感じで。……どの医者も裁判のこととかなると，『前の状態がわからないと証明できません』とか言って……。裁判の記録を見ると，まるで私が頼んで嘘を書いてくれって言ったみたいに悪い人ですみたいなこと書いて，私に対抗してこようとする人がいるんだなって思ったら，すごい怒りで……。原田って医者も，あたかも頼んで書いてもらったみたいなこと書いてきて，こんな嘘書いてきたってことで本当に一番傷ついた。私の中ではなんてやつらなんだって思いで，怒りもすごくって，復讐したいと思って……。裁判の時は，そういうやつらだと思ったから，裁判で責められると思って，悪人軍団で……。フラッシュバックは，供述書を見たときに体験した。私は完璧主義だから，ちゃんと勉強しておこうと思って，『右で，左で……』とか細かく思い出してたら，あたかも事件が目の前で起こっているかのように見えて，もう1回体験してしまった。犯人は俺はやってないみたいなこと言い出しているし，半年くらいは眠れない日も続いて，夜中に彼（夫）に『お話して』とか言ってたんだけど，あいつは寝ちゃうし，寝室変えたり，……。だから，昼寝するのが当たり前みたいになってた。」

「恥骨骨折という診断を受けた後は，それまでのような不安は軽くなったけれど，不眠や集中困難は続いており，病院への通院以外の外出はできなかった。これまでの生活が一変してしまい，『やりたいことがたくさんあるのにできない自分』に対して落ち込み，泣いて過ごすこともあった。事件直後かその年内のころ，『前世で悪いことしたんじゃないの？』とか言われたことがあって，そこからはもう諦めちゃった。同じ頃，友達に『乳がんになっちゃった人とか半身不随になった人もいる』とか言われて，他の人はみんな私よりひどい人の話しばっかするんで，『あんたなんかたいしたことない』って言われてる気がし，自分の悩みを誰にも話せなくなっていった。その頃の日記を見ると，やばい時があったみたいで，死んだ人とかが見えた時があったみたい。妹がモントリオールにいたときに知り合った，ジョンと［ママ］ものすごいいい人が亡くなったんですけど，日記に『ジョンがピアノの横にいる』とかって書いてあったり，『私の頭なでなでしてる』とか，話もしていたみたいだ。U+1年2月に医師から骨折が完治したと告げられた頃には，痛みも殆どなくなっていたけれど，心理的な苦しみは増したように思う。1日中家の中で過ごすという生活も変わらなかった。U+1年6月には，事件の月なので不安を避けるため海外に出ようと準備してい

て，チケットの購入に出かける際，夫の行動が遅かったことに苛立ち，ガラスの戸に足を突っ込んで50針も縫う怪我をしてしまった。U＋4年の2月に妹の知り合いの紹介で警友病院の野中医師を紹介された。そこでPTSDの診断を受け，犯罪被害者相談室を紹介され，U＋4年5月より中島医師によるカウンセリングを受けるようになった。それまではこころケアを誰もしてくれなかった。そこからは気持も少し楽になったけど，1歩踏み外していたら死んでいた。何もしないで泣いたり，怒ったりしていて，PTSDで情緒不安定だったんです。それで足も怪我したし……。また，世間でも，警察の悪行や医者も医療ミスとか言われるようになったことや，心のケアのとか言って，周囲の人たちの私への考えも変わったことで，その頃から，気分が楽になった。」

「裁判の時は笑ってしまった。向こうが作り話してきても，うちの弁護士が的確に向こうが言っているのは不可能だって，はっきりさせてくれましたから。だから裁判の後はすっきりしました。私はつらかったけど，自分がやってきたことは正しかったんだと思ったし，私が本当に正しかったから，私の周りの人はいい人にも恵まれるようになったんだなって思って，それまでの医者はモラルのない人でそういう人が書いたんだってわかったし……。だから，私の周りはすばらしい人ばかりなのに，そいつらはもう罰を受けているって感じで……。それで，そこからはそれまで思っていた復讐してやろうって思いも少し減って，こんなやつらだから私が手を下さなくても天罰が下るって思った。」

「現在，気分は以前より良くなったけれど，イライラする自分と，落ち込む時と，楽しい自分のだいたい三つあって，日によって違う。1日中落ち込むというよりも，朝から沈んでいて，夜になって持ち直すこともあるし，夜になってイライラすることもある。イライラしたときぬ［ママ］は，リモコン投げていた。大きな音が出るんでスキッとし［ママ］するから。でもそれが壊れちゃって，……今は缶とか投げている。カラカラカランとかなって気持いいんで。U＋5年の後半からは，家事も出来るようになってきた。一旦火がつくと4,5時間ノンストップでやりたかったこと全部やるが，翌日は疲れて，寝込んでしまう。食欲は，事件後現在まで変わらないけれど，外に出られないので，事件から10キロくらい太ってしまった。」

2　鑑定人との面接時の面接時［ママ］陳述の概要（U＋6年5月22日，6月2日）

「事件にあって，外に出られなくなって，家庭教師を続けられなくなったのが，とても辛かった。中に1人，どうしても続けて欲しいという努力家の子がいて，私の所まで電車に乗って通ってきた子がいた。最初はお腹が痛いので，こんな格好（お腹を突き出し椅子の背に寄りかかる）をして，2,3ヵ月教えたけれど，その内に自分がも

たなくなって，夏からは塾に行くことを勧めた。自分が字を読めなくなって，十分教えることが出来なくなった。その後しばらく，進路の相談に乗っていたけれど，その後どうなったか分からない。」

「今でも，前と比べると，よく泣いてしまう。今の自分は，自分じゃ無い。外見上は変わらなくても，気持的には違う，受け入れられないという気持がある。事件に遭ってから，感じ方やものの見方，全部が変わってしまったように感じる。事件後は，今の状況だけで手いっぱいで，どよんとした重いものを背負っており，それが何をしてもはずれない。スタイルも体も，みんなにいい娘と言われ，見られてきたのに，今はやせるとか，きれいになるとか，努力することと無縁になった。先に目標が，希望が持てない。海が好きで，気が晴れるのはきれいな海岸に行ったときぐらい。親しい友達も，事件後はあまり来てくれなくなった。高校時代からの親友の村松さんにも『あなたよりもっとひどい目にあった人もいるのよ』などと言われて傷ついたこともある。普通に働いている人にくらべ，自分だけが何もしてないことへの引け目も感じ，『理解してくれないんでは』という思いもある。村松さんも，3年程前に結婚して名古屋に行き，それ以来会っていない。人には，『大したことないよ』とか，『やろうとおもえばやれるよ』などと言われることがよくある。普通の人には分からない。分かるはずがない。自分が普通の人とは違った存在になってしまったと感じている。妹とも，彼とも。辛い時期に，ただ1人助けてくれた人がいる。ニューヨークで妹の学校のチューターをしているバーツという年配の男性で，以前から文通をしていたけれど，事件に遭った当初に手紙を書いてみたら，その人だけは分かってくれ，文通が続いている。自分の将来は，あまり長生きしないと思う。できれば36歳で死にたい。ダイアナ妃やモンローのように。思考力も集中力も落ちてきた。読書が出来ない。トライはしてみたけれど，最初は『えっ』と言うくらい，何も読めない。最近は，携帯電話の説明書を読もうとしたけれど，まともに読めなかった。何種類かパンフレットを比べてみてと思っても，読めなくて，『もういい』って，投げ出してしまった。記憶力も落ちて，覚えていられない。」

「外出は，事件を連想させるものに出会うので，好きになれない。思い出させるものは，山手線，サラリーマン，スーツ，男の人，とくに背の高い男の人，人混み，犯罪，裁判，弁護士，裁判官，……テレビを見ても思い出す。嫌な感じになると，いても立っても居られない。テレビでも犯罪もののテレビは駄目。怖くて，足がガクガクして，リモコンも押せず，逃げることもできなくなってしまうこともある。ようやく動けるようになってトイレまで逃げたこともある。テレビで山手線が出ると，あわててすぐ消す。U＋4年に民事裁判の相手側の意見書を見て，すごいショックを受けた。自分の苦しみと比べ，あんなひどい意見を書くなんて，人間として許せない，信じら

れない思いだった。怒りを感じ，相手に分からせるには死ぬしかないと思った時期もあった。その年の4月から10月まで，調書を一生懸命見ていて，フラッシュバックみたいになった。悪夢をよく見るようになり，最初のは，相手の男の人が手すりにつかまって迫ってくる感じで，飛び起きる。事件直後の情景と思うけれど，とても怖かった。それで，夜が怖くて眠れなくなり，夜中は電気をつけていて，朝にカーテンをして眠るようになった。気持が少し楽になってきたのは，去年の後半ぐらいから。」

七．現在症

1．面接所見

最初の面接時，控訴人は幾分緊張し，不安げに見えたが，鑑定には協力的で，どのような質問に対しても概ね率直な態度で答えた。応答は自然で，とくに作為を感じさせるところはない。質問をよく理解し，適切な応答が可能であった。

事件についてについて［ママ］述べるときには，表情も硬くなり，苦痛を感じている様子も窺えるが，［ママ］気分はとくに抑うつ的ということではない。事件以外のことを話すときはむしろ多弁で，笑いや自慢話を交え，大げさと感じられる表現も見られ，抑制に幾分欠けると感じさせることもある。状況の影響を受けて，気分が変化し易いところもある。

優しく細やかな感情を有するが，情緒的に幾分不安定なところもある。事実を冷静に淡々と述べることもあるが，事件関係者（鑑定人，医師等を含む）について感情をむき出しにし，攻撃的な言葉を発するようなところがあり，このような傾向は鑑定助手との面接においてより高頻度に認められた。例えば，鑑定助手との面接への回答には，次のような表現も認められた。

〈ご自身のことについて教えてください〉

　私は小中学校の頃から友達も多くて活発で成績は上の上。私は完璧で人を寄せ付けないタイプ。学年8組の中で女子は皆知っている。部活もできる方で……。でも弱いチームだったから大会とかはだめだったけど。絵もうまくって描けば賞に入るし，作文も書けば都の賞をもらったり……。音楽もピアノをやっていて，天才とか言われた。今もピアノはできる。耳がすごくよくって音感がいい。だから25歳でバイオリンをやったときも，先生に「すごい」って言われて。音感がいいので。

…………

〈事件後の症状のことを話して下さい〉

　最初，誰も分かってくれなくて，痛いのに『大袈裟なんじゃないの？』みたいに言われ，3ヶ月まで，ものすごいズタズタにされた。……原因か［ママ］分からな

いから，すごい不安と鉛が入ったような痛みで起き上がれない。……関東通信の医者は信頼できない。まず婦人科の医者は医者とはいえないですよ。私がLに住んでいることばっかり聞いてきて，絶対妬んでいるんですよ。内診も飛び上がるほど痛がっているのに，そいつは何ともないとか言いやがって。……どの医者も裁判のことになると，『前の状態がわからないと証明できません』とか言って……。私がそいつらとか殺してやろうと思ったのは理由があって，膣炎とか19歳頃になったこととか裁判で出してきて，その時は異常なしって言われたのに……。まるで私が頼んで嘘を書いてくれって言ったみたいに悪い人ですみたいなこと書いて，……。原田って医者も，卑劣さはすごくって，いくらもらったかわかんないけど，あたかも頼んで書いてもらったみたいなこと書いてきて，こんな嘘書いてきたってことで本当に一番傷ついた。」

　控訴人がいらだったり激したりするのは，加害者や訴訟関係者などについて述べるときに多いが，必ずしも彼らに限られはしない。鑑定場面においても対人関係の不安定さを感じさせられことは多く，初回の面接時で打ち解け，依存性を感じさせるような率直な態度で応じたが，後に鑑定人らが作成した記録に［ママ］中に気になるところを見付けると，鑑定助手に強く抗議して，執拗に訂正を求めてくるようなこともあった。

　情緒的な不安定さ，感情的刺激のもとでの精神的視野の狭窄と統御されない感情的な反応などから見て，控訴人の人格には幾分未熟で，ストレスの処理が拙劣なところがあるといえる。おそらくこれは，控訴人の育った家庭環境，或いは親子関係の劣悪さと関係があるであろう。

　しかし，ここで注意を要するのは，控訴人に内在すると思われる性格特徴が，少なくとも本件被害に遭うまでは顕在化することなく，控訴人は努力して，全く適応的な生活を送ってきたのである。すなわち，本来の控訴人には，人格障害と見なされるような障害はない。それ故，現在の控訴人に窺われる性格や行動の問題点については，本件被害体験とそれに引き続いて生じたさまざまな困難が，控訴人に内在していた性格的弱点を強調する役割を果たしたことによると考えられる。見方を変えてみれば，現在控訴人において性格的偏りと見える現象は，過大なストレスへの反応として生じている面があり，それ故に，適切な治療的援助があれば十分回復も見込めるものである。

　なお，控訴審の陳述にみられる感情的，或いは誇張的と感じられる表現が，供述の信頼性への疑問を抱かせる可能性もあると思うので，この点についても一言触れたい。確かにそのような問題がありはするが，結論的には，事件に関する控訴人の供述の信頼性はかなり高いと見なすべきである。控訴人は最初に自らの性格について鑑定人に

問われたとき,「小さい頃から正直者で,何でも話すから親が安心していた。お喋りな方で何でも喋って,秘密の無い人だから分かりやすい」と述べた。確かに控訴人はお喋りで,正直者であり,一貫した嘘など言える人ではない。鑑定助手の質問に言いよどんでいた家庭の複雑な事情などについても,鑑定人が改めて聞いたときには全て率直に答えている。性格的には,控訴人が「社交的で,何でもポンポンと,あまり考えずに話す人」と評した,控訴人の母方祖母の性格［ママ］ある程度は共通するところがあるかもしれない。

なお,被害体験に関連するフラッシュバック様の体験や回避症状とう［ママ］の症状が鑑定時点でも見られたが,これらについては鑑定事項に直接関わるので,後で項をあらためて記すことにしたい。

2. 心理検査所見

U+6年5月4日に,東京医科歯科大学難治疾患研究所面接室において,心理検査（TAT,ロールシャッハテスト,樹木画）を実施した。検査の実施と解釈は,多摩少年院教育調査官藤岡淳子による。

検査には45分ほど遅れて到着したが,態度は協調的で,検査者の設定した枠からはみ出すまいという意図が感じられた。TATは途中からかなりストレスを感じたようで,別の話をしたり,お茶を飲んだり,課題からはずれたいそぶりを見せたが,課題への再集中を軽く促すと,それに従った。検査終了後,施行結果について気にしている様子が見えたので,簡単に印象を返すと,途中から声はたてないものの,かなり大量に涙を流して泣いていた。最後に改めて「遅れてきてすみませんでした」と再度謝罪したのが印象的であった。

1 絵画統覚投影法（TAT）

TATは用意された絵に対して,被験者がお話をつけていくことを求め,その内容によって,その人の欲求や他の人との関係の持ち方を推測しようとする投影法の1種である。以下に反応内容を記し,それぞれの反応に関する印象を述べた上で,最後にまとめる。

#1 （机にカードを置く）V［著者注：ヴァイオリン］がうまくひけなくて,先生に怒られて悩んでいる。どうしたらうまくひけるかなあと思って,一生懸命考えてる。（こんなんじゃ駄目ですか？ いいですよ。その調子）

（カードを手に持つ）あんまりこの子はVが好きじゃない。だからあんまり気が進まない。やめたいなあと思っている。（それで？）でも,やめられないかなあ。で,困ってる。（気が進まないけどやめられない？）親に怒られちゃうとか。

#2　難しいんですね。こういう絵なのか。もっとかわいい絵かと思ってた。なんだろ……ン……エ……
　この女の人（手前）が主人公で，この人は知的な感じの人で，なんか淋しそうなんだけど，なんか悩んでる感じ。それ以外難しいなあ……あとなんだろう……，何かを悩んでいるんだけど……って感じ。これじゃ駄目ですか？　もっと長く？（こっち側の人達は？）この女の人と知らない人たちで，この人（手前）に無関心。この人は村から出たがっている。（何悩んでる？）それはよくわかんない。（何で出たいの？）何か淋しい感じがするから。

　　　　ストレス場面が嫌で回避したい。かわいくて問題ないのが好き。主人公は知的だけど淋しそうで悩んでいる。後景の男女を無視しているが，それは彼らが主人公に無関心だからであるとしている。つながりや支えを得られず，村を出ること，嫌な状況を回避することに気持が向いている。ここでも積極的な対処策はとられない。

#3BM　えー難しい。この人……ンー自殺しようとしている。これピストルかな？で，しようと思ったんだけど勇気がなくて，できなくて悲しくなった。で，すごい早く死にたいと思ってる。で，すごい落ち込んでる。動けなくなっちゃってる。（自殺しようとしたのは？）誰にもわかってもらえないとか，生きていることが辛くなった。
　で，死ぬしかないけど，できない。かたまって動けなくなっている状態。「わかって欲しい」という強い願望と「わかってもらえない」孤立感，孤独感。
#4　え，これなんだろう？　これ，わかんないな。なんだろ，よくわかんない。この女の人が男の人を振り向かせようとしている。でも，男の人があんまり関心がないのかな。

　　　　ここでも，女は男をふり向かせようとしている。でも，男はあまり関心がない。思い通りには動いてくれない。こっちを向いてくれない。依存欲求が満たされない。

#6GF　んーこれは……この女の人は，このおじいさん，おじさんの言ったことに驚いている。なんかすごい卑劣なことを言ったからびっくりして，こんな人がこんなことを言うのかって驚いている。それ以上出てこないな。（卑劣なこと？）女の人を差別するような，そういうこと。

　　　　思っても見なかった攻撃にさらされてびっくりしている。それだけにかたまってしまい，対処反応がとれない。認知的不協和の存在。紳士のように見える人は，性差別的言葉や暴言を吐かないはずという信念が崩れて，どうしてよいかわからない。父娘関係ではなく，卑劣なおじいさんになっていて，父との関係は遠いだけではなく，やや敵対的か。

#7GF これ，んーと，この人はこの人のメイドさんで，お話を読んで聞かせてる。だけど，この子は，外に猫がいて，外で遊びたい。家から出たいなあと気もそぞろな感じ。退屈してる。お話になっていないけど大丈夫？（なってますよ）前後関係とかないなあと……（じゃあ，この後どうなります？）駆けて行って外に出ちゃう……でも，ちょっとしそうにないかなあと……この子しないような，思いつめてるような気がする。我慢しちゃうかもしれない。したいんだけど我慢しちゃって，そこにずっといる。そっちかな。

  1図と同様のテーマ。やりたくないことやらされて，本当は他にやりたいことがあるが，やれない。退屈しているが，思いつめて，我慢する。ここでも決断と責任は負わない。うまくやれているか評価を気にする。母娘関係ではなく，メイド。はっきり敵対的とまではいえないが，母は，娘の気持には鈍感で，やりたくないことを押し付ける人として認知されているのか。

#8BM 難しいなあ。えーなんだろうーわかんないなあ。……ーこの人（手前）のお父さんがこの人で（寝てる人），死んじゃったんだけど，胃かなんかが悪くなって死んだんだけど，この人はこういう風に見える。（？）霊かなんかが切り裂いてるように見える。ちょっと変かな？ これ霊じゃなくて（切り裂いてる2人），普通の人なのかな？ じゃあ違うのにしようかな……それか，戦争で死んだお父さんが手術されているのを思い出してるとか。

  父を殺してしまっている。父への敵意，攻撃性がかなり激しい形で直接的に表現されている。しかし，その表現には抵抗感もあり，霊が引き裂いているという非現実感の強いものとなっている。また，胃が悪くて死んだにもかかわらず，さらに霊が切り裂いている。あるいは既に戦争で死んだ父が（おそらく生前）手術されているのを思い出している。「死」はそれで終わりと認知されていない。死がそれですべて終わりの現実としてではなく，やや観念的に扱われている。

#8GF 楽しそうな絵ってないんですね。みんなさみしそうな絵なんですね。この人はそんなに思いつめなくて，すごい希望もってるっていうんじゃなくて，普通に今日の晩御飯どうしようかなって考えてる感じ。

  その後，「何でもない」というかのように晩御飯という日常的なことを考えていることにしている。父への攻撃は認めにくいのか，あるいはたいしたことではないと価値下げしている。また基本的に実際的，現実的なことがらに関心の強い人であろう。

#9GF これなんだろ（手前の人の左手のもの）。聞いちゃ駄目なんですよね。（ご自由に）。やっぱり……じゃあ，これは布か絵で（左半分），この人が持っているのは絵の具で，こっちに持っているのは筆で，手直しをしている。（どんな絵？）これは

自分の絵なんだけど，うまく描けなくて，消して，もう1回直したり，それをずっと繰り返してる。

　　　　かなり特異な反応。2人の女性の関係が述べられるのではなく，自分の絵にしている。自己への執着。自己像が気に入らない，今の自分が気に入らない。何度も描き直すがうまく描けない。ずっと繰り返している。視点が外や他者に向かず，自己に集中して，狭まっている。

#10　これなんだろう。んー，これはお父さんで，これは息子で，なんか「おやすみなさい」みたいな感じで言ってて，お父さんも「お休み」みたいな感じかな。
　（心理テストがいけない。悪霊とか。すごい変なやつで……等々前回実施したMMPIの話をし始める。そうですか。まずやってしまいましょうね。）
　　　　父息子関係にするのもあまり一般的ではない。あっさりした無理な触れ方。別の話をぺらぺらとし始める。よほどストレスフルで回避したかったのであろうか。性的に親密な関係に抵抗感があるのか？　また母娘関係も回避したかったのか？

#11　これ，どっちが前ですか？（自由ですよ）ちょっとよくわかんないな。飲んでいいですか（お茶を飲む）。これは恐竜。ここにはお城があって，人がいっぱいいて，ここを攻めて行こうとしているのを恐竜が見てる。で，その恐竜がお城を攻めて行こうとしている人達を止めようとしている。（恐竜が？）この人たちが攻めて行って，お城の中の人を殺そうとしているから。いい恐竜なの。（止まる？）なかなか止まらないんだけど，最後は頑張ってどうにか。でもちょっと犠牲者でちゃう。（御茶に手を伸ばす。検査者がそっちを見ると途中でやめる。）
　　　　孤立した城を皆で攻めて，殺そうとしている。皆によってたかって殺されようとしていると感じ，城に閉じこもっている。自分を他からの攻撃にさらされる被害者と感じている。ただ，皆の攻撃を止めさせようとする恐竜の存在がある。セラピスト等の援助者の存在か。

#12F　こわい。なんかこのおばあさんは悪い人で，この女の人を貶めようとしている。女の人も気付いて警戒している。恐いなと思って気を引き締めてる，かな。（何とかなる？）一生懸命アンテナを張って，気を遣って，どうにかおばあさんの魔の手から逃れようとしている。
　　　　年長の女性も悪い人で，隙あらば貶めようとしている油断ならない存在。主人公の女性は警戒的で，不信感が強く，魔の手から逃れることに汲々としている。反撃等の積極的な対処策はない。おそらく母は嫌なことを押し付けるだけではなく，油断すると何されるかわからないという不気味な存在であり，はっきり攻撃しあっている父との関係より，一層厄介なものと感じているかもしれない。

#13MF　なんだろう。この人とこの女の人は付き合ってたんだけど，この男の人が殺しちゃって，後で冷静になったときにショックを受けて困っているところ。(何で殺しちゃったの？) たいしたことはないことがきっかけで，咄嗟に衝動的に殺しちゃった。今は後悔している。大変なことをしちゃったあと困り果てている。

　　　男が女を殺してしまう。男性から女性への激しい攻撃性。それもたいしたことではないことで，衝動的に爆発してしまう。男性は後悔して，困り果てているだけ。悲しいとかの情緒的反応はなく，警察に自首する等の対処策もない。

#16　あれ(検査者のほうを見る)？ (心の中の絵で作って) 何もない。難しいな。なんかさっきのやつが残ってるとかでもいいですか？ (うん) ピストルで死にたい女の人かな。早く死にたいと思っている。人生やめたいみたいな思いがあるんだけど，誰にもわかってもらえない。で，すごいさみしい。それくらいかな。ここにいる(左上を指す)恐竜が助けにこない。助けて欲しいと思っているんだけどこない。誰もこない。

　　　イメージは貧困。あるいは3BM図版が強く心に残っている。それは「死にたい。つらさを誰もわかってくれない。さみしい」という気持ち。恐竜に助けにきて欲しいのに，来てくれない。無力感と依存性の強さ。

#18GF　なんだろ。わからないな。この人(下)，この人(上)の，シー誰だろ，お姉さんかなあ。おばあさんか，お姉さんかわからない。で，死んじゃってて，死んじゃったからすごい悲しく思ってる。(死因は？) 長いこと苦しんで死んじゃった。この人(下)は死んで幸せだったんだけど，この人(上)は死んで欲しくなかったからさみしい。(自殺？) 自殺じゃなくて，ちゃんと生きて死んだんだけど，でも早すぎるから悲しんでるんだけど，この人はいろんなことがあってすごい辛かったから，死んで良かったと思ってる。

　　　姉妹関係にしているのもやや特異的。また攻撃性の表出されやすい図版で，攻撃性は出ず，むしろ親和的。姉妹関係は葛藤的というよりもむしろ親和的か。希死念慮と死んだら誰が悲しんでくれるのかという不安感。両親や夫ではなく，姉が悲しんでくれている。ただ，ここでも死んだらすべてが終わりというわけではなく，死んじゃった主人公が死んだ後，「死んで良かった」と思っている。切羽詰った希死念慮というより，死をもてあそぶことによって，別の目的を達したいという印象を受ける。たとえば，周囲の人の関心や同情，援助を引き出すとか，あるいは欲しいものをくれない人へのあてつけとか。

#20　なんだろ，んー，この人はなんか戦争かなんかに行って，1人で生き残っちゃってさみしい。で，1人でさみしくさ迷い歩いてる。これくらいかなあ？ (行き

つく？）行きつかない。

　　戦争，殺し合い，危険な世の中。1人ぼっちで，さびしく，さ迷い歩いている。行き場がない。居場所もなければ，目的地もない。どうしてよいかわからず，たださびしく，途方にくれている。しかし，戦争では結局1人生き残っている。戦争で死んだ人々への思いは語られず，生き残った自分のさびしさだけが語られており，自己への執着は強く，自己中心的視点から抜けられない。

（絵画統覚投影法・所見のまとめ）
　本人の中では，孤独感，さみしい，誰も助けてくれないという思いが強い。「自分のつらさを誰もわかってくれない。さみしい。死にたい」と話は展開していく。
　現在の自分に満足することができず，他からの評価を気にしており，表面的には権威や課題に従順であるが，内心では「本当にやりたいことは別にある」と思っている。しかし，自ら決断をし，責任を負って行動することはできず，ただ困って悩んでいるだけである。あれも嫌だけど，これも嫌という感じで身動き取れなくなっている。
　その状態を自分で何とかしようといった主体的な構えはなく，依存的，回避的で，嫌なことからは目をそらして，場面や状況を回避してしのごうとするか，あるいは他に助けてもらって，解決してもらおうとする構えが強い。したがって，あれこれ自分の窮状を訴えて身近な人を振り向かせようとするのだが，十分自分の期待どおりに周囲が動いてくれないという気持ちが強い。
　何とかして欲しいという甘えが満たされないことから，裏返しとしての攻撃が生じているが，この攻撃性はまず，すねやあてつけ，かんしゃくとして表現されると思われる。「死にたい」と盛んに口にするが，あまり切羽詰った感じではなく，実際には死ねず，また死んで全てが終わりと思っているわけではなく，「死」が周囲の関心や注意を引くための道具として使われているという印象がある。自分はこれほど苦しんでいるのにわかってくれないという，あてつけ的な攻撃性の表現でありうる。
　実際には，依存が満たされないことから生じる攻撃性はかなり強いが，通常は直接的な表現や行動化は避けられている。しかし，甘えを許容して欲しい対象や明確な敵に対して等，時と場合によっては，たいしたことではないことで，衝動的に爆発してしまうこともありえる。爆発後は，後悔して，困り果てているだけで，悲しい，申し訳ないといった情緒的反応はなく，警察に自首する等の現実的対処策もない。
　父との関係はかなりはっきりと敵対的で，父への敵意，攻撃性がかなり激しい形で表現されている。しかし，その表現には抵抗感もあり，霊が引き裂いているという非現実感の強いものとなっている。
　母は，娘の気持には鈍感で，やりたくないことを押し付ける人として認知されてい

る可能性が高い。おそらく母は，嫌なことを押し付けるだけではなく，油断すると何をされるかわからないという不気味な存在であり，はっきり攻撃しあっている父との関係より，一層厄介なものと感じているかもしれない。本人は，警戒し，魔の手から逃れることに汲々としているが，反撃等の積極的な対処策はない。

　夫との親密な関係が表現されてもよい図版に対しては，父息子関係として，あっさりした無難な触れ方をし，別の話をし始めている。夫との性的に親密な関係には抵抗感があるのかもしれない。

　また攻撃性の表出されやすい図版で，攻撃性は出ず，むしろ姉妹の比較的親和的な関係が述べられているが，姉妹を自分に近いものとして同一視し，父母や夫への当て馬的に使っている可能性もある。

　こうした自己中心的な視野狭窄や回避性・依存性・攻撃性の昂進は，外傷的体験後に比較的一般的に見られる現象でもあるが，それ以前の性格傾向を反映するものでもありうる。両者の区別は困難であるが，ストレスに適切に対処できなかったことと，周囲から適切な支えが得られないと感じていることが，本来もっていた特徴をさらに先鋭化［ママ］させていると考えることができよう。

2　ロールシャッハテスト（包括システムによる）

　この検査は，10枚のインクのしみを提示し，それが何に見えるかを問うことによって，被験者の認知，感情，自他表象，統制等に関する人格特徴を推察する投影法の1つである。以下に反応内容を記し，基本的所見に関する構造一覧表を掲示した上で，最後に解釈をまとめる。

Ⅰ
① えー難しい。何だろー。何も見えないって言うのは駄目ですよね。
　（うん。何か見えますよ）
　キツネ。
　ここら辺。ここが顔。耳。ここが目。
② バルタン星人。ここらへんが（ハサミの動作）。
　こんなんで性格わかっちゃうなんておもしろい。
　ここだけ。こういう感じがフォーフォーフォー（動作）。
　顔，手，手つきが。

Ⅱ
③ なんだこりゃ？
　オカメインコ
　やめようかなあー。ぱっと見てそう思っただけで。

色合いって言うか。
　　　（色合い？）赤が点々てなっているところがオカメインコの顔。
④　あとはね，手を合わせて踊っている人かな。
　　　これが顔で，手，こういう身体。
Ⅲ
⑤　なんか太鼓をたたいているアフリカの部族の人。
　　　で，これはファイアーみたいな感じ。
　　　太鼓で，女の人。こんな感じでたたいてる。
　　　で，これがキャンプファイアーみたいなファイアー。
　　　（アフリカの部族？）でっちり。胸が出て，スキンヘッドが黒人の女みたいな。
　　　（黒人？）黒いからそう思っただけで。
　　　（ファイアー？）これだけ見たらファイアーには見えないけど，夜太鼓をたたいてると見たらファイアー。
Ⅳ
⑥　これ，ランプから出てきた大魔人［ママ］。
　　　顔，手，足
　　　（ランプから出てきた？）もあって出てきた。
　　　（もあ？）ここら辺が薄いからかな？
　　　（大魔人［ママ］？）顔が小さくて足が大きいから大きく見える。遠近感で。
⑦　これ，虫の顔っぽいけど。
　　　虫っぽい。私虫嫌いだから。
　　　ここを全部言っちゃったからここ見て。
Ⅴ
⑧　なんだろこれ？　コウモリが飛んで行くところかな？
　　　みんな同じような感じ。
　　　ただこういう感じで（ジェスチャー），これが手で，頭で，これが足。
Ⅵ
⑨　タカ
　　　トーテムポールみたいなそういう感じの。ワシ？
　　　アメリカンインディアンの。トーテムポール，きれいな。
　　　（きれいな？）色的には羽の色がきれいな。塗ってあるような赤とか緑に。
　　　（色塗ってある？）大きく羽広げてるような。
⑩　地図とか，これが川とか。
　　　真中が川。航空写真みたいな感じで，アメリカとか。

（川？）こっちは砂漠っぽくて，こっちは湿ってる。
砂が濡れてるよう。
（濡れてる？）黒っぽいし，周りのこの辺が滲んだような感じ。

Ⅶ
⑪ 女の人が，こういう風に（ジェスチャー）。
女の子がこうやってるのが2人。
なんか羽飾りみたいなのつけてる。
横からこういう感じ（身振り）。
髪の毛を上にピョンってやってる感じ。
普段見ているテレビが影響している気がする。
ディスカバリーチャンネルとか見てる。

Ⅷ
⑫ これはヒョウかなんか2匹いて，
これがヒョウ。2匹。歩いてる感じ。
⑬ ンー，これは猫。あとはないな。
いいんですか，部分で（自由でいいよ）。
これは猫。目で，口。猫の顔。

Ⅸ
⑭ これエビに見えた。イセエビ。
上を向いた感じ。イセエビが。2匹。色が決め手。
⑮ あと，これカニ。なんか食いしん坊バージョンになっちゃった。
手がないじゃんね？ カニを正面から見て。でも手がグー。
（カニ？）色かな？ 赤っぽいような。

Ⅹ
⑯ アッ何かいっぱい。
海の中の生き物がいっぱいいる感じで，いいんですか？
これが（D1）名前わかんないけどこんなのがいたような気がする。イソギンチャクっていうのはちがうような。
（サンゴ？）あっ，それ。これがコンブ。ゆらゆらしてる。黄色いのは魚。
⑰ これだけ見るとおじさんに見える。それくらいかな。
ドイツの木彫りみたいので，ひげで，パイプぷかぷかみたいなおじさん。
これが目で。

（解釈）

問題解決のための資質は普通程度にあり，一般的なストレス耐性と自己統制力とを有しているが，現在は状況的なストレスがかなりかかっていて，平素の自己統制を妨げている。すなわち現在（テスト施行時）は，衝動的な思考，感情，行動を生じさせる可能性が高くなっている。この衝動性は，複雑で曖昧な状況で，より生じやすい。ストレスは，思考，感情両面に影響を及ぼしていて，通常より注意が集中・持続できずに考えがまとまらない感じ，および否定的な感情にとらわれている感じを生じさせている。状況ストレスのせいで，考えや気持がごちゃごちゃしてすっきりしないので，衝動的行為が増えている。これらは一時的な状態である可能性が高い。
　本人の課題解決へのアプローチは，年齢や能力に比してやや未熟である。すなわち，決断や問題解決に際して，考えて決めるのか，感情を交えながら試行錯誤して行うのか，一貫した確立されたアプローチをとることができず，判断ミスを犯しやすい。以前の判断を翻すので，しっかりした決断に達しにくい。失敗から学ぶことも難しくなる。効果的解決に至るまでにより時間がかかる。
　感情への対処も一貫性に乏しい。時には感情が判断に強く影響し，同様の別の場面では全く感情を交えずに対処しようとする。予測不能である。一貫した対応がとれないので，激しい感情には過度に影響されがちである。
　不快で苦々するような否定的感情を扱うのが苦手で，それらを偽の明るい感情で置き換えようとする。これは現実否認のヒステリー機制であり，泣いたり，怒ったり，激しい感情表現をする等，感情表現の調整に問題を生じさせることが多い。またこのことは，外界の厳しさを扱うのを避けるために現実を曲げることとなるので，対人関係にも支障を生じさせるであろう。
　こうした機制にもかかわらず，本人は，とても激しく，否定的で，苦痛な情緒を体験している。この苦痛な情緒が，感情の機能に破壊的な影響を与えている可能性が高い。感情体験を支配し，思考にも強い影響を与えているであろう。逆に言えば，こうした苦痛が，うまくいかない現実否認の防衛機制をとらせている。
　本来の自己イメージは悪くはなく，自己を「強いもの」，「力あるもの」と見ているが，現在の社会的，対人的場面における自己イメージは，この「本来の自分」に矛盾し，どちらかと言えば低い。これは無力感や抑うつ感の前兆となりうる。内省の構えと力はあり，これは自己イメージを見直すには好都合である。ただし，現在のところ本人の自己イメージはあまり現実的ではない。これは効果的ではない判断や問題解決行動に導き，対人関係上の問題も生じさせうる。
　社会的な場面においては，必要な場面には，常識的，慣習的な振舞いをするが，基本的には個性を主張し，独自の見方をしたいという気持が強い。新奇な刺激の複雑さを進んで取り入れ，効果的に扱おうとする動機付けも高い。一方で，競争場面を避け，

やや消極的で,単純なものの見方をする傾向もあり,両者は幾分矛盾する。これは人並みはずれていたい,優れていたいという動機付けや自己イメージと実際のやや否定的な自己イメージとの間に矛盾,葛藤が存在することを示していると考える。

人に対する関心は一般的な程度にあり,とりあえずは協調的な態度をとることもできる。ただし,それは遊びや楽しい場面においてであり,共同して責任ある作業をやり遂げるといった成熟したものには至っていない。対人関係においては,依存的で,支えや方向付けを求めて他に頼る。関係に対する期待は子供っぽく,他人が自分の欲求や要望に寛容で,それに沿って動いてくれることを期待している。反面,親密な情緒的絆を作ったり,維持することには用心深く,安心して他に心を開くことが難しい。このことは依存し,養育されたいという本人の欲求を満たすことをさらに困難にさせている。近づきたくはないが,世話はして欲しいという矛盾をはらむからである。

ロールシャッハ・テスト上は,精神障害や人格上の大きな偏り,自殺念慮といったものの証拠は認められない。現在多大なストレスがかかっていて,衝動的になりやすいこと,やや未熟で依存的であり,自己イメージが揺らいでいること,激しい苦痛な感情を体験していることが示されている。この過負荷状態がどこから生じているのかは明確でないが,現在に至る状況が,思考と感情面での衝動性を高めさせ,自己イメージに衝撃を与えていることは,確かであろう。

3　樹木画

A4判の白紙（29.5×21センチ）に「実のなる木」を1本描かせ,描いた木から被験者の心理的な内面を推し量る投影法の1種である。

あまり時間をかけず,ささっと簡単に描きあげた。筆圧はあまり高くなく,1本線で描かれ,影もつけておらず,陰影の乏しい単純な木であるが,ちんまりとまとまった,整った形をしている。大きさは,高さが約11センチ,最大幅が約7センチとやや小さめで（全空間の約9分の1を使用）,位置は上の余白が約11センチ,下の余白が約8センチ,左余白が約5センチ,右余白が約8センチと,やや左下部よりに宙に浮くように描かれている。幹は,下部が広がって開いたまま,上部がほぼ均等に3叉に分かれて開放のまま樹冠に消えている。枝も葉もなく,樹冠は,円型の雲形で,幹の半分ほどを覆っている。樹冠と幹の重なりの部分は処理されておらず,立体的な描画はされていない。樹冠中に大きさ数ミリの丸い実が6個右側に4個,左側に2個浮いている。

バランスは取れていて,お行儀よく収まっている。反面,あまり繊細さや,複雑さは見られず,実際的で,かなり子供っぽい。外見的にはまとまっているが,これは自己への執着,あるいは自己賞賛を示す見せかけの優越性,自己の過大評価である可能

性が高い。自己への執着は強いのであるが，伸び伸びと思う存分，枝をはり，大きくなることはできず，やや萎縮している。欲求を具体化することへの抑制があって，うっ積しているが，自身で責任や義務を負うことはできず，不決断，未完成のまま問題を放置しがちである。

4　ミネソタ多面式人格目録：MMPI（心理検査中本検査のみ鑑定助手安藤久美子の実施による）

　このテストは被験者自身について尋ねる複数の質問に対して本人が「はい」「いいえ」（および「どちらでもない」）によって回答し，その回答傾向から個人の人格傾向を知るものである。質問様式による構造化された人格測定法の中では最も代表的なもので，世界的にも広く使用されている。この検査尺度は，疑問点（？），虚構点（L），妥当点（F）と修正尺度（K）からなる4つの妥当性尺度と，心気症尺度や抑うつ性尺度（D）などの10の主要人格特性を測定する臨床尺度から構成されている。控訴人は検査教示の理解は良好であった。受検態度は協力的であったが，「問題が頭に入らない」と述べ，疲れやすい為に4回に分けて完成させた。各回答には極めて慎重で，前回に終了した問題を再考したり，訂正する場面も見られた。検査結果は次のとおりである。

　ハサウェー法：3'951-70　8：9：16

　妥当性尺度のうち，L得点（虚構点）が粗点で8点を示していた。この得点が高い場合，好ましくない特性を抑圧し否定しようとする傾向があり，「実際よりもよく見せかけようとする方向に回答を歪める」可能性や，防衛的態度を示唆するとされ，粗店が8点以上の場合にその傾向があるとされている。その他の妥当性尺度である？点，F点とK点は平均範囲内の値を示しており，本検査の妥当性は保たれていると判断される。

　臨床尺度は，項目ごとに算出されたT得点は50の水平線を基準にして30から70を正常域とする。この得点の高い尺度が人格特性の明らかな存在を示すと考えられている。控訴人の場合，70以上であったのは，第3尺度だけであった。第3尺度はヒステリー性尺度を指し，この尺度の高得点者は精神的に重圧に当面するとヒステリー状態となって心的葛藤から逃避し，自分の欲求を無意識に身体的症状に転換して示す傾向が強いとされている。また，精神的に心理的圧力が継続的に加わったりすると症状が再現する潜在的可能性をもっている。性格的には比較的率直で，話し好きで，社交的で，冒険好きで，明朗な傾向があり，更に情が深く，心配性である者に多いといわれている。しかし，一方では，虚栄的で自分を実際以上に他人に見せかけようとしたり，派手好きで気ままな面，また，暗示にかかり易い，などという特性をもつとい

われている。

なお，高得点を示した尺度の2値コードによる判定では，控訴人の2値は3・9のコードである。このコードを持つ者の傾向としては，敵対的で情緒的に不安定な人格が見込まれるとされている。

八．考　察

本鑑定は，控訴人のPTSDの診断をめぐる鑑定である。PTSD（Posttraumatic Stress Disorder）とは，心理的外傷体験を契機として反応性に生ずる精神障害の1種として米国精神医学会による診断・統計基準DSM-IIIに1980年に登場し，改正を重ねて確立されてきた診断概念である。

特定の人物のPTSDを論じる場合には，当然のことではあるが，その者の元来の人格特徴と，その人物が体験した外傷的体験の性状と程度，およびそれに対するその者の心理的反応の性状が問題となる。これらの点については先に詳しく紹介したが，ここに簡潔に整理して示すことにする。

1．控訴人伊藤美佐子の元来の人格特徴

1　元来の性格特徴

控訴人の夫伊藤隆によれば，控訴人の元来の性格特徴について，概ね次のように述べた。

「元来は明るくて活発，行動的，優しくて，思いやりがある。向上心が強く，学ぶことが好きで，英会話や，ヴァイオリンなどを習っていた。将来，時間があればもう1度大学に入って比較文化など勉強したいと言っていた。子供が大好きで，教えることも好き。家庭教師をし，相手のことを親身に考えて指導し，そうすることを喜びとしていた。真面目で頑張りや，辛抱強くて，怒りを示すことがなかった。弱点や欠点として，とくに上げられるような所は無かった。」

控訴人自身は自らの性格について次のように述べている。

「私は小さい頃から正直者で，何でも話すから親が安心していた。お喋りな方で何でも喋って，『秘密の無い人だから分かりやすい』と言われていた。大学では，テニスやスキー，サークル活動など，学生生活を楽しんだ。根気が強く，家庭教師をするときには出来の悪い子を何年もかけて優しく教え，じっくりと育てて希望の学校に進学させることに充実感を感じていた。家庭教師は大学時代から4年間やっていたので，プロとして認めてもらえ，評判がよく依頼も多かった。事件前は，午前4時間午後4時間，それからもう1件など，ハードなスケジュールをこなし，家庭教師を天職と思っていた。」

右の2人の陳述内容は，控訴人の家族（両親，妹）がそれぞれに「陳情書」の中で述べていることに合致する。子供のころより控訴人と仲が良く，控訴人の最もよき理解者の1人である妹桜田順子は，U＋5年6月25日付陳情書の中で次のように述べている。

　「事件以前，姉は家庭教師を職業として，とても充実した日々を過ごしており，子ども達に教えることに生き甲斐を感じているようでした。たとえば，姉は自主的に自分の受け持った生徒たちそれぞれに合った参考書を何時間も本屋で選んでいましたし，生徒達は勉強の事のみならず，友人関係の事等も相談しに来ることがたびたびあり，姉を大変慕っておりました。そのような環境下にあった姉はとても幸せそうでした。また姉にとってこれほど適した仕事はないように思われ，姉は一生この仕事を続けていくつもりのようでした。……小さい頃から姉は私に色々な本を紹介してくれました。小説，エッセイ，伝記，強要[ママ]の本間[ママ]で，読書は，向上心の高い姉にとって大切な趣味の一つでした。……姉は元来とても明るく前向きな性格であったのに，そういった本来の姉の性格を取り戻すのに，まだまだ時間がかかることになるとは妹の私にとっても，とても悲しいことです。」

2　被害体験を契機として強調されてきた特徴

　控訴人の，右記したような元来の人格特徴については，鑑定時の面接所見や心理検査所見見[ママ]の中にも窺えるところである。ただし，面接時には，情緒面の不安定さ，依存性と攻撃性をない交ぜにしたような反応，大げさと感じられるような感情的・誇張的表現など，人格の未熟さを窺わせるような所見も見受けられた。心理検査においても，自己中心的な視野狭窄や回避性・依存性・攻撃性の昂進などが認められはしたが，これらは外傷的体験後に反応性に生じた傾向であることが示唆されている。心理検査に指摘された所見の内，幼児期からの母親への満たされない愛情欲求，父親的存在に感じる敵対的な感情，感情的な刺激への混乱した反応，とくに不快刺激に対する回避反応の多用傾向などについては，本人歴のところで触れた，子供のころの劣悪な家庭環境と親子関係の問題が，控訴人の人格形成に障害を及ぼした可能性を示唆するものでもある。

　ただし，ここでより重視しなければならないことは，控訴人が劣悪な養育環境に由来する性格的弱点を内に抱えながらも，少なくとも本件被害に遭うまではその弱点を表面化させることなく，努力して能く社会適応してきたことである。この事実は，今回の外傷的な被害体験が控訴人の人格構造に影響を及ぼすほどに強烈なものであったったことを意味する。と同時に，反応性に生じた精神障害であれば，適切な治療的援助によって今後十分に回復する可能性を有していることをも意味する。

なお，心理的外傷体験を契機として生ずるこのような人格的反応が，適切な治療的援助なしに長期間持続する場合には，人格変化として定着してしまうことも稀ならずあることが知られている。
　また，外傷後の不安状況におけるこのような人格的反応が，事情を知らない周囲のものからは元来の人格的特徴と受け取られ，その者が偏見と誤解の対象とされることが稀ではないことについても，とくに付記しておきたい。控訴人に関しても，これに類することが過去に生じていたと考えるからである。

2. 控訴人の体験した外傷的被害体験
1　本件被害事件の態様
　控訴人の鑑定時の陳述によれば，本件被害体験とは，凡そ次のようなものである。
「夜間に1人で山手線の座席に座っていると，少し前に出ていた足先を突然蹴り上げられた。蹴ったのは身長170センチほどの酔った感じの50才位の男性で，よたよたと数歩歩いて向かい側のドア付近でちらちらとこちらを見ていた。驚いてその男を見ていると，電車が目黒駅に近づき減速を始めたところで男は再び前に来てまた足を踏みつけようとしたので，咄嗟に足を後に引いてこれを避けようとした。男は何度か空振りし，反応がないと，踏みつける部位を次第に上に上げてきた。見かねてそばにいた若い男性が『おっさん止めろよ』と声をかけると，男は激して，下腹部を踏みつけるように何度も強く蹴りつけたが，丁度目黒駅に着き電車のドアが開いたときに，若い男性が男をホームに押し出してくれた。この間自分は呆然として声も出せず，ただ体を硬くして座っていた。2人がホームに出たのを見て，犯人を捕まえてくれたものと思って自分もホームに出たら，若い男性はドアが閉まる前に電車に飛び乗っていってしまった。自分は周囲に助けを呼びながら男の後を追い，東急駅の近くで通行人が周囲を取り囲んだところで，東急の駅員が犯人を駅員室に連れて行き，警察を呼んでくれた。男は警察が来ると知ると，私に向かって大声を上げて脅し始めたので，駅員が庇ってくれた。」
　本件被害体験についての控訴人のこのような陳述は，先に整理して示したように，事件直後より一貫していて，細部を除き矛盾するところがない。鑑定時にさまざまな角度から聞いてみたが，陳述内容に矛盾や不自然さを感じさせるようなところは何も認められなかった。
　控訴人の陳述の中に，訴訟を前にして事件当時の記録を読み，記憶を想起しようと努力するうちに，当時の記憶が恐怖の感情を伴ってよみがえり，細部を想起し得たとするくだりがある。これはフラッシュバックといい，強い外傷的体験をした者に時折見られるもので，控訴人のように事件後回避や抑圧の規制［ママ］によって事件の想起

を避けていた者では一層起こりやすい現象である。想起された記憶内容にも，不自然なところや，従来の供述に矛盾するようなところもない。

したがって，控訴人の本被害体験に関する供述内容の信頼性は，極めて高いものとみなされる。

なお，加害者加山郁夫の，本訴訟における犯行についての供述内容は，控訴人の述べるものとは大きく異なるが，供述内容は事件当初のそれと大きく異なり，不自然さを感じさせるところも多い。むしろ，犯行直後の供述のほうが，飲酒酩酊者の行動として一貫していて不自然なところが少なく，酒酔い・酒気帯び鑑識カード記載の事実や，控訴人の犯人の行動についての描写とも調和する。犯行についての健忘が目立つことや，「その女性が何かバカにするようなことを言った」など状況誤認に基づくと思われる供述が見られることも，酩酊下の犯行ではよく見られることである。

2 本件犯行より控訴人が受けた身体的障害
① 控訴人の陳述による，身体症状の経過

控訴人は本鑑定において，自らが体験した身体的症状とその経過について，概ね次のように述べた。

「事件後大崎警察署に着いてから着いてから［ママ］ズキズキとお腹が痛み始めた。『病院に連れていって』と頼んだが，出血はしていなかったので，励まされて朝方まで数時間事情聴取に応じた。その間，普通に座ると圧迫されるようにズキズキと痛むので，お腹を45度位の角度に伸ばした姿勢で話していた。朝5時頃に関東逓信病院に連れて行かれ，車椅子に乗せられ当直医の診察を受けた。日中改めて外来に来て検査を受けるように言われ，実家に帰ったが，興奮して一睡もできなかった。お腹はジンジンと痛んだが，もの凄く痛いという状態ではなかった。翌朝彼（現夫）に伴われて関東逓信病院に行き，外科，産婦人科等で診察，検査を受けた。下腹部を触れられると，痛みのため脂汗が出るような状態だった。性器からの出血はほとんどなく，ごく少量，しみが付く程度の不正出血がしばらくの間続いた。同じ時期に排尿障害が生じ，腹部に力が入らず，自分の体じゃないみたいに感じた。膣の周りが痛く，産婦人科の内診では痛くて飛び上がり，医者を蹴るような感じになった。性器の周りがぴくぴくとなるようなことも続いた。一時生理が止まったけれど，投薬と注射を受け数ヶ月で順調になった。膣内に触れられ［ママ］と強い痛みが生ずるので，セックスはその後何年もの間できなくなった。下腹部の痛みが軽くなったのは次の年明け（U+1年1月）ぐらい，その後3月くらいで，そろそろ大丈夫と思った。」

「ずっと痛かったのに，病院や警察などで『大袈裟なんじゃないの？』みたいに言われたのが心外だった。ものすごく痛かったのに，何が原因かわからないので，すご

く不安だった。関東逓信病院の医者は信頼できなかった。泌尿器の医者は唯一まともで，血腫があるって言っていた。その3ヶ月は辛く，気持をズタズタにされた感じで，落ち込んだ。恥骨が折れていると医者に言われたときには，ホッとした。結局私はおかしくなかった，という思いがあった。家族からも友達からも，みんなから『医者が大丈夫って言ってるんだから』と言われていたから。」
　② 関東逓信病院診療録より窺える事実
　本件被害事件に控訴人が経験し，訴えた身体的諸症状は，その発生様式や経過から見て，決して大げさに訴えられたものとは思われない。
　下腹部痛の発生様式に関してみれば，それは下腹部を靴履きの足で数回，踏みつけるようにして蹴られるという，激しい暴行に引き続き，当該部位に生じたものである。患者は，少なくともその暴行を受けるまでは，適応的で幸せな生活を送っていた有職の女性であり，物事を大げさに訴える性癖を持っていた者でもない。また，暴行を受けた直後に症状を誇張して述べたくなるような特段の事情があった友［ママ］思われない。また，苦痛の訴えは，時や場所など状況の変化を受けず，自宅その他の場所においても同様に存し，其の生活にも重大な支障が生じていたことは，夫伊藤隆の証言からも明らかである。
　また，下腹部痛の経過は，打撲による傷として見ても，一定の自然な経過を辿っている。即ち，打撲を受けた後数時間のうちに痛みが強まり，下腹部の軽度膨隆と圧痛，膣内診の際に生じた激痛，近縁部位の神経が障害を受けた可能性を示唆する遷延性の排尿障害，持続する微熱なども見られた。これらの症状はいずれも時とともに徐々に軽快し，数ヶ月にはほぼ消褪した。このような経過から，関東逓信病院泌尿器科の堀夏樹医師は，外傷性暴行［ママ］周囲血腫の疑いとする診断書（U＋3年12月15日付），および神経因性膀胱とする診断書（U＋4年1月6日付）を，それぞれ提出している。なお，血腫は全て超音波検査で同定できるとは限らないことは，同医師が診断書の中で指摘している通りである。
　関東逓信病院の他科の診療録の記載を見ると，受けた暴行の性質や，下腹部痛の性状やその程度と経過，その他自覚する諸症状の記載が極めて少なく，（膣や尿道を通じての）出血の有無や，腹膜刺激症状の有無，レントゲンや超音波検査の映像のみを重視して診断を下しているように見える。控訴人は，産婦人科で内診を受けた際には激痛のため医師を蹴るようになったと言い，夫伊藤隆も内診後は強い痛みが1週間ほど続いたと述べてもいるが，同科の診療録にはこれに関し一言「疼痛あり」と記されているのみである。
　なお，関東逓信病院において多くの医師により，下腹部痛の背後にある身体的障害の存在が軽視されたもう1つの理由として，ストレス状況下で控訴人が示していた心

理的反応が及ぼした影響が問題となるであろう。控訴人はそれまで適応的な生活を営んでいたとはいえ，内在する性格的弱点を有し，過大な刺激，とくに不快なストレス状況への対応が拙劣であった。電車の中で受けた予期せざる激しい暴力被害と，それに引き続く激しい疼痛，その上疼痛の原因が解明されず，その訴えを「大げさ」と評されるような，極めてストレスフルな状況が続く中で，控訴人の言動は鑑定時以上に感情的で不安定で，訴えも執拗さを感じさせるものとなっていたと考えられる。従前の控訴人を知らず，また知ろうとしない医師たちの目からは，未熟で感情的でヒステリックな女性による大げさな訴えと，誤って捉えられ易い状況が現実に生じていた可能性が十分にある。

3．PTSD の診断基準

ここで先ず，DSM-IV の PTSD 診断基準について説明し，次いで，控訴人に見られた個々の症状が PTSD 症状に該当するか否かについて，検討を加えたい。

DSM-IV は，PTSD（外傷後ストレス障害）の診断基準を，次のように定めている。

PTSD の「診断基準」

A．その人は以下の2つがともに認められるような外傷的な出来事を体験し［著者注：原文で exposed，翻訳で「に暴露され」］たことがある。
　① 実際にまたは危うく死ぬまたは重傷を負うような出来事を，一度または数度，または自分ないし他人の身体の保全を脅かすような危険を，体験し，目撃し，あるいは直面した。
　② その人の反応は，強い恐怖，無力感または戦慄を伴うものである。注：子供の場合はむしろ，まとまりのないまたは興奮した行動によって示されることがある。

B．外傷的な出来事が，以下の1つ（またはそれ以上）の形で持続的に再体験されている。
　① 出来事の反復的で侵入的で苦痛な想起で，そこには心像，思考，または知覚を含む。
　注：小さい子供の場合，外傷の主題または側面を表現する遊びを繰り返すことがある。
　② 出来事についての反復的で苦痛な夢。
　注：子供の場合は，はっきりとした内容のない恐ろしい夢であることがある。
　③ 外傷的な出来事が再び起こっているように行動したり，感じたりする（その体験を再体験する感覚，錯覚，幻覚，および解離性フラッシュバックのエピソ

ードを含む。また，覚醒時または中毒時に起こるものを含む）。
注：小さい子供の場合，外傷特有の再演が行われることがある。
④ 外傷的な出来事の1側面を象徴するかまたはこれに類似する内的あるいは外的なきっかけに曝された場合に生ずる，強い心理的苦痛。
⑤ 外傷的な出来事の1側面を象徴するかまたはこれに類似する内的あるいは外的なきっかけに曝された場合に生ずる，生理的反応。

C. 以下の3つ（またはそれ以上）によって示される，（外傷以前には存在していなかった）外傷と関連した刺激の持続的回避と，全般的反応性の麻痺。
① 外傷と関連した思考，感情，または会話を回避しようとする努力。
② 外傷を想起させる活動，場所または人物を避けようとする努力。
③ 外傷の重要な側面の想起不能。
④ 重要な活動への関心または参加の著しい減退。
⑤ 他の人からの孤立ないし疎遠の感情。
⑥ 感情の範囲の縮小（例：愛の感情をもつことが出来ない）。
⑦ 未来が短縮した感覚（例：仕事，結婚，子供または正常な一生を期待しない）。

D. 持続的な覚醒亢進の（外傷以前にはなかった）症状で以下の2つ（またはそれ以上）によって示される。
① 入眠または睡眠維持の困難。
② 易刺激性または怒りの爆発。
③ 集中困難。
④ 過度の警戒心。
⑤ 過剰な驚愕反応。

E. 障害（基準B，CおよびDの症状）の持続期間が1ヶ月以上である。

F. 障害は，臨床上著しい苦痛または，社会的，職業的または他の重要な領域における機能の障害を引き起こしている。

（下位類型）
＊症状の持続期間が3ヶ月未満のものを急性，3ヶ月以上のものを慢性，症状の始まりがストレス因子から6ヶ月以上を経ているものを遅延発症，として区別する。

4. 控訴人の障害に関する，PTSDの個々の基準についての検証

ここで，控訴人が体験した事実と，その後反応性の生じた症状が，先に提示したPTSD診断の個々の基準に該当するか否かについて，鑑定時の控訴人の陳述を，夫伊藤隆の鑑定人への陳述と，妹桜田順子の陳述書記載事実等と照合しながら検討を加え

たい。

1 クライテリアA・外傷体験の基準（受けた外傷体験の性状・程度と，心理的反応の性状）

DSM-IVによる外傷体験の基準とは次の通りである。

A. その人は以下の2つがともに認められるような外傷的な出来事を体験し［著者注：に暴露され］たことがある。
① 実際にまたは危うく死ぬまたは重傷を負うような出来事を，一度または数度，または自分ないし他人の身体の保全を脅かすような危険を，体験し，目撃し，あるいは直面した。
② その人の反応は，強い恐怖，無力感または戦慄を伴うものである。注：子供の場合はむしろ，まとまりのないまたは興奮した行動によって示されることがある。

PTSDを惹起しうる「外傷体験」の基準は，PTSDを初めて採用したDSM-IIIにおける定義では，「ほとんど誰にでもはっきりとした苦悩を引き起こすような明白なストレス［著者注：ストレッサー］の存在」という単純なものであったが，DSM-III-Rでは「通常の人が体験する範囲を越えた出来事」という記述といくつかの具体的例示が加わったことで，基準はかなり制限的なものとなった。DSM-IVでは体験の主観的意味づけが重視されることになったが，一方で「通常の人」，「ほとんど全ての人」という記述を伴った社会的・相対的な条件が排除され，結果としてかなり広い範囲の出来事を含みうる定義となったという経緯がある。

さて，本事例の場合では，外傷体験は「電車内で乱暴を受けたこと」である。この外傷体験がPTSDのA基準に該当するかが問題となりうるわけであるが，その結論は先に「本件被害事件の態様」（62頁：著者注：鑑定書の60ないし62頁）の項に記した事実から明らかである。控訴人は本件被害に遭うことで，強い恐怖を感じながら身体への危険な暴力行為を受けたのである。

主観的な恐怖感については，個人差がかかわる可能性があることから，米国精神医学会でも「クライテリアA問題」として取り上げられ，検討課題とされている。数々の研究でも出来事に対する主観と客観の重みの評価については明らかな結論は出ておらず，慎重な判断を要するとされる。しかし，本件のような場合，前記した被害体験を前提として考えるなら，控訴人のみならず極めて多くの人において，クライテリアAの基準は満たされると見なすべきであろう。

2 B項目：侵入症状

DSM-IVによる侵入症状についての診断基準は次の通りである。

B. 外傷的な出来事が，以下の1つ（またはそれ以上）の形で持続的に再体験されている。

① 出来事の反復的で侵入的で苦痛な想起で，そこには心像，思考，または知覚を含む。

注：小さい子供の場合，外傷の主題または側面を表現する遊びを繰り返すことがある。

② 出来事についての反復的で苦痛な夢。

注：子供の場合は，はっきりとした内容のない恐ろしい夢であることがある。

③ 外傷的なことが再び起こっているように行動したり，感じたりする（その体験を再体験する感覚，錯覚，幻覚，および解離性フラッシュバックのエピソードを含む。また，覚醒時または中毒時に起こるものを含む）。

注：小さい子供の場合，外傷特有の再演が行われることがある。

④ 外傷的な出来事の1側面を象徴するかまたはこれに類似する内的あるいは外的なきっかけに曝された場合に生ずる，強い心理的苦痛。

⑤ 外傷的な出来事の1側面を象徴するかまたはこれに類似する内的あるいは外的なきっかけに曝された場合に生ずる，生理学的反応性。

控訴人は，被害事件後，約半年から1年間にわたって悪夢が続いていたと述べており，これは侵入症状のB-②に該当するといえる。悪夢の内容は，事件直後や最初の頃には，蹴られたり，加害者の顔が迫ってくるなどという直接事件に関するものが多かったが，時とともに事故とか災害など全般に恐い夢へと変わって行ったという。ただし，裁判の準備中にフラッシュバックを体験したとき（U＋4年4月ころ）には，その後相手の男が手すりに摑まって迫ってくるような感じの悪夢を何度も見て，夜中に飛び起きるようなことがあったという。また，今年の2月頃にも，中島医師と「何でおじさんが恐いか」を考え始めたときに，直接事件に関する内容ではないが，「人を殺す夢とか，車の事故，災害など全般に恐い感じの夢を見た」[著者注：'カギ括弧'を補った] という。

控訴人は，事件後に被害体験を直視することを避け，その記憶を想起させる状況を可能な限り避ける事によって，自らを守ろうとした。夫や妹ら控訴人が信頼する家族にさえ，事件の状況についてほとんど語ることがなかった。事件後しばらくは，怪我の痛みによって思い出された事件の記憶も，そのような努力によって，やがて心の奥深くに抑圧されていった。しかし，控訴人もその後に，外的な契機のもとでの侵入的な事件の想起を2度体験している。

1度は，U＋3年11月ごろに山手線に乗車したときのことで，急に事件のときの状況がよみがえり，脂汗が出て気分が悪くなり，次の駅で下車して京浜急行線に乗り換えたことがある。このような侵入症状は，このエピソード以降，控訴人が山手線への乗車を避けるなど，事件を連想させるものをできるだけ避けるよう努めたこともあって，これほど明瞭な形では繰り返されることがなかった。

2度目は法廷で証言する準備をしていたU＋4年4月頃のことで，裁判資料を見ながら「右で，左で……」などと事件時の状況の想起に努めていたときに，突然，「事件がその場で起こっているようにもう1度体験した」という。これは犯行に関連した場所や事柄によって想起された再体験症状と考えられ，診断基準のB-④にあるような「外的きっかけに暴露された場合」の侵入症状として捉えられる。夫の伊藤隆はその頃の控訴人についてついて［ママ］次のように述べている。「記録を読んでいると，その情景が目の前に浮かんで来て，恐くて止めてしまうことがあると言っていた。話してくれて，驚いた。机で書類を見ていて，家の中の周りが山手線の情景になって，今蹴る，という情景が浮かんできたと言った。『あっ，蹴られる』と思った瞬間に消えたと。その後泣いたり，寝込んで動かなくなったり，1日ぼんやりしていたり，していた。」

ところで侵入症状は，トリガーのない状態において生ずるものと，内的あるいは外的きっかけに続いて生ずるものとに分けることができる。控訴人の場合，侵入症状のうち「全くトリガーのない状況」での反復した再体験や想起の経験については，面接時にも否定している。このことも，控訴人における現在の侵入症状出現の閾値が必ずしも低いとは言えないことを示し，その意味において侵入症状は重症であるとは言えない。ただし，症状出現の閾値が高いということは，想起することへの抑圧の規制［ママ］が強く働いていることを意味する面もある。

なお，侵入症状に関連し，控訴人は現在も「TVで犯罪被害者などに関連した映像を見た際に，ふっと沸いてくる」と述べた。控訴人は，このような侵入症状を引き起こしやすい刺激として，山手線，スーツ姿の背の高い男の人，犯罪についてのテレビや新聞などの報道などをあげ，嫌な感じになると，いても立っても居られなくなり，逃げ出したくなるという。しかし，その際の侵入的思考の内容は，最近では「裁判であんなことを言ったとか怒りの気持ち」など，裁判をめぐる加害者への怒りや自分の受けた被害の評価への不満などに関するものがほとんどとなっている。すなわち，事件直後の恐怖を伴う直接の被害体験の想起とは異なり，最近では事件後の裁判での怒りの感情が主に語られている。このことは，「事件後」の状況というものが，控訴人にとって強い苦痛を伴う出来事であるということを示すと同時に，またこの裁判をめぐる不快な出来事が，現在の症状を出現させる主要な要因のひとつとなっていること

をも示している。

　以上より，控訴人には事件後より，最後のフラッシュバックを体験したU＋4年4月頃までの間に，事件に関する悪夢や，侵入的な想起，フラッシュバックなど，少なくとも1つ以上の侵入症状が存在していたと見なされ，この期間については，クライテリアA［ママ］は満たされていたと見なして良いと思われる。

3　クライテリアC：回避・麻痺症状

　DSN-IVによる回避・麻痺症状の診断基準は次のとおりである。

　C．以下の3つ（またはそれ以上）によって示される，（外傷以前には存在していなかった）外傷と関連した刺激の持続的回避と，全般的反応性の麻痺。

① 外傷と関連した思考，感情，または会話を回避しようとする努力。
② 外傷を想起させる活動，場所または人物を避けようとする努力。
③ 外傷の重要な側面の想起不能。
④ 重要な活動への関心または参加の著しい減退。
⑤ 他の人からの孤立ないし疎遠の感情。
⑥ 感情の範囲の縮小（例：愛の感情をもつことが出来ない）。
⑦ 未来が短縮した感覚（例：仕事，結婚，子供または正常な一生を期待しない）。

　控訴人は，事件後に不快な被害体験を想起することを避け，事件を連想させるものや状況を可能な限り避ける事によって，自らを守ろうとし，夫や妹ら控訴人が信頼する家族にさえその後長い間事件の状況についてほとんど語ることがなかった。外出は，事件を連想させるものに出会うので，好きになれず，今なおお家に籠もることが多く［ママ］い。事件を連想させるものとして，山手線，サラリーマン，スーツ，男の人，とくに背の高い男の人，人混み，犯罪，裁判，弁護士，裁判官，テレビドラマや報道などをあげ，これらの刺激には敏感に反応する。事件以来，事件のあったつき［ママ］である6月には，家中の全部のカレンダーをはずしてしまうともいう（妹）。時とともに警戒［ママ］しているとはいえ，控訴人においては現在もなお，先にあげた回避・麻痺症状に関する7項目のほとんど全てに該当しており，症状が著しく遷延していることが特徴的である。

　症状遷延の理由の一つは，控訴人が本件被害体験後に2次的に加えられた被害，即ち，患者の訴える苦痛への医療機関・医師による不適切な対応に求められるべきであろう。控訴人はこれによって，原因不明とされる下腹部痛に不安を持って耐えなければならなかった上に，大げさに苦痛を訴える人物として周囲の偏見に曝されることになったのである。このため控訴人は周囲に苦痛を語ることもできなくなり，長く孤立

無縁［ママ］の状態に置かれることになった。鑑定時の事件についての問診においても，この間の心理的経緯を窺えるような次のような現象が認められた。

　鑑定に際しては，記録から控訴人にフラッシュバックの経験や強い回避傾向の存在を窺わせる記述が見られたことから，鑑定人は事件についての問診については極めて慎重な態度で進めようとした。これに対し，控訴人は事件についても問われるまま躊躇することなく答え，時には身振りさえ交えて多弁と感じさせるほどに多くのことを話された。鑑定に協力しようとする本人の努力もあったとは思われるが，話すことへの抵抗は予想外に少なく，話していて恐怖や不安に怯えるようなことも全くなかった。それ故，回避症状が現在あるとはいっても，もはや重症であるとは言えないであろう。控訴人は鑑定助手との最後の面接において，「話すのは恐いです。自分だけ考えてるのは，誰にも傷つけられないけど」とも述べていた。この言葉からは，控訴人には今，事件を思い出すことの恐怖よりも，無理解な人に話すことで自ら傷つけられることへの恐怖の方を，一層強く意識していることを示す。事実，控訴人は，事件後に周囲に自分の苦しみが理解されず，近しい者たちの言葉によってさえ傷つき，「誰にも辛さを言えなくなっていった」とも，述べている。従って控訴人の示す回避反応には，被害体験そのものへの反応に加えて，その後周囲から加えられた２次的被害への反応の要素が，大きく関わっているものと考えられる。

　症状遷延のもう一つの理由は，控訴人の性格には元来，ストレス状況への対応が拙劣で，困難な状況下における防衛手段として回避の機制を用いやすい傾向があることで，これについては鑑定時の心理検査でも指摘されている。しかし，控訴人が元来このような性格的弱点を有していたとしても，本件被害に遭うまではこれをよく克服し，全く適応的な社会生活を送っていたことが，ここで再度強調されるべきであろう。また，この問題の評価に際しては，本件被害体験に引き続く数々の苦悩の体験が，控訴人の性格的弱点を強調する役割を果たしていることについても，十分留意する必要があるであろう。

　事件後の外出困難は，PTSD症状の外傷の想起を避けるためのC-②に該当する行動制限である可能性が高い。しかしその後，現在まで長期にわたり持続している行動制限について仔細にみると，控訴人はハワイやニューヨークでは楽しく過ごし，とくにニューヨークでは「すごく活発で明るくて昔通り（夫）」となることもある。このように，控訴人における回避・麻痺症状については，その症状の発現と重さに，状況依存的で浮動する傾向が認められ，これも重症とは言えないであろう。このような一時的な症状の軽快について，控訴人は自らの努力にもよると述べているが，もしそうであるとすれば，この回避症状が本人にとってある程度制御可能なものであることを意味することになる。また，控訴人は外出できない理由について「おじさんも怖いけ

ど，変わった自分もみんなに見せたくない。私を前から知っていた人には特に会いたくない」とも述べており，事件そのものに直結するような恐怖感に起因する回避症状に加え，他者に会えない，あるいは他者からの孤立感といった，C-⑤の項目に該当する訴えも認められる。

C-⑥の項目にあたる，感情の範囲の縮小については，「事件からは私じゃない，違う私だから，それまで楽しんでいたことはちっとも楽しくないし，同じ物を見ても楽しくない。無感情，無感動」といった表現によって語られている。これを典型的なC-⑥の症状と捉えるこ［ママ］が可能である。ただし，鑑定時の面接では，いわゆる「抑うつ」的な雰囲気や行動は観察されなかった。感情表現はむしろ豊富で，怒りについても，また学生時代の楽しかった事柄や事件後の夫とのエピソードについても，身振りをしながら説明するなどの控訴人の様子からは，顕著な感情の萎縮まど［ママ］は感じられない。夫伊藤隆によれば，中島医師によるカウンセリングを受けた後は幾らか感情を出すようになった旨を述べているが，カウンセリング開始前の前記海外旅行の際の様子などからみても，少なくとも「人生全般における」感情の範囲の縮小と捉えることはできないであろう。

控訴人は将来に関しては，「私は長生きしないと思います」と述べており，これはC-⑦の存在を示唆する回答である。その内容を詳細に尋ねると，「36歳までしか生きない」ということであり，それは「ダイアナ妃やケネディー，マリリンモンローも36歳で死んだし……大物はみんな36が関係していて……でも私はそんなに大物じゃないか？」などと言ったり，「いいことすれば死ねると思って，なにができるかなって思ったら，裁判で初のPTSDとかになれば，世の中のためにいいことをしていると思って……」などとも述べている。このような発言は，PTSD患者に見られる希望がなく漠然とした，あるいはエネルギーの枯渇した状態での将来が失われたという感覚とは異なった印象を与えるところがある。実際に，控訴人はU＋5年の後半からは家事も出来るようになってきたという。一旦火がつくと4,5時間ノンストップでやりたかったこと［ママ］全部やるが，翌日には疲れて寝込んでしまうのだという。

以上より，控訴人においては，現在においても回避・麻痺症状のほぼ全項目が該当し，クライテリアD［ママ］は満たされている。ただし，症状の程度については現在，事件直後と比べて大きく改善されている。改善の契機となったのは，控訴人がU＋4年5月に犯罪被害者相談室を訪ね，自己の障害を正しく理解し，適切な治療的援助を受けるようになってからと考えられる。なお，控訴人の回避行動の背景には，本件被害体験に引き続いて受けた2次被害への反応が深く関わっている。控訴人には，苦難にあって陥って変貌した自己の現状を否認し，また変貌した自分を他者の前に曝したくないといういい思いが強くある。アメリカでは症状が顕著に改善するなど，控訴人の

回避症状が状況に多分に依存する傾向を示すのはこのためである。

4　クライテリアD：過覚醒症状

DSM-IVによれば過覚醒症状として次のような項目があげられている。
　D．持続的な覚醒亢進の（外傷以前にはなかった）症状で以下の2つ（またはそれ以上）によって示される。
　　①　入眠または睡眠維持の困難。
　　②　易刺激性または怒りの爆発。
　　③　集中困難。
　　④　過度の警戒心。
　　⑤　過剰な驚愕反応。

　控訴人には事件後長期に亘って入眠困難が認められた。妹桜田順子は，「夜たわいもない話を沢山して疲れているにもかかわらず，明かりを消してふとんに入ってもなかなか寝付けずいつも朝日が昇るまで起きていました。……姉自身，朝や昼間に寝ていることが嫌で，その昼夜逆の生活を必死に変えようと努力しているにもかかわらず，どうしようもできずに，自己嫌悪に陥っていました」と述べている。

　控訴人に睡眠状態について尋ねたところ，事件後から現在まで入眠困難の症状がある。ただし現在の入眠困難というのは9～10時に就床しても寝付けないということであり，現在の睡眠時間は午前零時から1時から午前8時から9時（U+6年5月7日伊藤美佐子第5回面接）と，ほぼ7時間程度であると考えられる。なお中途覚醒については現在でも続いているという。ただし，事件後約3年以降の入眠困難や中途覚醒については，「下がいた時は駄目だった。下がいなくなって楽になった」と控訴人が述べていることなどから考えると，官舎の下階の住民とのトラブルによる要因も影響していると思われる。ここでいうトラブルとは，車のタイヤをパンクさせられたり，部屋に訪問され『うるさいから静かにしろ』などと文句を言われたり，夜中に呼び鈴を何度も鳴らされるなどの出来事であったという。これらは，裁判前後の不安定な時期と一致していたこともあり，控訴人にとっては二重のストレスとなっていたと思われる。実際，この住人が転居したU+6年1月からは「良い兆しがでてきた」とも述べており，階下の住人とのトラブルが，控訴人の呈していた様々な症状全体を遷延させる方向に関わっていた可能性もあるであろう。

　また事故直後より一貫してイライラしやすく，「リモコン」や「缶」を部屋の中で投げつけ，「大きな音が出るのでスッとする」とも述べている。この状態を捉えるとD-②に該当する。しかし，直接的な事件に関しての苛立ちではなく，面接の中では，事件によって「やりたいことが沢山あるのにできない」こと，加害者側の意見書で

「私がきちがいみたいなことを書いてきた」ことに対する憤りの強さが強調されており，この点では，事件による2次的な被害による苛立ちが主体であるように思われる。なお怒りのコントロールについては，おおむね家の中での怒りの表出であり，内容に一貫性のない，あるいは対象，場所，時間に関係のない感情の制御不能の状態とは区別される。

集中困難も控訴人を深く苦しめている症状で，妹桜田順子は，控訴人が事件に遭ってから，読書を幾度となく試みながら途中で投げ出し苦しんでいた様子について記述している。控訴人は現在でも，読書などに集中できないと述べており，心理検査の問題も頭に入ってこないために回答に時間が掛かってしまう旨を述べている。ただし，最近では掃除や片づけなどの単純作業については，ときに数時間没頭するようなこともあるといい，症状の程度は改善してきている。

項目④については，夫によれば，事件後，夜間の小さな物音に敏感になり，階下の足音などにも過敏であるという。妹順子も，事件後に控訴人が順子の夜間の外出を異常なまでに心配していた事実を記している。ただし，階下の足音への過敏さは，前記した階下の住人とのトラブルが関与している可能性もあるであろう。なお，面接の際の態度からは，周囲に対する過度な警戒心はとくに窺われなかった。

項目⑤についても，本人はクラクションなどにもびっくりしやすいと述べたが，面接中に偶然に突然大きな物音がした場合でも，動揺することなく話を続けることができた。したがって，過剰な驚愕反応はあるとしても，常にあるというわけではなく，重篤なものであるともいえないであろう。

以上より，控訴人においてはクライテリアDについても，基準が満たされていると考えてよいであろう。ただし，その程度については，事件直後と比べて大きく改善されている。

5　クライテリアE：障害の持続期間

DSM-IVによると障害の持続期間については次のように示されている。

E　障害（基準B，CおよびDの症状）の持続期間が1ヶ月以上である。

これまでに述べた診断基準B，C，D症状が該当すると考えた場合，持続期間は当然事件後1ヶ月以上持続していると見なされる。また，これらは事件前には認められていないことから，持続期間の条件も満たしていると判断される。

6　クライテリアF：社会的な機能障害

DSM-IVではここまで示されたPTSD症状の結果として社会的機能障害が生じていることを診断の条件としてあげている。

F　障害は，臨床的に著しい苦痛または，社会的，職業的または他の重要な領域における機能の障害を引き起こしている。

　事件後，控訴人の生活は一変しており，社会的機能障害は著しい。機能の全体的評定（GAF）尺度にあてはめて控訴人の社会的機能のレベルを見れば，被害事件以前では 90〜81 のレベル相当であったのが，事件後もっとも重症の時期には 50〜41 のレベルに，現在は幾分回復して 60〜51 のレベルに相当すると考えられる。

　以上の検討より，控訴人伊藤美佐子は，本件被害事件という重大な外傷的体験を契機として反応性に生じた精神障害（ストレス障害）の状態に陥っているとみなされるが，その障害の程度については時期によって異なっている。事件直後より数年間，控訴人が専門家による治療の援助を受け始めるまでの間は症状がとくに重く，PTSD の診断基準を十分満たす状態にあったと考えられるが，現在は，治療の効果もあって症状は軽快しており，定型的な PTSD の診断基準を満たす状態にはないと考えられる。

5．控訴人に見られるストレス障害の特徴
　最後に，控訴人に見られるストレス障害の特徴の中で，本鑑定の鑑定事項に関して考慮する上で有用と思われる点を，以下に列挙する。

1　症状の重症化とその遷延を促した要因
　①　重いストレス状態が長期間持続した。強い下腹部痛が長く続いて生活に重大な支障を来した上，腹痛の原因も解明されぬまま放置され，長く不安感と無力感に悩まされた。
　②　痛みとともに恐怖を伴う事件の記憶が甦り，事件の悪夢に長く悩まされた。
　③　医療側の不適切な対応により，控訴人は「苦痛を大げさに訴える人物」と見なされるようになり，近しい者にさえ苦痛を語ることができなくなり，孤立無援の状態が永く続いた。
　事件後半年ほどで下腹部痛がおさまってきた時には，控訴人の心はすでに「ズタズタにされてしまっていた」という。事件による直接的な被害体験に加え，その後に生じた2次受傷が追い打ちをかけたことから，PTSD症状は重症化した。以後数年に亘って，控訴人はPTSD症状に翻弄される日々を送ることになった。
　④　回避行動は，山手線でのフラッシュバックの体験によって一層強化され，生活の場も狭められた。
　⑤　持続する不眠と集中力の障害により，家庭教師という「天職」への復帰を諦めざるを得なかった。

⑥　この間に，恐怖を伴う事件の記憶が無意識下に強く抑圧されていった。
　⑦　事件により変貌した自己の現状が受け入れら［ママ］難く，またその姿を他者の目に曝すことを嫌った。
　控訴人は，被害に遭ってからの自分を惨めで受け入れ難いものと感じ，今の自分にも，また今の生活にも現実感を持てずにいる。また，このように変貌してしまった自分を人の目に曝したくないという気持も強くなり，その意味でも外出を嫌い，交友関係も絶っていった。控訴人は，現実の状況に対応するのに手一杯で，先に希望も目標も持つことができず，死にたいとのみ考えた時期もあるという。

2　症状の軽快を促した要因
　①　控訴人は，自分が長く悩まされた下腹部痛の原因が「恥骨骨折」にあると知らされた。このk［ママ］とによって，控訴人は不安感と無力感から解放され，自己の苦難の責任が他者にあることを再確認することができた。
　②　孤立感が減じ，控訴人が自らの苦痛を周囲の者に訴えられるようになった。
　③　下腹部痛が消失した。
　④　悪夢を見なくなり，フラッシュバックのような重い侵入症状が見られなくなった。
　⑤　一時渡米して，苦痛な現実を忘れ，人目を気にせずに過ごせる時を持てるようになった。
　控訴人の身近に本人の苦境を解する者が増え，自覚症状も徐々に減ずる中で，控訴人は身近な者たちと，より自然な交流を持てるようになっていった。事件に起因する回避症状も幾分改善したが，一方において控訴人には，苦難にあって陥って［ママ］変貌した自己の現状を否認し，また変貌した自分を無理解な他者の前に曝したくないという思いが募っていた。控訴人の症状がアメリカでは顕著に改善するなど，状況に多分に依存する傾向を示すのはこのためである。アメリカで，控訴人は一時現実を忘れ，人目を気にせずに自然に振舞うこともできる。しかし，現実を逃れて得られるものは一時的で，帰国するとじきに元の自分に戻らざるを得なかった。それでも，一時的ではあっても健全な自分に帰る時をも地［ママ］得たことや，身近な人々との密な交流を保ち得たことが，控訴人におけるPTSD症状の進行とエネルギーの枯渇を防ぎ，健全な活動力を維持させる役割を果たしたものと思われる。
　このように，事件に直接起因するPTSD症状が幾分軽快する中で，2次受傷に対する反応がそれに代わるという現象が，他の症状についても同様に生じている。
　⑥　民事訴訟の提起（U＋2年10月13日）
　症状が徐々に改善する中で，控訴人は生活を立て直し，元に復する努力を重ねた。

しかし，事件を思い起こさせるものへの恐怖感のため外出もままならず，感情が不安定でいらだちやすく，集中力に欠け，根気も続かず，PTSDの諸種の症状に妨げられて本1冊満足に読み終えることもできない状態が続いた。控訴人には健全に保たれている精神的活力はありながら，それを生かす道を探しあぐねていたのだが，やがて，唯一最大の活動目標として，自分の人生を一変させた加害者の責任を問う損害賠償請求訴訟に焦点を定め，そこに全エネルギーを注ごうとした。その訴訟の場は，本控訴人にとっては，受傷後に受けた汚名を濯ぐ場にもなるはずのものであった。

⑦　口頭弁論準備中のフラッシュバックの体験

控訴人は，口頭弁論の準備に［ママ］ために裁判記録を読み，被告人側が事実を認めず，不適切な診療を行った医師らの見解を利用して自分に不当に攻撃を仕掛けていると感じて激しい怒りを覚え，これに対して「完璧な」反論をしようと努めた。そして，不安や恐怖と戦いながら事件の記録を読み，懸命に事件当時を振り返るうちに，控訴人は2度目の，より深刻なフラッシュバックを体験した。自らの努力によるものとはいえ，極めて侵襲的な形で再現された事件当時の生々しい情景の想起は，控訴人を動揺させ，一時的なPTSD症状（とくに侵入症状）の増悪を招いた。しかし，この体験がきっかけとなり，控訴人は専門家による治療的援助を受けられるようになったのである。

⑧　専門家による治療的援助の開始

控訴人は，U+4年5月より，東京医科歯科大学犯罪被害者強［ママ］談室において，中島聡美医師によるカウンセリングを受けるようになり，それを契機としてPTSD症状は軽快し始めた。中島医師はわが国におけるPTSD治療の第一人者である。控訴人がカウンセリングを通して自らに生じていた諸種の症状を理解していく中で，それらに翻弄されることも減じて行き，じきに侵入症状も消失した。

6．その他参考事項

1　精神医学的診断──PTSDと部分型PTSD

控訴人伊藤美佐子は，本件被害事件を契機として反応性に生じた精神障害（ストレス障害）の状態に陥ったが，その障害の程度は時期によって異なる。控訴人の経過から見て，事件後半年ないし1年の間は症状がとくに重く，その後も重い症状がU+4年まで持続しており，その間の障害の程度はアメリカ精神医学会診断基準DSM-IVによるPTSDの診断基準を十分満たす状態にあったと考えられる。

U+4年4月頃，控訴人は不安や恐怖と戦いながら懸命に事件当時の記憶を辿ろうとして，深刻なフラッシュバックを体験し，その結果PTSD症状は一時的にさらに増悪したが，この体験がきっかけとなり，控訴人は同年5月より中島医師によるカウ

ンセリングを受けるようになった。以後症状は全般的に徐々に軽快し，とくに事件に直接起因する侵入症状は治療開始後数ヶ月以内に消褪しており，現在は定型的なPTSDの診断基準を満たす状態にはない。

PTSDの診断基準をもはや満たさないとはいえ，現在の控訴人には，なお諸種のPTSD症状が残されている。このような場合，まだDSMには定義されていない概念であるが，PTSDの専門家の間では「部分的PTSD（partial PTSD）」という呼称が用いられるようになってきている。控訴人は現在，症状がもっとも重篤であったピーク時の状態から回復しつつあり，DSM-IVのPTSD診断基準を満たすとはいえないが，その症状を部分的に満たす，部分型PTSDの状態にあると言える。

2　2次受傷と，その病像，経過への影響

控訴人は，事件による直接的被害に加え，その後に2次的に加えられた被害，即ち，警察の捜査や，病院における検査，診断，さらには裁判における被告側の対応等によって受けた2次的な被害によっても，深く傷つけられてきた。これら2次受傷の影響と，それに対する控訴人の対応のあり方が，PTSDの病像と経過に様々な影響を及ぼしてきたように見える。

鑑定時に侵入症状として訴えられたものの多くも，そのほとんどが事故後に被控訴人や医師の態度，あるいは裁判などを通じて体験した苦難，などを中心としたものであり，事件に直接起因するものではなくなっていた。回避の行動にも，被害に遭って変貌してしまった自分を受け入れたくない，或いはその姿を無理解な人々・社会の目に曝したくないという意識が，強く働くようになってきたように見える。

控訴人がアメリカ滞在中に症状が一時的にでも軽快するのは，本人の努力や家族の親身の支えによるところも大きいが，おそらく，2次受傷に対する反応としての症状が，日本を離れることで軽減したことによると思われる。アメリカにおいて，控訴人はいっとき現実を離れ，日本の社会を忘れ，人目を気にせずに振る舞う時を持つことができたのである。

3　治療可能性について

控訴人の病状は，U+4年5月の専門家によるカウンセリングの開始以来，着実に軽快し，その症状に翻弄されるようなこともなくなった。診断としても，すでにて［ママ］DSM-IVのPTSD診断基準を満たすとは言えず，部分型PTSDの状態にある。ただし，病状が軽快してきたとはいえ，控訴人においてはなお諸種の症状が残され，社会的障害の程度も重いことから，なお当分の間治療的援助が必要とされる状態にあるとみなされる。

控訴人に見られる社会的機能障害は，まだかなり重いが，控訴人の場合，長くPTSDに苦しんでま［ママ］きたにもかかわらず，健全な精神的活力がよく保全されている。ただし，残されている諸種の症状の故に，それを適応的な形で社会機能を高めるよう用いるのに困難を感じているのである。控訴人がPTSD症状に圧倒されながら，健全な機能を維持できたのには，本人の前向きの姿勢と努力に加え，最も困難な状況においても親身に精神的支援を提供し続けた夫伊藤隆や妹桜田順子の存在が大きいであろう。また，一時的にであれ，異国の地においてストレスを解消できる機会を持ち得たことも，これを助けたものと思われる。

現在，控訴人は訴訟に全力を注いでおり，攻撃的あるいは感情的な言動もまま見られるかもしれないが，これは必ずしも控訴人の元来の性格に根ざすものではない。被害事件による傷の重さと，残存するPTSD症状がそうさせているものと解するべきである。

これまでの経過からみて，本訴訟の終結は，結果がどのようなものであれ，控訴人にとって新たな治療的転換をもたらすものと思われるが，控訴人は自らの受けた精神的苦痛が裁判において正当に評価されることを強く望んでいる。

4　控訴人に見られる社会的機能の障害

事件後，控訴人の生活は一変しており，社会的機能の障害は著しい。DSM-IVの「機能の全体的評定（GAF）尺度」にあてはめて控訴人の社会的機能のレベルを示すと以下の通りである。

【被害事件以前では90～81のレベルに相当】

「症状がまったくないか，ほんの少しだけ（例：試験前の軽い不安），全ての面でよい機能で，広範囲の活動に興味をもち参加し，社交的にもそつがなく，生活に大腿［ママ］満足し，日々のありふれた問題や，心配以上のものはない（例：たまに家族と喧嘩をする）。

【事件後最重症の時期は50～41のレベル相当】

「重大な症状（例：自殺の考え，強迫的儀式がひどい，しょっちゅう万引きする），あるいは，社会的，職業的または学校の機能において重大な障害（友達がいない，仕事が続かない）。

【現在は，60～51のレベルに相当】

「中等度の症状（例：感情が平板で，会話がまわりくどい，ときに恐怖発作がある），あるいは，社会的，職業的，または学校の機能における中等度の障害（例：友達が少ない，仲間や仕事の同僚との葛藤）。［ママ］

なお，控訴人が事件前に「天職」と感じて意欲的に取り組んでいた家庭教師の職業

は，それまでの仕事ぶりから見て，高度の集中力や根気を要するものと思われ，その意味においては復職は容易でないように感じられる。

　以上より，次のように結論する。

　九．鑑定主文

　1．控訴人伊藤美佐子は，本件被害事件を契機として，U＋4年の夏頃までの間，PTSDの状態に陥った。現在は，病状が軽快し，部分型PTSDの状態にある。
　2．控訴人は，事件直後よりPTSD症状を呈していた。
　3．控訴人は現在もなお感情が不安定で集中力や忍耐力に欠け，知的な作業を持続して行うことができず，単独での外出や，人との接触にも，なおかなりの困難を有している。
　4．控訴人の社会的機能障害は，GAF尺度にあてはめて見れば，被害事件以前で90～81のレベル，事件後最重症の時期で50～41，現在は幾分回復して60～51のレベルに相当する。
　5．控訴人のPTSDは，本件被害事件とその後の2次受傷の所産である。素因が関わっていないとは言えないが，例え［ママ］関わったとしても，ごく僅かな役割しか果たさ［ママ］していないと思われる。
　6．PTSD症状は，すでにある程度軽快しており，環境が好転し，適切な治療的援助があれば，さらに回復に向かうと考えられるが，時期については判定困難である。

　U＋6年12月20日

　　　　　　　　　　　　東京医科歯科大学教授・医師　　　山　上　　皓

　本鑑定に要した日数は，U＋5年12月26日よりU＋6年12月20日までの総計360日である。

意見書（西山詮）
U＋5年（ネ）第1607号損害賠償請求控訴事件
控訴人　伊藤美佐子　精神状態鑑定書に対する意見書

I　緒　言

　私はU＋7年4月22日，標記事件被控訴人加山郁夫の代理人である弁護士山本昌彦より，東京医科歯科大学教授・医師山上皓の作成にかかる控訴人伊藤美佐子精神状態鑑定書（以下は単に鑑定書と呼ぶ）に対して意見書を作成するよう嘱託され，これを了承した。

　以後は私のことを受託者と称する。この意見書では鑑定書の章の漢数字をローマ数字に，節の漢数字を算用数字に替えて，章節を対応させてある。鑑定書の章，節，小節の表題をそのまま用い，その註釈をする形で受託者の意見を述べることにする。但し，鑑定主文に当たる最後のIX章だけは表題を変え，「意見の纏め」とした。

　鑑定書の緒言は，鑑定がU＋5年12月26日，東京高等裁判所第21民事部八幡紀彦裁判所書記官より求められたものであることを明らかにしている。明記されていないが，裁判官の命令による鑑定で，宣誓もなされたものと考える。

　鑑定事項を以下に写しておく。
1　控訴人伊藤美佐子はPTSDであるか
2　控訴人はいつ頃からPTSDの症状を来しているか
3　控訴人は，PTSDにより日常生活及び就労上具体的にどのような制約が認められるか
4　控訴人の労働能力の喪失率は何％程度か
5　控訴人のPTSDに素因が寄与しているか
6　控訴人がPTSDから回復するのに必要な期間は今後どの程度と見込まれるか

　これを見ると第1項が決定的に重要であることが分かる。第2項以降はPTSDを前提とした質問である。

　鑑定人は同上大学難治疾患研究所研究員・精神科医（医学博士）安藤久美子を鑑定助手としている。鑑定資料は1件書類のほか，控訴人に対する6回にわたる面接による問診および心理検査所見，控訴人の夫伊藤隆に対する2回にわたる面接による事情聴取所見である。なお，心理検査については，後に断ってあるように，MMPIのみ鑑定助手が実施し，他の検査の実施と解釈は多摩少年院教育調査官藤岡淳子による。

　以上から，控訴人の両親および妹の面接は行われていないことが分かる。後述するように，両親の面接は特に重要である。鑑定人がこれを失念したとは考えられないか

ら，何らかの事情によって，両親の協力が得られなかったのではないかと疑われる。鑑定書もこれを認め，「控訴人の意向もあって，家族歴についての情報は少なく，得られた情報についても必ずしも正確を期すことができなかった。」と断っている。

なお，甲第23号の5からも明らかなとおり，鑑定人は犯罪被害者支援活動推進の中心的人物の1人である。鑑定人が所属する東京医科歯科大学難治疾患研究所社会精神医学研究部門には，犯罪被害者相談室が設置されている。控訴人はそのクライエントであり，PTSDの治療と支援を受けている。例えば統合失調症（最近まで精神分裂病）やアルツハイマー型痴呆等の診断とは異なって，PTSDの診断では病因論が基本になる。犯罪被害者におけるPTSDの診断では，当然犯罪被害とPTSDとの相当因果関係が中心問題にならざるを得ない。犯罪被害者の支援活動を推進しながら，犯罪被害者が当事者の一方であるような民事裁判において鑑定をする場合，本来ならば裁判所の鑑定人として中立性と客観性をいかにして確保するかを明らかにするのが，公正な鑑定をするための必須の条件と考えられる。犯罪被害者と犯罪被害者の支援に熱心な鑑定人とが組合されると，PTSD診断の適用範囲が拡大される可能性が高くなる恐れがあるからである。

II　暴行被害事件の概要

本件においては，暴行の態様等につき，当事者の主張の間に大きな隔たりがあり，現にこれらの点につき，被控訴人から附帯控訴状が提出されている（U+5年（ネ）第3448号附帯控訴事件）。ここでは仮に，鑑定人が採用した暴行被害事件（東京簡易裁判所U+1年略447号）の概要を受容して，鑑定書から引用しておく。

被害者　桜田美佐子（旧姓）
生年月日　U-27年4月19日
住所　――略――
職業　――略――

加害者　加山郁夫
生年月日　U-50年8月7日
住　所　――略――
職　業　――略――

加山郁夫は，U年6月15日午後11時4分ころから同日午後11時7分頃までの間，東京都渋谷区恵比寿南1丁目5番5号東日本旅客鉄道株式会社恵比寿駅から同都品川区上大崎2丁目16番9号同会社目黒駅に向かい進行中の山手線電車内において，桜田美佐子（当27年）に対し，同人の両足や下腹部等を数回足蹴にする暴行を加えた

ものである。(東京区検の略式命令請求用の起訴状による)

罪名及び罰条　　暴行　刑法第208条

なお、加害者加山郁夫は右の暴行事件により、東京簡易裁判所においてU年12月22日に罰金20万円の略式命令を受けた。

Ⅲ　家族歴

この家族歴は、「主として控訴人伊藤美佐子の鑑定時の陳述に基づき」、加えて控訴人の夫伊藤隆の陳述および両名作成の鑑定人宛補充文書等をも参考にして記すと言うのであるから、要するに家族歴の情報源は控訴人夫妻に限られるということである。そして、鑑定人は「控訴人の意向もあって、家族歴についての情報は少なく、得られた情報についても必ずしも正確を期すことができなかった」と断りを入れている。Ⅰ章で述べたように、父母の鑑定人による面接が行われていない。それも控訴人が阻止したためか、両親が拒否したためかが明らかでない。鑑定人も認めるとおり、控訴人の性格特徴または性格の弱点は、この父母との関係に由来するところが大きいのである。控訴人の意向によって家族歴の内容が貧弱になり、正確を期し難いものになるとすれば、それは異常な鑑定というべきである。裁判所の中立的、客観的な鑑定人としては、控訴人の意向がどういうものであったかを明らかにすべきである。

例えば父系を見ると、祖父母および伯母について精神障害の有無、性格、職業等は言うに及ばず、名前、生年月日さえ不明なのである。これらは控訴人が父親に尋ねれば、事情がもっと明らかになるであろうし、鑑定人が父親に面接をすれば豊富で確実な情報が得られたはずである。

母系についても同様で、祖父母の姓名、生年月日も分からず、祖父は子供が5人もあるというのに、「戦死している」というだけで、いつまたは何歳で死亡したのか、戦地に行くまで何をしていたのか(職業)も不明である。母親は5人同胞の第3子ということであるが、住職を夫に持つ長姉(控訴人の伯母)と仲良くしており、控訴人も「死にたくなったとき夫がそばにいないような場合には、この叔母[ママ]の家に泊まりに行ったという」のであるが、この伯母の具体的言動、性格はもちろん、姓名、生年月日もわからない。母親の同胞の他の3人については全く言及がない。

「母時子は、画家として成功し、大変顔の広い人だけれど、自分勝手でヒステリックなところもある子供のような人で、自分の子供の相談などに乗れる人ではないという。控訴人は両親の仲が険悪になったときには、母時子の愚痴の聞き役となり、母に同情して父を悪い人と思い、母に離婚を勧めたこともあった。控訴人はそのことで父に逆恨みされ、父に殴られたこともある」このような母親は、鑑定人としては是非とも面接をすべきであった。

〈家族歴の小括と付記〉には次のような要約がある。「控訴人の少女時代のこのような劣悪な家庭環境, 親子関係に存在した問題点は, 控訴人の人格形成を傷害［ママ］した可能性があり, 控訴人の性格特徴を理解するのに重要である。」受託者は鑑定人らの「知り得た限り」には不満がある（おそらく鑑定人らも満足していない）が, 控訴人を巡るごく狭い範囲の家族歴を見ただけでも, 鑑定人が「劣悪な家庭環境, 親子関係に存在した問題点」を重視しないではいられないということであろう。

IV 本人歴
IV-1 生活史

この節のほとんどは控訴人の陳述をただ掲げただけである。しかも控訴人の自己評価が高いので, D高校に不合格になったとか, 日赤医療センター通院歴等の客観的事実のほかは, 控訴人の自慢話である。「小中学校の頃の自分について, 友達は多く活発で, 成績は上位であり, 『完璧で人を寄せ付けないタイプ』であったが, でも『ワイワイ遊ぶ自分も好き』で, 『バランスはとっていたと思う』と述べた」,「また,『絵もうまくって描けば賞に入るし, 作文も書けば都の賞をもらったり……音楽もピアノをやっていて, 天才とか言われたこともある。今もピアノはできる。耳がよくって, 音感がいいと言われた』とも述べている。」受託者の経験では, このような自己礼讃をためらいもなく述べる患者や被鑑定人は稀有に属する。中学校のバスケット部では, 「できるほうだったが, 弱いチームだったため大会では成績を残せなかった」と言っている。「（自分は）できるほうだったが, （他の選手ができなかったので）弱いチームだった」というもので, 上記ほど露わではないが, これも自己礼讃である。控訴人に自己顕示的な人格特徴があることを示す所見である。

志望校に不合格になったことにより勉強する気力を失い, 爾来学業成績は低下した。この事態についても,「『それまで好きだった勉強への執着』がなくなり」という風に美化しているが, このことは, 控訴人が他人から評価されない（不合格になる）と自棄的になる傾向があることを示唆している。

U-4年大学を卒業して, 光ケーブルの会社に事務員として就職した。しかし,「好きな職種でなかったこと, パソコンに向かうと涙が出て目が痛くなるということから, 1, 2ヶ月で退社した。その際,『5, 6件［ママ］の眼科を受診した』が器質的な疾患はなく,『極度の疲労だろう』と言われたという。」この説明で控訴人も鑑定人も納得しているようにみえるが, 事務員としての1, 2ヵ月の経歴から, 器質的疾患はないのに「極度の疲労」が眼の症状（身体症状）として現れ, 「最後の［ママ］はコンピューターの前に座るだけでも涙が出るようになり」, 激痛に耐えられず辞職するというのは尋常なストレス反応でない。職場でどのようなことがあったのか, 控訴人は

眼症状以外のどのような点で職場に適応できなかったのか，そういうことを鑑定人は明らかにすべきであった。いずれにしてもこの出来事は，後に心理検査でヒステリー性格を指摘されるように，職場不適応というような精神的事態が身体症状として現れ易い控訴人の性向が，この頃すでにあったことを示唆するものである。

控訴人は同年夏から家庭教師を始めた。この職業につき鑑定人は，控訴人が面接において述べたことを長々と紹介している。それによると，控訴人は「最初，出来る子専用だった。」それが，機会があって中学1年のクラスで1番ビリの子を教えたところ，その子がクラスで1番になった。「学習障害と言われて，親も先生もあきらめていた中学1年の子も教えて，[中略] 高校は都立高校に受かった。不可能を可能にしたという思いで，それで家庭教師は私の天職だと思った」というのである。控訴人は確かに適職を見つけたのかもしれないが，いつも奇跡ばかり起こしていたわけではなかろう。控訴人の陳述は一見したところいろいろな生徒について語っているようにみえるが，結局自分が家庭教師としていかに優れているかということを繰返し述べているのである。職業の話としては自己中心的，自己礼讃的に過ぎるであろう。

「25歳でバイオリンをはじめたが，音感がいいので，先生に『すごい』と言われたという」誉められたことはおそらく本当なのであろう。ここでも他人の賞賛に大きな価値が置かれており，他人に賞賛されたことを別の他人に告げないではいられないというのが控訴人の著しい人格特徴である。

以上，鑑定人独自の質問または究明によって挙げられた所見に乏しいのが，この節の特徴である。

IV-2　既往歴等

この節の大部分は第1節に含まれているので，改めて論ずるほどのことはない。

V　暴行被害事件と身体症状の経過

先述したとおり，本件に関しては，暴行の態様等につき当事者間に争いがあるので，この点につき関わり合わないため，鑑定人の採用した暴行被害事件を受託者も仮に受容しておく。

V-1　暴行被害事件の概要

この節については項目のみ掲げる。

1　警視庁大崎警察署の「暴行被疑事件取扱状況報告書」（U年6月16日付）記載の事実

2　被害者伊藤美佐子の供述

① 被害直後の供述の概要（U年6月16日付司法警察員調書より）
　② 原審公判廷での陳述の概要（U+4年10月14日）
　③ 鑑定時の陳述
3　加害者加山郁夫の，犯行についての供述の概要
　① 酒酔い・酒気帯び鑑識カード記載の事実（U年6月15日午後11時59分ごろ記入）
　② U年6月16日付司法警察員調書
　③ U年6月17日付検察官調書
　④ U+4年4月14日付「陳述書」記載要旨
　⑤ 原審公判廷での陳述の概要（U+4年10月14日）

V-2　暴行被害により生じた身体的症状と診断の記録
この節については項目，主訴，診断のみ挙げる。
1　控訴人の陳述による，身体症状の経過
2　関東逓信病院の診療録写しに基づく初期の診断・治療経過の概要
① 救急外来（外科）受診時（U年6月16日，午前4時35分）
　主訴：陰部痛，下腹部痛
　診断：下腹部打撲
　外科外来（U年6月16日）
② 産婦人科外来（U年6月16日・初診時）
　本人の訴え：恥骨部を電車で強打，疼痛あり。
　診断：特記すべきもの無し。
③ 泌尿器科
　主訴：U年6月15日に酔っ払いに下腹部を蹴られた。
　最終診断：膀胱周囲血腫及び神経因性膀胱機能障害の疑い（U年11月7日）
④ 整形外科
　主訴：6月15日未明［ママ］に蹴られた。
　傷病名：左大腿，股関節部打撲（U年6月19日・初診時）
　診断書：恥骨骨折（U年8月24日）
　診断書：左大腿・股関節部打撲。骨傷なく，独歩可能。（U年11月9日）
　なお，控訴人はその後関東逓信病院のみならず，帝京大学付属病院，日本赤十字医療センター，青木病院，横浜総合病院等のさまざまな診療科を受診し，右恥骨骨折，左恥骨骨折，外傷性膀胱周囲血腫，神経因性膀胱，卵巣機能不全，不正性器出血，神経因性膀胱障害，外傷による排尿障害，無排卵症の診断を受けた。

控訴人が受けたという障害および後遺障害については，原田繁作成の鑑定意見書（乙第10号証。以下は原田意見書と略す）が明快かつ説得的に検討している。これによれば，上記障害等のうち，そもそも発生していないと認められるのは，右恥骨骨折，左恥骨骨折，外傷性膀胱周囲血腫であり，控訴人主張の暴行との因果関係が認められないものは，神経因性膀胱，卵巣機能不全，不正性器出血，神経因性膀胱障害，外傷による排尿障害および無排卵症である。

VI　受傷後の控訴人の生活と心理
VI-1　控訴人の夫伊藤隆の鑑定時陳述の概要

　概要をさらに要約すると以下のとおりである。控訴人の元来の性格は，明るくて活発，行動的で，優しく，思いやりがある。学ぶことが好きで向上心が強い。教えることも好きで面倒見がよい。人を見る目がある。真面目，辛抱強くて，怒ったりすることがなかった。

　被害の翌朝，隆が控訴人を関東逓信病院に連れていった。下腹部が痛いと言い，診察で触られると，1週間くらい痛がった。37.5℃くらいの微熱が続き，トイレに行くのも辛いと言った。最初の半年は動けなくて，動けるようになってからも外出はできなかった。元気がなく，テレビや楽しいことにも反応しなくなった。不眠も続いた。

　被害から1年くらいして，腹痛がなくなっても，夜は眠れず，日中は寝たきり，籠りきりの生活となった。元気がなく，イライラして当り易くなり，ガラスを蹴って大怪我をしたことがある。旅行に出るとよい時があり，最初にハワイに行った時は，自分からあちこちに行こうという意志がすごく出てきた。ニューヨークの妹のところに行っていたころは被害前のような感じを取り戻していたが，帰国すると元に戻った。

　性行為は，以前は快感を感じることもあったようだが，被害後は痛みのせいか，嫌がるのでしばらく関係を持たなかった。最近少しずつ戻っているが，控訴人が痛がることもあり，無理をしないようにしている。

　控訴人は症状について隆に話したがらない。口頭弁論のころはすごく不安げな感じだった。記録を見ていて，家の中が山手線の情景になって，今蹴る，という情景が浮かんできたと言った。U＋4年6月に口頭弁論をし，9月か10月ころから前向きになり，明るさも戻り，気持に余裕が出てきたようだ。

　現在も夜は寝つきが悪く，日中に寝ることも多い。吉祥寺や犯罪被害者相談室に行った帰りに銀座や自由が丘で買物をすることができるが，男性に会うのを怖がる。まだ一人歩きは難しいと思う。気分は変わり易く，よい時には部屋の中をスキップしているように動いていることもある。最近は，明るい時は鼻歌歌ったり，てきぱき小走りに，何でもしている。家事，料理，後片付け，洗濯もしている。

VI-2　控訴人の妹桜田順子の陳述書（U＋5年6月25日付）

ごく短い抄録で，内容に乏しい。事件により控訴人の生活が一変し，怪我の痛みから1日中家で寝て過ごす日が続き，家から出ることさえできず，家庭教師もできなくなった。生徒達を途中で投げ出す形になって，大変心苦しく思っていたようだという。

VI-3　控訴人伊藤美佐子の鑑定時陳述の概要

1　鑑定助手との面接（U＋6年4月27日）

第1に，控訴人は病院，弁護士，警察に対する不満を述べている。控訴人によれば，警察は対応も悪かったらしいが，「傷害じゃなくて暴行だ」等と言ったのが主な理由のようである。関東逓信病院の医師らに対する攻撃は激しい。とりわけ異常なしと言った婦人科および外科の医師に対して憤っており，血腫（実は疑診）を認めた泌尿器科の医師が「唯一まとも」だと評価されている。

「ものすごい痛かった」のに病院では「なんともない」と言われ，「何が原因かわからないから，すごい不安」で，病院を転々としたという。控訴人はひたすら疾病診断を求めていたのである。

「股関節の専門の先生のところに2回行ったんだけど，両方折れてますって言われて，それでホッとした。〔中略〕恥骨が折れてますって言われたときは心的には良かった」という。一般に患者は障害は軽いと告げられてホッとするのが通例であるが，控訴人の反応は逆である。重症疾患の診断を得ておくと，「大袈裟」または「あんたなんかたいしたことない」等と「言われている気がしてい」た病院，家族，友人に，反省と同情を求めることができるというのも一つの利点であるが，すでに裁判を考えていた控訴人（単なる患者ではない）にとって，骨折（傷害）は打撲（暴行）よりも価値が高かったと考えられる。この頃，控訴人は痛みの原因を身体に求めていたのである。U＋4年から痛みの原因をストレスに求めるようになる。

「私に対抗してこようとする人がいるんだなって思ったら，すごい怒りで……」というように，「嘘つき扱いした医者」，「前の状態がわからないと証明できません」といった医者，骨折等を否定する意見書を提出した医師原田繁等に対する憤怒，憎悪，復讐感情を披瀝している。

第2に，次のような記述がある。「その頃の日記を見ると，やばい時があったみいで，死んだ人とかが見えた時があったみたい。妹がモントリオールにいた時に知り合った，ジョンと〔ママ〕ものすごいいい人が亡くなったんですけど，日記に『ジョンがピアノの横にいる』とかって書いてあったり，『私の頭なでなでしてる』とか，話しもしていたみたいだ。」というのである。「見えた」，「いる」，「なでなでしてる」，「話しもしていた」というのは，それぞれ幻視，実体的意識性，幻触，幻聴のように

みえるが，全体としては白日夢に近い体験であろう。いわゆる外傷体験でなくても，死亡した「ものすごいいい人」を，あたかもその人が身近にいるかのようにありありと，すなわち実体的に想起することができるのである。これは控訴人が願望（愛されたい・理解されたい）や空想（愛されている・理解されている）を実体化して想起する一般的な性向を持っていることを示している。

　第3は，次のような事情である。U+4年2月，控訴人はけいゆう病院の医師野中泰延を紹介された。そこでPTSDと診断されて犯罪被害者相談室を紹介され，同年5月より医師中島聡美のカウンセリングを受けるようになった。控訴人は遅くともこの時点でPTSDについて知るに至ったのである。PTSDは阪神淡路大震災や地下鉄サリン事件いらい，一般人にも広く知られるようになった。今日では症状の詳細まで一般に流布されている。甲第36号証，甲第37号証はその実例である。今日では一般人もPTSDについて学習する機会は多い。カウンセラーも個々のクライエントに対してPTSDについて治療するばかりでなく，啓発もする。また，PTSDの前身である外傷性神経症（戦争ヒステリー，賠償神経症等さまざまに呼ばれる。）については，交通事故等におけるいわゆる鞭打ち症によって早くから法律家にもよく知られている。PTSDと鞭打ち症では症状は異なるが，にもかかわらず外傷と心因的素因との関係に共通の問題があるからである。

2　鑑定人との面接時陳述の概要（U+6年5月22日，6月2日）

　第1に，控訴人は，今の自分は自分ではない。[ママ]受け入れられないという気持がある。事件に遭ってから，感じ方や物の見方全部が変わってしまったように感じるというのである。これは次章の以下の1文と関係があるであろう。すなわち「現在の控訴人に窺われる性格や行動の問題点については，本件被害体験とそれに引き続いて生じた様々な困難が，控訴人に内在していた性格的弱点を強調する役割を果たしたことによると考えられる」（鑑定書38頁：七-1現在症）。控訴人の現在の性格や行動（「今の自分」）は内在する性格的弱点の強調されたものだというのである。内在する性格的弱点の強調されたものについては，控訴人はこれを正視する，つまり明瞭に認識することができないか，または正視も認識もしたがらない。控訴人が「自分でない」というときの「自分」とは，内在する性格的弱点が強調される前の人格的状態，つまり弱点が辛うじて被覆されていた人格状態であろう。これについては次章で述べる。

　第2に，控訴人は「スタイルも体も，みんなにいい娘と言われ，見られてきたのに，今はやせるとか，きれいになるとか，努力することと無縁になった」と言っている。文章の前半は自己礼讃であり，他からの賞賛を偏愛しており，自己愛が強いことを示

している。自分をダイアナ妃やモンローに比較するのも同じ心理機制から出ているであろう。そして文章の後半は、自己が十分に受容されず、理解されない時、自棄的になることを示している。高校時代にも同様のことがあったことを想起すべきである。某高校から評価されなかったことにより、「勉強への執着」を失ったのであった。

　控訴人は、事件をきっかけとして親しい友達を失っているが、自分を自分が思うように理解しない他者がいるということが分からないようである。「辛い時期に、ただ一人助けてくれた人がいる。ニューヨークで妹の学校のチューターをしているバーツという年輩の男性で、以前から文通をしていたけれど、事件に遭った当初に手紙を書いてみたら、その人だけは分かってくれ、文通が続いている。」この唯一の理解者バーツは、地理的にも、交際上も遠い人である。こうした人との人間関係の中には、よく知られているように、自己の願望や幻想が混入し易いのである。

VII　現在症
VII-1　面接所見

　捜査においては取調べが重要であり、裁判においては尋問が重視される。同様に、精神鑑定においては問診が決定的に重要である。どのような問診をしたか、またはできたかによって、鑑定の質が決るといっても過言でない。鑑定人は、控訴人が「どのような質問に対しても概ね率直な態度で答えた。」と保証するが、そもそも鑑定人らはどのような質問をしたか、またはできたかを明らかにしていない。例示されているのは〈ご自身のことについて教えてください〉と〈事件後の症状のことを話してください〉の２つだけである。［著者注：〈事件にあった日のことを話して下さい〉や〈それから？〉等の質問もあることを追加する。］確かに開かれた質問は誘導の危険が少ないから、好ましい問い方であろう。しかしこのような質問のみでは、単に被鑑定人（控訴人）に陳述の機会を与えるだけである。「供述の信頼性」（鑑定書38頁）が疑問に付されるような場合には、問題の核心に触れる質問、事実探索的、テスト的質問も十分に取り入れなければならないであろう。攻撃的な控訴人に対して、鑑定人らが果してどのように有効な質問ができたかが疑われるのである。鑑定人は被害者（控訴人）の支援者ではなく、裁判所が鑑定を命じた鑑定人であるから、その中立性、客観性を保持していることを示すため、事実探索的な一問一答の問診例を示して、この疑いを晴らすことが必要である。

　鑑定人は、控訴人につき「事件以外のことを話すときはむしろ多弁で、笑いや自慢話を交え、大げさと感じられる表現も見られ、抑制に幾分欠けると感じさせることもある」が、「事件についてについて［ママ］述べるときには、表情も硬くなり、苦痛を感じている様子も窺える」（鑑定書36頁）と言う。しかし、控訴人が事件について述

べる時は，鑑定書の次頁に明らかなように，憎悪と怨恨に満ちており，極めて攻撃的に激情を吐露するのが特徴である。鑑定人は控訴人が「優しく細やかな感情を有する」と明言するけれども，この評価を支える観察やその他の証拠を示していない。

〈ご自身のことについて教えてください〉に対する控訴人の回答は，すでに IV-1 生活史（鑑定書7頁）で見たのと同じであり，自己評価が著しく高く，自己礼讃と他からの賞賛を好む傾向，すなわち自己顕示性を示している。

さらに，控訴人は「初回の面接時で打ち解け，依存性を感じさせるような素直な態度で応じたが，後に鑑定人らが作成した記録に［ママ］中に気になるところを見付けると，鑑定助手に強く抗議して，執拗に訂正を求めてくるようなこともあった」という。この「初回」の態度と「後に」の態度の際立った対照が，控訴人の人格特徴をよく現している。「素直」の陰から「執拗」が現れてくる。依存性と攻撃性とが同居しているのである。

由々しいと思われるのは，裁判所が命じた鑑定人らの作成した記録が，控訴人によって検閲され，強い抗議を受け，執拗に訂正を求められたという事実である。鑑定人がこれを何事でもなかったかのように述べているのも問題である。それは，第1に，控訴人が気にして抗議し，訂正を求めたのは，記録のどういうところであったかを鑑定人は明らかにする義務がある。そうすることによって，控訴人の人格傾向を知る手掛りが得られるばかりでなく，鑑定人の中立性を示すことができると考えられるからである。「情緒的に幾分不安定」（鑑定書36頁）または「対人関係の不安定さ」（同37頁）等というと，いかにも疾病や障害の症状のように聞こえるが，その元を見れば，それらは控訴人その人の上述のような有責な行為であり，人格構造に根ざしているのである。第2に，上記の点を明示し，強い抗議と執拗な訂正要求に対していかに対処したかを示す義務もまた鑑定人にある。そのことによって，鑑定人の中立性と客観性を少しでも証明することができるであろうと思われるからである。果して鑑定人は，控訴人に対し必要な質問を自由になし得たかと危惧され，控訴人より陰に陽に牽制を受け，なすべき質問も自主規制せざるを得なかったのではないかと疑われる。

鑑定人は控訴人の人格につき次のように言っている。第1は，「情緒的な不安定さ，感情的刺激のもとでの精神的視野の狭窄と統御されない感情的な反応などから見て，控訴人の人格には幾分未熟で，ストレスの処理が拙劣なところがあるといえる。おそらくこれは，控訴人の育った家庭環境，或いは親子関係の劣悪さと関係があるであろう」という点である。控訴人はストレス処理の拙劣な，未熟な人格であるが，それは情緒的な不安定さ，感情的刺激の下での精神的視野の狭窄および統御されない感情的な反応等から見て取れる。しかもそれらは控訴人の人格形成期における家庭環境または親子関係の劣悪さと関係があるというのであるから，上記の控訴人の人格特徴は，

暴行事件以前に形成されていたのである。

　第2に，鑑定人によれば，「現在の控訴人に窺われる性格や行動の問題点については，本件被害体験とそれに引き続いて生じたさまざまな困難が，控訴人に内在していた性格的弱点を強調する役割を果したことによると考えられる」というのである。そうすると，控訴人に認められる現在の性格や行動の問題点は，内在する性格的弱点が強調されたものに過ぎない。鑑定人は，暴行被害に遭遇するまで「控訴人は努力して，全く適応的な生活を送ってきたのである」と保証するが，これにも疑問なしとしない。先に見たように，志望校に不合格になって，勉学に意欲を失ったような勉学不適応の経歴がある。会社勤めを1，2ヵ月で辞めた原因は不明である。眼痛は原因ではなくて結果である可能性が高い。何らかの職場不適応が疑われるのである。これは試みに考えてみるだけに過ぎないが，「不可能を可能にする」ような職業生活は長続きが難しいと思われる。あるいは破綻に瀕していたのかもしれない。また，心理検査が示唆するように，性的，家族的親密さを形成することに自信のない女性には，結婚を控えて不安があったのかもしれない。そのほかにも問題は多々あった可能性があるが，ストレス処理の拙劣な，未熟な人格は，人生に必須の困難を回避して，外見的には適応的な生活を送っていたのかもしれない。これらについて鑑定人は，生活史においてなんら究明を試みていない。

　鑑定人は「見方を変えてみれば，現在控訴人において性格的偏りと見える現象は，過大なストレスへの反応として生じている面があり，云々」と言っている。最初に引用した文章の言い換えであるが，ここで「過大なストレスへの反応」という言葉に注意しなければならない。出来事が「過大」であったかどうか（単なる暴行か重い傷害か）は，ストレッサーの威力や規模を示す外的，客観的，公的な側面である。これに対してストレスとは，出来事に対する内的，主観的，私的反応である。過大なストレッサーと過大なストレスとは区別することができる。あれとこれとを混同してはならない。さほどでもない出来事（ストレッサー）に対し過大なストレスが発生したとすると，過大な反応の原因は出来事よりもより多く被害者の心的素因に求めなければならないからである。

　次は供述の信頼性の問題である。鑑定人は，「確かにそのような問題（受託者注：供述の信頼性への疑問）がありはするが，結論的には，事件に関する控訴人の供述の信頼性はかなり高いと見なすべきである。」と言って，この結論を受け入れるよう要求している。しかし，結論の前提をなすような事実があるであろうか。鑑定人はこれに続く文章で根拠を示しているようであるからこれらを検討してみよう。第1に，「控訴人は最初に自らの性格について鑑定人に問われたとき，『小さい頃から正直者で，何でも話すから親が安心していた。お喋りな方で何でも喋って，秘密の無い人だから

分かりやすい』と述べた。確かに控訴人はお喋りで，正直者であり，一貫した嘘など言える人ではない」と断定しているが，これは鑑定人が被鑑定人（控訴人）の言うままを信じていることを示す所見でしかない。後にみるとおり，心理検査の結果（ロールシャッハ・テストおよびMMPI）は，控訴人の供述の信頼性を疑わせるに十分である。すでに述べたように，自分の性格について尋ねられて「小さいころから正直者で，云々」等と答えるのは稀有の人である。「何でも話すから親が安心していた」というほど親子関係がよかったわけではなさそうである。鑑定人自身が「親子関係の劣悪さ」を指摘している。第2に，「鑑定助手の質問に言いよどんでいた家庭の複雑な事情などについても，鑑定人が改めて聞いたときには全て率直に答えている」と言うのであるが，「家庭の複雑な事情など」については，鑑定書のどこにも，詳細が具体的に書かれることはなかった。「全て率直に答えている」にもかかわらず相当する記載がないとすると，「執拗に訂正を求め」られた結果没になったのではないかと疑わねばならない。第3に，「性格的には，控訴人が『社交的で，何でもポンポンと，あまり考えずに話す人』と評した，控訴人の母方祖母の性格［ママ］ある程度は共通するところがあるのかもしれない」と鑑定人は言う。しかし，家族歴を見ると，「控訴人は祖母との付き合いはほとんど無いという。祖母の性格について問うと，控訴人は最初『どんな人と言われても……うーん……』と黙り込んでしまったが，再度問うと『何でもポンポン言う感じですかね』と答え，さらに問うと，『社交的です。あまり考えずに話す人です』と答えている」のである。世代的にも離れ，付合いのほとんどない祖母の性格に関する控訴人の評価が，控訴人の性格を認識するのに役に立つとはとうてい思えない。

　以上によって，控訴人の供述の信頼性への疑問はますます深まるばかりである。しかも鑑定人は控訴人の供述を信用する傾向が強いから，鑑定に対する信頼性にも強い疑問が生ずる。

VII-2　心理検査所見

　先述したとおり，精神鑑定においてもっとも重要なのは問診であり，心理検査の結果は補助的に参考にするというのが通常である。しかし，鑑定において事実認識に役立つ質問がなされていないとしか見えないとなると，心理検査は相対的に重要さを増す。心理検査の課題の中には，一般的ではあるけれども，被験者の人格の核心に迫る問いが含まれているからである。

1　絵画統覚投影法（TAT）

　TATは用意された絵カードを示し，被検者に物語を作らせ，その内容によって，

その人の欲求や他人との関係の持ち方を推測する投影法の1種である。絵カードを提示されることにより，被検者は設問，課題，刺激（action）に晒された状況に置かれるが，そこで作られた物語（reaction）の中に被検者の欲求等が含まれているのである。Kシュナイダーも言うとおり，人は誰しも他人の人格をその反応によってみるし，人格は反応によってしかみることができない（Kシュナイダー著，平井静也・鹿子木敏範訳：臨床精神病理学。52頁，文光堂，1965）。心理検査もそうした方法の一つである。

　TAT所見のまとめによって控訴人の人格を瞥見してみよう。控訴人は自分の現状に満足していないが，自ら決断をし，責任を負って行動することができず，依存的，回避的で，他人に助けてもらおうとする構えが強い。あれこれ窮状を訴えて身近な人を振り向かせようとするが，自分の期待どおりに周囲が動いてくれないという気持ちが強く，甘えから攻撃性が生じている。控訴人が「死にたい」と盛んに口にするのは，「死」が周囲の関心や注意を引くための道具として使われているという印象があり，自分はこれほど苦しんでいるのにわかってくれないという，あてつけとしての攻撃性の現れでありうる。

　次に，対人関係の持ち方を見ておこう。父との関係は敵対的で，その攻撃性は激しい形で表現される。おそらく人格形成期に造られた関係であろうが，これは実父に対する関係に止まらず，およそ父的なもの，父的存在（例えば被控訴人）に対して敵対関係が触発され易く，激しい攻撃性が発揮されることを示唆している。すなわち暴行事件以前にこのような対人関係の持ち方が準備されていたと考えられる。

　母は，娘の気持ちには鈍感で，嫌なことを押し付ける人として認知されている可能性が高いが，それだけでなく，油断すると何をされるかわからない不気味な存在で，敵対関係の明瞭な父よりも一層厄介なものとして感知されているかもしれないという。要するに，人間一般に対して不信と警戒感が，そしておそらく回避傾向も人生早期から形成されて行ったということであろう。

　「夫との性的に親密な関係には抵抗感があるのかもしれない。」と指摘されている。これは暴行事件と関係があるかもしれないが，元来，控訴人の性愛的面に未熟さがあった可能性も考慮に入れなければならない。

　「姉妹を自分に近いものとして同一視し，父母や夫への当て馬的に使っている可能性もある」と指摘されている。

　控訴人の対人関係は（満たされない）甘え，敵対，攻撃，不信，操作に満ちている。絵カード9GFでは，「自己への執着」と「視点が外や他者に向かず，自己に集中して，狭まっている。」と述べられたが，絵カード20でも「自己への執着は強く，自己中心的視点から抜けられない」と繰返し指摘されている。

最後に，検査者藤岡は，「こうした自己中心的な視野狭窄や回避性・依存性・攻撃性の昂進は，外傷的体験後に比較的一般的に見られる現象でもあるが，それ以前の性格傾向を反映するものでもありうる。両者の区別は困難であるが，ストレスに適切に対処できなかったことと，周囲から適切な支えが得られないと感じていることが，本来もっていた特徴をさらに先鋭化［ママ］させていると考えることができよう」と結んでいる。しかし，重要なことは，対人関係，とりわけ対父母関係のもち方からも分かるように，外傷的体験以前の控訴人に，既に特異な人格特徴が形成されていたということが明らかになったということである。

　2　ロールシャッハテスト
　この検査は，10枚の図版を順次提示し，それが何に見えるかを問う（作用）ことによって，被検者の回答（反作用＝反応）を引き出し，そこから被検者の認知，感情，自他表象，統制等を推察する投影法の一つである。
　検査者藤岡の解釈によって，控訴人の人格を検討してみよう。
　重要なのは次の点である。第1に，「不快で苛々するような否定的感情を扱うのが苦手で，それらを偽りの明るい感情で置き換えようとする。これは現実否認のヒステリー機制であり，泣いたり，怒ったり，激しい感情表現をする等，感情表現の調整に問題を生じさせることが多い。またこのことは，外界の厳しさを扱うのを避けるために現実を曲げることとなるので，対人関係にも支障を生じさせるであろう」という指摘である。
　第2に，同様に重要なのは，「社会的場面においては，［中略］基本的には個性を主張し，独自の見方をしたいという気持ちが強い。［中略］一方で，競争場面を避け，やや消極的で，単純なものの見方をする傾向もあり，両者は幾分矛盾する。これは人並みはずれていたい，優れていたいという動機付けや自己イメージと実際のやや否定的な自己イメージとの間に矛盾，葛藤が存在することを示していると考える」という点である。
　第3に，「人に対する関心は一般的な程度にあり，とりあえずは協調的な態度をとることもできる。ただし，それは遊びや楽しい場面においてであり，共同して責任ある作業をやりとげるといった成熟したものには至っていない。対人関係においては，依存的で，支えや方向づけをもとめて他に頼る。関係に対する期待は子供っぽく，他人が自分の欲求や要望に寛容で，それに沿って動いてくれることを期待している。反面，親密な情緒的絆を作ったり，維持することには用心深く，安心して他に心を開くことが難しい」というのである。
　要約すると上記結果は，控訴人が，人格的に未熟で，自己顕示性が強いにもかかわ

らず，いざとなると競技場に姿を現すことができず，また共同して責任ある作業をやり遂げることができず，他人に過大な期待を寄せるが，他人に心を開くことがない人であることを示している。控訴人の供述の信頼性についても慎重な考慮を要する所以である。

　これらは生活史，面接所見，TATの結果と併せ考えると，控訴人の特徴的な人格を浮かび上がらせる。周知のように，Kヤスパースはヒステリーの本質を呼ぶのに，顕示精神病質という名称を与えた。それは自分を実際以上のものに見せたいと望む人格のことである（Kシュナイダー著，前掲書，28頁）。今日では精神病質は人格障害と言い換えられ，ヒステリーという言葉も用いられることが少なくなった。けれどもアメリカ精神医学会が世界に広めたDSM-IV（精神疾患の診断・統計マニュアル第IV版）も，ICD-10（国際疾病分類第10版。精神および行動の障害）も，人格障害の一つとして演技性人格障害（Histrionic Personality Disorder）を掲げている。どちらの基準もほぼ同様であるので，簡単のためDSM-IVの演技性人格障害の診断基準を次に示す。

　過度な情緒性と人の注意をひこうとする広範な様式で，成人期早期に始まり，種々の状況で明らかになる。以下のうち5つ（またはそれ以上）で示される。

(1)　自分が注目の的になっていない状況では楽しくない。
(2)　他者との交流は，しばしば不適切なほど，性的に誘惑的な，または挑発的な行動によって特徴づけられる。
(3)　浅薄で素早く変化する感情表出を示す。
(4)　自分への関心を引くために絶えず身体的外見を用いる。
(5)　過度に印象的だが内容の詳細がない話し方をする。
(6)　自己演技化，芝居がかった態度，誇張した情緒表現を示す。
(7)　被暗示的，つまり他人または環境の影響を受けやすい。
(8)　対人関係を，実際以上に親密なものとみなす。

　もちろん受託者は自分で問診をし行動を観察していないので，確かな所見を示すことが難しいが，鑑定書からだけでも，(1)(3)(4)(5)(6)(8)の存在が示唆される。
　さらに，控訴人はDSM-IVのもう1つの人格障害にも該当するところが多い。以下に自己愛性人格障害の診断基準を引用する。
　誇大性（空想または行動における），賞賛されたいという欲求，共感の欠如の広範な様式で，成人期早期に始まり，種々の状況で明らかになる。以下のうち5つ（またはそれ以上）で示される。

(1)　自己の重要性に関する誇大な感覚（例：業績や才能を誇張する，十分な業績がないにもかかわらず優れていると認められることを期待する）。

(2)　限りない成功，権力，才気，美しさ，あるいは理想的な愛の空想にとらわれている。
　(3)　自分が"特別"であり，独特であり，他の特別または地位の高い人達に（または施設で）しか理解されない，または関係があるべきだ，と信じている。
　(4)　過剰な賞賛を求める。
　(5)　特権意識，つまり，特別有利な取り計らい，または自分の期待に自動的に従うことを理由なく期待する。
　(6)　対人関係で相手を不当に利用する，つまり，自分自身の目的を達成するために他人を利用する。
　(7)　共感の欠如：他人の気持ちおよび欲求を認識しようとしない，またはそれに気づこうとしない。
　(8)　しばしば他人に嫉妬する，または他人が自分に嫉妬していると思いこむ。
　(9)　尊大で傲慢な行動，または態度。
　鑑定書の提供する所見からだけでも，(1)(2)(4)(5)(6)(7)(8)が該当する蓋然性が高い。
　心理検査者藤岡は「ロールシャッハ・テスト上は，精神障害や人格上の大きな偏り，自殺念慮といったものの証拠は認められない」と言うが，ロールシャッハ・テストのみならず，生活史やTATをも参考にすると，控訴人には，演技性人格障害の基準と自己愛性人格障害の基準とを満たす複合人格障害を考慮しなければならない。藤岡は「現在多大なストレスが掛かっていて，衝動的になりやすいこと，やや未熟で依存的であり，自己イメージが揺らいでいること，激しい苦痛な感情を体験していることが示されている」と指摘する。これに継いで「この過負荷状態がどこから生じているのかは明確でない」，つまり外傷的出来事に起因するのか心的素因に由来するのかはっきりしないと言うのは，確かに検査者としては慎重かつ賢明な態度である。しかし，TATの結果と併せ考えると，心的素因の重要性がより明確になり，生活史をこれに加えるならば，暴行事件以前に上記のような人格特徴が形成され，まさに開花を待っていたと考えることができる。上記2つの人格障害の基準も，これらの特徴が「成人期早期に始まり，種々の状況で明らかになる」と言っている。種々の状況の一つが被害事件であったと考えると，控訴人の元来の人格特徴が，被害事件を契機に，人格障害の様相を呈するに至ったと見ることができる。

　3　樹木画
　これもまた投影法の1種である。その解釈によれば，「バランスはとれていて，お行儀よく収まっている。反面，あまり繊細さや，複雑さは見られず，実際的で，かな

り子供っぽい。外見的にはまとまっているが、これは自己への執着、あるいは自己賞賛を示す見せかけの優越性、自己の過大評価である可能性が高い。自己への執着は強いのであるが、伸び伸びと思う存分、枝をはり、大きくなることはできず、やや萎縮している。欲求を具体化することへの抑制があって、うっ積しているが、自身で責任や義務を負うことはできず、不決断、未完成のまま問題を放置しがちである」。この検査結果も、これまで確かめてきた控訴人の人格特徴（演技性人格と自己愛性人格）が正しいことを支持している。

 4　ミネソタ多面式人格目録：MMPI
　これは質問様式による構造化された人格測定法の代表的なものである。検査尺度は疑問点（？）、虚構点（L）、妥当点（F）、修正尺度（K）からなる妥当性尺度と、心気症尺度や抑うつ性尺度（D）等の10の主要人格特性を測定する臨床尺度から構成される。
　控訴人の場合は、妥当性尺度のうち、虚構点が粗点で8点である。この得点が8点以上のときは、「好ましくない特性を抑圧し否定しようとする傾向があり、『実際よりもよく見せかけようとする方向に回答を歪める』可能性や、防衛的態度を示唆する」とされている。他の妥当性尺度の得点は平均範囲内にあった。
　臨床尺度は項目毎に算出されたT得点によって判定される。T得点は30から70を正常域とし、高得点の尺度が人格特性の明らかな存在を示すと考えられる。控訴人の場合、70点以上であったのは第3尺度（ヒステリー性尺度）だけであった。「この尺度の高得点者は精神的に重圧に当面するとヒステリー状態となって心的葛藤から逃避し、自分の欲求を無意識に身体的症状に転換して示す傾向が強いとされている。また、精神的に心理的圧力が継続的に加わったりすると症状が再現する潜在的可能性をもっている。性格的には比較的率直で、話し好きで、社交的で、冒険好きで、明朗な傾向があり、さらに情が深く、心配性である者に多いといわれている。しかし一方では、虚栄的で自分を実際以上に他人に見せかけようとしたり、派手好きで気ままな面、また、暗示にかかり易い、などという特性をもつといわれている。」
　あらゆる心理検査結果がほぼ共通の人格特性を指さしている。

VIII　考　察
VIII-1　控訴人の元来の性格
 1　元来の性格特徴
　この小節は控訴人の夫隆、控訴人自身、その妹の陳述が改めて羅列されたもので、考察と呼べるようなものは少しも含まれていない。

なるほど控訴人は明るく活発で優しく，向上心に富み，頑張り屋で辛抱強く，あるいはまた正直者で秘密がなく，根気強く成績は上の上で，周りの評判もよかったかもしれない。しかし，仮にそうであったとしても，それらは控訴人の元来性格の一部，せいぜい一側面を示したに過ぎないであろう。

　D高校に不合格となって，勉学への関心が急速に薄れ，成績は降下した。不快刺激に遭っていかに反応（対処）するかが人格の試金石であるが，上記エピソードはそれが勉学に関する回避反応であり，勉学不適応が起こったことを示している。会社勤めをして間もなく，器質的疾患はないのに目に異常な痛みが生じた。それはコンピューターの前に座るだけでも涙が出るほどの激痛であり（原鑑定書10頁），僅か1,2ヵ月で会社を辞めなければならなかった。こうした事情については問診がしてないので詳細が不明であるが，ロールシャッハ・テストおよびMMPIに認められたヒステリー機制を参考にすると，「自分の欲求を無意識に身体的症状に転換して示す」強い傾向がこのころから存在したことが考えられる。TATで示された父的存在に対する激しい敵意と攻撃性，母的存在に対する不信と警戒感等も人生早期から形成されて行ったものであろう。鑑定人も「幼児期からの母親への満たされない愛情欲求，父親的存在に感じる敵対的な感情，感情的な刺激への混乱した反応，とくに不快刺激に対する回避反応の多用傾向については，［中略］子供のころの劣悪な家庭環境と親子関係の問題が，控訴人の人格形成に障害を及ぼした可能性を示唆するものでもある」と認めている。するとそれらは元来の性格特徴であろう。今日それらは演技性人格障害および自己愛性人格障害にも匹敵する顕著な特徴として検出されるのである。

2　被害体験を契機として強調されてきた特徴

　鑑定人は，「心理検査においても，自己中心的な視野狭窄や回避性・依存性・攻撃性の昂進などが認められはしたが，これらは外傷的体験後に反応性に生じた傾向であることが示唆されている」と言うが，これは誤りである。検査者藤岡は「こうした自己中心的な視野狭窄や回避性・依存性・攻撃性の昂進は，外傷の体験後に比較的一般的に見られる現象でもあるが，それ以前の性格傾向を反映するものでもありうる。両者の区別は困難である」（原鑑定書47頁）と言っているからである。

　藤岡は上記文章に継いで，「ストレスに適切に対処できなかったことと，周囲から適切な支えがえられないと感じていることが，本来もっていた特徴をさらに先鋭化［ママ］させていると考えることができよう」（原鑑定書48頁）と言っている。文意不明の文章であるが，その意味を解明してみよう。鑑定人は現在症において，控訴人に「ストレスの処理が拙劣なところがある」と指摘し，それは「控訴人の育った家庭環境，或いは親子関係の劣悪さと関係がある」（原鑑定書38頁）と言っている。すると

ストレス処理の拙劣は本来の性格特徴である。また,「周囲から適切な支えがえられないと感じていること」とは,簡潔に言えば,満たされない愛情欲求のことを意味する。ところがこの満たされない愛情欲求も,鑑定人によれば,「子供のころの劣悪な家庭環境と親子関係の問題が,控訴人の人格形成に障害を及ぼした可能性を示唆するもの」(原鑑定書59頁)であるから,これも本来の性格特徴なのである。そうすると藤岡は「本来の性格特徴と本来の性格特徴とが,本来もっていた特徴をさらに先鋭化［ママ］させている」と考えていることになる。すると,控訴人が本来もっていた特徴を尖鋭化させるのに,大した出来事を必要としなかったということを意味するであろう。

纏めると,「自己中心的な視野狭窄や回避性・依存性・攻撃性の昂進」は,反応性の産物か元来の人格特徴か区別ができないが,敢えて言えば元来の人格特徴が反応性に強調されたものである。そして「幼児期からの母親への満たされない愛情欲求,父親的存在に感じる敵対的な感情,感情的な刺激への混乱した反応,とくに不快刺激に対する回避反応の多用傾向など」は元来の人格特徴である。

鑑定人が重視するのは次の点である。すなわち「控訴人が劣悪な養育環境に由来する性格的弱点を内に抱えながら,少なくとも暴行被害に遭うまでは其の弱点を表面化させることなく,努力して能く社会適応してきたことである。」上記のような人格的弱点はあるが,とにもかくにも社会適応していたので,それは人格障害とは言えないということである。確かにDSM-IVも,演技性人格特徴も自己愛性人格特徴も,それらが社会的に適応している限り,人格障害とは呼ばないと言っている。ところが暴行被害を契機として,人格特徴が尖鋭化または強調された結果,控訴人は社会に適応することができなくなったという。ひとまずそれを認めると,ここで人格障害の成立条件が揃ったわけで,現れたものは,先に示したとおり,演技性人格障害と自己愛性人格障害との複合した人格障害である。鑑定人によれば,「この事実は,今回の外傷的な被害体験が控訴人の人格構造に影響を及ぼすほどに強烈なものであったことを意味する」のであるが,必ずしもそうは言えない。控訴人の人格特徴は,先ほど述べたとおり,反応性の産物か元来の人格特徴か区別のできない程度のものであったから,元来の人格特徴がある種の(たいていは人格適合的な)出来事を契機として,その本領を発揮していると言い換えることができるのである。比較的威力の乏しい出来事から「過大なストレス」(原鑑定書38頁)が発生したとすると,その過大な部分は心的素因すなわち人格特徴に起因すると考えなければならない。

Ⅷ-2　控訴人の体験した外傷的被害体験
1　本件被害事件の態様
　暴行事件の態様については当事者双方の意見の隔たりが大きい。鑑定書の採用した態様に沿えば，Ⅱ章に記されているように，被控訴人はJR目黒駅に向かい進行中の山手線電車内において，控訴人の両足や下腹部等を数回足蹴にしたというものである。被控訴人の提出した附帯控訴状によると，被控訴人が控訴人の足を蹴ったのは電車内であるが，被控訴人はJRの改札口を出て，目蒲線の改札口付近で背後から控訴人に腕を摑まれ，これを振り解こうとして控訴人の右大腿前部等を足で押し返したという。これらについてはこれ以上論じないことにし，鑑定人の採用した態様に沿って若干の意見を述べる。
　控訴人の陳述によれば，被控訴人が足蹴りをしているとき，近くにいた若い男性が「おっさん止めろよ」と声を掛けた。電車が丁度目黒駅に着き，電車のドアが開いたとき，若い男性が被控訴人をホームに押し出した。若い男性が被控訴人を捕まえてくれたものと思って控訴人も降車したところ，若い男性は電車に飛び乗って行ってしまった。控訴人は被控訴人を追跡し，改札口を出たところで大声を出し，通行人が被控訴人の周りを取り囲んだところで，東急駅員が被控訴人を駅員室に連れて行き，警察を呼んでくれたのである。
　公衆も居合す電車内での武器等を用いない短時間の足蹴りであるから，控訴人の屈辱と憤懣は理解できるが，「実際にまたは危うく死ぬまたは重傷を負うような出来事」または「自分の身体の保全（physical integrity）を脅かすような危険」を体験し，またはこれらに直面したと評価するのは無理であろう。「直後には痛みよりも捕まえなければと必死で」と控訴人が言うように，実際一人で被控訴人を追跡したのである。「強い恐怖，無力感または戦慄」というよりも，攻撃性を触発されたのであろう。そしてその攻撃性は父親に対する敵対関係や攻撃性を想起させるので，抑圧しないではいられなかったのである。
　鑑定人によれば，「控訴人の陳述の中に，訴訟を前にして事件当時の記録を読み，記憶を想起しようと努力するうちに，当時の記憶が恐怖の感情を伴ってよみがえり，細部を想起し得たとするくだりがある。これはフラッシュバックといい，強い外傷的体験をした者に時折見られるもので，控訴人のように事件後回避や抑圧の機制によって事件の想起を避けていた者では一層起こりやすい現象である」とされている。確かに述べられているものはフラッシュバックである。しかし，そのフラッシュバックは，比較的威力の小さい出来事を契機に，露呈された性格的弱点（加害者を含む父親的存在に対する敵愾心）に由来するものである。外傷的体験を契機に演技性人格障害と自己愛性人格障害の全容を現した人物が言う細部の想起には，容易に信頼を置くことが

できない。それというのも，VI-3のジョンに関する記述で見たように，控訴人には願望や空想を実体的に想起する一般的な傾向があるからである。問題の出来事に関することはもちろん，当の出来事とは直接関係のないことでも，如実に想起または創作することができるのである。

2　本件犯行［ママ］より控訴人が受けた身体的障害
① 　控訴人の陳述による，身体症状の経過

控訴人は「ずっと痛かったのに，病院や警察などで『大袈裟なんじゃないの？』みたいに言われたのが心外だった。ものすごく痛かったのに，何が原因かわからないので，すごく不安だった。」と述べている。疼痛の存在は誰もが納得するが，ものすごい疼痛については多くの人の理解を得るのが難しい。疼痛のものすごさの原因は身に受けた暴行にあるか，または被害者自身の性格的弱点にあるかが問われるであろう。そして客観的には相応の身体所見に乏しいとなると，原因探索はもう1つの方向，つまり被害者自身に向かうのである。ロールシャッハ・テストおよびMMPIで確かめられたように，控訴人にヒステリー性格があるとすると，「自分の欲求を無意識に身体的症状に転換して示す傾向が強い」のであるから，ものすごい疼痛（身体症状）は姿を変えた自分の欲求（過剰な愛情欲求，復讐欲求等）である蓋然性が強い。控訴人の場合，「依存が満たされないことから生じる攻撃性はかなり強い」（原鑑定書47頁）のであるが，自分の欲しいもの（疾病診断）をくれない産婦人科の医師に対しては怨恨感情を抱いたのみならず，「医者を蹴るような感じ」の行動を示している。因みに，同医師は「私がLに住んでることばっかり聞いてきて，絶対妬んでいるんですよ」と控訴人は言う。これは先に掲げた自己愛性人格障害の基準8に該当する。泌尿器科の医師は血腫の存在を疑ったに過ぎないのに，これが控訴人には「血腫があるって言っていた」と加工され，「恥骨が折れていると医者に言われたときには，ホッとした」のである。当時からこの骨折には疑問があった。関東通信病院整形外科の初診（U年6月）では傷病名は「打撲」であり，所見上も「骨折を認めず」としている。同年8月に医師松元征徳が恥骨骨折を認めたが，同年11月には医師落合直之が「骨傷なく，独歩可能。」と診断書に書いた。控訴人の主観的体験は現実から遊離する傾向があったのである。今日では原田意見書によって，骨折も血腫も存在しなかったことが明らかにされている。

なにゆえ控訴人がこれほどまでに重い身体疾患（打撲でなく骨折等）を求め，また身体疾患を認められて安堵したかというと，それは現実的には損害賠償請求訴訟を有利に進めたいとの考えがあったからであろうが，根本的には自分の隠された欲求を暴かれるのを恐れたからではないかと思われる。

② 関東通信病院診療録より窺える事実

　病院の診療録にある所見と診断については，原田意見書が明快にこれらを解析しているので，受託者が付け加えることは何もない。鑑定人は冒頭から「本件被害事件後に控訴人が経験し，訴えた身体的諸症状は，その発生様式や経過から見て，決して大げさに訴えられたものとは思われない」と言うが，これが容易に信用できないことについては，①で述べたとおりである。

　鑑定人は表題に反して，病院の診療録以外から所見を持ち出す。まず，「患者は，少なくともその暴行を受けるまでは，適応的で幸せな生活を送っていた有職の女性であり，（後略）」と述べている。しかし，控訴人の社会適応性を回顧してみれば，学業に不適応を示し，会社事務に適応できず，激しい身体症状を呈した。家庭教師に「天職」を見出したかもしれないが，これについては控訴人が自己礼讃するばかりで，鑑定人の調査が十分でなく，その適応水準を知ることができない。鑑定人は「幸せな生活」をどのようにして評価したかが不明である。結婚を直前に控えた若い女性というような一般には幸せと思われるイメージを控訴人が語ったかもしれないが，鑑定人も控訴人の人格には未熟なところがあると認めている。人格的に未熟な人には性愛的にも未熟な人が少なくない。鑑定人も重視している心理検査によれば，依存性および回避性ならびに甘えおよび攻撃性がつよく，現実を否認または歪曲するヒステリー機制があり，自分を実際以上のものに見せようと欲するが，共同して責任ある作業（例えば新家庭の創造）をやり遂げることができず，親密な情緒的絆をつくったり，安心して他に心を開くことが難しい人である。「夫との性的に親密な関係には抵抗感があるのかもしれない」とも指摘されている。婦人科的には所見がないので，これをもっぱら暴行被害のせいにすることはできない。鑑定人も控訴人に依存性を指摘している。依存的な人にとって結婚は依存先の決定的な変更である。以上は一部を試みに挙げたまでであるが，このように確認すべき事項が多数あって，簡単に「幸せな生活を送っていた」と言うことが憚られるのである。

　次に鑑定人のいう「（控訴人は）物事を大げさに訴える性癖をもっていた者でもない」という点である。これもこの小節の表題に関係のない主張である。心理検査（ロールシャッハ・テストおよびMMPI）でも控訴人にはヒステリー人格が認められている。そしてヒステリー人格とは，自分を実際以上に見せようと望む人格のことである。またこの人格は「精神的に重圧に当面するとヒステリー状態となって心的葛藤から逃避し，自分の欲求を無意識に身体的症状に転換して示す傾向が強いとされている」（原鑑定書56頁）。そうすると過剰な愛情欲求や復讐欲求（攻撃性）を持った控訴人は，これらを身体症状に転換して示す蓋然性が高いであろう。控訴人において，無意識（と言っても深さはいろいろであるが）ではあれ，そのような機制が働いたこ

とが考えられる。そうすると，それは物理的な打撃に由来する疼痛を遥かに越えた疼痛となるであろう。控訴人が身体症状（疼痛）を大げさに訴える，または大げさに訴えると見なされるのはこのような事情によるのである。

　鑑定人はまた「暴行を受けた直後に症状を誇張して述べたくなるような特段の事情があった友［ママ］思われない」と言う。これも小節表題に無縁な主張である。これを説明すると繰返しになるが，以下の如くである。控訴人は加害者（被控訴人）を捕獲し，または捕獲してもらうため被害直後から加害者追跡に移った。恐怖心よりも復讐欲求の方が断然強かったのである。加害者は結局警察が逮捕してくれたが，控訴人もまた警察で腹立たしい思いをさせられた。病院で診療を受けても満足できる疾病診断を与えてくれないので，ますます痛みは高ずるばかりであった。この時はもう，上記の心理機制によって「ものすごい」疼痛が生じていたが，これを大袈裟と認められると，自分の隠された欲求のみか自分の性格の弱点まで暴かれる恐れがあるので，これだけは何としても避けなければならない。控訴人の疼痛の誇張へと向かいかねない非難の目を加害者の方へ向け返すには，疼痛相応の外傷（血腫，骨折等）の証明がなくてはならない。控訴人がさまざまな病院および診療科を遍歴した背景にはこのような事情があったと考えられる。さらに，損害賠償の訴訟を考えていたとすると，単なる打撲（暴行）よりも，骨折等（傷害）の証明は，控訴人の訴訟を有利にするであろう。骨折があると聞いて「ホッとした」のもこのような広範な背景があったからである。以上が，控訴人にあった「特段の事情」である。

　さらに「苦痛の訴えは，時や場所など状況の変化を受けず，」どこでも同様に存在したという。しかしそれは当然であろう。上記の「特段の事情」が持続し，これに変化がなかったからである。

　鑑定人は，関東逓信病院の診療各科の医師が，「受けた暴行の性質や，下腹部痛の性状やその程度と経過，その他自覚する諸症状」につき問診をし，十分な記載を残すよう要求しているように見える。しかし，「受けた暴行の性質」については簡易裁判所の略式命令と民事1審判決が出た今日でも，当事者双方に争いがあるくらいであるが，このようなものに対し，各科の専門医師にどのような問診や検査をせよと言うのであろうか。そういうことに莫大な時間を費やすことが，病院の治療に役立つとも思えない。「ものすごい」と形容される「下腹部痛の性状」を外科，産婦人科，整形外科が解明できるであろうか。「膣内診の際に生じた激痛」については，その後も「強い痛みが1週間ほど続いた」というのであるが，産婦人科医にその解明を要求するのは無理であろう。現に鑑定人にもその解明ができていない。そもそも総合病院の各診療科医師の仕事の仕方は，犯罪被害者相談室や鑑定人のそれとは異なっている。病院の医師が相談室や鑑定人のように仕事をしていては，今日の医療制度が公認している

病院業務が成り立たないし，病院が扱っている多数の重症患者に有害であろう。ないものねだりはすべきでない。

　産婦人科における初診時の記載は，「本人の訴え：恥骨部を電車で強打，疼痛あり。6月15日11時。所見等：正常（超音波検査結果も）。外傷なし。子宮，卵巣に損傷無し。診断：特記すべきもの無し」である。産婦人科医は自己の観察に基づいて明確な診断を下したために控訴人に怨まれることになった。この医師は10日後には恥骨部強打に関連する診療科として泌尿器科を紹介している。記載は簡潔で要点を捉えている。上記のような激痛につき鑑定人は，「同科の診療録にはこれに関し1言『疼痛あり』と記されているのみである」というが，これは果して公平な評価であるかと疑われる。

　鑑定人は「関東逓信病院において多くの医師により，下腹部痛の背後にある身体的障害の存在が軽視された」と言うのであるが，そのような断定は原田意見書を論破して後にすべきである。精神鑑定人としては，下腹部痛の背後にある精神的障害の存在に十分な注意を向けるべきであった。ここでも「控訴人はそれまで適応的な生活を営んでいたとはいえ，内在する性格の弱点を有し」ていた。とりわけ「不快なストレス状況への対応が拙劣であった」と鑑定人は言う。すなわち前に指摘したことではあるが，外見的には適応的な生活を営んでいたとしても，このような深刻な人格特徴があるため，いつ破綻するかしれないような状態にあった蓋然性が高い。であればこそ，電車内での暴力被害を契機として，ヒステリーの転換機制により下腹部の通常でない激痛が生じたことが考えられる。「その上疼痛の原因が解明されず」と，鑑定人も控訴人と同じことを言うが，上記のような疼痛の原因が簡単に解明できるわけがない。鑑定人もこれを解明していないことは既述のとおりである。これは，控訴人が欲する身体疾患（血腫，骨折等）を提供してくれない病院に対し，あたかも病院が不熱心，無能であるかのように，非難と軽侮を込めて用いられた文句である。

　なお，細かいことであるが，鑑定人は控訴人の下腹部通［ママ］の経過が一定の自然な経過を辿った証拠の一つとして，「下腹部の軽度膨隆」を挙げている。しかし，関東逓信病院の診療録には，救急外来（外科）の現症として「腹部は，軟で，平坦。」とあり，泌尿器科で「下腹部やや膨隆（？）」とあるのみで，下腹部の軽度膨隆を認めた記録はない。もっと気になる重要なことは，鑑定人がここで恥骨骨折に一切触れていないことである。この骨折は控訴人が重視していた所見であるにもかかわらず，原田意見書によって説得的に否定されたものである。鑑定人はこれについても態度を明らかにしなければならない。

　　　VIII-3　PTSDの診断基準

この節は DSM-IV の診断基準を A から F まで列挙したものである。PTSD の成立にとって根本的な基準は，そもそも被害者が外傷的出来事に被曝したか否かを決定する基準 A であり，基準 B 以下は症候学的特徴に過ぎない。DSM-IV は全体としては病因論を排除して症候学的に構成されているが，唯一ストレス障害につき病因論を残している。すなわち，PTSD では原因となる出来事と結果である反応症状との因果関係が重視されるのである。基準に関する鑑定人の紹介は，日本語訳（高橋三郎他訳：DSM-IV 精神疾患の診断・統計マニュアル。医学書院）に大部分従っているが，正確な引用ではない。引用と断っているわけではないので，1字1句同じでなくても許されるかもしれないが，重要な点を変更するのは公正でない。これについては重複するので次節で述べる。

　VIII-4　控訴人の障害に関する，PTSD 個々の基準についての検証
　鑑定人は冒頭次のように言っている。「ここで，控訴人が体験した事実と，その後反応性に生じた症状が，先に提示した PTSD 診断の個々の基準に該当するか否かについて，鑑定時の控訴人の陳述を，夫伊藤隆の鑑定人への陳述と，妹桜田順子の陳述書記載事実等と照合しながら検討を加えたい。」しかし，控訴人が「体験した事実」とは事柄の主観的側面を言うもので，さしあたっては控訴人の内面の主張に過ぎない。その後「反応性に生じた症状」もまたほとんど全てが控訴人の主観的愁訴や主張である。そうすると，冒頭の文章は，控訴人の主観的な体験を控訴人を含む控訴人側の3者の陳述と照合すると言うのであるから，その結果は初めから明らかであり，検証の名に値するものではない。ここで何が脱落しているかというと，事柄の客観的側面である。控訴人の体験または主張をそのまま信用して，事柄の客観的側面を等閑視する鑑定人の傾向は一貫している。

　1　クライテリア A・外傷体験の基準（受けた外傷体験の性状・程度と，心理学的反応の性状）
　この表題からしてすでに偏向している。基準 A があたかも外傷体験（受けた外傷体験と心理学的反応）の基準であるかのように装っているからである。この小節冒頭の1文「DSM-IV による外傷体験の基準とは次の通りである」も，この偏向を繰返している。そして基準提示の第1行も受けた体験に重点を移している。すなわち「A. その人は，以下の2つがともに認められるような外傷的な出来事を体験したことがある」。これに対し日本語訳は「A. その人は，以下の2つが共に認められる外傷的な出来事に暴露されたことがある」と言うのであるから，「外傷的」という主観的側面と「出来事に暴露された」という客観的な面との双方を示している。原書を見ると，

表示した場合にも"exposed to a traumatic event"であるから，被曝した出来事を明示していることが明らかである。さらに本文の説明では"exposure to an extreme traumatic stressor"であるから，「極端に外傷的なストレッサーに対する被曝」でなければならない。精神医学事典（縮刷版。弘文堂，2001年。宮本忠雄執筆部分）によると，「心身の負担になる刺激や出来事・状況により個人内部に生じる緊張状態をストレスと言い，ストレスを生じるような外部からの刺激をストレッサー（stressor）と呼ぶ」のが本来の用語の意味である。たしかに「しばしばストレッサーも含めてストレスと言われている。」けれども，病因論（因果関係）が問題になるときは，原因（外部からの刺激）と結果（内部に生じる状態）を混同しないように注意しなければならない。鑑定書は出来事に対する被曝という客観的側面をないがしろにし，外傷的体験という主観的側面に問題の重点を移そうとしているからである。

　控訴人の場合は，単回の出来事で，目撃や直面でなく体験であるから，簡単にするとＡ①は「実際にまたは危うく死ぬまたは重傷を負うような出来事を，または自分の身体の保全（原文は integrity：尊厳の方がまだしも分かりやすい。強姦，強制猥褻等を考えてみればよい。）を脅かすような危険を体験した」のでなければならない。これは主にストレッサーについて問うもので，被害者はストレスを体験したと言うけれども，果してそれは死ぬまたは重傷を負うような出来事であったか，あるいはまた身体の保全を脅かすような危険であったかを確認するものである。基準全体の中で唯一客観的な基準であるから，慎重な考量を要するのである。

　鑑定人はPTSD診断基準Aの沿革について述べている。DSM-III[2)]では「ほとんど誰にでもはっきりとした苦痛を引き起こすような明白なストレス（受託者注：原文ではストレッサー）の存在」というものであったが，DSM-III-R[3)]になると「通常の人が体験する範囲を越えた出来事」という規定といくつかの具体的例示を加えて，基準はかなり制限的なものになった。ところがDSM-IV[4)]では体験の主観的意味付けが重視されることになり，「通常の人」，「ほとんど全ての人」という規定を伴う「社会的・相対的な条件が排除され，結果としてかなり広い範囲の出来事を含みうる定義となったという経緯がある」と言うのである。確かにＡ①はいくらか緩和されたようには見えるものの，今日でも具体的例示性を取り込んでおり，「かなり広い範囲の出来事を含みうる定義」になっているにしても，あまり広い範囲の出来事を含まないようにしようという意見も十分に反映している。実際，あまりに広い範囲の出来事を含めると，PTSDという疾患概念自体が破綻するからである。原因となる外傷的出来事の性質として，DSM-IVもまた，客観的に重大な出来事であると同時に，主観的にも深刻な体験であることを基準として明記している。仮に上記のような基準改変の経緯を鑑定人の解釈どおり認めるとしても，それは特殊アメリカにおける生起である。

現にわが国の厚生労働省も承認している国際疾病分類（融道男他監訳：ICD-10 精神および行動の障害[14]。医学書院，1993）では，今日でも，PTSD は「ほとんど誰にでも大きな苦悩を引き起こすような，例外的に著しく脅威的な，あるいは破局的な性質をもった，ストレスの多い出来事あるいは状況（略）に対する遅延したおよび／または遷延した反応として生ずる（具体的例示を略）。人格傾向（略）や神経症の既往などの素因は，症状の発展に対する閾値を低くするか，あるいは経過を悪化させるものかもしれないが，その発症を説明するのに必要でもなければ十分でもない」と記されている。すなわち出来事は，超性格的にストレス障害を引き起こすほどに脅威的，破局的でなければならないと言うのである。わが国にも心的外傷理論の拡大に反対する説得的な論考がある（下坂幸三：心的外傷理論の拡大化に反対する。精神療法 24; 332-339, 1998）。

　もっぱら被害者（側）の陳述に基づいて，出来事の主観的意味付けが重視され，客観的枠付けが緩和されるのであれば，PTSD の定義（基準）は途方もなく広大になるであろう。鑑定人は次のように言っている。「さて本事件の場合では，外傷体験は『電車で乱暴を受けたこと』である。この外傷体験が PTSD の A 基準に該当するかが問題となり得るわけであるが，その結論は先に『本件被害事件の態様』（原鑑定書 62 頁）の項に記した事実から明らかである。」すでに見たように，「『本件被害事件の態様』（62 頁）の項に記した事実」は，被害者（控訴人）の陳述の羅列に過ぎない。陳述のどこが事実かの検討が十分でない。そうするとこの文章は，電車内で暴行を受けたという出来事が，基準 A ①を満たすかどうか（結論）は，被害者（控訴人）の陳述から明らかだと主張しているのである。これは客観的基準であるから，「電車で乱暴を受けたこと」が，客観的に見て「実際にまたは危うく死ぬないし重傷を負うような，あるいは身体的保全が脅かされるような」出来事であったかどうかが検討されなければならない。結局は，健全で公平な常識に問うてみるほかないであろう。関東逓信病院では，外科および産婦人科で特別な所見がなく，膀胱周囲血腫は泌尿器科で存在が疑われただけで，存在を支持する何の証拠もない。整形外科では恥骨骨折が肯定されたり否定されたりしているが，原田意見書によって明快に否定されている。すなわち控訴人の下腹部に対する足蹴りは，皮膚を含む諸臓器に毀損を残さない程度の打撃である。また，電車内には若い男性が幾人か乗り合わせており，「おっさん止めろよ」と制止の声を掛け，間もなく加害者（被控訴人）を電車から押し出した。控訴人が完全に孤立していたわけではない。このような「乱暴」は基準 A ①を満たさないと言うべきであろう。

　鑑定人は，基準 A ②については控訴人につき具体的に検討していない。子供の場合の注を除くと，A ②は「その人の反応は，強い恐怖，無力感または戦慄を伴うも

のである。」これにつき鑑定人は,「主観的な恐怖感については,個人差が関わる可能性があることから,米国精神医学会でも『クライテリアA問題』として取り上げられ,検討課題とされている」と言っている。これは控訴人に関する考察ではなくて,アメリカ精神医学会の情勢について報告しているに過ぎない。個人差があれば当然個人の人格特徴が問題になるであろう。控訴人の人格的素因に深刻な特徴があることは鑑定人自身が指摘しているのであるから,鑑定人としては,ある種の特徴的人格の持ち主が,遭遇した不快な出来事をいかに体験したか,それをどのように処理したかを考察しなければならないはずである。次に,「数々の研究でも出来事に対する主観と客観の重みの評価については明らかな結論は出ておらず,慎重な判断を要するとされる」と言っている。この場合主観とは基準A②のことであろう。客観は基準A①を指して言うものと思われる。DSM-IVは,両者の重みの評価について明らかな結論が出ていないからといって,それぞれの検討をしなくてもよいと言っているのではない。それどころか,出来事の規模,威力(客観)と体験反応の深さ,激しさ(主観)のそれぞれを分けて評価し,そのいずれもが基準を満たすことをはっきりと要求している。

　控訴人の場合,被控訴人(加害者)の足蹴りに際して,当然のことながら,恐怖,屈辱,憤怒等の感情が生じたと考えられる。しかしその間,控訴人の被控訴人に対する観察は的確である。被控訴人の攻撃が終わって電車のドアが開くや,控訴人は敏速な追跡行動に移った。「逃げ出されてはと思ってぴったりくっついて改札口まで行」(U年6月16日付供述調書)き,JR目黒駅を出た後大声で叫び,駆け付けた東急目蒲線目黒駅駅員に被控訴人を捕捉してもらい,間もなく警察が呼ばれた。ある人に関する真実を知るためには,その人の陳述に耳を傾けることは必要であるが,その行動に注目することがもっと重要であることが多い。控訴人が暴行を受けた際には,ある程度の恐怖心はあったのであろうが,強い恐怖心があったとするのは難しい。無力感,戦慄は存在する余地がないように思われる。むしろ憤怒,復讐欲求が露わである。こうして控訴人の出来事に対する反応は,鑑定書の記載を見る限り,基準A②を満たすかどうか,確かなことは言えない。

　世の中には深刻な出来事に対しても動じない人がいるが,他方で,さほどでもない出来事に強烈な反応を示す人もいる。これらの人達はいずれもPTSDではあり得ない。基準Aの①と②のうち,いずれか一方を欠くからである。控訴人は,少なくとも基準Aの①を満たさない。従って,控訴人は暴行による被害によって,PTSDに近似する症状を訴えるもののPTSDとはいえない反応を引起したか,または既述のように,出来事を契機として既にあった人格特徴を一段と発展させた場合に相当すると考えられる。

基準 A は一連の基準の単なる 1 項目ではなく，PTSD 診断の大前提をなし，かつ客観的，公的評価を重視している点でも重要であるから，これを満たさないのであれば，そもそも PTSD の診断が成り立たない。この章の第 2 小節から第 6 小節まで，つまり基準 B から基準 F までは，ほとんどが主観的症状であり，控訴人らの陳述によって決定されるから，本来は意義に乏しいのであるが，それぞれ簡単に検討を加える。

2　B項目：侵入症状

　基準 B（侵入症状）は症状の中ではもっとも心的外傷に，従って PTSD に特異的であるが，控訴人の場合，この「侵入症状は重症であるとは言えない。」と鑑定人は言う。これに関しては「想起することへの抑圧の規制［ママ］が強く働いていることを意味する面もある」からだという。それではなぜ控訴人において抑圧の機制が強く働くのかを示さなければならないであろう。

　暴行による被害後，控訴人は加害者（被控訴人）と直ちに闘争状態に入ったが，これが父親（的存在）との敵対関係を想起させ，これと 2 重写しになっている可能性がある。言い換えれば，控訴人は加害者の中に父親を見てしまう，つまり父親を想起させられるのである。控訴人は現実の加害者と戦っていると同時に，自分の内部に投射された父親的なものと戦っているのである。敵対的闘争が過激になる所以である。控訴人は，悪夢としては，「相手の男が手すりに摑まって迫ってくるような感じの悪夢」を見るのであるが，「今年（受託者注：U＋6 年）の 2 月頃にも，中島医師と『何でおじさんが怖いか』を考え始めたとき」に「人を殺す夢」等を見たのである。これは父親殺しを示唆すると考えられる。「おじさん」とはひとまず加害者であるが，よく考えてみると自分の父親でもある。ここから殺したいほどの敵対心が触発されるが，これは覚醒時の思考の中ではさすがに認められない（抑圧されている）のである。

　このことからも分かるように，控訴人における侵入症状とは父親的なものの想起である。言うまでもなく父親的なものの内部投射は，被害前に成立していたものである。控訴人は暴行被害を想起したり，加害者について考えようとすると，自己の性格的弱点（父親的存在への敵対心，攻撃性）が無意識から浮かび上がりそうになるので，これを抑圧しないではいられない。抑圧の機制が強く働く所以である。

　鑑定人は「事件直後の恐怖を伴う直接の被害体験の想起とは異なり，最近では事件後の裁判での怒りの感情が主に語られている。」と言う。しかし，繰り返し指摘したように，控訴人においては，被害直後から怒り（処罰欲求，攻撃性）が恐怖を凌駕していたのである。敵愾心と攻撃性（処罰欲求）は最初から一貫している。これがいくらか変化したとすれば，最近では自分の父親を含む父親的存在からいくらか被控訴人

を分離することができるようになってきたということであろう。それはまた，自己の性格的弱点を健忘の奥に押し込み，安心できるようになったことを意味する。

   3　クライテリアＣ：回避・麻痺症状
   鑑定人によれば，「時とともに警戒（受託者注：軽快）しているとはいえ，控訴人においては現在もなお，先に上げた回避・麻痺症状に関する7項目のほとんど全てに該当しており，症状が著しく遷延していることが特徴的である。」つまり広範な回避・麻痺症状とその遷延が控訴人に特徴的だと言うのである。
   これらの症状は暴行被害によって生じたと言いたいのであろうが，鑑定人はここで，自分が挙げた所見を想起すべきである。原鑑定書59頁にあるように，被告人には，「幼児期からの母親への満たされない愛情欲求，父親的存在に感じる敵対的な感情」と並んで，「感情的な刺激への混乱した反応，とくに不快刺激に対する回避反応の多用傾向」があったのである。不快刺激を回避し，不快刺激に対する処理方法を身につけ，耐性を養うことを怠っていたからこそ，今回の暴行被害という不快刺激に広範な回避反応を展開してしまったのであろう。それは環境（に責任がある）反応というよりも人格（に責任がある）反応という性格を強くもっている。回避症状などと呼ぶと医学的状態のように聞こえるが，それは控訴人の不快刺激を回避し，困難な状況から逃避する，有責な行為の累積である。
   鑑定人によれば，「控訴人は，［中略］事件を連想させるものや状況を可能な限り避ける事によって，自らを守ろうとし，夫や妹と控訴人が信頼する家族にさえその後長い間事件の状況についてほとんど語ることがなかった」という。「夫や妹と控訴人が信頼する家族」というのが常套句のように用いられている（例えば原鑑定書69頁，72頁）が，控訴人は夫や妹を信頼しているのであろうか。鑑定人はどのようにしてそうした判断を導き出したか，が不明である。ＴＡＴの結果（原鑑定書47頁）によると，「夫との性的に親密な関係には抵抗感があるのかもしれない」のであるから，夫との間に親密な関係（性的，家族的共同体）が成立していることに疑問が付されている。同様に「姉妹を自分に近いものとして同一視し，父母や夫への当て馬的に使っている可能性もある」と指摘されている。ロールシャッハ・テストの結果（原鑑定書53頁）も「親密な情緒的絆を作ったり，維持することには用心深く，安心して他に心を開くことが難しい」ことを示している。控訴人は，何か特別なことを近親者に話せないのではなくて，そもそも近親者または親密であるべき人間と情緒的絆をもつことが難しい人なのである。これも被害事件以前からあった性格特徴と考えられる。自己愛性人格障害の基準（7）に該当する。
   鑑定人は症状遷延の理由の一つとして「医療機関・医師による不適切な対応」を挙

げている。総合病院である関東逓信病院において，骨盤内臓器に関係する診療各科がその務めを果たし，膀胱周囲血腫を疑ったり，恥骨骨折と誤診した医師も少数あったが，大勢は特記すべき異常を認めなかった。十分な客観的所見なしに原因疾患を同定することができないのは当然であろう。医師達が通常必要とされる診察を実行したのであれば，受診者に対し特別な所見はないと告知して責められる理由はない。当時は身体疾患の探索に熱中していた控訴人を，各病院精神科に紹介することが適切であったかどうか疑問である。また，これも繰返しになるが，総合病院各診療科は，犯罪被害者相談室や精神鑑定とは異なった仕事の仕方をしている。鑑定人が病院にないものねだりをして，病院を非難するのは感心できない。

確かに鑑定人は，症状遷延のもう一つの理由として，控訴人の性格に回避傾向があったことについても触れている。しかし，「本件被害に遭うまではこれをよく克服し，全く適応的な社会生活を送っていたこと」については疑問がある。成熟を犠牲にして，不快刺激の克服から逃れ，性格的弱点の露呈を回避してきた可能性があり，適応的な社会生活といわれるものも不安を抱えていた可能性が十分にあると思われるのに，鑑定作業がこれらを明らかにしていないからである。このことについては既に述べた。

「控訴人には，苦難にあって陥って変貌した自己の現状を否認し，また変貌した自分を他者の前に曝したくないという思いが強くある」と指摘されている。しかし，控訴人において現在あるのは，元来の性格と内在的な性格的弱点が反応性に強調されたものとの2つがあるだけである。そうすると，「変貌した自己」とは，内在的な性格的弱点が強調されたものを意味するのであろう。控訴人にとってそれが好ましくないと映っても，それもまた自分の一部であることを認めなければならないのではなかろうか。確かにそれは困難なことであろうが，それなしにただ強調された性格的弱点に皮膜をかぶせ，これを健忘の深みに抑圧し去るのみでは，それも一種の回復ではあろうが，進歩や成熟が得られない。

4　クライテリアD：過覚醒症状

PTSDの症状の中ではもっとも特異性のないものである。ほとんど全て控訴人，夫，妹の陳述から判定されている。「項目⑤（受託者注：過剰な驚愕反応）についても，本人はクラクションなどにもびっくりしやすいと述べたが，面接中に偶然に突然大きな物音がした場合でも，動揺することなく話を続けることができた。」ここから鑑定人は，「過剰な驚愕反応はあるとしても，常にあるというわけではなく，重篤なものであるともいえないであろう」という結論を引き出した。そうかもしれない。しかしこれは，控訴人について一般に，陳述所見と観察所見との間に無視できない懸隔があることを示す貴重な証拠であると思われる。

5　クライテリアE：障害の持続期間
6　クライテリアF：社会的な機能障害
　この2項は，以上に検討してきた基準B,C,Dの症状が該当するものと考えた場合の推定であるから，改めて論じない。但し，6は重要であるからこれについてはⅧ-6の4で述べる。

Ⅷ-5　控訴人に見られるPTSD症状の特徴
　暴行による被害後の控訴人に見られる際立った特徴は，客観的に見て，実際にまたは危うく死ぬないし重傷を負うような，あるいは自分の身体的保全が脅かされるような出来事（ストレッサー）ではないにもかかわらず，主観的に強いストレスが生じたと主張して，激しい攻撃性を露わにしているということである。すなわち，DSM-ⅣのPTSDの診断基準のうち，基準Aを満たさないことが明らかであるので，控訴人をPTSDと診断することはできない。鑑定人も指摘するように，控訴人には幼いころから形成された深刻な性格的弱点が存在する。被害後に認められる一見病的症状と見えるものは，演技性人格特徴と自己愛性人格特徴の持ち主がヒステリー機制を伴って，被害を契機に展開した意識的および無意識的行為の累積である。
　この節は「ストレス障害の特徴の中で，本鑑定の鑑定事項に関して考慮する上で有用と思われる点」を列挙したものである。全て既に述べられたことと重複し，それらについてはこれまでに十分検討してきたので，改めて一々検討するのは省略したいが，第1小節についてのみ評釈を試み，以下は省略する。
1　症状の重症化とその遷延を促した要因
　①　重いストレス状態が長期間持続した。強い下腹部痛が長く続いて生活に重大な支障をきたした上，腹痛の原因も解明されぬまま放置され，長く不安感と無力感に悩まされた。
　「重いストレス状態」については，それに相応する激烈または深刻なストレッサーがあったか（基準A①）を問うことがいつも忘れられている。このことは何度も既述したとおりである。「強い下腹部痛」は相応する客観的身体所見を欠いている。心理検査で検出されたヒステリー性格は，心的葛藤から逃避し，自分の欲求を無意識に身体症状に転換し，周囲の人々の関心と同情を引き寄せようとする傾向を控訴人がもっていることを示唆している。この心理機制が働くと，物理的打撃による疼痛に自己の欲求が転換された疼痛が加わるから，必然的に過剰な疼痛となるのである。「腹痛の原因云々」については，腹痛が控訴人の欲求（復讐欲求等）の身体症状に転換されたものであるとすると，総合病院外科系診療科で解明されないのも無理はない。鑑定人もこれを解明しないまま放置している。それとも，原田意見書によって恥骨骨折の

存在しないことが明らかになった今日も，鑑定人は恥骨骨折を信じているのであろうか。

② 痛みとともに恐怖を伴う事件の記憶が甦り，事件の悪夢に長く悩まされた。恐怖を凌駕する復讐感情，攻撃性が顕著である。にもかかわらず恐怖が生ずるのは，「おじさん」による暴行が父親（的存在）に対する根深い敵対感情を露呈させたからであろう。悪夢の中には父親殺しを示唆する「人を殺す夢」も含まれている。

③ 医療側の不適切な対応により，控訴人は「苦痛を大げさに訴える人物」とみなされるようになり，近しい者にさえ苦痛を語ることができなくなり，孤立無援の状態が長く続いた。

医療側の対応（例えば，特別な病的所見はないと告知する）により，控訴人が「苦痛を大げさに訴える人物」とみなされるようになった，とするような直接の因果関係はないであろう。もしもそうなったとすれば，それは警察や家族，友人がそのようにみなしたか，元来が「幾分未熟で，ストレスの処理が拙劣なところが」（原鑑定書38頁）あった控訴人がそのように感じたからであろう。

④ 回避行動は，山手線でのフラッシュバックの体験によって一層強化され，生活の場も狭められた。

フラッシュバックや回避行動の強化が生じたとすれば，②の恐怖に由来すると考えられる。

⑤ 持続する不眠と集中力の障害により，家庭教師という「天職」への復帰を諦めざるを得なかった。

被害直後より復讐欲求，敵対感情，攻撃性が顕著であった。攻撃的な興奮であるから，不眠や支配観念による集中困難も生じうる。こうした事態が生じたのは，被害事件が契機になったのであろうが，控訴人の元来の人格特徴によるものである。控訴人の社会的能力については次節の4に記す。

⑥ この間に，恐怖を伴う事件の記憶が無意識下に強く抑圧されていった。

控訴人になぜ抑圧が強いかについては既に詳細に述べた。②に述べたような事情があるからである。

⑦ 事件により変貌した自己の現状が受け入れら［ママ］難く，またその姿を他者の目に曝すことを嫌った。

「事件により変貌した自己」とは，鑑定人も指摘しているように，事件を契機に元来の性格的弱点が強調されたもので，自己と無縁のものではない。確かに自分にとって好ましくない一面であるかも知れない。そのため受け入れに際して抵抗があるであろう。これを意識的ないし無意識的に抑圧して元に戻るか，これを受け入れて今後の成熟の一助とするかは，かなりの程度に控訴人の自由な選択に掛かっていると考えら

れる。

2 症状の軽快を促した要因
［省　略］

VIII-6　その他参考事項
1　精神医学的診断——PTSD と部分的 PTSD
　控訴人は暴行被害を契機として反応性の様相を帯びたストレス障害の状態に陥ったが，これが厳密な精神医学的診断としての PTSD に該当すると考えるのは適切でないことについてはすでに述べた。小西聖子も明快に言うように，「ふつうの人が耐えるくらいのストレスで，PTSD の基準にあてはまる症状が出てしまう場合は PTSD とはいわないし，また診断基準 A に見合うようなトラウマが存在したとしても，症状が PTSD の基準に達しないものも PTSD とはいわないということになる。PTSD は当初から正常な人が異常な事態に出会ったときのさまざまな正常なストレス反応の極形と考えられてきた」（小西聖子著：犯罪被害者の心の傷。53 頁，白水社，1996）のである。
　犯罪被害者の支援や治療に携わる人々が PTSD という疾病概念を拡大する傾向をもつことは知られているし，またこれらの人々の中には PTSD の定義を拡大し，PTSD の適用範囲を広げようと考えている人もいる。鑑定人もそのような人々の 1 人かもしれない。「本件の様な場合，前記した被害体験（受託者注：控訴人の陳述，つまり基準 A ②を意味するに過ぎない。）を前提として考えるなら，控訴人のみならず極めて多くの人において，クライテリア A の基準は満たされると見なすべきであろう」（原鑑定書 68 頁）と言っているが，このことは基準 A ①を甘くして，基準 A ②でもって基準 A に取って代らせることを意味するからである。
　なるほど小西の言うように，「援助をする側からいうと，診断基準に症状が一つ足りないからと言って援助の必要がないということはない。トラウマと諸反応の因果関係が明らかであれば，そして症状が明らかにされれば，診断基準を満たしているかどうかは問題でない。」（上掲書 54 頁）であろう。援助や治療をする側から言えば，部分的 PTSD はもちろん，PTSD には該当しない外傷性神経症に対しても，当然援助や治療をすべきである。しかし，損害賠償請求事件にかかわる精神鑑定では，話は全く別でなければならない。ここでは，これもまた小西（甲第 26 号証，162 頁）が言うように，犯罪被害者の中にも加害者性があり，犯罪加害者の中にも被害者要因がある。従って，双方の主張には公平な吟味が加えられなければならず，診断基準は厳密でなければならないからである。さらに小西によれば，「訴訟との関連では PTSD の

診断に客観性が保たれていることが必要になる。また心理的トラウマではなくて出来事そのものと，症状との因果関係が明らかであることが要求される。このような状況では，客観的で操作的な診断基準は重用されざるをえない。［中略］臨床から一歩踏み出して，訴訟とかかわらざるをえなくなったとたんに，PTSD 診断のもつ社会性や政治性とその未熟さに直面し悩まざるをえなくなる。」ここで「社会性や政治性」と小西がいうのは，PTSD がその前身である戦争ヒステリー，外傷性神経症，賠償神経症とは違って，ベトナム帰還兵や女性の性的暴力被害者等の支援運動という視点から新たに形成された疾病概念だからである。「その未熟さ」というのは，上記のような疾患概念成立の事情にもかかわらず，PTSD が戦争ヒステリーや賠償神経症と共通する面を今なおもっていてこれを越えることが難しいからであろう。端的に言って，それらは同じようなストレッサーに対し，個人によって異なったストレス反応を示すという，個人差の問題を共有している。賠償すべき人と賠償しなくてもよい人とを区別する際に，個人の心的素因が現れざるを得ないのである（甲第37号証，27頁）。

　小西が司法鑑定のためのガイドライン（Rサイモン，1995による。）を紹介しているので，以下に抄録して示す（犯罪被害者。臨床精神医学講座　S6。149頁，中山書店，2000）。

　1　PTSD 診断にあたって，鑑定者は公式の診断マニュアル，専門家の文献，現在の研究を用いること。

　2　PTSD の診断のためのトラウマティック・ストレッサーの重さが十分かどうかということの評価に関しては，公式の診断マニュアル，専門家の文献，現在の研究を用いること。

　3　PTSD の原告についての信頼性のある司法鑑定では，原告の精神医学的および医学的既往歴（以前の精神医学的，医学的，その他の適切な記録を含む）の徹底した検討が不可欠である。

　4　他の情報提供源からの補足なしに，PTSD の原告による主観的な報告のみを信頼するのでは不十分である。司法鑑定においては治療者の役割と司法的役割とを混同してはならない。

　5　標準化された評価法が PTSD の原告の機能的心理的障害の程度の評価に用いられるべきである。臨床的経験ないし極度に主観的，あるいは独善的なクライテリアを心理障害の評価に用いることは避けるべきである。

　これによれば，鑑定人はストレッサーの評価を軽視し，その考察もしていない。また，ほとんどもっぱら控訴人（原告）およびその側近の報告を信頼し，治療者・支援者の役割と鑑定人の役割を明確に区別していない疑いがある。DSM-IV の基準によって構造的，客観的に面接するためには，今日もっとも信頼できる CAPS（PTSD 臨

床診断面接尺度）を用いるべきであったが，これを実行していない。鑑定書には上記 2, 4, 5 に関して重大な疑問があるほか，3 についても検討が不十分である。

2 二次受傷と，その病像，経過への影響

確かに控訴人には，暴行事件による直接的被害によって何らかのストレス反応を起こした面があるが，むしろこれを契機に，元来の特異な人格特徴が激しい形で現れたという面が大きいことを述べてきた。

鑑定書には「警察の捜査や，病院における検査，診断，さらには裁判における被告側の対応等によって受けた二次的な被害によっても，深く傷つけられてきた」とある。二次的被害には一審判決も含まれるであろう。要するに，控訴人はいつも被害を蒙っていると言うが，鑑定人もこれを承認しているのである。しかし，W. v. バイヤーも言うように，「精神障害者は蒙ったものばかりでなく，彼自身が作ったもの，自分で意欲したものや実現したものをほとんど至るところで陳述している」（W. v. Baeyer：Über Freiheit und Verantwortlichkeit von Geisteskranken（I. Studie）. Nervenarzt 25; 265-273, 1954）ものである。

控訴人は，病院では外科が「打撲」と言うのみで，控訴人の欲する疾病診断を与えてくれないのが不満で怒っている。産婦人科では「なんともない」と言われ，ますます苛立っている。産婦人科医は「私が L に住んでることばっかり聞いてきて，絶対妬んでいるんですよ」と思考の上でも反撃をしている。自己の攻撃性の投射である。膀胱周囲血腫を疑ったに過ぎない泌尿器科の医師が血腫があると言っていたことになるのは願望思考である。U 年 8 月に右恥骨骨折を認められて医者不信となり（または骨折が存在する可能性を知って），「自分で本買ってきて，図解とか見ながら，パンツ下ろしてここが痛いとか，いろいろ調べて恥骨のどこがどうとか研究して，云々」（原鑑定書 30 頁）と言うように積極的に勉強し，「股関節専門の先生のところに 2 回行ったんだけど，両方折れてますって言われて，それでホッとした」のである。懸命に重症疾病を追究し，訴訟のためなら本を読み，研究をすることもできた。両側恥骨骨折と聞いて成果を得た気持ちになり，安堵したのである。

二次被害の主張は一面から見れば控訴人の攻撃性の表現である。二次被害を訴えながらこれをバネにして，疾病診断を獲得すべく病院を転々とし，東奔西走していた。これについては以下の 4 を参照されたい。

3 治療可能性について

鑑定人は「現在，控訴人は訴訟に全力を注いでおり，云々」と言うが，前記のように，控訴人は訴訟のためであれば，被害後早期から読書もでき，研究さえしていたの

である。一般には回避的な控訴人ではあるが，暴行被害を契機に復讐欲求または攻撃性を賦活され，訴訟という闘争に打ち込んでいる。「唯一最大の活動目標として，自分の人生を一変させた加害者の責任を問う損害賠償請求訴訟に焦点を定め，そこに全エネルギーを注ごうとした」（原鑑定書82頁）というのである。この責任追及は暴行被害直後から一貫して今日まで続いている。VIII-5の1⑤では，不眠のほか，集中力障害のために家庭教師に復帰できないと主張しているが，控訴人はむしろ家庭教師の職を捨て，全エネルギーを損害賠償請求訴訟に傾注している。病的症状の問題ではなく，どちらの行為を生甲斐として選ぶかの選択の問題である。

　また鑑定人は，「攻撃的あるいは感情的な言動もまま見られるかも知れないが，これは必ずしも控訴人の元来の性格に根ざすものではない」と言うのであるが，その根拠は明らかでない。鑑定人は，現在症では「情緒的な不安定さ，感情的刺激のもとでの精神的視野の狭窄と統御されない感情的な反応などから見て，控訴人の人格には幾分か未熟で，ストレスの処理が拙劣なところがあると言える。おそらくこれは，控訴人の育った家庭環境，或いは親子関係の劣悪さと関係がある」と言っている。また，「現在の控訴人に窺われる性格や行動の問題点」は，「控訴人に内在していた性格的弱点」の強調されたものであったと確認しているのであるから，現在の控訴人の攻撃的または感情的な言動は，まさに控訴人に内在的な性格に根ざすものと言わねばならない。従って，それら言動は「被害事件による傷の重さ」を示す前に，控訴人の元来性格の深刻な偏りや矛盾および脆弱性が破綻寸前にあったことを示すものである。

　なお，治療について言えば，飛鳥井望の言うとおり，共感的態度を保つことと患者の言葉に同調することとは別のことであり，虚構の上に築かれた治療は，最終的に患者の回復には繋がらない（飛鳥井望：外傷理論を巡る最近の論争．「蘇った記憶」と「偽りの記憶」について．精神療法 24; 324-331, 1998）。ところで，このことは治療と異なる鑑定についてもよく当てはまる。鑑定を含む裁判が控訴人にとって何らかの治療的転機をもたらすとすれば，それは，控訴人が「自らの受けた精神的苦痛」を強調するばかりでなく，自らが作り出した苦痛の基を自らの中に究明する時であろう。支援者もまた控訴人のこうした努力を支援すべきではなかろうか。

4　控訴人に見られる社会的機能の障害

　労働能力はDSM-IVの「機能の全体的評定（GAF）尺度」で計測できるものではないが，ここでは鑑定人の評定を簡単に検討しておく。
【被害事件以前では90～81のレベルに相当】
　これについては生活史の貧困および偏向のため，確かなことがわからない。
【事件後最重症の時期は50～41のレベルに相当】

これについては，次の項と纏めて述べる。

【現在は 60～51 のレベルに相当】

暴行事件後，「重大な症状（略），あるいは，社会的，職業的または学校の機能において重大な障害（略）」があると考えられている。確かに控訴人の生活は事件によって一変している。しかし，これを蒙ったという視点のみから見るのは，控訴人と同じ誤りまたは偏向を共有することになるだけである。控訴人は事件直後から加害者および二次加害者（警察，病院，家族友人）に対する攻撃に移り，攻撃によって彼らに対する復讐を遂げようとして今日に至ったのである。下腹部痛を強調し，多くの病院の関連診療科を尋ね，これらからいくつかの外傷診断（骨折等）を獲得し，その過程でPTSDの診断をも獲得した。激痛のため寝ていることが多かったという時から，控訴人自身がつねに訴訟準備の実行者であり，司令塔であった。その後も妹の力を借り，夫を駆使して，今日に至った。生活は確かに一変したが，有能力の生活から無能力の生活に変わったわけではない。降り懸かった契機であったとはいえ，それを転機として家庭教師から極めて熱心な訴訟当事者に一変したのである。社会資源を活用し，支援者，理解者を見出し，鑑定人らを牽制し，訴訟をここまで引っ張ってきた知恵とエネルギーを見落としてはならない。こうした努力が適切であるか，それが成功するかどうかは受託者の知るところでないが，訴訟当事者としては社会的にかなりのレベルの活躍をしており，従前に劣らない社会的能力を発揮していると考えられる。

「重大な症状」というのはほとんどもっぱら控訴人の主張と陳述からなるもので，これを単に症状と見るのは一面的である。これらは上記の訴訟当事者としての活動と密接な関連にあるからである。「重大な症状」の例の1つとしてたまたま「自殺の考え」が挙げられているのでこれを検討する。心理検査の結果によると「切羽詰った希死念慮というより，死をもてあそぶことによって，別の目的を達したいという印象を受ける。たとえば，周囲の人の関心や同情，援助を引き出すとか，あるいは欲しいものをくれない人へのあてつけとか」（原鑑定書45頁，同様の纏めが46頁）とある。そうであるとすれば，これは単なる症状ではなく，一種の性格の表現であろうし，アピール機能を備えた紛れもない合理的行為である。

以上により，「重大な症状」から見ても，「社会的機能」においても，従前より低下しているとは簡単に言えない。鑑定人は，控訴人が「天職」と称していた家庭教師に復職するのは容易でないと感じているが，それは，鑑定人が挙げているような「高度の集中力や根気を要する」のにそれらが控訴人に欠けているからではなくて，新しい天職である損害賠償請求という訴訟活動を見出したからである。控訴人には集中力や根気があり，読書力もある。現にその能力によって訴訟を継続している。堅実な家庭教師と比較すると，損害賠償請求訴訟は多分に投機的な事業に似ているから，職業能

力や労働能力を簡単に比較することができないが，控訴人が訴訟活動という形でかなり高度の社会的能力を保持していることは確かであろう。

IX　意見書の纏め
1　鑑定人の偏頗という疑問が拭い切れない。

形式的な面では，鑑定人は犯罪被害者支援活動推進の中心的人物の1人であり，鑑定人および鑑定助手の所属する研究所に犯罪被害者相談室があり，被鑑定人（控訴人）はそのクライアントである。犯罪被害者支援者の役割と裁判所の鑑定人としての役割を区別するための方法論的反省が行われていない。実質的な面でも，鑑定人は控訴人に記録を検閲され，強い抗議を受け，執拗に訂正を求められている。しかもその抗議または訂正の内容も明らかにされていない。事実究明的な問診が果して自由にできたかに疑問がある。家族歴，生活史，現在症は，控訴人の自慢話を除けば，内容は極めて貧弱である。鑑定人独自の発見や究明が乏しく，控訴人の供述の信頼性の検討が不十分なままに，控訴人の陳述をそのまま鑑定所見として採用したところが多い。鑑定人も心理検査の結果を無視することができなかったから，控訴人の性格的弱点には触れているが，この所見を鑑定結果に活用するに当たっては極めて消極的であった。いわゆる外傷については，出来事の客観的，公的側面の評価を怠り，生じた反応の主観的，私的側面を強調するような偏向がある。

2　控訴人の人格的特徴（心的素因）の究明が足りない。

出来事の客観的側面に比して主観的側面（ストレス反応）が不釣合いに激しいので，控訴人の人格（心的素因）を検討しなければならない。鑑定人とは独立に控訴人の人格特徴を究明し，これを憚りなく展開することができたのは心理検査者である。

各心理検査の結果はほぼ一定の人格像を指し示している。控訴人は自己中心的，依存的，回避的で，主体の構えはなく，甘え（依存）が満たされない時に生ずる攻撃性は強い。こうした自己中心的な視野狭窄や回避性・依存性・攻撃性は外傷的体験後に比較的一般的に見られるが，それ以前の性格傾向を反映するものでもあり得る。両者の区別は難しいが，検査者藤岡は，本来もっていた特徴がさらに尖鋭化されたものと考えている。

控訴人は父に対する敵意，攻撃性を激しい形で表現している。母は油断すると何をされるか分からない不気味な存在で，控訴人の警戒心と人間不信の源である。夫との性的に親密な関係には抵抗感がある。妹を同一視し，父母や夫への当て馬的に使っている可能性がある。とくに父母に由来する人間関係の持ち方は，控訴人に内在的な人格傾向で，暴行被害以前に成立していたものである。

控訴人における現実否認または現実歪曲のヒステリー機制も確かめられている。人

並みはずれていたい，優れていたいという自己顕示欲求が強いが，一方では闘技場に姿を現すことを避けている．気楽な場面では協調的であるが，共同して責任ある作業をやり遂げることができない．また，親密な情緒的絆を作ったり，維持することには用心深く，安心して他に心を開くことが難しいのである．

　鑑定書の記述を基に受託者が検討したところでは，控訴人は演技性人格障害および自己愛性人格障害の特徴を併せ持っている．演技性人格特徴と自己愛性人格特徴との持ち主が，暴行被害によって反応性にPTSDに似た外傷性神経症を呈したか，暴行被害を契機として人格障害へと発展したか，いずれかの可能性が考えられる．PTSDの基準B，C，Dの大部分がこれらの特徴から説明できる．

　3　PTSDの診断はできない．

　PTSDの原因となる外傷的出来事の性質としてDSM-IVでは，客観的に見て「実際にまたは危うく死ぬないし重傷を負うような，あるいは身体的保全が脅かされるような」出来事（基準A①）であると同時に，主観的にも「強い恐怖，無力感と戦慄を伴った」出来事（基準A②）であることを基準として明記している．公衆も居合せる電車内で，控訴人の両足および下腹部に加えられた近距離からの足蹴りには，医学的他覚的所見も認められない．このような暴行は基準A①を満たさないと考えるのが妥当であろう．控訴人は被害後直ちに加害者追跡に移り，駅員や警察の力を借りて加害者を捕らえることができた．犯罪被害の場合は恐怖感，無力感，戦慄のみでなく，怒りの感情を伴うことが多いことが知られている．しかし控訴人の被害直後から今日まで一貫して続く復讐欲求および攻撃性は恐怖感を凌駕して尋常でなく，無力感，戦慄は認められない．病院において訴えられた激痛も医学的所見にそぐわず，その人格特徴に鑑み，復讐欲求の転換したものと推定される．鑑定書に記述された所見が基準A②を満たすかどうかについては確かなことが言えない．以上によって，控訴人の場合にPTSDの診断をすることは不可能である．

　4　控訴人の社会的能力は必ずしも低下していない．

　暴行事件前，控訴人は数年にわたり家庭教師をしていたが，その社会適応の水準については詳細が不明である．控訴人は事件直後から加害者および二次加害者に対する攻撃に移り，攻撃によって彼らに対する復讐を遂げようとして今日に至った．下腹部痛を強調し多くの病院の関連診療科を受診し，いくつかの外傷診断（骨折等）を獲得し，PTSDの診断まで手に入れた．激痛のため寝ていることが多かったという時から，控訴人自身がつねに訴訟準備の実行者であり，指令塔であった．その後も妹の力を借り，夫を駆使して，今日に至った．生活は一変したが，有能力の生活から無能力の生活に落ちたわけではなく，降り懸かった出来事を転機として，家庭教師から熱心な訴訟当事者に変身したのである．社会資源を利用し，支援者，理解者を見出し，鑑定人

を牽制し，訴訟をここまで引っ張ってきた知恵とエネルギーを評価すべきであり，従前に劣らない社会的機能を発揮している。鑑定人は，控訴人が家庭教師に復帰するのは容易でないと感じているが，それは，鑑定人があげているような「高度の集中力や根気を要する」のにそれらの能力を欠くからではなく，控訴人が新しい天職を訴訟活動に見出したからである。堅実な家庭教師に比較すると，損害賠償請求訴訟は多分に投機性を持った事業であるから，職業能力や労働能力として簡単に比較することはできないが，控訴人が集中力や根気をもって，このような形でその社会的能力を発揮していることは確かである。

　受託者の意見は以上のとおりである。
　　U+7年8月26日

　　　　　　　　　　　　　　　　　　　　　　　錦糸町クボタクリニック
　　　　　　　　　　　　　　　　　　　　　　　　院長　西　山　　詮

ホープ法律事務所
　弁護士　山　本　昌　彦　殿

　なお，本意見書作成に要した日数は，U+7年4月22日から同年8月26日までの計127日である。

東京高等裁判所Ｕ＋8年3月6日判決[11]

《参照条文》民法709条
《当事者》控訴人・附帯被控訴人（原告。以下「控訴人」という。）　伊藤美佐子
　　　　　同訴訟代理人弁護士　高橋達朗
　　　　　同　　　　　　　　　多良博明
　　　　　同　　　　　　　　　井上康知
　　　　　同訴訟復代理人弁護士　山崎真紀
　　　　　被控訴人・附帯控訴人（被告。以下「被控訴人」という。）　加山郁夫
　　　　　同訴訟代理人弁護士　山本昌彦

主　文
一　本件控訴に基づき原判決を次のとおり変更する。
二　被控訴人は，控訴人に対し，1994万2295円及びこれに対するＵ年6月15日から支払済みまで年5分の割合による金員を支払え。
三　控訴人のその余の請求を棄却する。
四　被控訴人の本件附帯控訴を棄却する。
五　控訴費用は，第一，二審を通じてこれを3分し，その1を被控訴人の負担とし，その余を控訴人の負担とする。
六　この判決は，第二項に限り仮に執行することができる。

事実及び理由
第一　控訴の趣旨
一　原判決を次のとおり変更する。
二　被控訴人は，控訴人に対し，5984万7045円及びこれに対するＵ年6月15日から支払済みまで年5分の割合のよる金員を支払え。

第二　附帯控訴の趣旨
一　原判決中，被控訴人の敗訴部分を取り消す。
二　上記取消にかかる控訴人の請求を棄却する。

第三　事案の概要
〈編注・証拠の表示は一部を除き省略ないし割愛します〉
一　本件は，控訴人が，被控訴人からJR山手線の電車内で両足や下腹部等を数回足蹴りにする暴行を受け，（以下，これを「本件事件」といい，その際の被控訴人の

暴行を「本件暴行」という），これにより恥骨骨折，排尿障害，卵巣機能不全，並びにPTSD（外傷性［ママ］ストレス障害）等の傷害を受けたと主張して，被控訴人に対し，民法709条に基づく損害賠償として，上記控訴の趣旨第二項記載の金員及びこれに対する不法行為の日から支払済みまで民法所定の年5分の割合による遅延損害金の支払を求めた事案である。

二　原判決は，控訴人の請求を，449万8528円及びこれに対する上記遅延損害金の支払を求める限度で容認し，その余を棄却したため，これを不服とする控訴人が控訴したが，これに伴い被控訴人は，控訴人の請求の全部棄却を求めて附帯控訴した。

三　争いのない事実，争点及び争点についての当事者の主張は，後記のとおり，当審における双方の主張を付加するほかは，原判決「事実及び理由」欄第二「事案の概要」の二及び三（原判決3頁9行目から15頁4行目まで）記載のとおりであるから，これを引用する。

四　当審における主たる争点は，控訴人が本件暴行によりPTSDに罹患したか否かであり，原判決が「控訴人には，本件暴行によって，PTSD様のいわゆるストレス障害が発症し，後遺症として残存しているものと認めるのが相当である」と判断し（原判決76頁），労働能力喪失割合を10％（さらに素因減額割合として3分の2を乗じた程度），労働能力喪失期間を4年間と判断したこと（原判決84ないし85頁）に関し，控訴人は，PTSDという精神疾患についての理解を全く欠くものである旨主張したのに対し，被控訴人は，PTSD様のストレス障害のような精神的障害は暴行との因果関係を欠き，後遺症と認定することはできない旨主張して争ったため，当裁判所は，東京医科歯科大学教授・山上皓医師を鑑定人に選任し，控訴人がPTSDであるか否か等について鑑定を命じた。同鑑定人は，「控訴人は本件事件を契機としてU＋4年の夏ころまでの間PTSDの状態に陥り，現在は病状が軽快し，部分型PTSDの状態にある」旨の鑑定書（以下，単に「鑑定書」という）を提出した。これに対し，被控訴人は，錦糸町クボタクリニック院長の西山詮医師の意見書（以下「西山意見書」という）を提出して，鑑定書の内容を争った。

第四　当審における当事者の主張
一　控訴人の主張
(1)　恥骨骨折（外科）について
原判決は，右恥骨骨折について，関東通信病院におけるX線写真等に見られる骨

膜反応様の肥厚部のような骨隆起部等の骨変化は外傷歴がなくても生じうるものとの判断を行って，控訴人が本件暴行によって右恥骨骨折を負ったと認定することは困難であるとした。この判断は，原田医師の意見書に基づくものであるが，同意見書によれば，転倒による左股関節部痛の臨床例における同患者には外傷歴がないことから骨隆起を外骨腫か正常な骨反応と判断しているが，そこでは転倒による骨折の影響からの骨隆起の可能性について言及されておらず，本件にそのまま適用される事例とはいえない。

　また，原判決は，X線撮影にかかる写真を時系列順に並べてみても仮骨形成や骨癒合変化等骨形成反応は認めにくく，また，恥骨正面断層撮影の前面より15ミリのスライス上も明らかな亀裂とまでは認められないと判断している。しかし，榊原医師の意見書にあるとおり，数枚のX線フィルムを検討した結果，当初の所見から治癒像までの変化が見られ，前記15ミリのスライスによるX線フィルム所見につき「明らかな亀裂」と明言しているのであって，原判決がこれらを否定する根拠は何も示されていない。

　さらに，原判決は，骨折後3か月余り経過した時点で初めて右恥骨部の痛みを訴え，そこで「亀裂」が現存していることは不合理であると判断している。しかし，控訴人は，事件当初から恥骨部分が痛いと何度も訴え続けていたにもかかわらず，担当医師に取り合ってもらえないまま時間が経過した結果，発見が遅れたものであって，同経過は不自然なものとはいえない。また，原判決の「亀裂」の現存の根拠は，前記原田医師の意見書に従ったものと考えられるが，同意見書は，前記榊原医師の意見書に対して，榊原医師が受傷後約3か月後の問題の部位を「新鮮な骨折線として存在していると判断している」と断言しているが，榊原医師の意見書には「新鮮な」ものであるとはどこにも記載されていない。

　以上の検討結果から，原判決が，本件暴行により控訴人が恥骨骨折を負ったことを否定した判断は理由がない。

(2)　排尿障害（泌尿器科）について

　原判決が，控訴人の排尿障害について本件暴行がもたらした精神的打撃が引き金となって遷延性排尿障害を発症させたと推認する旨判示していることはおおむね妥当であるが，控訴人の排尿障害は，矢崎医師が後遺障害診断書（甲五の一）を作成したU＋1年10月1日には症状固定し，さらに遅くともU＋3年中にはおおむね軽快したとの判断には根拠がない。すなわち，甲五の一には，症状固定日の記載がないのみならず，その他の証拠にも同症状が完治したとの記載はどこにもなく，むしろ，現在でも尿勢の低下，残尿感，排尿時間の延長等の症状が継続していることから，現在症状固定に至っているとしても明確な後遺障害が残存していることは明らかである。にも

かかわらず，これを心因的要素及び泌尿器系統の素因が寄与していることを理由に慰謝料でしか斟酌しないというのは不当である。

(3) PTSD（精神科）について

ア　原判決の不当性について

原判決は，PTSD及びその深刻さについての正確な理解を欠くため，控訴人が本件暴行により被った精神症状について，PTSD様のいわゆるストレス障害が発症した旨判示し，かつその労働能力喪失割合は10％，喪失期間は4年間という極めて低割合・短時間の認定を行っている。

まず，原判決は，①PTSDに関する意見書を提出した中島医師の診断は，控訴人が恥骨骨折という傷害を負ったことを前提とし，外傷的な出来事の程度につき実際よりも過大に認識していること，②本件暴行直後に控訴人が冷静に対処できたことの2点をもって控訴人がPTSDであるとの明確な認定を回避している。しかし，これはPTSDという精神疾患についての理解を全く欠くものである。

①については，PTSDによる精神疾患をきたすためには，実際に傷害を負ったかどうか，さらには自分が被害者かどうかすら問題ではなく，強い恐怖感と無力感を本人が感じたか，自分が死ぬのではないかという激しい恐怖と，自分ではどうにもならない強い無力感を体験し，その体験が脳裏に焼き付いてしまったかどうかがメルクマールとなるものであり，控訴人は，前述のように恥骨骨折を負っていたものではあるが，しかしそのことは関係なく，事件当時強い恐怖感と無力感を感じたか否かを問題として判断すべきなのである。そうすると，狭い車内で誰にも助けを求めることができず，何の抵抗もできずに，巨体の男性から，下腹部という暴行の対象としては女性にとって著しい恐怖を感じる部分を一方的に力一杯蹴り続けられた控訴人が，極めて強烈な恐怖を体験したことは明らかである。

②については，事件を体験した場合に，一見冷静な行動をとっていると見られることがあるが，それは余りにも強烈な体験をしたため精神的苦痛に対する感覚が麻痺し，感情の乖離現象が生じたことによるものであり，こうした現象が起こりうることは前記中島医師の意見書でも触れられているところである。したがって，事件直後の控訴人の表面的な行動のみをとらえてPTSDであるとの認定を回避した原判決の判断は，極めて表面的な観察，素人的感覚に基づくものである。

次に，原判決は，PTSD様のストレス障害についても，発症について素因の寄与度が3分の1程度あるとしているが，これも不当である。たしかに，外傷体験を負ったすべての人がPTSDを発症するわけではなく，出来事の衝撃度が大きいほど，個人の素因の果たす役割は小さくなり，出来事が日常的であり多くの人にとって些細なことであると素因が重要になるというように，出来事の衝撃度と個人の素因との相関関

係によって決まるものではあるが，本件の場合，本件暴行による被害は決して些細なものではなく，心の奥深くに刻まれるような強い恐怖感を伴う暴行であったのに対し，控訴人の場合，親子関係における葛藤とそれによる性格への影響が存在しているとしても，これらは少なくとも本件暴行に遭うまでは顕在化することなく，社会適応してきたのであることを考慮すれば，控訴人の有する素因は，PTSDの発症そのものには影響を与えたとはいえず，仮に万が一素因が寄与したとしても，その法的評価は1割程度である。

イ　鑑定書について

鑑定書によれば，控訴人は，事件直後よりPTSD症状を呈しており，事件後半年ないし1年の間は症状が特に重く，その後も重い症状がH+4年夏ころまで持続しており，DSM-IVの診断基準を十分満たす状態にあったとされている。裁判所が選任した専門医が幾度にもわたる本人及びその夫との面談を経て，その知見を駆使して行った鑑定結果であることから，その信用性に問題がないことは論を俟たない。鑑定書では，PTSDの診断基準としてDSM-IVが用いられているが，これは現在最も広く用いられている信頼できる基準であり，多くの判例でもその認定に当たって引用されている。この診断基準によると，PTSDは，クライテリアAないしFの六つの要素をもって診断されるが，鑑定書では詳細な検討を経た上で，すべての診断基準を満たしていたという結論が導き出されている。

ウ　西山意見書について

西山意見書は，PTSDの診断基準として最も重要と同意見書も認めるクライテリアAを満たすか否かの判断に際して，本件暴行の程度が極めて軽微なものであることを前提としており，その前提において誤っている。すなわち，同意見書は，控訴人の陳述する暴行態様，ひいては原判決の認定した態様を否定した前提の上での立論を行っているが，本件暴行当時控訴人が被控訴人からどのような暴行を受けたかの認定を行うのは裁判所の役割であって，西山医師ではない。

エ　控訴人の症状の推移について

鑑定書によれば，控訴人は本件事件を契機として精神障害の状態に陥り，事件後半年ないし1年間は特に症状が重く，その後も重い症状がH+4年夏ころまで持続し，その間は完全なPTSDの状態にあったが，中島医師のカウンセリングを受けたころから，徐々にPTSDの症状特に侵入症状は数か月後に消失し，現在は典型的なPTSDの診断基準を満たす状態にはないが，なお，諸種のPTSDの症状が残されている「部分型PTSD」の状態にあり，現在においてもクライテリアCの診断基準のすべての要素に該当するほか，社会的機能の障害はGAF尺度に当てはめると，事件前は90〜81，事件後最重症時で50〜41，現在でも60〜51であるとされ，依然として

深刻な状態であることに変わりはない。具体的な症状は，睡眠障害，不安と軽度の生理反応，回避行動，感情調節の困難，集中力の低下，意欲の低下，自信の喪失と他人への不信感などであり，日常生活のありとあらゆる面（精神面を含めて）で「何もできない」状態が継続している。また，スーツ姿の男性に恐怖感を示し，通院等以外にはほとんど外出もできず，社会生活を送る上での制約が余りにも多く，日常生活をどの程度自立して送ることが可能かという具体的な生活面から考えれば，重症時とはほとんど変わっておらず，今後回復までに少なくとも10年間程度の期間を要するものと考えられる。

(4) 損害について

ア　原判決後の損害について

控訴人は，原判決後も，PTSDに関する治療を始め，本件暴行によって負った障害の治療のために多くの医療機関に通院を継続してきた。その合計は治療費関係が8万8990円，交通費が16万4520円であり（内訳略），これらを加えた損害額の合計は6010万0545円となり（内訳略），同金員は，控訴の趣旨第二項を上回るが，全損害金の内金として控訴の趣旨第二項の金員を請求するものである。

イ　逸失利益について

前述の鑑定結果及び本件事件後の控訴人の生活状況を前提とすれば，現実には労働能力の喪失率は100％に近いというべきであるが，近時の交通事故における裁判例の傾向及び本件の特殊性にも照らすと，後遺障害等級5級2号（労働能力の喪失率79％），少なくとも7級4号（同56％）に該当するというべきである。

また，現在は部分型PTSDであったとしても，控訴人の現実の家事労働能力の程度を見れば，法的評価として7級4号（同56％），少なくとも9級10号（同35％）に該当することは明らかである。

以上を総合すると，控訴人にはPTSD以外の後遺障害等級12級12号の後遺障害も残存しており，これを勘案すると，1等級繰上げとなり，本件事件から4年間は4級，少なくとも6級程度の喪失率，その後今後10年間は7級相当，少なくとも9級程度の喪失率で計算されるべきである。

逸失利益について，原審では，労働能力喪失率を67％，喪失期間を39年間（ライプニッツ係数を17.0170）としてこれらをU＋1年度賃金センサス女子労働者学歴計平均賃金である335万1500円に乗じた3821万1759円を主張し，当審でも，同主張を変更するものではないが，原判決は不当にも喪失率を10％（しかもその3分の1を素因を理由に減額した。），喪失期間を4年しか認めなかったため，「少なくとも」今後10年間は労働能力の喪失があるという趣旨で上記主張をするものである。

二　被控訴人の主張
(1)　本件事件の態様について
　原判決は，本件事件の態様につき，「下腹部を連続して力強く，3，4回足蹴りする暴行を加えた事実」，「故なく突然局部を攻撃」した事実を認定したが，以下に述べるとおり明白な事実誤認がある。
　まず，原判決は，控訴人の本件暴行の事実に関する供述部分は，被害直後からの明確かつ具体的に一貫しているという点を根拠にこれを採用したが，このような評価は明らかに証拠に反するものであって，到底是認できる認定ではない。
　次に，原判決は，JRの電車内で着席しているときに股間等を蹴りおろされた旨の控訴人の供述内容は，靴汚れの跡の付着状況という動かし難い客観的証拠と一致しており，同付着状況は，被控訴人の述べる体勢，すなわち目蒲線目黒駅改札口付近で腕を捕まえられたので，これを振りほどくために足を使って押し返したという体勢で付くのは不自然であるという点を根拠に，被控訴人の供述を排斥して控訴人の供述を採用したが，これについても客観的証拠に反するばかりか，これこそ余りにも不自然な認定であるといわざるを得ない。
　また，原判決は，被控訴人が，検察官による，時期をおいた2度にわたる取調べの際には，本件暴行の事実をおおむね認めていたことを根拠に，控訴人の主張する暴行の事実を否認する被控訴人の供述を信用できないとして排斥したが，控訴人の供述の変遷に照らし合わせれば，被控訴人の検察官に対する供述をもって，これをおおむね認めていたことの根拠とすることはできないというべきである。
　さらに，原判決は，「下腹部を連続して力強く，3，4回足蹴りする暴行を加えた事実」，「故なく突然局部を攻撃」した事実を認定したが，これは客観的証拠と矛盾し，これに沿う控訴人の供述が虚偽であることは明白である。
　以上のとおり，控訴人の主張は，それ自体不合理きわまりなく，これを支える客観的証拠も皆無であり，むしろこれに疑問を抱かせる客観的証拠が存在し，控訴人の主張に沿う同人の供述も自ら不正確であると自認したほど信用性の低いものであり，被控訴人が認める事実以外については，到底立証できているとはいえない。
(2)　排尿障害について
　原判決は，本件暴行による精神的ショックにより排尿障害が発生したと認定した。
　しかし，控訴人には，本件事件以前から排尿障害があったものであり，控訴人の訴える症状の一部のみを取り出して，膀胱炎の症状と異質であるというのは余りにも強引な認定である。しかも，控訴人は，本件事件以前のU-6年ころ，排尿障害のため「近医」で尿検査をした事実が明白にもかかわらず，その病院について記憶がないなどと到底信用できない言い訳をしてこれを明らかにしておらず，自らの排尿障害に関

する病歴を隠蔽しようとしていることも歴然としており，この点においても重大な疑念がある。

(3) 無排卵症について

原判決は，本件事件による精神的不安定状態が，これより1年以上も経過したU+1年11月に症状が固定し，結果的に無排卵状態を起こしたものと認定した。

しかし，被控訴人の主張する本件暴行の程度に照らすと，本件暴行は，到底通常人に無排卵状態を誘発するような極度の精神的不安定を惹起するようなものではない。しかも，控訴人には，本件事件以前から卵巣機能不全があり，雨宮医師の診断書には，「事故後無月経になったとの事にて来院す」と記載されているが，本件事件後にも月経があったことは帝京大学病院，関東逓信病院，日赤医療センターの診療記録から明らかである。

したがって，仮に，本件事件後1年以上も経過してから一時的に無排卵状態が発生したとしても，以前から内在した控訴人自身の卵巣機能不全ないし精神的素養に起因するものとの疑いが強く，到底本件暴行との相当因果関係を立証するような証拠はないというべきである。

(4) PTSDについて

ア　原判決の不当性について

原判決は，PTSD様のいわゆるストレス障害という後遺症を認定した。しかし，同認定の前提とする本件暴行の態様は，突然局部に強い攻撃を受け，被控訴人がその後加害の事実を否認したなどというものであり，これがそもそも事実誤認であることは前述のとおりである。

しかも，PTSD様のいわゆるストレス障害などという概念は，客観的症状がないため，結局本人の主張そのものに依存せざるを得ないにもかかわらず，その意味内容自体が不明確であるばかりか，PTSDの特徴と異なり，その原因についても，「極めて強い恐怖を伴う体験によって引き起こされる」等の限定が全くなされていない。したがって，このような曖昧な概念によって，本人の供述やこれに依存した診断書に基づき後遺症を認定したのでは，到底公正な判断は期待できない。

また，仮に，控訴人の主張するような精神症状が発現したとしても，それは控訴人の特異な精神的気質に起因するものであり，本件暴行との相当因果関係はないというべきである。

イ　鑑定書について

鑑定結果における精神医療に関する専門的学識・経験を，法的判断の参考のために有効に利用するためには，司法におけるPTSD診断の質がまだ一定していないことに加え，本件では，精神医療の専門分野とは関係がなく，本来裁判所が職責を負うべ

き外傷体験事実の存否，程度という事実認定に関する部分も，PTSD診断のために判断ないし前提とされていることに留意すべきである。そして，控訴人も主張するとおり，PTSD診断においても，外傷体験事実の程度が診断結果を左右する重要な要素となるのであるから，それぞれの診断ないし意見がいかなる外傷体験事実を前提として成立しているのかを分析することが不可欠である。この点，鑑定書は，外傷体験事実につき，明言する記載はないが，その記述全体から，少なくとも恥骨骨折が生じる程度の強度の暴行があったことを前提としていることは明らかである。そして，その前提とする被害体験事実は，当事者の反対尋問にさらされた後，公平な立場から事実認定をする職責と経験を持った裁判官によって認定された原判決の事実とは異なる。

　また，鑑定書は，控訴人の心的素因を明らかにしたという点で十分評価に値するが，被害体験事実について実際よりも過大な認識をした結果，控訴人の心的素因の役割を過小評価している。すなわち，トラウマに対する心的素因の影響力は，体験要因の衝撃度と相関関係にあるから，被害体験事実についての認識が過大であれば，心的素因の役割を過小評価する結果となるのである。

　ウ　西山意見書について

　被控訴人は，西山医師に対し，被害体験事実の存否や程度などにつき意見を求めるのは困難を強いることになるので，原判決及び鑑定結果を前提にして意見書を作成するよう依頼した。したがって，西山意見書においては，暴行事件の態様については争いがあることだけ付記し，鑑定人の採用した暴行の態様に沿って意見を述べることとしており，その上で，公衆も居合わす電車内での短時間での足蹴りであること，近距離からの足蹴りで医学的他覚的所見も認められないことを理由に，クライテリアAの基準を満たさないとしている。

　これに対し，控訴人は，西山意見書が暴行態様という事実認定に踏み込むのは裁判所の専権を犯すものであるという趣旨の非難を加えている。しかし，西山意見書は，暴行態様について，原判決の認定したとおり電車内での足蹴り行為を前提としているのであって，同非難は的外れである。むしろ，原判決は，暴行の程度については，西山意見書と同様に，クライテリアAの基準を満たしていないと判決しているのである。

　以上のように，西山意見書は，前提とする出来事の衝撃度について，原判決の事実認定を前提としており，控訴人の心的素因を適切に評価しているものである。

　第五　当裁判所の判断
　一　争点1（本件暴行の態様）について
　本件暴行の態様については，当裁判所も，原判決と同様の認定をするものであり，

その理由は，原判決「事実及び理由」欄第三「主要な争点に対する判断」の一「争点1について」（原判決15頁6行目から22頁5行目まで略）に説示するとおりであるから，これを引用する。
　被控訴人は，この点に関する原判決の認定に事実誤認がある旨主張するが，原判決挙示の各証拠に照らしていずれも採用することができない。

　二　争点2（本件暴行と相当因果関係にある傷害及び後遺症の内容，程度）について
　本件暴行と相当因果関係にある傷害及び後遺症の内容，程度については，PTSDに関する部分を除き，原判決と同様の認定をするものであり，その理由は，以下のとおり付加するほかは，原判決「事実及び理由」欄第三「主要な争点に対する判断」の二「争点2について」の1及び2の（一）ないし（三）（原判決22頁7行目から73頁3行目まで）に説示するとおりであるから，これを引用する。ただし，60頁2行目の「象」を「像」と訂正する。
　（1）恥骨骨折について
　控訴人は，①一部のＸ線写真に見られる骨膜反応様の肥厚部のような骨隆起等の骨変化と，②榊原医師の意見書で言及された「明らかな亀裂」を根拠として，原判決が，本件暴行により控訴人が恥骨骨折を負ったことを否定した判断は不当である旨主張する。
　しかし，原田医師の意見書やこれに添付された文献によれば，骨折はその治癒過程で骨形成や骨瘉合変化が見られるものであることがみとめられるところ，①の骨変化は本件暴行の翌日のＸ線写真等にもみられるのであり，骨折線とは判断できないことに加え，もしこれが本件暴行によるものであるとすると，本件事件後3か月も経過した9月2日のＸ線写真に，上記治癒過程で生じるはずの骨形成が全くない「新鮮な」骨折線が残存するという不合理が生じることになり，上記①は本件暴行により骨折が生じたとする根拠とはならないというべきである。
　また，控訴人は，原田医師の意見書が，榊原医師の意見書には，上記②につき「新鮮な」ものであることはどこにも記載されていないにもかかわらず，その旨断言した点を非難するが，原田医師の意見書の同記載部分は，上記のとおり，骨折後3か月を経過しても全く骨形成の生じない骨折線が残存するとは考えにくく，「明らかな亀裂」を本件暴行による骨折であるとする榊原医師の意見書に従えば，まさに骨折直後の亀裂が「新鮮な」まま3か月経過しても残存していることにならざるを得ず，骨折の一般的修復過程に反する旨指摘しているのであって，上記非難は失当というほかない。

(2) 排尿障害について
ア 控訴人の主張に対する判断
　控訴人は，原判決が，排尿障害について，心因的要素及び泌尿器系統の素因が寄与していることを理由に慰謝料でしか斟酌しないというのは不当である旨主張する。
　しかし，原判決は，控訴人に生じた排尿障害については，本件暴行との相当因果関係を否定しているのではなく，本件暴行と相当因果関係のある傷害と認定し，そのための治療費及び通院交通費を本件暴行と相当因果関係のある損害と認めた上で，慰謝料額の算定に際して心的素因及び泌尿器系統の素因があることを考慮したものであるから，控訴人の主張は，その前提において失当である。
　イ　被控訴人の主張に対する判断
　被控訴人は，控訴人には，本件事件以前から排尿障害があったものであり，控訴人の訴える症状の一部のみを取り出して，膀胱炎の症状と異質であるというのは余りに強引な認定である旨主張する。
　しかし，原判決挙示の各証拠によれば，控訴人に生じた排尿障害が本件暴行と相当因果関係があるとの原判決の認定は，正当として是認しうるものであり，同主張は採用することができない。
(3) 無排卵症について
　被控訴人は，被控訴人の主張する本件暴行の程度に照らすと，到底通常人に無排卵状態を誘発するような極度の精神的不安定を惹起するようなものではない旨主張するが，本件暴行の程度についての被控訴人の主張が採用できないことは前記のとおりであるから，同主張はその前提において失当である。
　また，被控訴人は，控訴人には本件事件以前から卵巣機能不全があり，雨宮医師の診断書には，本件事件後無月経になったとのことで来院する旨記載されているが，本件事件後にも月経があったことは明らかである旨主張するが，雨宮医師の診断書は，単に本件事件後無月経となったことを記載したものではなく，原判決が詳細に認定するとおり（略），本件事件後も月経があったことを前提として，医師への受診時に長期間無月経であったことを示しているものであって，被控訴人のこの点に関する主張はその前提を欠くものであって，採用することができない。
(4) PTSDについて
　控訴人には，本件暴行の後，原判決の認定する症状が見られたほか，当審提出の《証拠略》によれば，原判決の後も，睡眠障害，不安と軽度の生理反応，回避行動，感情調節の困難，集中力の低下，意欲の低下，自信の喪失と他人への不信感などのため，精神面を含めた日常生活のありとあらゆる面で「何もできない」状態が継続しているほか，スーツ姿の男性に極度の恐怖感を感じるため，通院以外にはほとんど外出

もできない状態が続いていることが認められる。

また，鑑定結果によれば，①控訴人は，本件事件を契機として，U＋4年の夏頃までの間，PTSDの状態に陥り，その後病状が軽快し，現在は部分型PTSDの状態にあり，現在もなお感情が不安定で，集中力や忍耐力に欠け，知的な作業を持続して行うことができず，単独での外出や，人との接触にもなおかなりの困難を有していること，②控訴人の社会的機能の障害は，DSM-IVの「機能の全体的評定（GAF）尺度」に当てはめると，本件事件以前は90から81のレベル（症状が全くないか，ほんの少しだけ，全ての面でよい機能で，広範囲の活動に興味を持ち参加し，社交的にもそつがなく，生活にだいたい満足し，日々のありふれた問題や心配以上のもはない）であったのが，本件事件後，最重度の時期は50から41のレベル（重大な症状，あるいは，社会的，職業的又は学校の機能において重大な障害），現在は60から51のレベル（中等度の症状，あるいは，社会的，職業的又は学校の機能における中等度の障害）にそれぞれ相当すること，③控訴人のPTSDは，本件事件とその後の二次受傷の所産であり，素因の関わりはごく僅かな役割しか果たしていないと考えられること，④控訴人のPTSDの症状は，既にある程度軽快しており，環境が好転し，適切な治療的援助があれば，さらに回復に向かうと考えられるが，時期については判定困難であることが認められる。

これに対し，西山意見書は，本件暴行後の控訴人に見られる際立った特徴は，客観的に見て，実際に又は危うく死ぬか重傷を負うような，あるいは自分の身体的保全が脅かされるような出来事ではないにも関わらず，主観的に強いストレスが生じたと主張して，激しい攻撃性をあらわにしていることであり，DSM-IVのPTSDの診断基準のうち，基準Aを満たさないことが明らかであるから，控訴人をPTSDと診断をすることは不可能であるとする。

しかしながら，西山意見書は，「控訴人の下腹部に対する足蹴りは，皮膚を含む諸臓器に毀損を残さない程度の打撃である」，「公衆も居合わせる電車内で，控訴人の両足及び下腹部に加えられた近距離から足蹴りには，医学的他覚的所見も認められない」と述べるように，本件暴行の程度をそれ程度重くないものとして判断しているところ，本件暴行の程度は前認定のとおり決して重くないとはいえないから，西山意見書を直ちに採用することはできない。この点に関し，被控訴人は，西山意見書は，原判決の認定した事実を前提とするものである旨主張するが，西山意見書が前提としているのは，原判決の認定した傷害の程度であり，暴行の態様そのものではないから，同主張は採用することができない。

三　争点3（損害額）について
(1)　治療関係費，通院交通費，傷害慰謝料及び諸雑費

　治療関係費，通院交通費，傷害慰謝料及び諸雑費（バイオリンの弦の交換費用）については，原判決「事実及び理由」欄第三「主要な争点に対する判断」の三「争点3について」の1,2,4及び7（原判決の頁略）にそれぞれ説示するとおりであるから，これを引用する。

　以上に加え，当審提出の《証拠略》によれば，控訴人は，現判決後も当審において控訴人が主張するとおり，通院治療を余儀なくされ，治療関係費として8万8980円及び交通費として16万4520円を支出したことが認めれられるところ，これもまた本件暴行と相当因果関係があると認められるのが相当である。

　したがって，当審において認められる治療関係費，通院交通費，傷害慰謝料及び諸雑費は以下のとおりとなる。

　　ア　治療関係費　26万3320円（原判決認容分17万4340円，当審認容分8万8980円）
　　イ　通院交通費　23万8110円（原判決認容分7万3590円，当審認容分16万4520円）
　　ウ　障害慰謝料　100万円（原判決どおり）
　　エ　諸雑費　4326円（原判決どおり）

(2)　休業損害

　《証拠略》によれば，控訴人は，本件事件当時，家庭教師の仕事に従事し，平均して1か月23万2000円程度の収入を得ていたこと，本件事件後，少なくとも控訴人の主張するU＋1年4月末ころまで同仕事を休んだことが認められる。そして，原判決の認定した本件暴行と相当因果関係のある控訴人の傷害の内容・程度，治療経過，通院状況，症状の推移等及び前認定のPTSDへの罹患状況等にかんがみると，本件暴行と相当因果関係のある休業損害として被控訴人に賠償させるべき休業損害は，本件事件後U＋1年4月末までの10か月分を全休として，合計232万円と認めるのが相当である。

(3)　逸失利益

　前記認定によれば，①控訴人は，本件事件を契機として，U＋4年の夏ころまでの間，PTSDの状態に陥り，その後病状が軽快し，現在は部分型PTSDの状態にあり，現在もなお感情が不安定で，集中力や忍耐力に欠け，知的な作業を持続して行うことができず，単独での外出や，人との接触にもなおかなりの困難を有していること，②控訴人の社会的機能の障害は，DSM-IVの「機能の全体的評定（GAF）尺度」に当てはめると，本件事件以前は，90から81のレベル（症状が全くないか，ほんの少し

だけ，すべての面でよい機能で，広範囲の活動に興味を持ち参加し，社交的にもそつがなく，生活にだいたい満足し，日々のありふれた問題や心配以上のものはない）であったのが，本件事件後最重症の時期は50から41のレベル（重大な症状，あるいは，社会的，職業的又は学校の機能において重大な障害），現在は60から51のレベル（中等度の症状，あるいは，社会的，職業的又は学校の機能における中等度の障害）にそれぞれ相当すること，③控訴人のPTSDは，本件事件とその後の二次受傷の所産であり，素因のかかわりはごくわずかな役割しか果たしていないと考えられること，④控訴人のPTSDの症状は，既にある程度軽快しており，環境が好転し，適切な治療的援助があれば，さらに回復に向かうと考えられるが，時期については判定困難であることが認められる。

そうすると，PTSDについては，本件暴行後どの時点で症状固定に至ったかは明らかではないが，控訴人が主張し，原判決の認定する他の症状（排尿障害や無排卵症）と同様，遅くともU+1年中には症状固定に至ったものとして逸失利益を算定するのが相当である。そして，前認定にかかる原判決後の控訴人の生活状況等にも照らすと，控訴人は，U+2年から10年間にわたり，労働能力の40％を喪失したもの（ただし，素因減額として10％を減じる）として逸失利益を算定するのが相当である。

U+1年版賃金センサス第1巻第1表産業計・企業規模計・学歴計・女子労働者の平均給与額である年収335万1500円に，労働能力の喪失0.4の9割，喪失期間の10年に対応するライプニッツ係数7.7217を乗じて計算すると，次のとおり931万6539円（円未満切捨）となる。

3,351,500×0.4×0.9×7.7217＝9,316,539

（4）後遺症慰謝料

本件暴行の態様やその後の被控訴人の対応を通じて控訴人の被った精神的苦痛は相当深刻なものであったものと認めることができる。そして，控訴人の後遺症の内容，程度，PTSDへの罹患状況等，本件に顕れた一切の事情を斟酌すると，被控訴人に賠償させるべき後遺症慰謝料の額は，500万円とするのが相当である。

（5）弁護士費用

上記（1）ないし（4）の損害額合計は1814万2295円となるところ，本件事案の内容，審理経過などにかんがみ，被控訴人に賠償させるべき弁護士費用は，その約1割に当たる180万円とするのが相当である。

（6）合計

以上を合計すると，被控訴人が，控訴人に対して賠償すべき損害額は，1994万2295円となる。

第六　結論

以上によれば，控訴人の請求は，1994万2295円及びこれに対する不法行為の日であるU年6月15日から支払済みまで民法所定の年5分の割合による遅延損害金の支払を求める限度において理由があり，その余は失当であるから，控訴人の本件控訴は一部において理由があるが，被控訴人の本件附帯控訴は理由がない。

よって，控訴人の本件控訴に基づき原判決を一部変更して，控訴人の請求を前記の限度で認容し，その余の請求を棄却するとともに，被控訴人の本件附帯控訴を棄却することとして，主文のとおり判決する。

（裁判長裁判官　石垣君雄　裁判官　大和陽一郎　蓮井俊治）

解説 2

A-1 治療関係と裁判所

A-1-a 相談室の治療費

　控訴人伊藤美佐子の治療にかかわったのは，東京医科歯科大学難治疾患研究所社会医学研究部門犯罪被害者相談室（以下は相談室と略す）であり，担当医中島聡美である。そもそもこの相談室とは何なのか。研究所の一翼（研究室）なのか，研究所に付設された診療機関（例えば診療所）なのかが著者にはわからない。少なくとも一審（東京地方裁判所）はこれを診療機関とみているようである。「相談室を受診した」および「中島医師のもとを訪れ，面接療法を受け続けた」という表現があり，「中島医師は，原告の場合，治療意欲もあり，[中略]，今後は，投薬も含めた[中略]治療を行うことが必要であり，云々」と述べているからである。

　ところで診療契約を結ぶと，診療側には専門的診療を提供する義務が生じ，受診者側には診療費支払い義務が生じるのが通常である。実際原審は，①関東逓信病院各科，②青木病院，③帝京大学付属病院各科，④けいゆう病院産婦人科，⑤聖路加国際病院泌尿器科の通院治療費を計17万4340円を認容して，さらに通院交通費として上記①ないし⑤の病院に対応するものとして計7万3590円を認めている。これに対し，劉整形外科における傷病名は，本件暴行による傷害には含まれないとし，被告に賠償させるべき損害と認めることはできないと述べている。同院に対する通院交通費についても同じ判断である。控訴審は原審認容額をそれぞれ認めて引用した上に，治療関係費として控訴審認容分計8万8980円，通院交通費として同様計16万4520円を追加している。

　以上から明らかになるように，原審は相談室の治療関係費も通院交通費も算定していない。そして控訴審はこれらを追認している。そうすると，相談室の通院関係費が計上されない理由としては，α）相談室には治療関係費というものが存在しなかったか，β）原告（控訴人）が相談室に支払った費用については被告（被控訴人）に賠償させようとしなかったの二つが考えられる。β）は不合理であるからα）が残るのみである。相談室の診療には相当する費用がないのである。相談室の診療契約は通常の契約ではないと考えられる。第一審も第二審も，相談室の診療費に関する以上のような計算（診療費無料）に何の疑

問も感じなかったようである。両裁判所が認定した事実から見るかぎり，相談室は犯罪被害者の，従ってまたしばしばその詐病者の無料診療機関なのである。

　この相談室は犯罪被害者支援活動に関連して作られたものであろうから，相談室医師はこの支援活動の積極的担い手か，そうでないとしてもその活動の理念に共感できる人であろう。そのような人が裁判にかかわるときは，犯罪被害者支援というバイアスを持っているのであるから，当然強い党派性を帯びざるをえないと思われる。このことは相談室医師も裁判所も十分に認識しておくべきことである。

　このような相談室を訪れるクライアントには訴訟中の人，とりわけ民事訴訟の原告（やがて恐らく控訴人）が多いであろう。彼らは原告（犯罪被害者）ではあるが，そこには PTSD であるかどうか不確かな人々（さまざまなストレス障害の人のほか，詐病者も少なくないであろう）も含まれる。相談室は被害者である患者にとって有り難いところであるが，詐病者にとっても魅力的な場であるに違いない。参考のため，アメリカでは民事訴訟の原告が詐病者である頻度は，いくつかの報告で数十％である。Resnick, P. J.[7]（2003年）によると，被害（injury）後に生じた詐病性精神症状の頻度の推定は1％から50％以上まである。情報提供者が保険会社のために働いているか，原告代理人のために働いているかにより異なるという（第1編　第8章参照）。

A-1-b　相談室の党派性と詐病支援

　相談室医師は，原則としてクライアントを，①全て患者とみなすか，②患者か詐病者かの鑑別をするか，のどちらかを選択しなければならない。②は通常の診療では行われないことである。犯罪被害者支援活動の一環として治療をする相談室ではなおさらのことであろう。しかし，相談室医師が司法精神科医としての役割を果たすためには，クライアントから得られる情報以外の情報（付随情報）を広く収集しなければならないが，そうすると信頼関係は失われ，当然守秘義務も破壊される。とうてい適正な精神療法は望めない。①を選択すると，かなりの割合で詐病者の治療をし，詐病者の裁判を有利にする可能性が高い。しかし，犯罪被害者の支援をするためにはこの道を取るほかはないであろう。詐病者の治療と損害賠償金獲得の促進は，犯罪被害者支援活動が支払わざ

るを得ない代償となる。これは犯罪加害者に不公平な財政的負担を負わせることを意味する。

　アメリカでは当事者対抗主義が徹底しているから，鑑定人も当事者が雇う。ごく最近まで，弁護士は，治療者がその患者の病状につき最も精通していると考えて，主治医にその受持ち患者の鑑定を依頼することが多かった。その方が鑑定料も安くつき，患者も他の医師に同じような苦痛な話を繰り返す必要がないので喜ばれるからである（Weinstock & Gold, 2004年[13]）。ところが医療の目的と訴訟の目的は決定的に異なるところがあるから，主治医が自己の患者の鑑定人または評価者（意見書提供者）を引き受けると，深刻な役割の葛藤（二重代理人性）を引き起こすことになる。そこで司法精神科医も（Strasburgerら，1997年[10]），あるいは専門機関も（例えばAAPL[1]），その倫理指針において，このような2重の役割を取らないよう勧めている（Weinstock & Gold, 2004[13]）。すなわち，治療者が意見提出者や鑑定人になることを控えるべきだと考えているのである。

　わが国の鑑定制度はドイツのそれにならって，鑑定人は当事者の鑑定人ではなくて裁判所の鑑定人である。従って非党派性（中立性）と客観性が厳格に要求され，最初から一方の当事者を擁護するようなことは許されないであろう。このことは鑑定人のみならず，意見書提出者にも要請される。そもそも東京地方裁判所[12]は相談室の担当医に意見書を提出させるようなことをしないで，相談室（対抗する当事者の一方の後ろ盾になる）とは関係のない中立的な医療機関または研究機関から鑑定人を指名すべきであったのである。ここにも裁判所の鑑定に対する消極的な態度および鑑定人の中立性に対する無関心が現れている。

　通常，治療者・患者関係が成立しておれば，当然守秘義務（confidentiality）が決定的に重要になる。このような関係があるところに，裁判所とはいえ第3者が患者に関する治療情報または患者の病状に関する意見を提供せよというような介入をしてくる時には，困難な問題が発生するのが普通である。

　ところがこのケース（伊藤美佐子）の場合，担当医側（または担当医と密接な関係にある鑑定人側）からも，裁判所の側からも，治療情報の開示に関して何らかの問題を感じたという節がみられない。このような点からも，相談室と

クライアントとの関係には通常の診療関係とはみなされない事情があるのではないかと疑われる。相談室の担当医は熱心な治療者であろうが，実際には支援者または擁護者（advocate）の役割も兼ねていると思われる。そうであれば治療的支援者がしばしば訴訟上の支援者になるのも不思議はない。そうするとこのような相談室の特殊性からして，相談室の担当医は通常の治療関係にはあるはずの上記役割葛藤を感じないであろう。むしろ当然の役割を遂行していると確信して，求められれば意見書等を提出したり，専門家証言をしたり，鑑定人を引き受けたりしているのではなかろうか。

A-1-c　相談室の役割葛藤

　裁判所は当然原告の精神状態には関心を持つ。原告がさまざまな問題を含むPTSDを主張するときはとりわけ強い関心を持たざるを得ない。今日，外傷性神経症や災害神経症を主張しても，大して得るところはないので，原告の多くはPTSDを主張するのである。すると裁判所は，ごく最近までアメリカの弁護士がそうであったように，当人のPTSDについて最も詳しいのは主治医に違いないと考える。その主治医がたまたま相談室の担当医であったというのが第一審で，やはりその相談室に近接して犯罪被害者の支援および精神鑑定を行っていた専門家を裁判所が鑑定人の適任者として指名したというのが本件第二審だったのではないかと思われる。

　相談室の医師であれば，前述のように犯罪被害者支援活動に熱心か，あるいは少なくともこの支援活動に共感を寄せている人であろう。クライアントもそこを頼りにしてくるのである。原告であるからには，病状の改善のみならず，裁判で有利な立場に立つことを願っていることも当然のことである。こうしたところに裁判所から原告の病状照会が舞い込んできたらどうなるか。相談室担当医はこのとき，守秘義務について考えるものであろうか。あるいは至極当然のこととして病状開示に応ずるのであろうか。相談室の担当医であれば，自分のもつ情報には，患者にとってどのような価値があるかという観点とともに，原告にとって有利な情報と不利な情報があることを知っている。裁判所に回答する場合は，PTSD診断にどのような基準を採用するべきかという問題も出てこなければならない。担当医はこのような場合何を考え，どのような行動をと

ることになっているかを，著者としては一番知りたい。裁判所に回答する医師は国家の代理人である。裁判所はこの代理人が真実を告げることを期待している。他方，患者の治療をする医師は患者の代理人である。医師は，古典的な倫理（ヒポクラテスの誓い）によれば，「何よりも先ず，害するなかれ」に従うのである。これはいうまでもなく「患者を害するなかれ」であって，原告を害する（訴訟上不利にする）かどうかとは別のことである。患者は裁判では原告であるから，医師が患者の病理性をより多く認めるほど，患者，従って原告の意に沿うことになるであろう。とりわけその成立に患者の責任がない病理（その代表がPTSD）を認めるほど，素因減額の可能性は大幅に縮小されるから，原告は裁判において大きな経済的利益を獲得することになる。真実病理性が高い場合は問題がないであろうが，仮に，真実は病理性が希薄かまたは軽度（症状の偽造または誇張）であるとすると，この真実は原告を害するが，真実の告知が果たして患者を害するかどうかは別の問題である。このような時に当たり，担当医（意見書提出者）が自己のバイアスを自覚することができるか，原告に不利をもたらす可能性はあるが患者に自己洞察をもたらすかもしれないこの真実を患者と裁判所に提示することができるか，という疑問が湧くのである。

　担当医中島はDSM-IVを用いてPTSDの診断をし，それを裁判所に報告している。PTSDについては，とくに基準Aについて問題があることは鑑定人も指摘している。しかし，何故そのように問題のある基準を用いるかについては説明をしていない。どうして今日の日本において，治療のためではなく裁判所に対する意見書提出のために，ICD-10[14]に先んじてDSM-IV[4]を用いなければならなかったかについて，担当医も鑑定人も説明しておくべきであった。DSM-IVがDSM-III[2]やDSM-III-R[3]に比して（あるいはICD-10と比較しても）出来事の客観的側面（第1編VIII-4-aで述べた社会規範である）を問うことが少なく，主観的側面（原告の体験または主張）に重心を移した結果，自分はPTSDだと主張する者が実際にPTSDと診断されるケースが増えている（中嶋[6]の指摘する「『心の傷』はいったもん勝ち」である）。以上のような諸事実を勘案すると，相談室における実践は明白な党派性を持って現れた新しい型の診療形態という風に映るのである。実際，伊藤美佐子のケースのように著しい党派性を帯びることがしばしば発生するであろう。そうであれば，詐病

者もまたこのような診療形態を利用しやすいのであるから，このようなバイアスに対してどのように対処するかについて，裁判所はもとより司法精神科医は平生から考えておかなければならない。

　徹底した当事者対抗主義を法システムの中心に据えるアメリカのような国では，専門家証人が党派性を持つこと自体は必ずしも悪いこととは考えられていない。現に，Slovenko, R.[8]は非党派性は当事者に対する不親切な態度を表すと述べており，Diamond, B. L.[5]も（刑事ケースについてであるが）鑑定人が擁護者（advocate）の姿勢を取ることを支持して，完全な非党派性と客観性の要求を「愚の骨頂」として退けている。彼は（刑事ケースでは）つねに被告側の鑑定人であった。彼によれば，精神科医は明らかに当事者チームの一員として受け入れられており，戦略的関与者および戦略的計画の関与者として認められている。アメリカ司法精神医学会の倫理綱領も非党派性（impartiality）を全ての鑑定人に要求するのは無理であると考えて，その代わりに誠実さ（honesty）と客観性（objectivity）への努力を掲げている[1]ほどである。これはしかしアメリカでの話である。

　犯罪被害者支援という旗幟を鮮明にした国家機関（研究所および相談室）の職員が，証人や意見書提出者または鑑定人として裁判所に関るとき，クライアントの症状を重いと判断することは易しいが，これを軽微と判断することがすでに難しく，まして詐病であると認めることは，ほとんど不可能事である。現に担当医の意見書も鑑定人の鑑定書も，詐病の可能性を完全に無視している。詐病の可能性を検討することは，職員の個人的能力にとって難しいのではなく，犯罪被害者支援という価値を第一優先にするイデオロギーの下に仕事をする（このような事業が必要であることは否定しない）ために生じる困難である。皮肉なことに，犯罪被害者支援の立場にある専門家は，自分のクライアントの訴訟において証人（または意見書提出者）や鑑定人になるのに適していない。相談室は犯罪被害者の治療に専念するのがよく，鑑定人は相談室から十分な思想的距離を持った中立的な医療機関から選任しなければならない。

　なお，原審は，担当医中島のPTSD診断が原告と夫の話のみを前提としているため外傷的出来事の程度を過大に認識していること，事故後の事実を考慮に入れていないことを理由に上げ，基準A（1）および（2）の判定をそのま

ま採用することができないとした。著者にはこれが妥当な判断と考えられる。上記基準を ICD-10 の基準に求めたならば，妥当性は更に高まったであろう。

A-2　山上鑑定の特徴と諸問題

既に著者の意見書の中で詳述したことなので，ここでは簡単に述べよう。

A-2-a　鑑定人の偏頗

第一に，鑑定人の偏頗が問題になる。鑑定人もまた相談室に所属しているかどうかは著者の知るところでないが，鑑定人は上記相談室が設置されている難治疾患研究所社会医学研究部門を主宰する教授である。従って上記相談室医師（原告の担当医）と密接な関係があると思われる（少なくとも疑われる）。さらに鑑定人は犯罪被害者支援の著名な活動家の一人である。以上の理由から，鑑定人は著しい党派性を帯びることになる。原告（控訴人）を支援する立場にある者が，強いバイアスを持ちながら何故鑑定人を引き受けたかが問われなければならない。

一方では，裁判所がどうしてこのような立場にある人をわざわざ鑑定人に選任したかにも疑問がある。鑑定書の緒言には「裁判所書記官より［中略］左記の事項について鑑定し，その経過ならびに結果を書面によって報告するよう求められ」たと記されている。わが国では，裁判所書記官が鑑定人を探し出し，これを追認する形で裁判官が鑑定人を選任するというのが慣習になっているのであろう。問題はそのような書記官およびこれを追認する裁判官の鑑定または鑑定人に関する見識である。アメリカのかつての弁護士のように，患者の病状に精通しているのはその主治医であるから，主治医を鑑定人に採用するのが最適であると考えるようでは，公正な裁判は期待できないし，主治医には倫理的に重い負担が掛かる。治療と鑑定の役割の違い，あるいは治療者またはそれに近い人が鑑定人を引き受けた場合の役割葛藤の深刻さにつき精神科医も裁判所も関心を持つべきである。そうはいってもしかし，ここで注目すべきは，担当医にも鑑定人にも上記のようなあるべき役割葛藤が全然感知されていないということである。それは前小節でも指摘したように，彼らが犯罪被害者の擁護というイデオロギー（バイアス）に予め染まっていたからであろう。どうして

裁判所がこのような点に疑問を持ち得なかったかが問題である。

　他方では上記したようにこの鑑定を引き受けた方にも問題があるであろう。「問題がある」というのは，だから受任してはならないという単純な禁止の意味ではなく，受任するからには，上記の党派性を如何に処理するかの方法を持たねばならないということである。鑑定人山上が，自分は基準Aを広く解する動向に賛成である（確かに，そうした方が恐らく多くの犯罪被害者を救済できるであろう）と説明したのは，誠実な態度である。しかし，そのような動向を容認するのはアメリカの特徴であるから，世界保健機関のICD-10の基準も有力であること，ICD-10基準によれば控訴人のストレス障害がどのように診断されるかについても説明すべきであった。同様に自分の立場（犯罪被害者支援のバイアス，治療者との役職上または思想上の近しさ）を説明することができたであろうし，あるいは党派性のない他の鑑定人を推薦することもできたであろう。さもなければ，鑑定人が無自覚のうちに被鑑定人（控訴人）に有利な鑑定をし，裁判所もこれを同様に認定する恐れがあるからである。相談室とこれに近しい鑑定人が組になって上記のようなことができるとすると，それは多くの犯罪被害者を救済することになるが，同時に少なくない詐病者を組織的に援助する国家機関を作ったことにもなるであろう。

A-2-b　鑑定の実施態様

　次に，鑑定の実施態様にも問題がある。第1に，鑑定書には開かれた質問（open-ended question）しか提示されていない。六-3-1の「鑑定助手との面接（平成U+6年4月27日）」では，質問の提示さえなく，控訴人のいいたい放題が記述されている。七-1に見られる鑑定助手の問いは〈ご自身のことについて教えてください〉と〈事件後の症状のことを話して下さい〉だけである。六-3-2の「鑑定人との面接時の面接時［ママ］陳述（平成U+6年5月22日，6月2日）」も鑑定助手のそれと同様である。五-1-2-③に5月22日の鑑定人の質問が提示してあるが，それは〈事件にあった日のことを話して下さい〉であり，控訴人の最後の言葉（「その男の人を見ていた。」）を引き取って〈じっと見ていた？〉といういわば鸚鵡返しであり，〈それから？〉，〈実際には，どのようにされたの？〉，〈あなたはどうしたの？〉，〈それで？〉と続くだけである。

誘導を避けるために開かれた質問（あるいは疑問詞問）が鑑定の初期には特に重要であることは本書第1編VII-1でも強調したが，鑑定は終始このような質問だけで遂行できるものではない。実際，この開かれた質問は，控訴人の自己礼賛と不平不満を大量に引き出しただけである。鑑定には真実を解明するという重要な責務があるから，控訴人のような場合には特に真実解明の質問（exploration）とそれに対する応答が提示されていなければならない。とりわけこの控訴人は「控訴人の意向」によって鑑定人が父母と連絡を取るのを阻止するような人であるから尚更である。一体それはどのような意向であったか，それに鑑定人がどのように対処したかを明示しなければならない。さもなければ，なすべき質問もできず，控訴人の圧力に屈して問診を自主規制したのではないかと疑われても仕方がない。目覚しい訴訟活動をする控訴人とその夫に対して，鑑定人と鑑定助手はいつも押され気味であることが鑑定書を通して伝わってくる。

　第2は，鑑定の資料が極端に狭く，偏りがあるということである。夫や妹は控訴人と同じようなことをいう擁護者に過ぎない。父親および母親との面接あるいは少なくとも電話インタビューは必須であったと考えられる。付随情報（collateral information）というものを欠いているのがこの鑑定の特徴である。第一審が，「中島医師の診断は，原告や夫から聴取した話のみを前提にしたため，［中略］外傷的な出来事の程度につき実際よりも過大に認識している」と判断したのも正当であった。このことは第二審における鑑定人についてもいえるであろう。

　第3は，鑑定中の記録が控訴人の検閲を受けていることである。「後に鑑定人らが作成した記録に［ママ］中に気になるところを見付けると，鑑定助手に強く抗議して，執拗に訂正を求めてくるようなこともあった」というのである。鑑定人は抗議を受けた記録の内容がどのようなものであったか，そしてこのような控訴人に如何に対処したかを明らかにしなければならなかった。そのような当然のことが行われていないところに，この鑑定の気弱さ，客観性からの退却が現れているように思われる。むしろ上記の点を明らかにすることが，控訴人の自己礼賛の提示よりもよほど控訴人の真実を理解するのに役立ったと思われる。

第4は，控訴人の供述の信頼性に関する鑑定人の判断の方法である。鑑定人は現在症の面接所見の最後の方で，次のようにいっている。「確かにそのような問題［著者注：感情的，誇張的と感じられる表現］がありはするが，結論的には，事件に関する控訴人の供述の信頼性はかなり高いと見なすべきである。控訴人は最初に自らの性格について鑑定人に問われたとき，『小さい頃から正直者で，何でも話すから親が安心していた。お喋りな方で何でも喋って，秘密の無い人だから分かりやすい』と述べた。確かに控訴人はお喋りで，正直者であり，一貫した嘘など言える人ではない」と鑑定人は確信を持ったというのである。これはやはり驚くべき鑑定人の告白といわねばならない。控訴人が「正直者であり，一貫した嘘など言える人ではない」と信じるのは鑑定人の直観か何かであったのであろうが，この確信には何の根拠もない。むしろ控訴人が「正直者」であることには疑問が多い。「親が安心していた」などといいながら，その親に鑑定人が面接をするのを力を尽くして阻止している。心理テストの結果であるL得点（MMPI）やヒステリー性格（自分を実際以上に見せようとする傾向）もこの疑問を支持する。鑑定人は続いて，「性格的には，控訴人が『社交的で，何でもポンポンと，あまり考えずに話す人』と評した，控訴人の母方祖母の性格［ママ］ある程度は共通するところがあるかもしれない」と述べている。しかし，家族歴を見ると，控訴人は「祖母との付き合いはほとんど無い」といい，祖母の性格についてくり返し問われて回答するのに苦慮している。この祖母の性格に関する陳述の正確性，信用性はきわめて疑わしい。従って控訴人の性格がこの祖母の性格とある程度は共通するところがあるかも知れないという鑑定人の判断も単なる憶測かまたは控訴人の陳述を鵜のみにした話にすぎない。そもそもこのような陳述はまともに取り上げるべきデータでない。
　さらに鑑定人は，上記「正直者であり」云々の次には「鑑定助手の質問に言いよどんでいた家庭の複雑な事情などについても，鑑定人が改めて聞いたときには全て率直に答えている」というのであるが，相応の記述がなく，家族歴の前書きには「なお，控訴人の意向もあって，家族歴についての情報は少なく，得られた情報についても必ずしも正確を期すことが出来なかった」と断りを入れている。結局，控訴人が正直者で，率直に答えていることを信じる理由がないのである。

第5は，心理テストの結果とその他の鑑定所見とのずれである。心理テストの三つは相談室とは直接関係がないかまたは一定の距離があると思われる藤岡によって行われている。例えばTATの纏めの部分を見ると，「こうした自己中心的な視野狭窄や回避性・依存性・攻撃性の昂進は，外傷体験後に比較的一般に見られる現象でもあるが，それ以前の性格傾向を反映するものでもありうる。両者の区別は困難であるが，ストレスに対処できなかったことと，周囲から適切な支えが得られないと感じていることが，本来もっていた特徴をさらに先鋭化 [ママ] させていると考えることができよう」とある。鑑定人はこの所見を，「見方を変えてみれば，現在控訴人において性格的偏りと見える現象は，過大なストレスへの反応として生じている面があ」ることを強調して，「それ以前の性格傾向を反映するもの」という可能性を説明なしに排除している。「過大なストレスへの反応」（後にはPTSD）を強調し，元来の「性格傾向」を背景に押しやったのである。

　第6は，著者の想像であるが，控訴人がPTSDに関して学習する機会と能力が十分にあったと考えられることである。U＋4年2月けいゆう病院の内科医野中にPTSDと診断されたとき控訴人はPTSDの説明を受けたであろう。その後PTSDについて学習する十分な時間があった。同年4月21日にパニックが生じたのはこの学習の成果であった可能性がある。同年5月10日相談室を訪れてPTSDの診断を受けたが，ここでもPTSDの知識が補充されたと考えることができる。アメリカではベトナム戦争後，退役軍人省がPTSDのパンフレットを作って，退役軍人にPTSDを学習する便宜を与えた。弁護士はPTSDを主張する退役軍人のケースを「デザイナー」ケースと呼んだ。退役軍人をPTSDと診断してくれる専門家証人はどこにでもいたからである[9]。法廷における答え方を原告に教示した弁護士もいたそうである。今日のわが国ではPTSDに関する情報は巷にあふれている。控訴人は「自分で本買ってきて，図解とか見ながら，パンツ下ろしてここが痛いとか，いろいろ調べて恥骨のどこがどうとか研究し」た人であり，「私は完全主義だから，ちゃんと勉強しておこうと思」う人である。そういう人がどうしてPTSDにつき学習しないでいられようか。A基準を満たすかどうかが怪しいのに（あるいは出来事よりも体験を重視するきわめて広義のA基準の解釈を用いて初めてこれを満たした

とすることができるにすぎないのに），B基準以下は全てを過剰に満たしているのである。これは極めて不自然というほかない。鑑定人は，これらPTSD症状が果たして出来事に基づく体験であったか，あるいは学習による知識であったかを見分けるような探索的質問を工夫し，これを検討することができなければならなかったのである。

A-3 裁判所の判断

　簡単に言えば，第一審が原告の主張するPTSDは，外傷的出来事の程度がさほど大きくないとみなし，DSM-IVの基準Aを厳格にとり，これを満たさないとしてPTSDを否定したのに対し，第二審は，鑑定人の意見を認容して基準Aをアメリカの解釈に沿って広義に取り，外傷的体験は十分に恐るべきもので基準Aを満たすとして，PTSDの診断を認めたのである。第一審が外傷的出来事の程度（客観性）に重点を置いたのに対し，第二審は鑑定結果に即して外傷体験の程度または体験したという主張（主観性）を重視していることが明らかである。

　東京地方裁判所[12]の判決によると，「中島医師は，本件各精神症状につき，米国精神医学会が作成した診断基準であるDSM-IV（以下「基準」という）に当てはめると，①［著者注；恥骨骨折等の外傷］及び②［著者注；頭が真っ白になるような恐ろしい体験］の症状が基準のA（1），（2）を，［中略］それぞれ満たしていると判断し，原告には，本件事故を原因として，PTSD（外傷後ストレス障害）が発症したものと診断した」という。これに対する裁判所の判断は，「中島医師の診断は，原告や夫から聴取した話のみを前提としたため，原告が『恥骨骨折』という傷害を負ったことを前提とし，外傷的な出来事の程度につき実際よりも過大に認識している点，また，原告が本件事故直後には，被告を逃すまいとして追い掛け，駅事務員に加害者として被告を突き出し，その後も取り調べに応じるなど，冷静に対処できていた事実（略）を考慮に入れることができなかった点で，右A（1）及び（2）の基準に関する当てはめの部分については，これをそのまま採用することはできない。したがって，原告に発症している精神症状をいわゆるPTSDそのものと評価することはできない」というのである。

これに対して東京高等裁判所[11]は次のように判断する。先ず争点1（本件暴行の態様）については、「本件暴行の態様については、当裁判所も、原判決と同様の認定をする」としている。ところが、争点2（本件暴行と相当因果関係にある傷害及び後遺症の内容、程度）については、「本件暴行と相当因果関係にある傷害及び後遺症の内容、程度については、PTSDに関する部分を除き、原判決と同様の認定をする」というのであるから、第二審と第一審の差は、PTSDの認否の一点にあったのである。第二審は鑑定書を全面的に採用して、PTSD認定の説明をしている。第一審が認めた「中島医師の診断」に鑑定書が付け加えた新事実はない。従って第二審は、「原告や夫から聴取した話のみを前提としたため、（略）外傷的な出来事の程度につき実際よりも過大に認識している点」と「原告が（略）冷静に対処できていた事実（略）を考慮に入れることができなかった点」も変わりはないままに、判断の軸足を出来事の程度から外傷体験の程度に移しただけである。そして外傷体験とはここでもやはり控訴人や夫から聴取した話（つまり主張）にほかならない。著者の見解に対しては、「西山意見書は、『控訴人の下腹部に対する足蹴りは、皮膚を含む諸臓器に毀損を残さない程度の打撃である』、『公衆も居合わせる電車内で、控訴人の両足及び下腹部に加えられた近距離からの足蹴りには、医学的他覚所見も認められない』と述べるように、本件暴行の程度をそれ程重くないものとして判断しているところ、本件暴行の程度は前認定のとおり決して重くないとはいえないから、西山意見書を直ちに採用することはできない」というのである。

　事実認定［著者注：「本件暴行の程度は（略）重くないとはいえない」］は裁判官の心証によるから、これ以上論じても仕方がない。ただ、この裁判所の認定の大部分は山上鑑定書を基礎にしている。それだけに、A-2で指摘した鑑定の在り方が重要な問題になるのである。例えば鑑定人は家族歴を明らかにしようとしても控訴人により父母との面接を阻止された節があり、鑑定作業中に鑑定記録を検閲されて執拗に修正を求められた事実があるにもかかわらず、それぞれの事情を鑑定書に明示することができなかったのであるが、そのような鑑定人は控訴人が仮に詐病であったとしても、あるいはそのことを疑ったとしても、それを指摘することができる自由な立場にあったといえるであろうか。その自由がなければ、有効な探索的質問をし、決定的な事情聴取をするということが

そもそも不可能である。

　雑誌『判例時報』[11]の編集者の解説の一部を紹介しておこう。「今後とも，PTSDに係る損害賠償・労災補償請求事件等は増大すると思われるが，法的判断をするに当たっては，精神医学上の診断基準を法の領域に適用するについては限界があることをDSM-IV自体が指摘していること（略），客観的裏付けのない被害者の主訴については，賠償問題が絡むと詐病，誇張等に留意する必要があること（略），詐病発見の手法も開発され，これらの点につきアメリカにおいて多数の著書論文が発表されており，参考に値するもののあること（略），鑑定医の診断能力・経験についても審査する要があること等に留意すべきであろう」といっている。詐病に注意すべしとはわが国でも時々指摘されることではあるが，実際には法律家はもとより，精神科医も，第1編で述べたように，ドイツ法学やドイツ精神医学の方面を窺うばかりで，詐病の有効な検出ができないから，従来精神科医は極めて稀に（数十年間に数論文）しか詐病の研究を発表していない。実際の鑑定においても，詐病を疑ってこれを検討するというアイデアが浮かばず，仮にこれがたまたま浮かんでも詐病検出の手続を知らないから，これを巧みに実行することができない。

　この事例が詐病であるかどうかについて著者には判断の決め手がない。鑑定書には詐病を疑った形跡が全くない。対決はおろか，探索的質問がなく，詐病検出のための情報が鑑定書などの資料に完全に欠けているからである。にもかかわらずこの例をここに掲げたのは，このような鑑定こそ詐病に対して最も脆弱，否最も無防備だと感じられるからである。何よりもまず，犯罪被害者の治療と鑑定とを分離しなければならない。

文　献

1) American Academy of Psychiatry and the Law：Ethical Guidelines for the Practice of Forensic Psychiatry. In：Mastering Forensic Psychiatric Practice. Advanced Strategies for the Expert Witness (ed. by Gutheil, T. G. & Simon, R. I.), Am. Psychiatric Publ., Washington DC, pp. 135-140, 2002.

2) American Psychiatric Association：Diagnostic and Statistical Manual of Mental Disorders, 3 ed (DSM-III), American Psychiatric Association, Washington DC, 1980.

3) American Psychiatric Association : Diagnostic and Statistical Manual of Mental Disorders. 3 ed.-revised (DSM-III-R), American Psychiatric Association, Washington DC, 1980.
4) American Psychiatric Association : Diagnostic and Statistical Manual of Mental Disorders, 4 ed. (DSM-IV), American Psychiatric Association, Washington DC, 1994 (高橋三郎, 大野裕, 染谷俊幸訳：DSM-IV 精神疾患の診断・統計マニュアル, 医学書院, 東京, 1996)
5) Diamond, B. L. : The psychiatrist as advocate. J. Psychiatry Law, 1; 5-21, 1973.
6) 中嶋聡：「心の傷」はいったもん勝ち. 新潮社新書, 東京, 2008.
7) Resnick, P. J. : Guidelines for evaluation of malingering in PTSD. In : Posttraumatic Stress Disorder in Litigation. Guidelines for Forensic Assessment. 2 ed. (ed. by Simon, R. I.), American Psychiatric Publishing, Washington DC, 2003.
8) Slovenko, R. : Psychiatry and Law. Little, Brown, Boston, 1973.
9) Slovenko, R. : Introduction. In : Posttraumatic Stress Disorder in Litigation. Guidelines for Forensic Assessment. 2 ed. (ed. by Simon, R. I.), American Psychiatric Publishing, Washington DC, 2003.
10) Strasburger, L. H., Gutheil, T. G. & Brodsky, A. : On wearing two hats : Role conflict in serving as both psychotherapist and expert witness. Am. J. Psychiatry, 154; 448-456, 1997.
11) 東京高等裁判所平成15.3.6判決：平成15.3.6電車内において男性から暴力を受けた女性被害者の外傷後ストレス障害（PTSD）を理由とする損害賠償請求が認められた事例. 判例時報, 1830; 42-50, 2003.
12) 東京地方裁判所判決平成12.2.17：平成12.2.17判決書.（これは東京高裁判決書の「参考　原審判決」として上記雑誌に掲載されている. 判例時報, 1830; 50-61, 2003)
13) Weinstock, R. & Gold, L. H. : Ethics in forensic psychiatry. In : Textbook of Forensic Psychiatry (ed. by Simon, R. I. & Gold, L. H.). Am. Psychiatric Publ., Washington DC, 2004.
14) World Health Organization : The ICD-10 Classification of Mental and Behavioural Disorders. Clinical description and diagnostic guidelines. World Health Organization, 1992.（融道男, 中根允文, 小見山実監訳：ICD-10 精神および行動の障害　臨床記述と診断ガイドライン, 医学書院, 東京, 1993)

4

認知的欠陥の詐病
——Resnick, P. J. の意見書（要約）——

解説 1

　Resnick[3)] の意見書は依頼者（生命保険会社の某氏）に宛てた鑑定人（評価者）の手紙という形で述べられている。原書の解説を参照して補足すると，私（Resnick, P. J.）は，Ellen, T.（弁護士）が就業不能の保険約款の条項に従って，実際に就業不能であるかどうかを決定するよう求められた。保険約款によれば，Ms. T. が「その職業の実質的かつ重要な義務を通常かつ慣習的な方法で果たすことができない」時は，就業不能であると規定している。従ってこの例において Resnick は，Ms. T. の陳述（主張）する認知的欠陥と他の心理学的症状が，上記の定義にいう就業不能に該当するかどうかを評価しなければならなかった。その評価の一部として，彼女が（保険会社から二次的財政的利得を得ようとして）認知的欠陥を詐病しているかどうかを決定したのである。

　Ms. T. は認知的欠陥の陳述に加えて，うつ病と PTSD に関連する心理学的症状を体験していると陳述していた。しかし，彼女の陳述書は，弁護士としての業務を遂行することができない主要な理由として，認知的欠陥を首尾一貫して挙げていた。その上，陳述書が示すところによれば，Ms. T. はうつ病や PTSD の症状において「著しい改善」を見た後にも，認知的欠陥が残ったと訴えていたことを示している。その結果，評価の主力は Ms. T. の陳述する認知的欠陥の存否，すなわち真偽に当てられた。なお，予め断っておくと，Ms. T. の就業不能の診断書を作成したのは，彼女の内科医 Dr. S. 彼女の臨床心理士 Dr. B. 彼女の精神科医 Dr. E. である。

　以下には，省略等のため原文とは若干ずれるが，要約の都合で著者が独自に章節をつけた。

意見書（Resnick, P. J.）
事例　Ms. Ellen, T. 53 歳　白人　弁護士
認知的欠陥の詐病　　PTSD・うつ病の蓋然性

I　序

I-1　情報源
62 項目挙げてあるが，略す。

I-2　鑑定人の資格証明
履歴書の写しを意見書に同封した。

I-3　守秘義務がないことの明示
　Ms. T. は，私が彼女の訴えている保険会社側の弁護士に雇われていること，自分が私に話したことに守秘義務がないことを理解した。彼女は手続を進めることに賛成した。Ms. T. と私は面接による問答をそれぞれ別にテープレコーダーで記録した。

II　前史

II-1　生活史
8/5/47 生（他に特記することがないので略す）。

II-2　家族歴
Ms. T. によれば精神疾患は家族にない。

II-3　教育と雇用歴
　Dakota 大学を卒業し，1969 年に看護学士を取得した。2 年間軍看護師を務めた後，Missouri 大学で看護学修士を取得した。精神科看護を専攻した。1974～1978 年は看護学の教授または指導に当たった。1978～1981 年はカリフォルニアの Legalese 大学のロー・スクールに通った。約 3 年間，医療過誤訴訟で被告側に立つ法律事務所で働き，1985 年独立して事務所を開いた。同年

から1997年に「就業不能」("disabled")になるまで，単独実務家として民事訴訟に携わった。実務で成功し，年間15万〜45万ドル稼いだ。

　Ms. T. に財政的困難について尋ねた時，彼女は最初，自分は収入がよかったので財政的困難はないと答えた。特に，R街にある彼女のコンドミニアムに対する抵当流れ処分について尋ねたところ，それは商売上の決定であって生計上の財政問題によるものではないとの答えであった。更に尋ねると，彼女は銀行に貸付金を払い戻すことができなかったことを明らかにした。銀行が彼女を訴え，彼女が「就業不能」になる前，幾らか支払いを始めていた。彼女は「自分はそこから抜け出すだろうと考えていた」ので，財政は特に負担を感じるものではなかったといった。

II-4　宗教歴
略す。

II-5　関係歴
　ベトナムにいた頃，2児を持つ有配偶の医師と恋に落ち，妊娠したため，治療流産をした。26歳の時，女性に惹かれた。Aliceという女性と7年間深い関係をもった。その関係が終わった後，現在の同棲者（V. R.）との関係を始めた。彼女はV.との関係を「私に起こった最善のこと」と述べた。1985年，法律事務所を退職したことから起こった訴訟が，彼らの関係にとって極めて重いストレスになったといい，更に，最近の就労不能と経済的ストレスが二人の関係にとって試練になったとつけ加えた。

II-6　身体疾患
特記することがないので略す。

II-7　現在の服薬
略す。

II-8　兵役歴

11ヵ月をベトナムで過ごした。その内4ヵ月を救急室で，7ヵ月を外科病棟で働いた。いくつものストレスの強い出来事があった（詳細略）。

II-9　法律関係の経歴

彼女は銀行，かつての借家人，出版社，コンピューター会社等から訴えられていた。専門家証人Dr. F.が彼女に不満を持っていた。Mr. S.が彼女に対し州法曹団に法律上の請求をした。カリフォーニア法律家協会から彼女に警告の手紙がきた。この手紙はDr. B.の治療予約日である6/24/97の直前に来た。それは彼女を惑乱させ，「とてつもなく私を突き落とした」事柄の一つであると述べた。質問に対して，自分に対する訴訟の数は，単独の実務家としてはごく普通の数だと思うと答えた。

III　Ms. T.の述べた最近の状態

III-1　精神医学的経歴

26歳の時自分が同性愛であることに気付いた。1990年代初期，同棲相手（V. R.）とのストレスのため臨床心理士Dr. Barbara, B.の支持を求めた。同性愛は法律事務所のメンバーには知られたが，クライアントには知られなかった。治療はとても役に立った。

Ms. T.はベトナム経験に関する症状をいくつか報告した。ヘリコプターが頭上に飛来すると取り乱した。1995年頃，母親が無気力になり，ナーシングホームに入居した。弟が癌になった。Ms. T.も閉経期の変化のためホルモン療法をするまではいくらかふさぎ込んだ。Ms. T.は1996年12月にはさらに疲れてきて，眠った後の蘇生感がなかった。当時は仕事もよくできていた。1997年6月まで抑うつを感じたことはない。1996年12月，Dr. S.によってDesyrelが投与されたが，睡眠剤だと思っていた。同年同月から翌年7月まで処理すべきことが多かった。V. R.の先夫の義息が癌になり，1997年2月に死亡した。Ms. T.とV.はV.の孫娘（T.）を引き取ることまで考えていた。同年3月T.が溢首による自殺を試み，これがMs. T.を混乱させた。T.は寄託扶養家庭に引き取られた。1996年12月から1997年6月までの間に二つのケース

の成り行きが悪く，これらから期待していた報酬を失った。加えて Mr. S. と Mr. J. に訴えられた。このため自信を失い，何事も思うようにならなくなってきた。それでもまだうつ病になったとは思っていなかった。Dr. Barbara, B. を訪ねる 6/24/97 の一両日前，カリフォーニア法律家協会から警告の手紙を受け取ったすぐ後，Jones 訴訟で彼女に送付された文書によって打ちのめされた。何も読むことができず，タイプすることもできなくなった。圧倒され，「深い抑うつ」を感じた。「私は安全な休息地を失って，穴の中に落ちた。」何もできないと感じた。Ms. T. は自信を失い，新しい仕事を見て取る機敏さを失った。1997 年 6 月にはうつ病になったと自覚した。不眠が生じ，「ひどく悲しく」感じ，気力をくじかれ，打ち破られた感じで，自殺念慮が生じた。焦点を当て，注意を集中し，思考するということが難しかった。責任を果たし得ないのではないかと心配した。同年 7〜8 月には，自分のクライアントを他の弁護士に回し，新しいクライアントを取らなかった。

抑うつ症状，不安症状があった。はなはだしく疲れ，情緒不安定で，クライアントや実務に気が回らなかった。庭仕事や読書にも興味を失った。食欲がなく，夜目が覚めた。神経質になり，パニック発作や振えが生じた。法廷でも威嚇に対して声高に話すことができなかった。秘書が彼女のために準備したことにも反応しなくなった。全く困惑し果て，「物忘れしていた。」法実務をする能力に最も妨げとなったのは，集中し，考え，ものを覚える能力がないことであった。手が振るえ，レストランでフォークを使うのが難しかった。彼女の手の振えを 10 点満点で今何点くらいかと尋ねたところ，7 点くらいだと答えた（私にはごく軽い振戦しか認められず，正常範囲であった）。記憶喪失のため日付や数値を混同するとのことだった。「情報を捕まえておくことができない。」予約をするのが面倒だった。ストレスを処理できないことがどの程度仕事の邪魔になったかと問うと，彼女は対決を避けるようになったと答えた。Dr. E. や Dr. B. には法廷に出ないようにと助言された。対抗主義モード（adversarial mode）において対決されると，彼女は「腰が引けた。私は黙りこくった。」部屋から出て行ったことも 2 度ある。

Ms. T. は，1997 年 6 月当時よりも今はずいぶんよくなっているという。うつ病については今では実質的に収まっている。不安症状と記憶・集中は 1998

年秋に改善し，中等度のレベルでプラトーに達して今日に至っているという。

III-2　Ms. T. が述べた現在症

　集中すること，焦点を合わせることに困難があり，記憶に問題がある。集中できない時は活動を諦めている。ストレスフルな対決や情緒的状況には困難が続いていた。甚だしく疲れることが多いが，この疲労をPTSDのせいにしていた。睡眠障害，悪夢，死んだ黒人の想起に悩まされた。「適時に応答する」能力がないといい，これには対決の困難や物事からの逃避が含まれる。「私は訴訟アレルギーみたいだ」という。常々好んでしていたことができない。仕事を終える頃には指示された質問事項が何であったか思い出せない。一度に一つのことしか完遂できないという。

　私は，Ms. T. が1997年12月に抑うつ症状の頂点にあった時，DSM-IVに定義された大うつ病の明白な症状があったかどうか，また，現在これらの症状を持っているかどうかを彼女とともに振り返って見た（症状略）。Ms. T. は私の面接の時，抑うつ症状は「際立って改善して」いた。睡眠も比較的よい。疲労感と集中困難があったが，さほどでなかった。次に，Ms. T. に症状による苦悩の頂点にあった時，PTSDの特殊的症状があったかどうか，今日これらの症状を持っているかどうかを尋ねた（症状略）。現在，PTSDの残遺症状が認められる。その中で，事実審弁護士として実践する能力を妨げているのは，苛立ちと集中困難だけだった。ベトナム以降もいくらか苛立ち易さがあるにもかかわらず，弁護士として成功してきたが，1997年に苛立ち易さが高まったのを経験したという。

III-3　現職活動

　1998年12月に弁護士としていくらかの仕事を再開し，1999年を通じ今日まで仕事をしている。他の弁護士と組み，報酬を分け合う。今では訴訟をすることなしに法実務に携わっている。新しいケースを探し，書類上の仕事や調査をし，申立の準備をする。彼女は事実審の仕事をしていない。宣誓証言に立ち会い，仲裁ヒアリングに立ち会い，自分のケースに責任を持っている。ときに対抗する弁護士に会うことがあるが，最近取り乱した経験があるためそれを続け

る気はない．控訴の仕事もしているが，これは複雑で，彼女は複雑な仕事をするのに「手数」がかかる．彼女は分析できず，監督が必要で，一人で仕事をするだけの信用がない．1999 年の収入は，復員軍人省と就業不能社会保障省からの就業不能手当てを別とすると，法実務に対する収入は約 2 万 5000〜2 万 7000 ドルであった．

III-4　就業不能問題に関する質問

就業不能の申立をする考えが最初に浮かんだのはいつかを尋ねた．彼女は，何らかの心理学的援助が得られるであろう，「これから回復するだろう」と考えたという．就業不能の利得を求めることはしばらく思いも寄らなかった，「主治医がそのヒントをくれたかどうかは分かりません」という．

Dr. O. に対し，彼の検査中，もう運転はしていないと言ったことについて尋ねた．運転を止めたとは決して言っていない，自分がある時期運転していないと言ったため，彼に誤解されたのではないかと示唆した．私は Ms. T. に，(1) 認知的欠陥または (2) ストレスに耐える能力の欠如のうち，事実審弁護士として実践するに当たり，問題としてどちらが大きいと思うかと尋ねた．彼女は (2) により多く妨げられているが，いずれも致命的な欠陥と見ていることを示した．採血（薬剤の濃度をチェックするため）には裁判官の命令がないと応じられないといった．Lynette, P. に 3/28/98, KBIT を施行された時，認知的障害の程度はどうであったかと問うた．当時は今よりも「ずっと悪」かったと答えた．認知的欠陥を意識的に誇張したことはないかどうかを問うと，そういうことはないと答えた．

IV　現在症と付随情報

IV-1　精神的現在症

格別な異常なし（記述略）．

IV-2　重要な文書の要約

以下に要点を引用するに留める．年月日付きの診療録，検査記録，各種方面向けの書簡（意見書）等で，重要であるが，広範に省略した．

IV-2-a　10/2/97 就業不能による利得に関する原告の陳述書

「訴訟で活動するには完全な身体的健康が必要である。法廷や宣誓証言においては，論争するために，即座に分析するだけの集中力，推論，記憶を使用することが必要である。あちこちの裁判所に1～4時間の長いドライブをするには注意深さと判断力が必要である。私には注意力がなく，集中力が乏しく，判断力に欠け，取り乱し，記憶喪失にはストレス症状が伴う。活動する能力のない時期がある。不眠，不安，フラッシュバック，動揺がある。私の職業には完全な精神活動の能力が必要であるから，事実審弁護士として私の責任を果たすのに著しい障害がある。」

IV-2-b　Dr. S.（Ms. T. の内科医）の診療記録

12/15/92：性欲減退の訴え。第2の心配は疲労の増大。患者は長時間働く。12/7/95：中等度の疲労……疲労は思考の不明確および物忘れの増加に現われている。11/26/96：非常にストレスの多い年であった。いつも疲れており，夜は十分眠っても目覚めた時疲れている。抑うつは否定するが，気分に波があり，物忘れしやすいという。12/11/96：Desyrel 50 mg/日？　疲労が少ない。7/1/97：非常に抑うつ的。不眠，早朝覚醒，自殺念慮，離人症。診断；うつ病。8/28/97：相変らず抑うつ的で，涙もろく，忘れやすく，不眠。過活動になり，かんしゃくを起す。振戦現れる。仕事に集中するのが難しい。

IV-2-c　12/5/97：Dr. S. による保険会社宛の手紙

Ms. T. のうつ病は非常に深刻で，きわめて明白である。よく眠れない。しばしば流涙。集中困難，離人感がある。自殺念慮があり，うつ病に落ち込んでいる。うつ病の基礎にある PTSD を病んでいると考えられる。1/12/98：自動車の運転を止めた。診断；進行中の重いうつ病。7/6/98：気分と感情は今日改善している。思考もかなり論理的になった。しかし，ストレス状況は自分の条件を悪化させるし，当初の症状を再燃させるという。彼女は葛藤状況を避けている。3/3/99：1998年7月に患者は PTSD に罹ったベトナムナースの研究会に参加した。患者はいつも振るえている。このことは手書きでもわかる。まだ流涙しがちで，思考の集中に難がある。彼女の問題は記憶障害，睡眠障害が現

れたり，消えたりすることである。怒りやパニックが燃え上がる。彼女はDr. E.（精神科医）に3ヶ月に1回，Dr. B.（臨床心理士）に毎週診てもらっている。

IV-2-d　Dr. Barbara, B. の診療記録

6/26/86：Nov. 85から今日まで不安，不眠，苛立ちの訴え。診断；不安気分を伴った適応障害。6/24/97：非常に混乱。「負けて」いるという感じ。法廷で仕事ができない。ベトナムのフラッシュバック。仕事，睡眠，気分に影響が大きい。常に不安。10/9/97：診断；PTSDおよび大うつ病，単一エピソード。11/12/97：Dr. B. は障害の程度に関する保険書式を完成する。以下の如くである。Ms. T. は他人と関係する能力が中等度の障害。日常活動も中等度の障害。個人的習性の荒廃は中等度，関心の喪失も中等度。指示されたことを理解し，実行し，記憶する能力の障害も中等度。知的に複雑な仕事を遂行する能力の障害は重度である。独力で判断するには中等度・重度の障害，他人を指導または監督することの障害は中等度・重度，ストレスの下で実行する障害は重度，等である。Dr. B. によれば，Ms. T. は事実審の仕事をするに十分なほど，思考し，発言し，または自動車を運転することができない。集中力がないため調べものをしている。クライアント予定者と面談し（しかし，計画し，対決し，問題を解決することができない），事件や事務所を監督する（が判断力，問題解決，集中に乏しい）。GAFは現在42と推定。1/13/98：自動車の運転を止める。自分自身が訴えられている事件における尋問に答えることさえできなかった。間違った見地から返答。3/5/98：午前自分自身のために裁判所に行った。持ち出そうと予定していたことを忘れた。2晩眠れなかった。3/24/98：快楽喪失，メランコリー，先夜すすり泣いて目覚めた。ベトナムの場合と丁度同じように保険会社に虐待されていると感じる。7/19/98：正常に戻っていない。以前ほど明晰に考えられない。焦点が合っていない。のろい。ストレスや葛藤を避けている。混乱するとテレビを消す。ベトナムの本が読めない。9/29/98：他の弁護士に対し電話で金切り声を上げる。電話の返事さえできないと悟る。3/3/99：相棒がMs. T. の物忘れを知らせる。以前行きつけの事務所を見つけることができず，そのあたりのブロックを2度回った。4/21/99：復員軍人省

がPTSDを認めた。5/5/99：昨日は客の応対に出た。ベトナムで見た目の空虚な死んだ若者のフラッシュバックが生じた。破産で精一杯努力している。

IV-2-e　Tracy. E., M. D.（Ms. T.の精神科医）の記録
薬物処方。症状経過は上記と大部分重複するので省略。
1/19/98：Ted. N., Ph.D.からの手紙。Ms. T.の相談を受けた。Tedの受けた印象：抑うつ反応のほか不安障害，おそらくPTSDの症状。現在は大うつ病。

IV-2-f　Ms. T.自身のこれまでの訴訟
数件あるが略す。

IV-2-g　Ms. T.に関するBeenの調査報告 3/20, 27, 30/98
Ms. T.は2回にわたり（3/20と3/27），Ms. R.を助手席に乗せて運転しているところを実見された。

IV-2-h　4/22/98付Lynette. P., Ph.D.の報告
3/28/98にDr. P.はKaufman Brief Intelligenz Test（KBIT）とMMPI-2を行った。KBITは言語領域で95，非言語技能で87，総合で94を示した。これより以下のことが分かる。Ms. T.は「事実審作業（考え，発言し，自動車を運転することができない），調査（集中力なし），将来のクライアントとの面接（計画，対決，問題解決ができない），ケースまたは事務所の管理（判断力，問題解決，集中力が弱い）」などの職業的義務を遂行することができないと主張するDr. B.の陳述は，今日の時点では正確でないということである。

IV-2-i　4/29/98付MMPI-2に関するMasonの報告
障害の水準を誇張したり詐病したりする試みは認められない。プロフィールは重いうつ病を示している。

IV-2-j 7/24/98 付 Ms. T. のベトナムナース復員軍人精神生理学的検査に関する Dr. B. への手紙

臨床家が PTSD 尺度を施行した結果は，Ms. T. がベトナムにおける兵役に関連して現在の PTSD に対する DSM-IV 基準を満たすことを示している。「この結果は……退役軍人が受けると思われる個人的，臨床的，および・または賠償上のいかなる評価の代理もすることはできない。」

IV-2-k 9/28/98 付復員軍人省地方局宛 Dr. B. の手紙

Ms. T. は感情を隠し，多年にわたり仕事をすることが可能であったが，仕事をやめた後 PTSD の症状を体験し始めた。彼女の疾患の経過はベトナムにおける多くの看護師の経過と同様である（遅延発症）。この1年半は重症の認知障害。6/19/97 以来改善。しかし，裁判所で働けない。6/24/97 以来 100% 就業不能であった。

IV-2-l 2/3/99 付 Jack, Q., M. D. による精神科評価

復員軍人省部局のためになされた評価で，患者のみから得られた情報に基づいている。うつ病は 3/24/97 に始まる。PTSD は昔は症状が稀であったが，1997年6月に増悪して今日の慢性型に至った。診断：PTSD，大うつ病，GAF 68。

IV-2-m 復員軍人省の記録

Ms. T. は PTSD のため 50% 就業不能を 9/8/98 から認められている。Ms. T. は外科ナースとして 11ヵ月と 5 日ベトナムで軍務を果たした。彼女が通常人の経験の範囲を越える出来事に被曝したことは明らかに確立された。

IV-2-n 2/8/99 付社会保障日常活動質問紙票

Ms. T. の独壇場——著しい障害があるという陳述。

IV-2-o 2/16/99 付カリフォルニア社会保障援助局に宛てた Dr. B. の手紙

6/97〜5/98 は著しく抑うつ的で，12/98 まで働く何の能力もなかった。この

1年半は認知的障害。5/98 からうつ病と PTSD の症状が軽減。しかし，今でも就業不能。診断：大うつ病，PTSD。GAF は昨年 45-60。6/24/97 以来法律職で 100% 就業不能。

IV-2-p　4/26/00 付 Charles Womack, Ph.D. による神経心理学的評価

私（Resnick）は Dr. Womack の評価を取り寄せた。彼の結論によると，Ms. T. は完全に偽造しているのでないとしても，認知的障害を大いに誇張していることを示す明らかな証拠がある。

最強の証拠の一つは Victoria Symptom Validity Test における彼女の行動である。それはあまりにも見え透いて偽装されているため，彼女が実際よりもはるかに障害が多いと見せかけようとして，意図的に貧弱な行動をしていることに疑いがない。Ms. T. は Rey 15-word memory test でも失敗している。Wechsler Memory Scale でも症状の誇張・詐病の証拠がある。神経心理学検査も同一結論に集約される。最も目立った一例は WAIS-R および WMS-R における数唱問題に対する甚だしく低い行動であった。彼女は順唱でも逆唱でも 4 数字しかできなかった。実際，彼女の数唱幅はあまりにも乏しいので，それが本当だとすると，彼女は事実上，定型的な日常行動のどれ一つとして従事するのが難しいであろう。気分，人格，情緒問題を評価する尺度にも，完全に正直には回答していないことを示す証拠もある。MMPI-2 において，Ms. T. は自分が高度に道徳的で高潔であることを示しながら，同時に顕著な精神症状を報告している。とりわけ彼女は F 尺度で極めて高い得点を得た。Ms. T. は WAIS-R で FSIQ=101，VIQ=107，PIQ=96 であった。このような得点は彼女のような教育歴と職業歴を持った者にふさわしくない。Ms. T. は Beck Depression Inventory で 13 点であったが，これは一般には軽度の抑うつ状態を反映するに過ぎない。Beck Anxiety Inventory=23 は，一般には中等度の不安を示す。

Dr. Womack による症状の誇張という結論は，以下のデータにより支持される。① Ms. T. は数個の尺度で失敗しているが，これらは詐病を検出するために特異的にデザインされたものである。② MMPI-2 の F 尺度の得点が高かった。③テストで示した認知的欠陥の水準とパターンのいずれも，気分・不安障

害の神経心理学的結果とは相容れない。彼女のIQ＝101は，1年前に123相当のIQを獲得したKBITにおける行動を前提とすると，極めて疑わしい。④訴状を書いたり法律上の調べ物をしたりするというMs. T.の報告は，神経心理学的テストにおける行動障害と矛盾する。

V　診断と説明

V-1　精神医学的診断
1) 認知的障害の詐病
2) 大うつ病エピソード，軽度のうつ病が部分的に寛解した状態にある蓋然性
3) PTSD，遅発性のPTSDが部分的に寛解した状態にある蓋然性

V-2　説明の摘録
V-2-a　精神医学的診断 1) について
以下の証拠が，Ms. T.は「認知的障害を詐病している」という私の意見を支持する。（証拠は15項目もあるのでその7項目を示す。）

（1）Ms. T.は，就業不能請求の初めから，自分が事実審弁護士として働くことができないことの主要な理由として，一貫して認知的障害（注意，記憶，分析する能力）を主張してきた。彼女はうつ病では「明らかな改善」を，PTSDではかなりの改善を陳述したが，実質的な認知的欠陥を持ち続けていると主張している。以下の点（AからJまで10項目）が，事実審の仕事ができないという理由として，認知的障害を強調するMs. T.のパターンを示している。（A〜JのうちEとFだけ例示する。）

　　E．9/28/98 Dr. B.から復員軍人省にあてた手紙：Ms. T.は「まだ法廷で働けない。焦点を合わせ，簡単な手紙を書くだけの集中力がない。単純な法律用語であったものを理解するのが難しい。裁判所において，何故ここにいるのかを思い出せず，何を言うべきか分からず，裁判官に思い出させてもらう必要がある。」

　　F．Ms. T.は2/8/99付社会保障日常活動質問紙票に報告している。「私はテキパキやれないし，物忘れします。」彼女は新聞を読むが，「読んで

いることが理解できないことがしばしばです」と述べている。更に加えて，彼女は「聞いた話をしばしば忘れます，たいていはすぐにです――例えば運転指示です。指示を読み返します……理解できませんでした――そして忘れるのです。」

（2） Dr. Womack の結論。IV-2-p の通りである。

（3） Dr. Lynette が 3/28/98 に行った KBIT＝94 は WAIS-R＝123 に相当する。同日施行された KBIT および MMPI-2 は「注意，集中，忍耐」を必要とする。こうした彼女の行動は，精神的阻止があって分析することができないという彼女の主観的訴えと相容れない。Ms. T. の KBIT における行動は同日 Dr. O. に対して述べた主観的訴えと相容れない。彼女は Dr. O. に「集中と判断が難しく，注意の幅が狭く，記憶障害」があると述べている。Ms. T. の 3/28/98 における高い KBIT は恐らく彼女の実際の認知機能を反映したものであろう。このテストに続いて就業不能の申立を自制した後，Ms. T. は欺瞞の戦略を変更したようである。Dr. Womack による神経心理テスト（4/19/00）を施行された時，彼女はテストの上で記憶障害と注意幅の狭小を偽装しようと試みた。彼女は 4/19/00 の知能テストに，3/28/98 に取ったよりもはるかに低い得点をあげた。しかし，詐病を検出するようデザインされたいくつかのテストの結果と KBIT 対 WAIS-R の知能水準の比較とが示したのは，認知的症状の意識的仮装（faking）の証拠である。

（4） Ms. T. は，Dr. B. および Dr. O. に，集中困難が原因でドライブを止めたと言っているが，隠し監視ビデオテープに現われたところによると，Ms. T. は 3/20/98 と 3/27/98 に，彼女のパートナーである Ms. R. が助手席にいたにもかかわらず，運転をしていた。

（5）（6）（7）（8）を略す。いずれも意識的仮装の証拠である。

（9） 集中困難の主張をしているにもかかわらず，Ms. T. は 3/28/98 に Dr. O. とインタビューをした時，また，5/1/00 に私と 7.5 時間にわたるインタビューをした時，注意が維持できることを示した。

（10）（11）を略す。同上証拠

（12） Ms. T. は，就業不能による支払いを受けるために，認知的欠陥を詐病する実質的な財政的動機を持っていた。

A. 1996年6月，Ms. T. は一連のクレジットの支払いを続けることができなかったため，市立銀行から訴えられた。第二の銀行は1996年に彼女のRoad街のコンドミニアムを抵当流れ処分にした。Dr. S. に予約した7/1/97に，Ms. T. はストレスの原因として「財政的破綻」に言及している。にもかかわらず，私が直接にした質問に答えて，Ms. T. は当初，自分には財政的支障はなく，「1996年はよい年でした」と語った。私が特別に彼女のコンドーに対する抵当流れ処分のことを想起させたとき，彼女は，コンドーを銀行に戻す決定は商売上の決断であって，財政的問題によるものではなかったといった。彼女は後になって，自分が1996年市立銀行にクレジットを払い戻すことができなかったと認めた。
B. もしもMs. T. が，精神医学的に就業不能（事実審弁護士として実務をすることができない）の状態にあると認められたとすると，彼女は毎年，税金なしで約27万5000ドルを受け取るであろう。これは彼女が稼いでいた年収よりも実質的に多い額である。
C. Ms. T. は自分に対する数件の民事訴訟を抱えており，1997年6月まで総額は相当なものになっていた。彼女が破産宣告をすると決めていたならば，彼女の就業不能による収入は債権者から保護されたであろう。Ms. T. の破産登記は1999年に不首尾に終わった。

(13) Ms. T. は，精神医学的就業不能を偽装するために，格別事情に通じ得る地位にあった。彼女は精神科看護を数年間教えていたからである。

V-2-b 精神医学的診断2) について

以下の証拠が，「大うつ病エピソード，軽度，部分的寛解の蓋然性がある」という診断を支持する。もしも，Ms. T. の説明を額面通りに取るならば，彼女は1997年12月に大うつ病エピソードの基準を満たしていた。症状列挙（略）。

「蓋然性」の語を用いたのは，Ms. T. がうつ病の症状を誇張した可能性があるからである。合理的医学的確実性（reasonable medical certainty）をもっていえることではないが，以下の証拠はMs. T. が過去にうつ病の症状を誇張した可能性を示唆する。（証拠が2項目挙げてあるが省略する。）

V-2-c　精神医学的診断3）について

診断2）と同様に扱われているので省略する。

VI　就業不能に関する意見

Resnick は最後に上記の表題で全体を纏めている（これも相当長いので，ごく簡単に紹介する）。

Ms. T. が事実審弁護士として働くことができないという理由として挙げている症状は，2大グループに分けられる。すなわち（1）認知的障害，（2）不安症状である。認知的障害に関する症状は（a）集中困難，（b）記憶問題，（c）焦点合わせの故障，（d）一時に一事を成し遂げる能力しかない，であった。対決に由来する不安症状は（a）「パニック様感情」と振るえ，（b）「時宜を得て応答する」能力がない，（c）彼女を混乱させる文書を読む能力がない，（d）ストレスの強い状況に当面した時の離人症または現実感消失である。

症状の第1グループは真性でない。Ms. T. は少なくとも1998年3月以来認知的障害のため事実審の法律事務をすることができなかったということはない，というのが私の意見である。彼女の集中する能力および注意を持続する能力は，1998年3月28日のKBITに対する彼女の行動，さらに2000年4月のDr. Womack とのインタビューおよび私とのインタビューに示されている。

Ms. T. の主張する症状の第2グループは誇張されており，事実審弁護士として事務を執ることを妨げるものではない。以下の証拠がこの意見を支持する（9項目挙げられているがごく一部に留める）。①Dr. Womack の心理テストが示すところによると，MMPI-2においてMs. T. は，自分自身を「高度に道徳的かつ高潔であり，同時にはっきりとした精神科症状を報告する」者として提示しようと試みた。ところが，とりわけ彼女はFake Bad Scale（FBS）できわめて高い得点を挙げた。FBSは人身傷害のケースにおいて情緒的損傷を誇張する原告を検出するよう特別にデザインされている。②対決に対する不安は，うつ病の通常の表現ではない。対決に由来する不安はMs. T. のPTSD診断に対しても定型的でない。私の予想では，PTSDにおけるパニック様感情は，対決というよりも外傷的出来事を想起させるものによって起こるのではないかと思われる。Ms. T. はヘリコプターを見た際，ある種のパニック様感情を叙述

している。しかし，これは事実審の法実務を行う能力を妨げるものでは決してない。③ Ms. T. は，その財政上の危機および気前のよい就業不能利得により，不安症状を誇張する実質的な動機を持っている。Ms. T. の申立は，彼女はストレスの強い状況，例えば法廷や相手側弁護士との対立状況において機能することができないというものであるが，これは彼女に法実務は許すが訴訟の実務はできないとするものである。このことは彼女に法の専門職を放棄することを要求しないままに，広汎な就業不能の賠償に選ばれる資格をもたらすという，都合のよいものである。④彼女が Dr. O. に運転できないと告げた後運転しているのを観察されたというような首尾一貫しない点を突いた時，彼女は私のこの対決への反応として明らかな不安を示すことが少しもなかった。

　以上を要するに，Ms. T. は 1997 年 6 月に真性の心理学的苦悩の症状を示した。彼女にはその頃，真の大うつ病エピソードおよび・または PTSD があったのかもしれない。ところが，そうではなくて，就業不能の支払いを受けるために不安と抑うつを伴った適応障害の症状を誇張したという可能性も存在するのである。1998 年 3 月末まで Ms. T. が重症の認知的欠陥を詐病していたことは明白である。このことは彼女の主観的訴えと KBIT における彼女の高度の行動との対比によって示された。Ms. T. は，引き続き，うつ病では実質的な改善，PTSD では幾らかの改善を見たと言っている。彼女は認知的欠陥が続き，ストレスの強い対決に対処する能力がないために事実審弁護士として実務をすることができない，と私に語った。Ms. T. は就業不能による利得を入手するために認知的欠陥を甚だしく誇張しており，いわゆる不安を誇張しているというのが私の意見であるが，これは合理的医学的確実性（reasonable medical certainty）を備えている。Ms. T. は事実審弁護士として彼女の職業の実質的で重要な義務を，通常の慣習的な方法で果たすことができるというのが私の意見であるが，これも合理的医学的確実性を備えている。

解説 2

A-1　原告と被告側の鑑定人

　鑑定人[3]（評価者）は裁判所の鑑定人でなく，当事者の鑑定人であることが特徴である。Resnick の場合は被告保険会社側の弁護士に雇われた鑑定人で，

守秘義務がないことを明示して鑑定作業に入ると，原告（Ms. T.）と鑑定人の両者がそれぞれテープレコーダーをセットして，互いに対抗主義的に対峙している。このような場面の構造からは，鑑定人が原告のいうままを信じるというような可能性は微塵もないことがわかる。

A-2　鑑定資料の収集

Heilbrun, K. ら[1]の解説（彼らの編著の第2章[1]）にもあるように，この事例において，事例特殊的または個性記述的証拠（case-specific or idiografic evidence）が，生活史，動機付け，行動の分野にわたって，詐病の評価に寄与していることがよく分かる。その上随所に法則定立的証拠（nomothetic evidence）として心理テストの結果が提示されていて，Resnick がこれらを存分に生かしている。それにしても1日7.5時間の面接というのが凄い。恐らくResnick は遠隔地から出張して鑑定作業をしたのではないかと想像される。実施する方もする方だが，受ける方も平生からエネルギーがあるのであろう。わが国でこのような鑑定作業（1日7.5時間の面接をして，面接作業を1日で終える）は聞いたことがない。しかもそのようなインタビューが可能であったことを，Ms. T. が長時間注意を集中することができることの証拠として用いている，つまり Ms. T. における注意力の健在を自己の鑑定作業そのものによって証明しているのである。

付随資料（collateral record）の収集も活発で，生活史，現病歴，現在症について Ms. T. の陳述を聴取するほかに，Ms. T. の主治医が作成した文書，復員軍人省（PTSD の判定が甘いことが分かる）の記録等さまざまな資料を取り寄せるほか，Dr. Lynette の報告や Dr. Womack, C. の鑑定記録を取り寄せている。取り寄せた資料（例えば診療資料）も要約的意見書（病状書）でなく，日付付きの診療録である。このような，患者の陳述の裏を取るようなことは，精神療法家には禁じられていることであるが，鑑定においては，とくに詐病が疑われるような鑑定においては，必須の手続であり，これなしには鑑定人が原告（「患者」）の言いなりになる可能性が強いのである。

A-3　先ず仮装（feigning），次いで動機

原告側の主治医（Dr. S., Dr. B., Dr. E.）がテストをしていないのに比して，そうでない専門家（Dr. Womack, Dr. Lynette）が多くのテストを用いているという非対称性も明瞭である。Dr. Lynette が行った KBIT と MMPI-2, Dr. Womack が施行した Victoria Symptom Validity Test, Rey 15-word memory test, Wechsler Memory Scale, MMPI-2, WAIS-R, Beck Depression Inventory, Beck Anxiety Inventory が主なものであるが，これらによって「極めて稀な症状」，「ありそうもない症状」を見出したばかりでなく，Ms. T. の訴えとテスト成績との矛盾，Ms. T. の実際生活とテスト結果との矛盾，テスト結果相互の矛盾を明らかにしている。これらの矛盾を指摘して，Resnick は何度か対決（confrontation）もしているが，その一部は上記要約にも示しておいた。

以上のように多数の確実な仮装（feigning または faking bad）を確かめた後，実質的な財政的動機（クレジットの支払い不能，コンドーの抵当流れ，就業不能と判定された場合の収入額，Ms. T. 自身が提起されている民事訴訟，破産登記の失敗）のほか，精神科看護に精通していることも動機として明らかにして，認知的欠陥（就業不能の主原因）については詐病（malingering）であるとの意見を述べ，これには合理的医学的確実性があるとしたのである。一々具体的には記していないが，DSM-IV の「1　通常，幼児期，小児期，または青年期に初めて診断される障害」，「2　せん妄，認知症，健忘および他の認知障害」から「16　人格障害」に至る各障害が除外（鑑別診断）されていることは断るまでもない。この例の証明は Mertena 公式（I-1-K 参照）にも沿っている。Resnick の対処が非構造化面接，心理テスト，附随情報による多種方法的アプローチであることも明らかである。開かれた質問に限らず，解明的質問，より突っ込んだ探索的質問，さらに対決をくり返し行ったからこそ得られた証拠が多いことに注目しなければならない。

A-4　合理的医学的確実性

合理的医学的確実性（「蓋然性」'probability' も使われる）については明確な定義がない（Rappeport）[2]が，これは法的証明の一つの基準で，通常は権利侵害（損害）と特殊な刺激（例えば交通事故）との間の因果関係の決定の際に用

いられることが多い。ここでは，認知的欠陥が詐病であるとする方がそうでないとするよりも可能性が高い（more likely than not）ことが公認の医学的考え方に基づいて言える，という基準[4]を指している。この確実性は証拠の優越（preponderance of evidence）とは直接の関係がないといわれる。しかし，証明の基準（standard of proof）に，①合理的疑いを越える（beyond a reasonable doubt）証明，②明瞭かつ確信的証拠（clear and convincing evidence）による証明，③証拠の優越による証明があるといわれるが，この中ではやはり証拠の優越が more likely than not に最も近いと思われる。人の自由がかかっている場合（刑事事件）は合理的疑いを超える証明でなければならないであろうが，よりソフトな自由の制限である強制入院の場合は明瞭かつ確信的証拠があれば十分といわれている。しかし，民事訴訟の場合でも病名診断，病状と事故との因果関係，将来の可能性（逸失利益）についてはそれぞれ証明の基準が違うといわれている（Rappeport）[2]。これはかなり微妙な相違である。ともあれ医学的証拠を参照して，裁判官または陪審が「なるほどもっとも」と納得できる程度の確実性ではあろう。

　なお，分かりやすくするために確実性を数値化して，①の場合は98％以上，②の場合は75％，③の場合は51％の証明が必要であるという言い方がなされることがしばしばある。アメリカでも強制入院にも①の証明が必要であるとする州があるから簡単でない。要は鑑定を実施する法域（jurisdiction）の証明の基準を予め心得ている必要があるということである。

文　献

1) Heilbrun, K., Marczyk, G. R., & DeMatteo, D.：Forensic Mental Health Assessment. A Casebook. Chapter 2. Oxford Univ. Press, Oxford, pp. 17-36, 2002.
2) Rappeport, J. R.：Reasonable medical certainty. Bull. Am. Acad. Psychiatry Law, 13; 5-15, 1985.
3) Resnick, P. J.：Malingering. In：Forensic Mental Health Assessment. A Casebook（ed. by Heilbrun, K., Marczyk, G. R. & DeMatteo, D.）. 2 ed., Oxford Univ. Press, Oxford, pp. 481-510, 2002.
4) Simon, R. I. & Gold, L. H.：Glossary of legal terms. In：Textbook of Forensic Psychiatry. American Psychiatric Publishing, Washington DC., p. 566, 2004.

あとがき

　精神障害を過不足なく演技して，鑑定人や裁判所を騙し遂せる被告人は一定数いると考えられている。敵ながら天晴れと感心している場合ではないが，追いつめられた優れ者の究極の技なのであろう。脱帽するしかない。ある学者は彼らを詐病のメジャーリーガーと呼んでいる。とにかくあらゆる人が誑かされているので，彼らがどれくらいの割合で存在するか見当もつかないのである。

　セミプロ級の詐病者に騙される精神科医は長らく鑑定の仕事を続けていられない。彼らの大部分は他の鑑定人か精神科病院によっていずれ検出されるからである。彼らによって裁判が撹乱されることは稀である。問題はマイナーリーガー級の詐病者で，精神科医が症候学的問診の秘術を尽くし，適切な心理テストを実施し，付属情報を十分に収集して初めて詐病を検出することができる人達である。

　詐病学が発達していない国では，マイナーリーガーのみならずセミプロ級の詐病者にもしばしば騙されるので，刑事事件でも，適切な調査をしてみると被鑑定例の十数％以上に詐病者が発見されることになる。更に悪いことには，真の精神障害者が詐病者に誤って分類されることも少なくない。

　被鑑定人の中でも，重大な刑罰が掛かっているか，あるいは莫大な損害賠償金が期待できる人から詐病者が多く発生することが知られている。そうすると，詐病の放置は裁判システムの中枢部に穴を開けることを意味することになろう。

　これまで詐病について勉強や研究をする際に，参考になる案内書がわが国にはなかった。そもそも詐病診断の手本になるような鑑定書や論文がなく，詐病について実際にその検出方法を教える教科書もなかった。ドイツのSnell, L.と日本の植松正の論文はごく稀な例外であったが，これらでさえ正しく評価されてもいなければ，広く知られてもいない。20世紀後期以降のアメリカにおいて，ようやく詐病学の第二最盛期を迎えている。従来の病因モデル（変質論，

精神分析学）および犯罪学モデル（DSM-IV）とは異なった適応モデルが提唱されて，今日これが洗練されつつある。DSM-IV のガイドラインを用いると，詐病者 1 名を正しく検出する間に真の患者 4 名弱を詐病群に含めてしまうというのであるから，詐病診断がもたらす重大な結果に鑑みて，そのようなガイドラインを不用意に使用することは許されないのである。偽陽性率が高いことは偽陰性の判定も多いことを推定させる。詐病学は早急に洗練されなければならない。

知られている限りでも，詐病にはすでに何千年の歴史がある。詐病という行為は卑怯な行為や英雄的な行為と同様に，人間の本性に根差しているであろう。刑罰から逃れたいという心理は多くの人のものであり，高額な賠償金に無関心な人は稀である。我々は詐病から，従って詐病学から逃げることはできない。一書を世に送って詐病学の概説をしつつ，僅かながら自らも詐病学を押し進める努力を試みた所以である。

なお，本書を刊行するに当っては，独立行政法人日本学術振興会より，平成23年度科学研究費補助金（研究成果公開促進費）として多額の援助を受けた。同会の理解と英断に深く感謝します。

読者層がきわめて薄いと思われるこのような著書の出版を引き受けて下さった東京大学出版会にも御礼申し上げねばならない。とりわけ編集部の後藤健介氏には至れり尽くせりのサービスを受けた。氏の迅速で深い理解力，確実な対処能力に何度も助けられた。実際，本書の表題は氏の案出によるのである。小室まどか氏にはおそらく原稿の校正で細かい指示を無数に頂いたのであろうと想像している。この編集部のお二人に深甚の謝意を表します。著書の企画を伝え聞いて，初めはためらい，危ぶんだ御両人が出版をしなければならないという気持になるまで口説き続けて下さった東京女子大学高畠克子教授の社交力に感嘆しつつ感謝するのも快いことです。この幸運に恵まれなければ，こういう形での出版もなかったでしょうから。錦糸町クボタクリニックの看護師長草島良子氏には原稿の段階で全文を読んで頂いたが，結構楽しめるところもあった由で，率直な意見を随所に書き込んで下さった。御存知ない方もあるかもしれ

ないが，氏は推理小説に広く深く通じている方で理論家でもある。詐病の検出は detection というくらいであるから，推理小説の好きな人には格別この書は馴染みやすいかもしれない。

　厳寒の中に春を感じつつ

西 山 詮

人名索引

あ 行

飛鳥井望　200, 549
市場和男　64, 125, 127
井上典之　239
植松正　55, 94, 100, 132, 145, 146, 147, 158, 171, 218
内村祐之　393, 394, 413
臺弘　64, 125, 127
王雲海　248, 250, 253
大川匡子　391, 392
太田幸雄　197, 200
小賀野昌一　195
小田晋　26, 72

か 行

加賀乙彦　61, 268, 403
影山任佐　115
加藤新太郎　184, 227
河村吉晃　193
木川統一郎　128, 227
菊池道子　76
北見公一　201
木村駿　132
窪田充見　184, 193
小泉隆徳　70
小木貞孝　29, 57, 61, 75, 100, 101, 102, 103, 123, 268, 403, 413, 416, 417, 418, 419, 424, 427
小西聖子　546, 547

さ 行

佐伯千仭　67, 68, 125, 147
下坂幸三　539
菅又淳　395, 398, 399, 426
杉田雅彦　203, 205

た 行

田村幸雄　69, 70
団藤重光　386

な 行

中島直　221
中嶋聡　115
中田修　10, 11, 12, 13, 19, 25, 57, 63, 65, 67, 74, 100, 101, 124, 147, 158, 159, 162, 171, 169, 371, 403, 413, 414, 416, 417, 418, 419, 424, 427
中谷陽二　221
新美育文　193
西山詮　14, 55, 227, 239, 401
能見善久　184, 185, 187, 194
野村好弘　195

は 行

畑下一男　199
原田一彦　60
原田憲一　184
春原千秋　393, 394
広瀬貞雄　59
福島章　59
朴光則　26, 71
保崎秀夫　74, 75, 101

ま 行

前田進　391, 392
前田均　198, 199
松尾浩也　386
三浦百重　57, 100
三宅鑛一　9, 55, 74
村野薫　251, 253, 254
森健二　183
森田昭之助　200
森山公夫　59
森山梛　200

や 行

山上晧　26, 63, 64, 71, 72, 113, 158, 159
山田治　132
吉川和男　266, 267
吉益脩夫　393, 394, 413

609

わ 行

若井英樹　193
渡辺富雄　195

A〜Z

Anderson, E. W.　11, 24, 25, 161
Appelbaum, P. S.　215, 234, 238, 259, 261, 263

Bagby, R. M.　165
Barnard, G.　261, 263
Batchelor, I. R.　114
Bender, S. D.　194
Birnbaum, K.　12, 37, 38, 39, 41, 43, 47, 48, 49, 55, 57, 60, 65, 67, 71, 74, 75, 97, 98, 99, 102, 110, 111, 160, 173, 409, 412, 413, 419, 424, 426, 427
Black, B.　141
Blatchford, T. W.　78
Bloch, S.　225, 257
Bloche, G. M.　257, 260, 265, 266
Bluglass, R.　5, 22
Bonhoeffer, K.　391
Bonnie, R. J.　234, 238, 263, 270
Bourg, S.　131, 138
Bowden, P.　5, 22
Bowman, M.　212
Braun, E.　21, 44, 45, 46, 47, 48, 50, 103, 104, 105, 411
Buckhout, R.　217

Carrick, P.　244
Chodoff, P.　222, 247
Cox, J. M.　62, 77
Crown, S.　133
Cruis, K. R.　91
Curran, W. J.　236

Davidson, H. A.　106
DeClue, G.　91, 93, 95, 120, 121, 165, 166, 167, 168, 169, 172, 179, 180
Delbrück, A.　6, 58, 395, 396, 397
Diamond, B. L.　222, 231, 235, 236, 237, 239, 240, 242, 243, 245, 268, 574
Dickens, S. E.　165
Dietz　16, 17
Dwyer, J.　225, 226, 245
Dyer, A. R.　244, 246

Eissler, K. R.　106
Enoch, D.　22, 25
Ewing, C. P.　258, 263

Faulk, M.　22
Faust, D.　53, 137, 138, 139, 140
Fawler, R. D.　75, 139, 141
Foot, P.　234, 258, 261, 266
Ford, C. V.　401
Freedman, A.　259, 260
Fürstner　12, 13, 92

Ganser, S.　9, 13, 15, 16, 17, 20, 21, 31, 36, 40, 46, 48, 63, 99
Gaupp, R.　40, 49
Geller, J. L.　62, 77, 86, 112, 122
Göppinger, H.　229
Gold, L. H.　239, 241, 250, 257, 261, 571
Goldstein, R. L.　251
Goldstein, N.　11, 25, 106, 113, 129, 143, 160, 261, 264, 266
Green, S. A.　225, 257
Gruhle, H. W.　197, 201, 213
Gudjonson, H.　143, 146
Gunn, J.　5
Gutheil, T. G.　228, 231, 235, 237, 239, 240, 246, 257, 258, 259
Gutsch, A.　6

Halleck, S. L.　234
Hartmann, L.　259, 260
Heilbrun, K.　76, 94, 141, 174, 259, 260, 263, 602
Hellerstein, D.　155
Helmchen, H.　228, 229
Henderson, D.　114
Henneberg, R.　13, 31, 32, 33, 32, 35, 36, 48
Herman, M.　419
Hill, G. N.　78

Hoge, S. K.　259, 261
Hundert, E. M.　236, 246, 259
Hurst, A. F.　151

Jaspers, K.　400
Jones, A. B.　160
Junginger, J.　155

Kantor, J.　247
Kaplan, H. I.　5
Kaufmann, A.　228, 229
King, B. H.　401
Kirn　7
Knoll, J. L.　24, 37, 85, 106, 109, 110, 111, 112, 155, 160, 163
Kraepelin, E.　31
Kretschmer, E.　41, 42, 43, 44, 57, 71, 103, 104, 143, 145, 158, 218, 411

Llewellyn, J.　160
Löwenstein, O.　29
Loftus, E. F.　217

Matarazzo, J. D.　139, 140
Mayer-Gross, W.　70
McGarry, A. L.　87
Mead, M.　244
Melton, G. B.　92, 257, 258
Mendelson, D.　86, 118, 119, 172
Menninger, K.　106, 107
Mercer, B.　390, 391
Merten, T.　51, 52, 86, 95, 178, 192, 219, 390, 425
Meyerson, A. T.　147
Miller, H.　107, 109, 261, 262, 263, 264
Miller, R. D.　230, 231, 232
Moeli, C.　7, 10, 11, 35, 36
Mossman, D.　93, 129, 141

Nedopil, N.　5, 54, 114, 172, 229
Nicolson　28, 84
Nitsche, P.　6, 10, 21, 31, 36
Norris, M.　76, 93

Oglof, I. R. P.　148

Pankratz, I.　119, 213, 214
Payne, J. W.　110, 220
Pellegrino, E. D.　257, 261, 266
Pinel, P.　78
Plato　244
Pollack, S.　232, 235, 236, 239
Powell, K. E.　24

Quen, J. M.　80

Radelet, M.　261, 263
Raecke, J.　17, 20, 21, 26, 28, 29, 30, 33, 40, 58, 99, 420
Rappeport, J. R.　232, 234, 261, 601
Ray, I.　23, 79, 81
Redlich, J.　397
Reichardt, M.　13, 21, 29, 40, 47, 48, 49, 50, 60, 107, 109, 173, 411, 426
Resnick, P. J.　24, 37, 73, 76, 86, 94, 105, 106, 109, 110, 111, 112, 113, 119, 121, 124, 128, 130, 145, 149, 151, 153, 154, 155, 156, 160, 163, 170, 204, 214, 215, 217, 219, 220, 260, 264, 388, 415, 570, 585, 602
Rogers, R.　13, 39, 76, 88, 90, 92, 114, 118, 120, 121, 129, 130, 147, 148, 160, 165, 166, 167, 169, 179
Rosenhan, D.　131, 132, 133, 134, 135, 136, 137
Rosner, R.　223, 232, 233, 234, 235, 238, 238, 239, 261
Roth, L. H.　261
Rüdin, O.　30

Sadock, B. J.　5
Schneider, K.　37, 51, 103, 400
Schorsch, E.　229, 230
Schowalter, C. R.　258, 261, 263, 264, 266
Schreiber, H. -L.　227
Schwarts, D. W.　109, 110, 143, 152, 153
Siefert, O.　36, 46
Simon, R. I.　235, 239, 257
Skeem, J. L.　88
Slovenko, R.　130, 181, 182, 212, 213, 213, 242, 251, 574
Smith, G. P.　92

Snell, L. 7, 8, 9, 10, 11, 12, 13, 26, 35, 48, 92, 95, 169, 172, 425
Sommer, R. 6
Sparr, L. 214
Spitzer, R. L. 133, 136, 137
Spitzka, E. C. 21, 37, 47, 84, 85, 86, 111
Stone, A. A. 133, 198, 225, 230
Strasburger, L. H. 240
Sträussler, E. 36, 48, 129

Taylor, P. J. 5
Thompson, J. W. Jr. 86, 89, 91, 94, 112, 121, 129, 130, 143, 145, 148, 149, 169, 170, 179, 217, 218, 220, 415

Venzlaff, U. 227
Verdun-Jones, S. N. 238, 261
Vallabhajosula, B. 141

Weinstein, H. C. 241
Weinstock, R. 236, 238, 239, 241, 243, 244, 246, 247, 251, 257, 261, 266, 571
Wertham, E. 106, 160
West, S. 110, 220
Westphal, A. 33
Wile, I. 401
Wiley, S. 118
Wilmanns, K. 6, 10, 14, 15, 21, 31, 36, 39, 40, 49, 67, 99

Yates, B. D. 130
Yudorfsky, S. C. 5

Zacchias, P. 82, 83
Ziskin, J. 137, 139, 140

事項索引

あ 行

アメリカ医学会（AMA）　222
アメリカ司法精神医学会（AAPL）　222, 235
アメリカ精神医学会（APA）　225
あるがまま判決　182, 183, 184

か 行

外傷後ストレス障害（Posttraumatic stress disorder）　196, 203, 434, 436, 451, → PTSD
外傷性神経症　190, 191, 193, 195, 197, 200, 205, 520, 572
外傷性頭頸部症候群　189, 190
外的動機　12, 83, 91, 106, 114, 117, 153, 167, 168, 169, 178, 192, 382, 423, 425
外的誘因　117, 118
解明（clarification）　19, 54, 170, 172
解明的質問　601
解離性障害　50
過少報告（defensiveness）　120
仮性痴呆　411, 422
仮性認知症　99, 405
仮装（faking）　596
仮装（feigning）　11, 12, 17, 23, 36, 62, 66, 68, 83, 93, 95, 120, 165, 169, 178, 389, 390, 425, 603
ガルバーニ電池（Galvanic battery）　84, 85
環境反応（Milieureaktion）　44, 46
感応電流　18, 19, 28, 29
帰因錯誤（false imputation）　121, 151, 204
偽陰性　53, 83, 139, 161
基準A（PTSDの，DSM-IV）　197, 201, 204, 215, 429, 446, 451, 536, 538, 539, 540, 544, 546, 552, 564, 573, 576, 580
偽装　42
究極問題（ultimate issue）　119, 169, 172, 174
窮地　32, 33, 34, 35, 36
驚愕反応　42, 43
偽陽性　54, 83, 90, 93, 109, 118, 139, 161, 178
寄与度減責　183, 184, 187, 188
空想虚言（症）（Pseudologia phantastica）　294, 295, 296, 310, 313, 337, 348, 350, 351, 352, 354, 355, 361, 362, 370, 372, 373, 374, 376, 378, 380, 382, 383, 384, 385, 392, 393, 394, 395, 397, 398, 399, 400, 401, 412, 414, 417, 419, 420, 422, 423, 425, 426
空想的虚言　401
クライテリアA問題　498, 562
経済的（財政的）動機　87, 596, 603
経済的理由　84
刑事責任能力　112
刑務所精神病（Gefängniswahnsinn）　6, 31
欠落型（詐病の）　65, 92
原始反応　41, 42, 43, 101, 102, 103, 105
拘禁精神障害　36
公衆を護る義務　226
構造化インタビュー（SIRS）　92, 148, 166, 169
合理的医学的確実性（reasonable medical certainty）　137, 597, 599, 601
合理的疑いを越える（beyond a reasonable doubt）　604
昏迷　102, 411, →心因性昏迷

さ 行

災害神経症　572
詐病（malingering）　5, 93, 95, 97, 117, 120, 123, 165, 601
詐病精神病（Simulationspsychose）　55, 97, →心因性詐病精神病
詐病の理由　153
産出型（詐病の）　92
実質的動機　598
質問紙法　54
司法精神医学　232, 233, 235, 239

613

受刑能力　　221, 257, 258, 260, 262, 264, 265, 266, 267, 268, 311
受審能力　　311
守秘義務（confidentiality）　　223, 225, 226, 230, 231, 233, 241, 245, 570, 571, 572
純粋詐病（pure malingering）　　121, 130, 151, 204
証拠能力規則（rules for admissibility）　　169
証拠能力の標準（reasonable medical certainty or probability）　　95
証拠の優越による証明　　604
症状隠蔽（dissimulation）　　68, 70
情報開示　　231
初回発作　　43, 45
職業倫理　　245
　　個人的——　　246
　　組織的——　　254
知らない意思（NW）　　13, 25
知りたい意思（WW）　　24, 25
知りたくない意思（または否認）（NWW）　　19, 46, 371, 422
事例特殊的または個性描出的証拠（case-specific or idiographic evidence）　　176, 177, 603
心因性昏迷　　15, 28, 29, 39, 45, 99, 411
心因性詐病精神病（psychogene Simulations-psychose）　　39, 47, 60, 67, 98, 101, 173, 409, 419
人格反応（Persönlichkeitsreaktion）　　41, 42, 43, 44
心神喪失　　377
心的外傷後ストレス障害（PTSD）　　202, 203, 204, 207, →外傷後ストレス障害
心的素因　　562, →素因
精神病質者　　398
精神分析　　101
精神分析学　　105, 106, 107
責任能力　　110, 128, 268
積極的虚言（aggressive lies）　　401
全国医学会（NMA）　　261
「専門家の闘争」（battle of the expert）　　139, 140, 242
素因　　182, 183, 184, 187, 188, 193, 197, 201, 205, 212, 452, 454, 523, 528, 539, 557, 561

素因減額　　205
総合判断（詐病の）　　23, 166, →多種方法による（総合）評価
訴訟能力　　22, 41, 69, 70, 87, 88, 109, 110, 114, 129, 140, 163, 221, 247, 253, 258, 261, 264, 265, 268, 307, 336, 377

た　行
対決（confrontation）　　8, 9, 11, 16, 19, 54, 57, 60, 64, 94, 125, 169, 171, 172, 194, 218, 220, 240, 415, 600, 603
代理性（agency）　　230
多種方法による（総合）評価（multimethod assessment）　　95, 166, 179
探索的質問　　153, 169, 219, 603
探索的問診　　220
適応モデル（adaptational model）　　90, 91, 179
当意即答　　392, 395
当事者対抗主義（adversary system）　　64, 90, 91, 114, 140, 166, 206, 226, 232, 240, 242, 243, 262, 571, 574
閉じられた質問　　146, 147

な　行
「何よりもまず害するなかれ」（primum non nocere）　　243
二重代理性　　228, 245, 263
二重代理人（double agency）　　65, 223, 258, 571
二重の忠誠（double [dual or divided] loyalty）　　65, 223
二重役割（dual role）　　230, 231

は　行
賠償神経症（compensation neurosis）　　182, 184, 185, 186, 187, 193, 194, 200
爆発反応　　41, 42, 44, 45, 101, 102, 103, 105
発生率（詐病の）　　123, 127
犯罪学モデル（criminological model）　　89
犯罪者精神病（Verbrecherwahnsinn）　　6
ヒステリー（反応）　　43, 51, 61, 375, 376
病因モデル（pathogenic model）　　88, 101
開かれた質問（open-ended question）　　143, 146, 147, 603

付随情報（collateral information） 57, 73, 82, 148, 149, 150, 151, 152, 162, 166, 170, 171, 177, 204, 217, 218, 220, 241, 390, 575
付随資料（collateral record） 165, 166, 603
付随データ（collateral data） 148, 218
部分型（部分的）PTSD（partial PTSD） 509, 511, 565
部分詐病（partial malingering） 73, 121, 130, 151, 204
変質者 398
変質論 101
防衛的虚言（defensive lies） 401
法則定立的証拠（nomothetic evidence） 174, 603
補強証拠（corroborating evidence） 148
保続（perseveration） 24, 161

ま 行

的外し応答（Vorbeireden, approximate answer） 7, 8, 9, 10, 11, 12, 13, 15, 17, 18, 19, 21, 22, 23, 24, 26, 27, 28, 29, 31, 34, 35, 36, 38, 161, 347, 348, 372, 389, 392
的外し現象 337, 348, 372, 385, 389
民法722条2項 188, 189, 191, 205
鞭打ち症 189, 193, 520
明瞭かつ確信的証拠（clear and convincing evidence） 604
妄想様空想 15, 39, 99
模擬詐病（simulation） 91
模擬詐病-詐病パラドックス（simulation-malingering paradox） 91
模擬詐病実験 32, 36
模擬詐病者（dissimulator） 24
目的反応（Zweckreaktionen） 50, 60, 70
黙秘権放棄能力 93

や 行

役割葛藤 572, 575
雇われガンマン（hired gun） 237, 242
抑圧 42, 47

ら行・わ行

両極性構造 224, 225, 238
歪曲応答（Antwortverzerrungen） 425

A～Z

AAPL（American Academy of Psychiatry and the Law） 222, 239, 257, 571
AMA（American Medical Association） 222, 261, 263, 266, 269
APA（American Psychiatric Association） 225, 257, 259
approximate answers 12, 15, 36, →的外し応答

Barfoot v. Estelle 事件 140

Catch-22 状況（Catch-22 situation） 132
Catch-22 論理（logic） 89, 132

Daubert 判決（Daubert v. Merrell Dow Pharmaceuticals） 141, 227
deception 119
Danebenantworten（その近くに答える） 12, 36, →的外し応答
dissimulation 69, 120, 219, →症状隠蔽
（狭義の）―― 120
（広義の）―― 120
DSM-III 213, 215, 491, 498, 538, 573
DSM-III-R 89, 90, 118, 214, 216, 310, 321, 370, 498, 538, 573
DSM-IV 13, 51, 52, 71, 89, 90, 97, 117, 118, 138, 166, 167, 178, 179, 197, 201, 205, 206, 207, 210, 214, 215, 216, 381, 425, 429, 430, 435, 446, 452 495, 497, 498, 499, 501, 504, 505, 508, 509, 510, 527, 531, 537, 538, 539, 540, 544, 547, 549, 550, 552, 557, 564, 573, 580, 582, 590, 594
DSM-IV-TR 89, 90, 118, 179, 197, 216

fake (faking) bad 53, 121, 192, 603
fake good 121
feigning 16, 52, 192, →偽装
Ford v. Wainwright（Ford 判決、事件） 258, 259, 263

Ganser 症候群 13, 14, 15, 16, 21, 22, 23, 24, 25, 26, 28, 38, 39, 61, 71, 405, 410, 411,

事項索引 | 615

Hippocrates の誓い　228, 233, 243, 244, 245

ICD-10　97, 117, 118, 192, 197, 199, 201, 203, 205, 209, 210, 211, 379, 381, 425, 527, 539, 573, 576

Madrid 宣言（The Declaration of Madrid）　266, 267, 268, 269, 270
Miranda 権利を放棄する能力（compertence to waive Miranda rights）　175, 176
MMPI　54, 76, 92, 94, 96, 138, 148, 158
MMPI-2　54, 76, 94, 121, 148, 164, 179, 219

Nichtwissenwollen　21, 25, 26, 45, →NWW, 知りたくない意思
NW（Nicht-Wissen）　13, 37, →知らないという状態
NWW（Nicht-Wissen-Wollen）　13, 25, 46, 371, 422, →知りたくない意思

preponderance of evidence（証拠の優越）　601, 604
PTSD　196, 197, 198, 199, 200, 201, 204, 205, 206, 208, 209, 210, 211, 212, 213, 214, 215, 216, 217, 218, 219, 220, 429, 430, 431, 434, 435, 446, 447, 451, 452, 456, 474, 475, 491, 495, 497, 498, 502, 503, 505, 506, 507, 508, 509, 510, 511, 513, 520, 537, 538, 539, 540, 543, 546, 547, 549, 556, 557, 560, 561, 562, 564, 565, 566, 572, 573, 574, 579, 580, 582, 585, 592, 593, 594, 595, 602, →外傷後ストレス障害
pure malingering　124, →純粋詐病

simulation　70, 122, →模擬詐病
Simulationspsychose　55, →詐病精神病
SIRS（Structured Interview of Reported Symptoms）　76, 92, 95, 159, 164, 168, 179, →構造化インタビュー

Vorbeireden　12, →的外し応答

WW（Wissenwollen）　24, 25 →知りたい意思

著者略歴
1937 年　生まれ
1967 年　東京大学大学院医学系研究科修了
東京都立松澤病院医員，東京都立墨東病院医長・部長，東京大学医学部助教授（精神病理学），東京都精神医学総合研究所研究員，などを経て
現　在　錦糸町クボタクリニック院長

主要著書
『刑事精神鑑定の実際』（単著，2004 年，新興医学出版社）
『成年後見と意思能力』（共編著，2002 年，日本評論社）
『最新リエゾン精神医学』（編著，1999 年，新興医学出版社）
『これからの精神医療と福祉』（編著，1998 年，星和書店）
『民事精神鑑定の実際［追補改訂版］』（単著，1998 年，新興医学出版社）
『精神分裂病者の責任能力』（単著，1996 年，新興医学出版社）
『精神保健法の鑑定と審査』（単著，1991 年，新興医学出版社）

詐病と精神鑑定

2012 年 2 月 24 日　初　版

［検印廃止］

著　者　西山　詮（にしやま　あきら）

発行所　財団法人　東京大学出版会

代表者　渡辺　浩

113-8654 東京都文京区本郷 7-3-1
http://www.utp.or.jp/
電話 03-3811-8814　Fax 03-3812-6958
振替 00160-6-59964
印刷所　株式会社三秀舎
製本所　誠製本株式会社

© 2012 Akira NISHIYAMA
ISBN 978-4-13-066408-0 Printed in Japan

Ⓡ〈日本複写権センター委託出版物〉
本書の全部または一部を無断で複写複製（コピー）することは，著作権法上での例外を除き，禁じられています．本書からの複写を希望される場合は，日本複写権センター（03-3401-2382）にご連絡ください．

コミュニティ心理学ハンドブック

日本コミュニティ心理学会［編］　菊判・864頁，12000円

日本コミュニティ心理学会が，その30年以上の研究と活動の成果を一書にまとめたハンドブック．コミュニティ心理学の基本概念と方法論を整理し，各領域における活動のポイントを提示する．全ての領域の心理学的実践の手引きであり，また，さまざまな領域の活動を統合するコラボレーションの起点となる一書．

臨床心理学の倫理をまなぶ

金沢吉展　Ａ５判・312頁，3200円

倫理とは臨床心理士が専門職として社会に位置付く必須の条件である．基本的な発想，学習法から，守秘義務，多重関係の禁止などの最もクリティカルな状況での判断までを懇切に説く，常に現場の傍らに置きたいテキスト．

精神医学を知る──メンタルヘルス専門職のために

金生由紀子・下山晴彦［編］　A5判・352頁，3200円

精神医学の現場は，医師，看護士のほか，心理，福祉，教育など，メンタルヘルスにかかわる専門職の協働の場となっている．精神医学が対象にする主要な障害や，QOL向上のための取り組み，各種療法や薬理の最前線などから，精神医学の基本的な考え方と最新の情報をやさしく紹介する．

ここに表記された価格は本体価格です．ご購入の際には消費税が加算されますのでご了承ください．